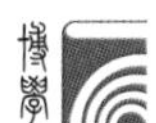

预防医学国家级教学团队教材

环境卫生学

Environmental Health

主　编　宋伟民　赵金镯

副主编　阚海东　张蕴晖

编　者（以姓氏汉语拼音为序）

陈仁杰　复旦大学

阚海东　复旦大学

李志春　新乡医学院

宋伟民　复旦大学

王　霞　复旦大学

赵金镯　复旦大学

赵卓慧　复旦大学

张蕴晖　复旦大学

復旦大學出版社

内 容 提 要

本教材共14章,涵盖环境卫生的基本概念、基本知识、环境热点和进展等重要内容，主要包括绪论、环境对健康的影响、全球环境变化与健康、水体环境及生活饮用水与健康、大气环境与健康、室内环境与健康及公共场所卫生、土壤环境与健康及废弃物处置卫生、环境化学物健康风险评价及政策应用、家用化学品卫生、环境卫生标准和环境质量评价、城市规划卫生与健康城市、生物地球化学性疾病、突发环境污染事件及其应急处理、环境与儿童健康。

本教材的特点是简明扼要，是在查阅国内外科研成果及著作,并充分利用我国相关资料、成果，结合我国环境实际问题的基础上编撰而成。内容适合预防医学专业及环境医学等相关专业的学生使用，对环境卫生工作者也有一定的指导作用。

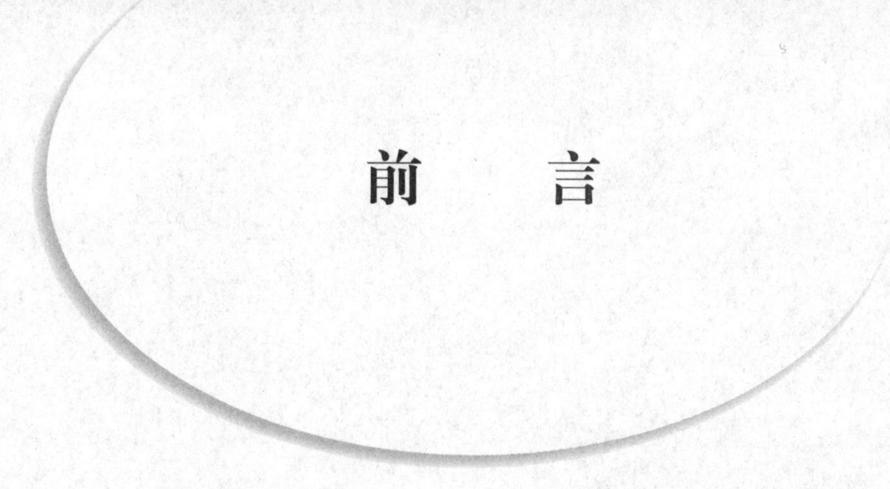

前　言

环境是围绕人群的空间直接或间接影响人类生存和发展的各种因素的总和。“环境卫生学”是一门以人类及其周围的环境为研究对象，阐明人类赖以生存的自然环境和生活居住环境对人体健康的影响及环境与机体间相互作用的学科。环境与人类健康的关系是人类永恒的主题，这一主题已成为当今人类关注的健康问题。《环境卫生学》是为预防医学专业及相关专业编写的高等学校本科生教材，也可供环境、医学类等相关专业使用。依照全国高等医药教材建设的指导原则，本教材融合了环境卫生学及环境医学学科相关理论和知识及当前的环境热点和进展。本教材内容涵盖了现有环境卫生学的基本知识并在传统学科内容的基础上，独立成章补充了全球环境变化、废弃物处置卫生、健康危险度评价、卫生标准及环境与儿童健康等方面，其行文保持了各自的编写风格。本教材旨在帮助学生及相关专业读者掌握环境卫生学的相关基础理论、基本知识以及本学科的新进展，引导学生辩证地认识环境与健康的关系，启发学生运用基础学科的理论和知识来创新和开拓环境卫生学理论，为培育和造就具有国际竞争优势的新一代预防医学事业和环境科学事业人才提供知识储备。同时，本教材也可为相关读者提供参考和借鉴。

本教材编者长期从事环境卫生学的教学和科研工作，具有较深的造诣。通过编者的共同努力，历经撰写、相互校阅、修改及再审改等编审过程，最终交于主编定稿。

宋伟民　赵金镯

2019 年 6 月

目　录

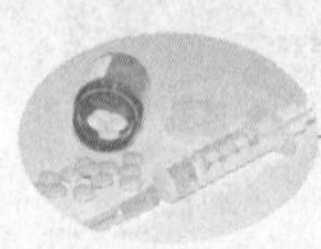

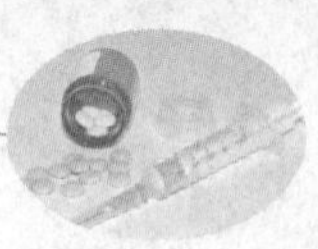

第一章
绪　论

人类的生存和健康离不开其周围的环境。环境与健康是人类永恒的主题,我们人类的健康、寿命及生命的质量归根到底是由遗传和环境共同决定的。

在人类发展的历史中,人类的身体结构和功能随环境变迁发生改变以适应环境,而环境也在人类发展过程中被不断改造和改变,其中有有利于人类健康的改变,也有不利于人类健康的改变,因此人与自然界有着密切的联系。2000 多年前,人们就已经认识到机体与环境之间存在着辩证统一的关系,认识到水源水质的好坏、城市住宅的规划及布局等与健康的关系。并采用"抒井易水""居无近绝溪、群冢、狐蛊之所""左祖右社、前朝后市"等净化环境措施。古希腊医学家希波克拉底在其《论空气、水和土壤》著作中也有环境因素对健康影响和疾病预防的描述。我国环境卫生学学科是在 20 世纪 50 年代初期,根据我国公共卫生事业的需要,借鉴苏联公共卫生教育模式所创建的。环境卫生学的创建与发展对我国爱国卫生运动、城市规划和预防性卫生监督、环境监测与评价、环境污染对健康影响的研究、地方病的防治以及环境卫生政策策略和法规的制定做出了巨大贡献并具有重要影响。

第一节　环境与环境因素

一、自然环境与生活居住环境

自然环境是指与人类活动有关的一切自然形成的物质、能量和自然现象的总和。生活居住环境是指与人类生活居住密切相关的各种自然条件和社会条件的总体。自然环境和生活居住环境是人类生存和发展的必要条件。1972 年 6 月在斯德哥尔摩召开的第一次全球人类环境大会指出,人类环境包括天然和人为两个方面,也就是原生环境和次生环境。原生环境是指天然形成的未受或少受人为因素影响的环境,比如原始森林、人类活动涉及的高山等。一般而言,原生环境是自然形成的,基本未受到人类活动的影响,更没有污染,是比较有益于健康的环境。但也不是所有原生环境对人类都是有益的,比如人类很难在沙漠和没有土壤的高山环境中生存。还有些原生环境,由于生物地球化学元素分布的原因,致使环境中某些人类必需的微量元素缺乏或过多,引起了生物地球化学性疾病,如碘缺乏病或地方性氟中毒等等。次生环境是人类生产生活活动中形成的环境,这种环境是改变了的原生环境,比如城市环境、乡村环境等。生活居住环境是随着人类文明程度的提高而不断改变的环境,是从简陋、落后到舒适、先进不断发展的。生活居住环境的不断改善,人类的物质生活条件不断优化,这无疑是有利于人

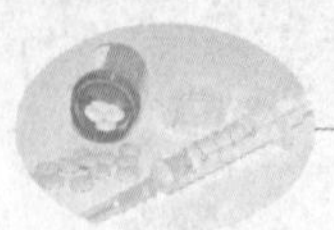

类的生存、健康和发展的。但是在人类活动中也产生了很多影响和破坏环境的因素，如能源耗竭、生态破坏及环境污染等。这些次生环境中的问题给人类的健康、生存和发展带来了巨大影响，甚至阻碍了人类社会的进步和发展。因此，次生环境及其健康影响是环境卫生学尤其关注的问题。

地球环境赋予人类丰富的资源、阳光、空气、水、矿物、土壤和生物，构成了人类赖以生存和发展的物质基础。自然环境按其组成要素，包括了大气环境、水环境、岩石环境、土壤环境和生物环境等。地理学上把它们划界为5个圈，即大气圈、水圈、岩石圈、土壤圈和生物圈，构成了自然环境的总体。

大气圈主要指围绕地球周围的空气层。对地面天气有直接影响的大气层厚度为8～20 km，大气层按照温度变化、成分的不同、电离状况和化学反应等特征随高度分布的不同，从低到高分为对流层、平流层、热层和热成层和外大气层。大气圈是维持人类生存的空气来源和气候环境之所在，是阻挡地球外太阳辐射的主要屏障，99%的太阳辐射在大气圈被吸收，保护了人类和所有地球生物体的生命安全。大气圈与人类生产和生活活动关系非常密切，人类的活动大多是在大气圈内进行的，排入大气的污染物对健康有着重要的影响。

水圈是地壳的组成部分，是指所有地球表面的水体。包括地表水、地下水和大气水分。其中以地表水为主，主要为海洋、河流、湖泊和冰川等。水圈内水的储存总量约为13.6亿 km^3。水是生命之源，是构成自然环境的基本要素。人类活动离不开水。水圈与大气圈、生物圈及土壤圈是紧密联系和互相渗透的。人类活动造成水体的物理、化学和微生物性状的改变，水体污染对人群健康具有很大影响。

土壤圈是覆盖于地表的土壤所构成的连续体和覆盖层，其处于大气圈、水圈、岩石圈和生物圈之间的过渡地带，是岩石圈外表疏松的部分，是有机界和无机界联系的重要环节，因此是承载环境污染和环境进行自净的重要场所。土壤环境是自然环境的重要组成部分。很多环境污染通过污染土壤，进而污染农作物，从而影响人的健康。

生物圈是指有生命在其中积极活动的地球各圈层的交接界面的总称，是一个复杂的生态系统。许多生态系统比如陆地生态系统、森林生态系统、海洋生态系统等结合形成了生物圈，因此也称生态圈。地球生物是生物圈内的主体，生物的多样性是生物圈最重要的特征。

二、环境因素和环境介质

自然环境是由环境因素构成的，环境因素主要包括物理因素、化学因素和生物因素。环境因素通常存在于各种环境介质中。环境介质又称环境要素，是构成人类环境的基本物质组分。环境介质包括空气、水、生物、阳光、土壤和岩石等。人通常是通过环境介质而直接或间接地吸入或摄入或接触各种环境因素的。在环境因素中有人体需要的各种因素，也有人体不需要的或对人健康有害的因素。

在自然环境或生活环境中与人体健康关系较为密切的物理因素有天气、小气候、噪声、非电离辐射和电离辐射等。小气候是指生活环境中空气的温度、湿度、气流和热辐射等因素，小气候既受到建筑物内构造和设施等环境因素的影响，也受到天气及大气候环境的影响。人周围环境中的小气候是经常发生变化的，也能持续影响机体健康。小气候中各种要素如气温、相对湿度、风速等对机体热平衡会产生明显影响，而且对人的影响是各种要素综合的影响。环境噪声一般有别于工作场所的噪声，其对日常生活、学习及睡眠都有一定影响，并有可能对听力等许多生理功能以及某些疾病的发生具有明显影响。电离辐射一般由环境放射性污染所造

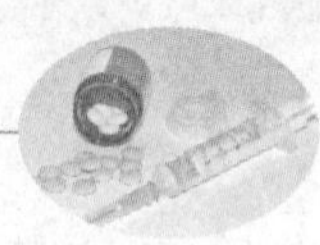

成。在20世纪中叶,对放射性污染的关注主要与广岛和长崎原子弹爆炸以及后来发生的原子武器爆炸试验、三英里岛和切尔诺贝利核电站事故有关。主要关注的问题集中在放射性污染诱导的癌症。

环境中的化学因素种类繁多,所含有的各种无机和有机化学物成分复杂,主要存在于大气环境、水环境、土壤环境、生产和生活环境以及日常生活用品和食品中。很多化学因素是人体所必需的或对维持健康有利的。主要通过阳光、空气、饮水、食品等对人体产生有益的影响。如果缺少或过多摄入这些因素会产生有害的健康效应。生物地球化学性疾病就是由于生物地球化学原因使某些地区环境中必需微量元素缺乏或过多所导致的疾病。但是,环境卫生学更加关注环境中对人体健康有害的化学因素。这些有害化学因素存在于原生环境(自然环境),也存在于次生环境(人为环境),即生产、生活活动中产生的化学物质污染所造成的环境。

从化学物种类看,目前已知有2 000万种合成的或已鉴定的化学物质,常用的有7万~8万种之多,每年约有1 000种新化学物质进入市场。每年有10万种约3亿吨有机化学物质排入环境。从化学因素对健康影响来看,最著名的八大公害事件都是大气和水体及食品的化学性污染造成的健康危害。20世纪70年代以来所发生的许多公害事件严重程度已远远超过了八大公害事件。例如,1984年12月发生的印度博帕尔市41吨异氰酸甲酯泄漏事件导致52万人受到毒气暴露,2 500人急性中毒死亡,这是迄今为止世界最大的化学污染事件。

持久性有机污染物(persistent organic pollutants, POPs)是指持久存在于环境中,通过食物网积聚,并对人类健康及环境和生态造成不利影响的有机化学物质。POPs在环境中不易降解,存留时间长,可以通过大气、水影响到区域和全球环境,并可通过食物链富集,最终严重影响人类健康。POPs具有蓄积性、放大性、半挥发性和危害性等特性。2001年联合国156个国家和欧盟签订了《斯德哥尔摩公约》,并在2004年5月17日正式生效,揭开了淘汰、削减和控制POPs新的一页。公约规定了12种优先控制或消除的POPs。2009年又增加了9种,达到了21种POPs。

在20世纪中叶对环境化学物的关注主要在于其致癌性等远期效应。早在20世纪60年代由蕾切尔·卡逊(Rachel Carson)撰写的《寂静的春天》,引起了全球对合成化学物的人类健康效应和生态系统影响的关注。这本书的发表触动了环境化学物的立法工作。很多关于环境化学物的法律、法规不断出现和完善。涉及空气、水、食品安全、杀虫剂、杀菌剂和化妆品等。在我国关于环境化学品的注册登记方面的法规文件有《危险化学品安全管理条例》,其确立的化学品安全管理的基础体制包括各行政部门分工和基本管理制度、《化学品首次进口及有毒化学品进出口环境管理规定》和《新化学物质环境管理办法》等。但是我国环境管理立法体系中化学品环境管理环节薄弱,中国环境保护的基本法——《中华人民共和国环境保护法》对化学品环境管理仅提出一条原则性规定:"生产、储存、运输、销售、使用有毒化学物品必须遵守国家有关规定,防止污染环境",但是没有任何化学品环境管理制度性的规定;《大气污染防治法》《水污染防治法》《固体废物污染防治法》基本上均以"三废"污染控制为主要管理目标,缺乏专门、系统的化学品环境污染控制管理制度规定。目前,中国尚无一项化学品环境管理专门行政法规。

生物因素主要包括微生物(如细菌、病毒和真菌等)、寄生虫和生物变应原等(如植物花粉和尘螨等)。微生物是生物圈的重要成分。据分析,环境中的微生物种类至少有50万种,人和动物肠道中有100~500种。一般情况下,环境中的生物因素主要存在于土壤、水体、空气中以及各种物体的表面上。土壤是环境微生物生存的最主要场所,也是微生物种类最多的环境介质,每克土壤含菌可达100亿个。空气中的微生物一般来自自然界其他介质,如人类的生产生

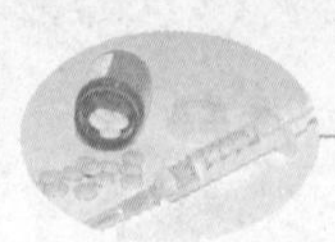

活活动、动物的排放及植物的释放等。水体具有微生物生存所需养料，是微生物生存的场所之一。水体中的生物主要来自自然因素和人为污染。对健康影响较大的是化学性物质、致病微生物和水体富营养化产生的各种藻类。环境中致病生物因素的存在及其对环境的污染都有其环境特点。当环境介质受到一些致病性微生物和寄生虫等污染时，这些致病生物会通过呼吸道、消化道和皮肤等对人体产生直接或间接的危害。美国威斯康星州在 1993 年 4 月曾暴发了由隐孢子虫(cryptosporidium)引起的介水传染病，引起 40.3 万人患病，4 000 余人住院治疗，112 人死亡。全世界有 10 亿多人受到介水传染病威胁，发展中国家每年有 500 多万人死于水传播疾病。WHO 指出，居住在潮湿或真菌滋生的公共建筑内的个体罹患呼吸道症状和哮喘的危险度增加 75%。1976 年 7 月 21～24 日，美国退伍军人费城年会期间，由于空调冷却水污染而暴发感染军团菌引起的急性发热性肺部疾病，造成 220 人发病，34 人死亡。每年世界各地都有军团菌病散发和暴发流行报道。

第二节　环境卫生学概念

环境是指人以外的物理、化学和生物因素的总和以及人的相关行为总和。这里对环境的定义不包括与环境相关的行为，如与社会和文化相关的行为和遗传。环境卫生学是一门运用环境科学知识和医学卫生理论，研究自然环境和生活居住环境与人体或人群健康关系的科学。着重阐明环境因素对健康的影响及其发生和发展的规律，以保护和增进人群健康为目的，充分利用有益的环境因素和控制有害的环境因素为原则，研究和探索相关的策略和方法。在学科体系上，环境卫生学是预防医学的重要分支学科，也是环境科学的重要组成部分。环境卫生学的研究对象是人及其周围环境。环境卫生学所涵盖的环境包括自然环境和生活环境。自然环境包括和人类活动有关的一切自然形成的物质、能量和自然现象的总和，是受宇宙因素、地质因素和地理因素支配而具有地域性变化和差别的物质环境，是人类生存和发展的物质基础。生活环境是人类生活活动而建立和形成的居住和生活环境。自然环境和生活环境是人类生存的必要条件，其组成和质量的优劣与人体健康的关系极为密切。

第三节　环境卫生学研究内容

一、阐明环境因素对健康的影响

环境卫生学是预防医学分支学科，是针对环境中健康危害因素的防护，针对疾病发生的原因的预防。基于上述两点，环境卫生学要弄清环境中对健康有影响的因素及其存在特点和强度；要弄清在疾病发生上环境因素与人体的关系。

环境因素对健康的影响及其程度取决于人体对环境因素的暴露程度和人体对环境因素暴露所产生危害的易感性。环境卫生学要阐明环境因素对健康的影响就要掌握环境中相关因素在不同环境水平下对健康主要影响。人类环境因素种类很多，这些因素在环境中变化和转归复杂，并且环境水平和人的暴露频率在不同时间和地点下可能是不同的。同时环境因素对健康的影响往往是多因素的作用。因此，要阐明人的暴露水平是很复杂的。目前大致采用污染物的环境监测、个体暴露监测和暴露生物标志的监测，观察人群对环境因素的暴露状况，再结合不同的暴露模式和统计分析，阐明人群对环境因素的暴露水平。在健康影响上(效应或反

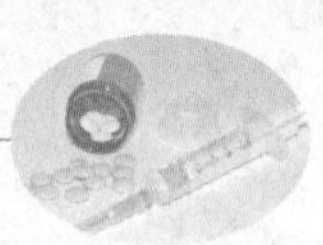

应)取决于进入人体的环境因素水平和个体的易感性。环境因素的不良健康效应可以发生在亚健康、亚临床、疾病直至死亡等不同程度下。其效应所涉及的位点从器官、组织、细胞、细胞器直至生物分子。不同污染物的生物学效应多种多样,同一污染物对不同个体也可产生不同的效应,而不同污染物对同一个体有时也可产生相同或类似的效应。要研究单一环境因素的健康影响,也要研究同一环境中多种因素的联合作用。既要研究健康影响的急性、亚急性效应,也要研究其慢性效应和远期效应(如致癌、致畸等)。在研究环境因素对健康影响上,目前国内外较多地应用生物标志来反映个体易感性、环境因素暴露和健康影响的关键作用点。反映机体暴露环境因素的称为暴露生物标志(biomarker of exposure);反映污染物对机体影响的称为效应生物标志(biomarker of effect);反映机体对污染物反应差异的称为易感性生物标志(biomarker of susceptibility)。生物标志对于早期发现和确认健康危害、建立健康影响预警、保护敏感人群具有重要价值。由于环境因素对健康的影响涉及人的微细结构,要阐明其可能的作用及其机制需要应用多种基础学科的技术和知识,包括应用细胞生物学和分子生物学技术等研究环境因素在细胞水平(如细胞行为和功能、细胞信息传递和调控等)、蛋白质水平(如应激蛋白的形成、蛋白质的功能、代谢酶的多态性等)及基因水平(如基因的应答、损伤、修复与调控、基因的多态性等)方面的影响。

大多数对健康的影响是环境因素和个体易感性共同作用形成的。在个体易感性因素上除了环境因素暴露程度外,还取决于个体对环境因素的敏感性,这种敏感性主要与遗传因素、性别、年龄、营养状况、生理状况、健康状况等有关。目前的研究认为遗传因素在环境相关性疾病的发生上具有重要影响。诺贝尔奖获得者 Dulbecco 指出,包括癌症在内的人类疾病的发生都与基因有着直接和间接的关系。人类基因组中某些对环境因素作用会产生特定反应的基因称为环境应答基因(environmental response gene)。基因组中环境应答基因的总和为环境基因组(environmental genome)。环境基因组计划(environmental genome project, EGP)就是要研究环境应答基因的多态性,明确环境因素所致健康危害中的遗传因素,为弄清环境因素的健康影响及其易感性机制提供依据,为环境流行病学研究提供遗传易感性生物标志,也为疾病的个体预防和群体预防提供依据。已筛查出 622 个候选环境应答基因。

二、建立和发展用于检测和评价环境因素以及健康影响的技术和方法

在对环境污染物和病原体的快速、灵敏、准确的检测上,以及对环境污染的健康影响评价上需要建立和发展新的研究技术和方法,或借助学科间的交叉、渗透才能得以实现。20 世纪 80 年代提出的危险度评价(风险评价)目前已经应用于对各种环境因素(如化学品、生物、放射线等)的健康危险度评价上,为环境质量标准的制定和环境健康风险的管理和决策等方面起到了重要作用。

三、为环境卫生监督提供理论依据

环境卫生监督是依据国家环境卫生有关的法规、条例、办法、标准等情况进行监督和管理。这些环境卫生监督的执法依据是建立在对依据环境卫生理论,通过科学研究得出并经过经国家或地方管理机关批准颁布执行,具有法律强制性和约束力基础上的。作为这些法规和标准制定的基础是环境卫生基准或限值。环境卫生基准或限值是以保护人群健康的目的,是经过科学研究得出具体的卫生要求。环境卫生标准则是以环境质量基准或限值为主要依据,考虑社会、经济、技术等因素后综合分析对环境中与人群健康有关的各种物理、化学和生物因素以

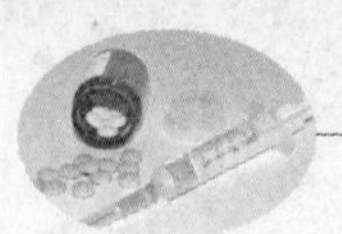

法律形式做出的统一规定。在这些基准、限值和标准等制定过程中需要应用环境卫生学及相关学科的理念和方法。在这些标准和法规的实施和执行中也需要环境卫生学相应的理论加以贯彻。我国环境卫生标准建设起步于20世纪50年代，1995年后卫健委建立了卫生标准办公室，先后发布一批依据充分、可行性和实用性较好和符合国情的标准。这些标准的发布和实施，对改善人民生活环境质量，预防和控制疾病的传播具有重要作用。

（宋伟民）

第二章 环境对健康的影响

环境是人类赖以生存的基础和条件，而人类的生产、生活活动改变着自然环境和生活居住环境。这种改变既有改善人类生存和生活条件有利人体健康的一面，但也有破坏原有生态、生存环境造成环境污染，进而影响健康的另一面。阐明环境对健康的影响是当今人类所面临的关系健康、生存和发展的重要科学问题。这个科学问题的阐明需要弄清楚影响健康因素的来源、在环境中转归及特征、人体的暴露特征、在体内分解代谢及其健康影响和危害。

第一节 环境污染、自净及其转归

一、环境污染和自净

环境污染是指人类活动中排入环境的污染物使环境质量下降，超过了环境的自净能力，影响人体健康的现象。环境污染按受污染的环境介质分类，可分为大气污染、水体污染、饮用水污染、土壤污染和室内空气污染等；按污染物的自然性质可分为物理性污染、化学性污染和生物性污染等；按污染物的形态可分为废气污染、废水污染、固体废弃物污染和噪声污染等。

(一) 环境污染的特征

物理性污染（如噪声、电磁辐射、热和光等）是能量的污染，并与其污染源同时发生、同时消失，污染范围有一定的局限性。

化学性污染一般具有迁移、转化、蓄积等特征。其与污染物的排放形式、分散性、化学形态、化学活性、生物可降解性和所处环境有关。这类污染一般具有长期的影响。

生物性污染是环境中的致病微生物通过空气和饮水或食品等环境介质的污染，由于微生物繁殖受其生存条件的影响，这类污染容易受到环境的影响，具有不确定性。同时由于其进入人体后可在体内繁殖，因此生物性污染对人体健康更具危害性。

(二) 污染物的时空分布

空气污染物浓度随时间变化取决于当地气象情况。气流方向的改变和局部空气的涡旋运动，将污染物从排放源扩散到一定范围，造成污染物浓度瞬间变化。污染源的排放速率和气象条件周期性的改变又会影响污染物浓度的周期性变化（如白天城市交通流量大、晚间小，引起大气中氮氧化物浓度的日周期变化）。

空气污染物浓度的空间分布也与地形、地物条件密切相关。地形平坦的农村污染物浓度

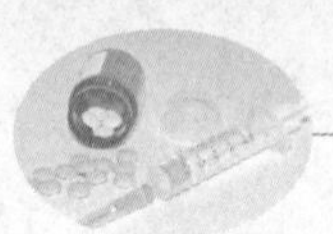

变化比较均匀，在地形、地物复杂的市区污染物浓度分布可能呈阶梯式变化。

水体中污染物浓度随时间变化取决于水文条件。水体的湍流、弥散和移流等作用会使污染物浓度发生瞬间变化。水体的水文和地球运动等周期性变化也会使污染物浓度发生改变。例如：河水中溶解氧浓度的变化特点是白天高、晚间低；丰水期高、枯水期低。

水体中污染物浓度的空间分布与排污口位置、排放方式、污染物性质、水文条件密切相关。

土壤中化学性污染物的运动是依靠土壤水相内的扩散或通过土壤颗粒间空隙的运动实现的。其分布的方向是从高浓度区域向低浓度区域扩散。

污染物空间分布除了受到其在介质内的迁移影响外，还受到污染物在各环境介质中的迁移和转化的影响。大气中的污染物可以通过降水或吸附及吸收向水体、土壤和植物等迁移。水体中的污染物可以通过蒸发、挥发向大气迁移，也可以通过物理和化学作用向底质、土壤和水生生物迁移。土壤污染物可以通过蒸发、挥发逸散和扬尘等向大气迁移，也可以通过地表径流或渗透以及溶解和吸收等作用向水体及生物等其他环境介质转移。正是由于污染物在环境介质之间迁移，使得其在各介质中的浓度处于既有变化又平衡的状态。

生物介质中污染物浓度受生物体的吸收、蓄积和转化作用的影响。进入生物体的污染物，主要是指有蓄积作用的化学物在生物体内储存、蓄积并导致其在生物体含量不断增加，大大超过在环境中的浓度，这种现象称为生物富集(bioconcentration)。污染物还可以通过食物链在生物之间发生迁移。在通过食物链迁移过程中，具有蓄积作用的化学性污染物浓度是随食物链生物位级的升高呈逐级放大的，称为生物放大作用(biomagnification)。很多重金属和持久性有机污染物都具有生物富集和生物放大作用。经生物放大作用后污染物浓度可比环境中浓度扩大千倍、万倍。在最后被人摄入后引起健康危害。通过食物链的生物放大作用，使得食肉鱼脂肪中农药双对氯苯基三氯乙烷(DDT)的浓度比水体中大 8.5 万倍。

(三) 环境污染的自净作用

环境受污染后，可以通过其自身的物理、化学和生物学作用，逐步消除污染物，恢复到以前未被污染的状态，这个过程称为环境自净或自净作用。污染物的环境自净作用主要有以下几种方式。

1. 扩散和稀释　污染物在空气中主要靠扩散和对流两种方式扩散和稀释。污染物在空气扩散较快，约比在水中快 100 倍。污染物在大气的扩散和对流作用下可以降低浓度，达到自净。相应地，污染物在水体中是通过扩散、弥散和水流来实现自净作用的。

2. 沉降作用　污染物依靠自身的重力从空中降至地面或从水体中沉入水底，从而脱离原环境介质，降低了其在环境中的浓度。

3. 挥发逸散　挥发性污染物可以从水体和土壤向空中挥发，并进一步扩散。一般而言，沸点较低的污染物，容易挥发。

4. 太阳光照射　太阳光能使一些化学污染物发生光化学反应，从而降低污染物在环境中的浓度。太阳光中的紫外线具有杀菌作用，对空气中病原微生物有较强的杀灭能力，例如结核杆菌等均易被杀灭。但也可能产生一些新的污染物，再污染环境，如太阳光使空气中的汽车尾气发生光化学反应，形成光化学烟雾。

5. 中和作用　自然环境中存在着酸性和碱性的物质，可分别与碱性污染物和酸性污染物发生中和作用。例如碱性废水可以中和酸性废水。

(四) 环境化学性污染物的转化

主要指污染物在环境中通过物理、化学、光化学和生物学作用改变原有的形态或分子结

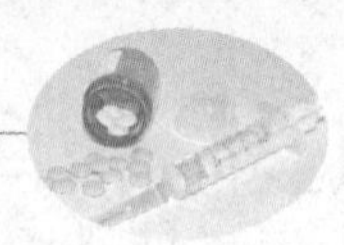

构，从而改变其固有化学性质、毒性及生态学效应。

环境污染物的物理转化作用包括挥发、吸附、凝聚及放射性元素的蜕变等。化学转化作用包括水解、化合、氧化还原等。如水中三价铬经氧化反应可转变成六价铬，使其毒性增大。水解作用是有机物（如卤代烃、磷酸酯、氨基甲酸酯等）在水中最重要的转化反应。有害物质可与环境如水或土壤中所含各种无机和有机配位体或螯合剂结合而改变其形态和性质。生物降解是一种生物转化过程。在这过程中某些有毒污染物可被降解为无毒或低毒化合物。

各种从污染源直接排出的污染物称为一次污染物。一次污染物受到环境化学作用、物理化学作用或生物学作用，发生化学变化，转变为新的化学物质，这种新的化学物质称为二次污染物。二次污染物的毒性往往比一次污染物更大。例如大气中的 SO_2、NO_2 转变成硫酸雾、硝酸雾等。氮氧化物和挥发性有机物通过光化学作用形成了以臭氧等氧化剂为主的光化学烟雾。水体中的无机汞在底泥微生物作用下，通过生物转化作用，形成甲基汞。甲基汞对人的危害远大于无机汞。

二、生物地球化学性疾病相关的必需微量元素

构成人体组织成分和维持生理功能的必需元素约有 20 种，其中有 14 种为微量元素（锌、铁、铜、钼、铬、锰、钴、镍、锡、钒、碘、硒、氟和硅），在生物体内是维持正常生理、生化功能、生长发育和生殖繁衍所必不可缺的元素，其在人体内正常含量小于体重的 0.01%，因此被称为必需微量元素。其他微量元素因其无或尚未发现在生物体内有益的生物学作用，称为非必需微量元素。由于机体无法合成，因此必需微量元素只能从饮水和食品等途径摄入。虽然它们的需要量很小，但对生命活动过程的作用极大。其主要作用包括参与酶的构成和激活酶的活性；参与一些蛋白质的合成和功能的发挥；参与激素及其辅助因子的合成；维持正常的生殖生育功能。1996 年 WHO 将人体微量元素分为 3 类：第一类是人体必需微量元素，包括铜、锌、碘、钼、硒、铬等。第二类是人体可能的必需微量元素，包括锰、镍、硼等。第三类是具有潜在毒性但同时有某些重要生理功能的元素，包括氟、砷、铝等。当必需微量元素摄入不足或缺乏时可引起某些生理功能和生化代谢等问题，甚至引起病理性损伤和疾病。一般来讲，必需微量元素的安全范围较窄，过量摄入也会对人体产生危害，甚至发生中毒。

就必需微量元素来讲，人体每日摄入量有一个范围，在此范围内机体维持着自我平衡。当低于此范围时，就会有缺乏的危险；当高于此范围时就会产生中毒的危险。很明显，对必需微量元素而言，不能假设零暴露不产生危险。经口摄入可接受范围（AROI），从必需微量元素人体必需摄入量到对机体的毒性反应过程表现为“U”形剂量-反应曲线。

剂量-反应曲线的宽度和位置是由人群反应的变异度决定的。制定必需微量元素的可接受范围必须考虑机体对某一微量元素的营养需要量和摄入过多产生的潜在毒性两方面（图 2-1）。

第二节　环境污染对健康的影响特点

环境污染对人群健康影响有以下几方面的特点：①污染物可通过不同环境介质（如水、空气、食物等）进入人体；同一途径可能有多种污染物同时进入。②受污染影响人群面广且个体差异较大。受污染人群包括老、幼、病、弱在内的所有人群。由于年龄、性别健康状况以及遗传易感性的差别存在较大的个体差异，其中影响较大的是这些敏感人群。③影响时间长、暴露水

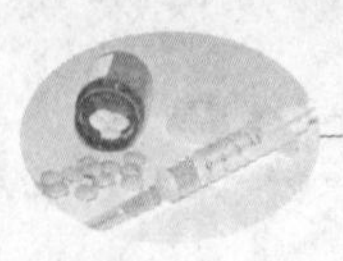

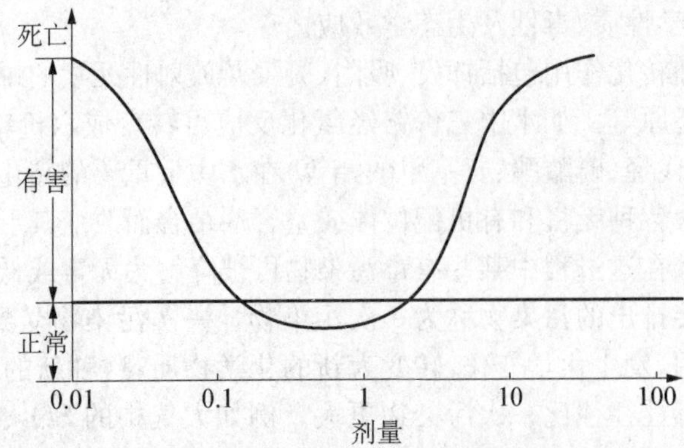

图 2-1　人群必需微量元素剂量-反应关系

（引自：姚志麒主编. 环境卫生学. 1994.）

平较低（除急性危害外）、非特异性影响较多。

一、暴露（剂量）-效应（反应）关系

人体对环境因素摄入量（即进入体内的环境因素的量）与所产生的生物学效应之间的量化关系称为剂量-效应关系。例如，镉对健康的影响，剂量低时仅有尿镉排出增加，随着剂量升高出现肾皮质的影响，最后发展到痛痛病。如果是人群对环境因素摄入剂量增加，所引起的具有某种生物效应的人数变化，则称为剂量-反应关系，如镉引起肾皮质损害人数随镉摄入量的增加而增加（图 2-2）。

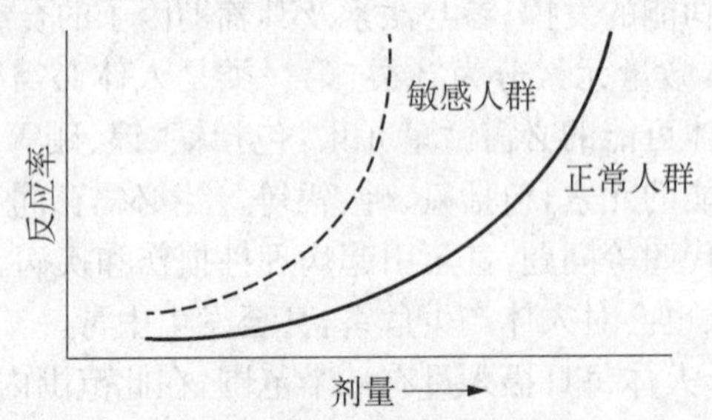

图 2-2　不同人群对环境因素变化的剂量-反应关系

（引自：姚志麒主编. 环境卫生学. 1994.）

由于一般情况下很难测量实际进入人体内某种环境因素的量，因此通常以人体对环境因素的暴露来反映摄入量。将人体对环境因素暴露量的增加，所产生的生物学效应程度的变化称为暴露-效应关系。同理，人体对环境因素暴露量的增加，所引起的具有某种生物效应的人数变化，则称为暴露-反应关系。

一般来讲，人群的这种剂量-效应（反应）关系呈"S"形曲线（图 2-3）。当剂量低于产生某种效应的阈值时，人群中无这种效应的发生，或很少发生；当剂量超过阈值时，发生效应的人数和严重程度随剂量的增加而增加，到一定剂量时才趋于平坦。

对人体必需微量元素或必需营养素来讲，其剂量-反应关系呈"U"形曲线（图 2-4）。即当体内某种微量元素不足时，随着该元素摄入量增加，人体某种疾病的严重程度减弱，发病人数减少，直到无这种病的发生。当该元素的摄入量超过了人体需要量后，随着剂量增加，就会引

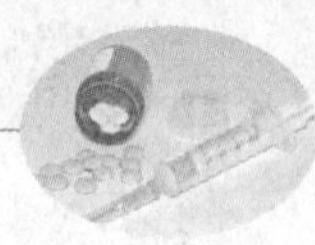

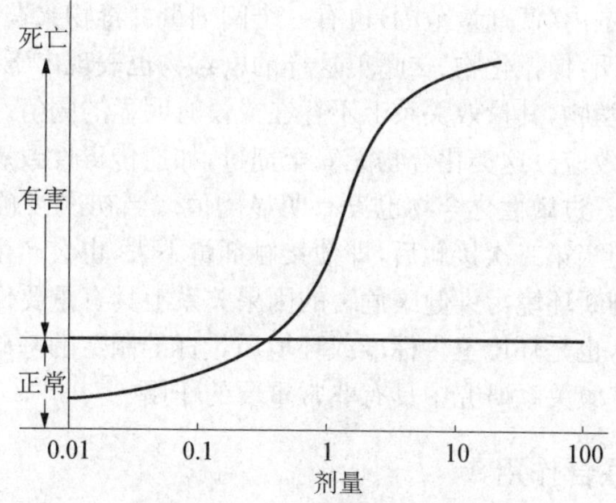

图 2-3　人群与环境危害因素的剂量-反应关系

(引自:姚志麒主编.环境卫生学.1994.)

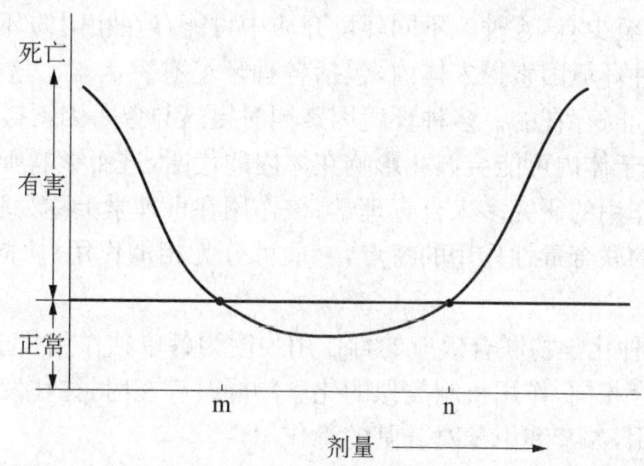

图 2-4　人体必需微量元素与健康的剂量-反应关系曲线

(引自:陈学敏主编.环境卫生学.第6版.2009.)

起人体中毒反应加重,中毒人数增加。这里有两个阈值,一个是缺乏而引起健康危害阈值,另一个是过量引起中毒反应的阈值。微量元素缺乏和中毒之间存在适宜剂量范围,这是人体微量元素需要量。氟是人体的必需微量元素,体内缺氟时,可以导致龋齿的发生,但过量时就会引起氟中毒。

在制定有害化学物环境卫生标准时,最高容许浓度应低于其阈剂量;而制定必需微量元素的卫生标准时,既要考虑满足生理需要量的阈值还要考虑过多时可能产生毒作用的阈值。

环境中还存在一些无阈值化合物,主要是遗传毒性致癌物。在理论上,这类化合物被认为无安全阈值。即认为遗传毒性致癌物的致癌作用是随机性的、非剂量依赖性的。在理论上即使一个致癌物分子也可能产生遗传毒性,并导致肿瘤发生[如烷化剂、苯并(a)芘等]。

除了必需微量元素和营养素以外,还有一些可能具有"双相"剂量-反应曲线的化学物。这些物质在高剂量下产生有害效应,而在低剂量时却具有某种有益的效应或刺激作用(stimulatory effects),称为毒物兴奋(hormesis)效应。具有兴奋效应的化合物,其剂量-反应曲线也有两个阈值,在产生有害效应或"抑制效应"曲线范围内(高剂量范围)有一个阈剂量,在

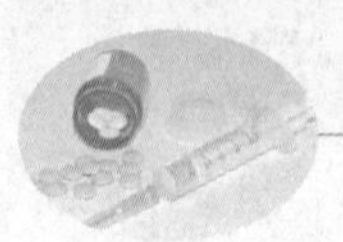

产生“兴奋效应”曲线范围内(低剂量范围)也有一个阈剂量。毒物兴奋效应的化合物可能在环境中普遍存在。研究表明:像氰化物、二噁英这样的剧毒物也表现出毒物兴奋效应。

环境中还有部分化学物,其量效关系上不存在或没有明显的阈值。即在非常低的剂量(暴露)下,均可能产生有害效应。这类化合物无安全剂量,如遗传毒性致癌物,在健康危险度评价上被视为无阈值化合物。过敏性化合物也没有明显阈值。当初次接触这类化合物时,其不产生明显的生物学效应,但当第二次接触后,即使接触剂量不大,也会产生严重的反应。

剂量-反应关系在判断环境污染健康危害的因果关系上具有重要作用,是在环境健康风险评价中必要的研究内容,也是环境卫生标准或环境质量标准制定的基础和依据之一。因此,剂量-反应关系在环境与健康关系研究中具有非常重要的作用。

二、多种环境因素联合作用

环境因素种类繁多,而这些因素存在于各种环境介质中。同一环境介质中的环境因素是多样的、复杂的,有气态、固态和液态等不同存在形式。既有单一化学物,也有复杂混合物。二氧化硫、颗粒物、氮氧化物一般都是同时存在的大气污染物。烟草燃烧可产生 3 800 多种物质,其中确认的致癌物至少有 44 种。不同环境介质中可能存在相同的环境因素。人体通过呼吸、饮水、饮食等将各种环境因素摄入体内,包括各种环境有害因素。这些进入体内的有害因素一般多是数种物质同时存在的。多种环境因素同时摄入与单一因素摄入所产生的危害不一定相同,它们同时存在于体内可能会彼此影响在体内的代谢,进而影响所产生的有害作用。环境多因素对机体联合作用的研究多来自毒理学,该作用在毒理学上称为联合毒性作用。

根据环境化学物的联合毒性作用的特点,一般可分为相加作用、协同作用、增强作用和拮抗作用等作用类型。

1. 相加作用　几种化学物联合效应的毒作用强度为各单独作用强度的总和。一般而言,化学结构相近或靶器官相同,作用机制类似的化学物同时存在时,往往发生相加作用。这是一类比较常见的联合作用,如苯和甲苯对肝脏的毒作用。

2. 协同作用　两种或两种以上化学物质所产生的联合效应的强度远远超过单种化学物毒作用强度的总和,此种作用称为协同作用(synergistic effect)。例如:SO_2 和颗粒物同时存在对呼吸道毒作用大大强于二者的单独作用之和。四氯化碳和乙醇对肝脏的联合毒性较二者的单独作用之和要大得多。

3. 增强作用　某一化学物本身对机体(某器官或系统)并无毒性,另一化学物对机体有一定毒性,但当二者同时进入机体时,则可使后者的毒性大为增强,此种作用称为增强作用(potentiation)或增效作用。例如:异丙醇对肝脏无毒,但当其与四氯化碳同时进入机体时,则可使四氯化碳的毒性大大高于其单独作用。

4. 拮抗作用　两种化学污染物共同存在时,对机体的毒害作用可能由于一种化学物可干扰另一种化学物的毒作用,相互抵消了部分毒作用,其共同的毒作用大大小于单种化学物的毒作用之和,这种作用称为拮抗作用。例如:水体中有机汞和硒浓度呈一定比例时,大大降低了甲基汞对鱼类的毒作用。

在以往的环境毒理学研究,环境污染物对人体健康的影响的研究,环境卫生标准的制定和健康危险度评价等实践中已经开展了联合作用的研究,并已取得了很多的经验。事实上,虽然环境污染物大多是以联合形式作用于人体的,但由于联合作用的复杂性和人类认识的局限性,尤其缺少人群流行病学研究,使得人们对这一科学问题的认识尚不清楚。环境污染物联合作

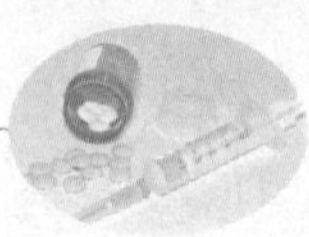

用的研究方兴未艾，还有大量工作要做。

三、人群对环境因素影响的易感性

人体易感性与机体受到环境因素影响所产生的生物学效应具有重要关系。当人群受自然因素或环境有害因素影响时，即便是环境中有害因素浓度处在同一暴露水平下，人群中的个体对这种影响的反应也不是完全相同的。一般情况下，大部分人仅有污染物负荷增加，未见生理功能改变。而有些人则处于生理代偿状态，表现为停止接触即可恢复正常。但有少数人则引起疾病甚至导致死亡。人群中患病和死亡人数很少，只是冰山一角。人群健康对环境有害因素暴露反应的这种分布模式呈金字塔型，这就是人群健康效应谱（图 2－5）。人群健康效应谱的这种模式是由人体的易感性和环境暴露的差异所造成的。在暴露上的差别体现在由于暴露方式和暴露频率不同致使暴露量不同，但主要是个体易感性的差别。这种差别主要是由于遗传、年龄、性别、营养状况、生理状况、健康状况、过去的暴露和本身存在的疾病等因素造成的。这些人群在受环境因素影响后出现健康效应早，健康危害的程度较严重，这些人群被称为易感人群。

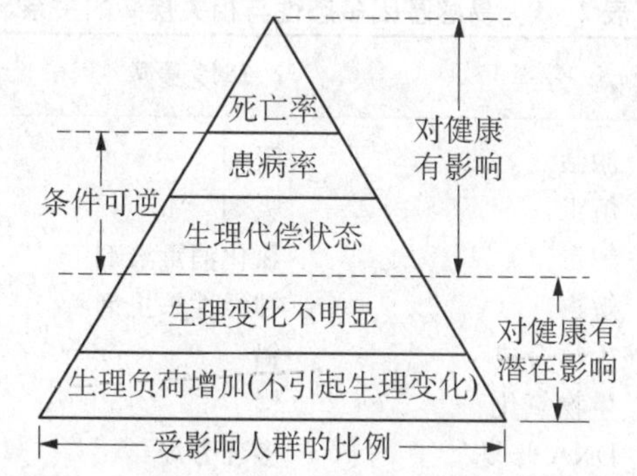

图 2－5　人群对环境异常变化的反应（健康效应谱）

（引自：姚志麒主编．环境卫生学．1994．）

一般来讲，老年人、幼儿及本身患病的人群为易感人群。有研究表明，黑种人妇女、儿童、老年人以及原先患有心肺疾病、糖尿病及免疫力低下者对大气颗粒物致损伤作用更加易感。在欧洲 8 个城市进行的一项调查研究发现，PM_{10} 每升高 10 $\mu g/m^3$，心血管疾病患者的入院率升高 0.5%，65 岁以上老年人的入院率升高 1.3%，提示老年人对大气颗粒物更加易感。糖尿病患者也是颗粒物敏感人群之一，研究发现 PM_{10} 每升高 10 $\mu g/m^3$，糖尿病患者心血管疾病入院率升高 2.01%；非糖尿病患者心血管疾病入院率仅升高 0.94%。

人群中不同个体对于环境因素影响上的差异，除了年龄、性别、营养状况、生理状况和健康状况之外，很重要的是由遗传上的差别所造成的。遗传上的差别除了种族、性别的遗传差异外，更加关注的是遗传缺陷和基因多态性。人类基因组计划发现人的基因组序列存在着个体间的差异，其主要表现之一是单个碱基的变换、插入或缺失。这样的差异往往会引起个体间表型的显著差异，可能造成对疾病的易感性、对环境有害物质免疫力及抵御能力的不同。环境基因组计划着重研究环境变化敏感的基因（环境应答基因，environmental response gene）的 DNA 多态性，以阐明环境因素对健康影响的遗传易感性。环境应答基因在外源性物质体内代谢和解毒、DNA 修复、信号转导、免疫介导、参与氧化及细胞周期调控等方面起着重要作用。

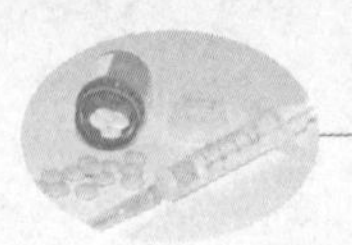

环境应答基因的多态性会导致环境因素对机体影响方面的差别。

哮喘是有家族聚集倾向的多基因遗传性疾病。父母一方有哮喘的儿童患哮喘的危险性显著高于非哮喘家庭。不同人群中遗传因素对哮喘的贡献率在35%～70%。美、英、法、德等国科学家在《自然》杂志上报道，在研究分析了以994人为哮喘患者、1 243人为对照的30多万个变异核苷酸分子后，发现ORMDL 3基因与儿童哮喘发作“高度相关”。携带这种基因的儿童患哮喘的概率要比普通儿童高60%～70%。这是迄今发现有关儿童哮喘的最强的基因证据。

着色性干皮病互补基因(XPD)是一种修复基因。其表达蛋白在DNA切除修复过程中起作用。XPD 312位点与751位点的多态性，增加了吸烟相关的肺鳞癌的危险性。研究发现，谷胱甘肽硫转移酶M1型(GSTM1)缺陷性个体患肺癌危险性较其他基因型个体显著增高。吸烟引起的COPD有明显的个体易感性。目前认为，COPD的易感性为多基因遗传，其中遗传性α1-抗胰蛋白酶缺乏是目前唯一肯定的与COPD易感性相关的遗传因素。具有PiZZ遗传表型个体的α1-抗胰蛋白酶活性仅为PiMM型个体的16%。表2-1列出了易感基因多态性与相关疾病的关系。

表2-1　易感基因多态性与相关疾病的关系

基因多态性	分类	环境暴露	相关疾病
CYP1A1	激活	吸烟	肺癌
NAT2	解毒	吸烟	膀胱癌、乳腺癌
GSTT1(null)	解毒	氯化消毒溶剂	癌症
对氧磷酶	解毒	神经性杀虫剂	神经系统损伤
ALAD	生物合成	铅	铅中毒
CYP2D6	生物氧化	锰	锰中毒
XPD	DNA修复	多环芳烃	肺癌、乳腺癌

环境基因组计划(Environment Genome Project，EGP)是美国国立环境卫生科学研究所(NIEHS)1997年提出拟研究的美国人群中与肿瘤、呼吸道疾病等7类疾病相关的10类候选基因的基因多态性，即DNA修复基因、毒物代谢酶基因、激素代谢酶基因、受体基因、细胞周期基因、信号传递基因、介导免疫和感染反应基因、介导营养因素基因、参与氧化过程的基因和细胞内药物敏感基因的计划。

第三节　环境污染对健康的影响

环境污染引起的健康危害包括死亡、疾病以及亚临床表现或亚健康表现等。据估计，占全球24%的疾病负担和23%的人口死亡是由环境因素所造成的。不同国家、不同地区由于其经济状况不同和环境状况不同，在疾病的发生上有一定差别。2001年全球死亡率为9.1‰，其中中低收入国家为9.3‰，而发达国家为8.5‰。在环境健康风险上二者也有很大差别。比如不安全饮用水、不安全的环境和个人卫生的环境风险二者差别达390倍。城市大气污染的环境风险二者相差9.7倍。使用固体燃料的家庭室内烟雾的环境风险二者相差1 791倍。

由于大量人口暴露于污染的环境，因此存在巨大的健康风险。主要表现为环境污染物浓度较高、暴露人口多、暴露时间长、暴露途径复杂多样等特点。环境污染对健康的影响包括全

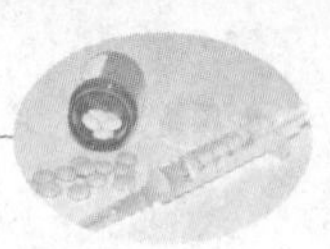

球环境问题所致的健康影响、各种环境相关性疾病等。这些健康影响可分为急性危害、慢性危害以及远期危害(致癌和致畸危害)等。

一、全球环境问题

全球环境问题，又称国际环境问题或者地球环境问题，指超越主权国国界和管辖范围的全球性环境污染和生态平衡破坏问题。当今主要的全球环境问题有全球气候变暖、臭氧层破坏、酸雨以及生物多样性减少。这些问题已成为影响人类健康的重要环境问题。

1. 全球气候变暖问题　1750 年以来大气 CO_2 浓度的增加是人为辐射强迫增加的主因，导致 20 世纪 50 年代以来 50%以上的全球气候变暖。世界气象组织 2016 年 11 月发表的《全球气候 2011～2015》对过去 5 年全球气候情况做出的评价是:天气炎热，变化无常。我国近百年来，年平均气温升高了 0.5～0.8℃。近 50 年来中国气温的增幅尤为明显，年平均地表气温增加了 1.1℃，增温速率为 0.22℃/10 年，高于全球或北半球同期平均增温速率。

气候变化对健康的主要影响可分为直接的影响和间接的影响。这些影响包括高温中暑和机体脱水；心脑血管疾患和呼吸道死亡率增加；气候变暖加剧大气污染物的反应，增加了大气污染程度；提高了病媒的传播能力，增加了介水传染病、食源性传染病和虫媒传染病(如疟疾)等传染病的发病和死亡；洪涝、风暴等自然灾害导致食品供应短缺，继而引起营养不良等情况增加。

2. 臭氧层破坏问题　臭氧层是指距离地球 20～35 km 处臭氧分子相对富集的大气平流层。由于臭氧层的存在，使得 99%的太阳紫外线辐射被其吸收，包括全部 UVC 和绝大部分的 UVB，仅 1%的紫外线到达地面。因此，平流层臭氧对地球生命具有重要意义。据分析，平流层臭氧减少 1%，全球白内障的发病率将增加 0.6%～0.8%，全世界由于白内障引起失明的人数将增加 10 000～15 000 人；另据估计，臭氧减少 1%，即 UVB 增加 2%，则基底细胞癌、鳞状细胞癌和皮肤黑素瘤发生率将分别增加 4%、6%和 2%。

3. 酸雨问题　酸雨是指 pH 值<5.6 的降水，是由于人类活动排放的大量酸性物质，主要是含硫化合物和含氮化合物，在大气中被氧化成不易挥发的硫酸和硝酸，溶于水而降落到地面所形成的。英国化学家 R. A. 史密斯(R. A. Smith)在英格兰调查了酸沉降现象，并在 1872 年叙述了曼彻斯特市郊区降水中含有高浓度 SO_4，首次提出酸雨概念。1972 年瑞典政府把酸雨作为一个国际性的环境问题向人类环境会议提交了报告。酸雨对水生生态系统的影响可引起江、河、湖、泊等水体的酸化，致使生态系统的结构与功能发生紊乱。酸雨还可直接影响水体中浮游生物、大型水生植物、附着藻类的生长发育，改变整个水生生态环境。酸雨对饮水水质的影响在于酸雨能从流域土堆和配水管道中溶出有毒的铅、镉、汞、铝、铜等金属，从而危害人体健康。酸雾可入侵肺部，可刺激皮肤和黏膜，并引起呼吸道和心血管系统危害。据报道，美国和加拿大每年因酸雨引起心肺功能下降而早亡的人数已超过 5 万人。

4. 生物多样性减少问题　生物多样性减少包括:①遗传多样性减少，即物种种群间和群内的遗传变异，构成物种基因序列的遗传信息特征的多样性减少；②物种多样性减少，即物种水平的生物多样性减少。③生态系统多样性减少，即生物圈内生物群落和生态过程的多样化以及生态系统内生境差异、生态过程变化的多样性减少。生物多样性是人类生存之本，是地球生命支持系统的核心，为人类提供了生活资源和生存环境。一般而言，生物多样性水平高，有利于生态系统的稳定。生物多样性尤其是本地物种的丧失将改变生态系统内的生产能力和分解能力，从而破坏生态系统的结构与功能，使生态系统面临巨大压力。

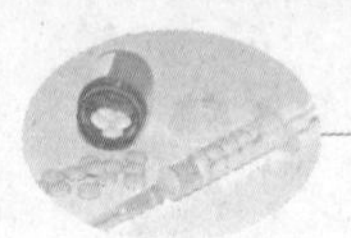

二、环境相关性疾病

环境相关性疾病是指其发病原因与环境因素有着密切联系的疾病，又称为暴露于环境致病因素引起的疾病。其所涉及的主要有两大类疾病，包括生物地球化学性疾病和环境污染性疾病。前者是由原生环境引起的生物地球化学性疾病，如碘缺乏病和地方性氟病等；后者是人为污染造成的次生环境所引起的环境污染性疾病。这类疾病既有别于生物地球化学性疾病，也有别于遗传因素起主要作用的疾病（如各种染色体病、苯丙酮尿症、血友病、白化病、早老病、多指症等）。这类疾病发病率一般都较低，它是由环境因素为主导所引起的疾病（如公害病和环境污染事件等造成的疾病）以及一些由环境因素和遗传因素共同作用引起的疾病。

历史上曾发生很多环境污染性疾病如慢性甲基汞中毒（水俣病）、慢性镉中毒（痛痛病）、由多氯联苯污染中毒造成的米糠油事件和中国台湾油症事件、苏联切尔诺贝利核电站爆炸造成的放射性危害、印度博帕尔市毒气泄漏造成的中毒事件、大气污染事件造成的健康危害以及各种污染性疾病。

三、环境污染的急性健康危害

环境污染的急性健康危害一般是指环境中的污染物浓度在短时间内升高，导致大量污染物进入机体而发生的不良健康反应、急性中毒，甚至死亡。

环境污染的急性危害通常具有以下特点。

（1）影响范围与污染源及环境条件有关：急性危害根据污染源或事故排放情况及气象或水文等环境条件等因素，所涉及的影响范围可波及相关的居住区、城市、湖泊、河流等的空气和水质等。

（2）常常存在事故性污染：如工厂和交通事故等造成化学性毒气的排放；生产企业的有毒、有害废气和废水的违规排放等。事故性排放或非事故性泄漏事件多发生于生产、运输、储存等过程中。比如，工业“三废”（废气、废水和废渣等）异常的大量排放所导致的大气、水体、土壤等环境的污染，并引起人群中毒。

（3）不良的气象因素等环境条件：如逆温、大雾、高压气团等造成大气污染物不能扩散稀释而积聚于一定范围导致的大气污染急性事件。又如流动较少、水面较为平静的湖泊等容易引发蓝藻污染暴发。特殊的地形，如河谷地区造成大气污染物不易扩散，引起大气污染事件发生。

（4）从发生原因上看，急性危害的发生有大气污染导致的烟雾事件、事故性排放或非事故性泄漏导致的大气和水体污染，还有城市供水管网受到污染或集中空调系统污染导致的饮用水和室内空气的微生物污染事件等。

在八大公害病中有 5 个是造成急性健康危害的大气污染事件。最著名的有发生在 20 世纪 30～50 年代的伦敦烟雾事件、美国洛杉矶光化学烟雾事件、比利时马斯河谷烟雾事件和日本四日市哮喘事件等。这类烟雾事件发生的主要原因是工业燃煤或民用取暖燃煤致使排入大气中污染物增加，以及当时、当地的气象和地形因素不利于污染物的扩散稀释或污染物之间发生新的化学反应，致使在数日内大气污染物浓度持续升高。在这种大气污染的发生期间，当地人群中发生了比较明显的健康问题。如在伦敦烟雾事件中有 4 000 多人死亡，主要死于肺疾病和心血管疾病。洛杉矶光化学烟雾事件中主要发生眼睛红肿、疼痛流泪及咳嗽等呼吸道的刺激症状，并导致 400 多人死亡。

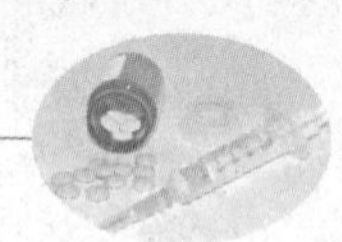

四、环境污染慢性健康危害

环境中有害物质以低浓度、长时间反复作用于机体所产生的危害，包括毒物在体内的蓄积或引起微小损害的累积造成的危害，称为慢性危害。慢性危害的产生与污染物的暴露量、暴露时间、物质的生物半减期和化学特性、机体的反应和代谢能力等有关。

环境污染的慢性危害具有以下几个特点。

1. *污染物在体内蓄积继而发生危害，即持续蓄积性危害* 这类危害是低浓度的有蓄积性的环境污染物通过饮水、呼吸或饮食等途径长期不断地进入人体，这类污染物一般具有较强蓄积性，能通过食物链产生生物放大作用。其一般蓄积在人的组织中，具有较长的生物半衰期。在体内蓄积到一定程度或机体生理出现某种变化时，这种污染物就有可能产生某种慢性危害。一般而言，具有慢性危害的环境污染物主要是重金属及其化合物，如铅、镉、汞等和持久性有机污染物(persistent organic pollutants，POPs)。八大公害病中慢性甲基汞中毒(水俣病)、慢性镉中毒(痛痛病)就是由于长期摄入大量的重金属在体内蓄积，进而产生机体器质性病变。

2. *非特异性危害* 很多环境污染物所引起的健康危害与上述典型公害病具有不同的表现形式。这种危害通常是潜隐性、非典型地表现在生理功能、免疫功能、生殖发育、抗病能力等方面，导致机体长期功能减退及疾病发生、死亡风险增加、寿命缩短等。如大气污染的慢性危害通常可以导致暴露人群中肺功能降低，呼吸道疾病、心血管疾病以及肺癌等呼吸道肿瘤的发生和死亡增加。

五、环境污染与肿瘤

据国际癌症研究机构(International Agency for Research on Cancer，IARC)报道，2008年全球有760万人死于癌症，1 270万人被确诊为癌症。世界卫生组织(World Health Organization，WHO)明确指出癌症是21世纪人类的"第一杀手"。自1970年以来，中国癌症死亡率一直呈持续增长趋势，20世纪70年代、90年代和21世纪初，每年死于癌症的人数分别为70万、117万和150万。据2012年WHO报道，全球每年因肿瘤死亡的人数，中国占1/4。人类生存的环境中存在大量致癌物，人类肿瘤80%由环境因素所致。我国死因排位顺序表明，恶性肿瘤死因排位第一或第二。

大多数肿瘤的发生是遗传和环境交互作用的结果。环境因素是肿瘤发生的重要因素。有人认为80%以上的肿瘤发生与环境因素有关。

流行病学研究表明，环境因素引发肿瘤主要有4个方面的证据：①不同地区发生肿瘤的类型不一样。如日本，胃癌发病高而乳腺癌低；西方国家胃癌发病较低而乳腺癌较高。②移民肿瘤发病率会随移居地而发生改变。如美国的黑种人癌症的发病率与美国的白种人相似，而与西非的黑种人不同。③不同肿瘤的发病率随时间发生改变。1930～1987年，美国胃癌逐步下降，而肺癌逐步上升。期间美国人营养状况在不断改善，而纸烟消耗量则不断升高。因此，肿瘤危险因素的暴露在发生改变。④在暴露人群里具有高的发病率。很多肿瘤流行病学研究证明，肿瘤危险因素高暴露人群其肿瘤发病也明显较高。

全球每年由于大气污染死于肺癌的为62 000人，这一数字远小于由于大气污染造成的非肿瘤死亡(如心血管和呼吸道疾病等)的人数(712 000人)。其中，发展中国家的影响占了约60%。

在中国城市大气污染的水平约为西方发达国家的数倍，由于大气污染造成的肺癌可能高达全部肺癌人数的10%。

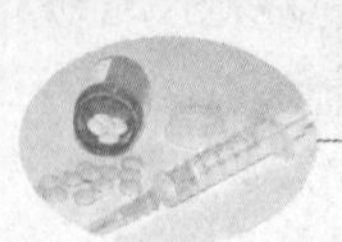

挪威的一项对 16 209 名男性所做的肺癌和大气污染的 27 年队列研究表明，采用 Cox 比例风险回归模型，根据 1972～1998 年的追踪调查，在控制了年龄、吸烟习惯以及受教育情况等因素后，1974 年和 1978 年的暴露氮氧化物每增加 10 $\mu g/m^3$，肺癌的调整相对危险度为 1.08 (95%*CI*：1.02～1.15)。

我国的肺癌死亡率近 30 年有了较大上升，城市肺癌死亡率：20 世纪 70 年代为 12.61/10 万(男性为 16.48/10 万；女性为 8.46/10 万)，90 年代前期为 27.5/10 万(男性 38.08/10 万；女性为 16.16/10 万)。

美国环境保护局(EPA，1990 年)对 26 种空气污染物的致癌危险度评价结果表明，其中 15 种属于 IARC 分类中的第 1 和 2 类致癌物。大气污染的致癌物主要是多环芳烃类(PAHs)化合物，其中苯并(a)芘(BaP)影响最大，具有强致癌性。

IARC 指出，化学致癌物是指能引起恶性肿瘤发生增多的化学物，在某些情况下诱发良性肿瘤的化学物也可认为是化学致癌物。目前有 7 000 多种化学物经过动物致癌试验，其中 1 700 多种为阳性结果。致癌物的分类，主要按对人的致癌危险性划分。IARC(2002)对已有资料报道的 878 种化学物根据其对人的致癌危险分成以下 4 类(表 2－2)。

表 2－2　致癌物分类及证据

致癌物分类	对人致癌证据	动物致癌证据	IARC 分类	USEPA 分类
对人致癌	充分	充分	1	①
对人可能致癌	有限或不足	充分	2A	②
对人可能致癌	有限或不足	充分或有限	2B	③
尚无法分类	缺乏或有限	有限或缺乏	3	④
可能不致癌	缺乏或阴性	至少 2 种动物不致癌	4	⑤

1 类：对人致癌(carcinogenic to humans)，87 种。确证人类致癌物的要求是：①有设计严格、方法可靠、能排除混杂因素的流行病学调查；②有剂量-反应关系；③有调查资料验证，或动物实验支持。

2A 类：对人很可能致癌(probably carcinogenic to humans)，63 种。此类致癌物对人类致癌性证据有限，对实验动物致癌性证据充分。

2B 类：对人可能致癌(possibly carcinogenic to humans)，234 种。此类致癌物对人类致癌性证据有限，对实验动物致癌性证据并不充分；或对人类致癌性证据不足，对实验动物致癌性证据充分。

3 类：对人的致癌性尚无法分类(unclassifiable as to carcinogenicity to humans)，即可疑对人致癌，493 种。

4 类：对人很可能不致癌(probably not carcinogenic to humans)，仅 1 种。

常见的环境致癌物见表 2－3。

表 2－3　常见的环境致癌物

类　别	环 境 致 癌 物
烷化剂	芥子气、氯甲甲醚、环氧乙烷、硫酸二乙酯、氯乙烯、苯、丁二烯、烷化抗癌药

(续表)

类　别	环境致癌物
多环芳烃类	苯并(a)芘、二甲基苯蒽、二苯蒽、三甲基胆蒽、煤焦油、沥青
芳香胺类	联苯胺、乙萘胺、4-氨基联苯、4-硝基联苯
金属和类金属	镍、铬、镉、铍、砷
亚硝胺及亚硝酰胺	二甲基亚硝胺、二乙基亚硝胺、亚硝酰胺
真菌和植物毒素	黄曲霉毒素、苏铁素、黄樟素
固体(不可溶)物	结晶硅及石棉
嗜好品	吸烟、嚼烟、槟榔、鼻烟、过量的乙醇饮料
食物的热裂解产物	杂环胺类、2-氨-3-甲基-咪唑喹啉、2-氨-3,4-甲基-咪唑喹啉

(引自：陈学敏主编.环境卫生学.2004.)

直接致癌物:不需体内代谢活化而直接与细胞生物大分子(DNA、RNA、蛋白质)作用而诱导细胞癌变。这类化学致癌物都是亲电子反应物,易与电子密度高的细胞生物大分子发生反应,如各种致癌性烷化剂和金属致癌物。间接致癌物:需经细胞内微粒体混合功能氧化酶代谢活化后才具有致癌性。大多数化学致癌物属于间接致癌物,如多环芳烃类、亚硝胺类、致癌性霉菌毒素、某些食物的热裂解产物等。

六、环境与先天缺陷

先天缺陷与出生缺陷为同义术语。形态结构的先天缺陷表现为先天畸形。包括体表的畸形和器官及组织畸形。生理和代谢功能先天缺陷表现为功能障碍。如先天性耳聋、哑巴等。另外,还有先天性智力低下。大部分先天缺陷是由环境因素和遗传交互作用所导致的。人们对先天缺陷与环境关系的认识可追溯到20世纪40年代。美国在日本爆炸原子弹产生的放射性污染,导致新生儿小头畸形和智力低下率增加。先天性水俣病是世界上第一个因水体污染诱发的先天缺陷。1953年日本熊本县水俣湾发生甲基汞中毒,即水俣病。在20世纪60年代发生的"反应停"事件引发了全球关注化合物致畸作用。当时,反应停(thalidomide)作为孕妇的镇静药在欧洲广泛使用。其后发现,服用该药的孕妇所产的新生儿中患肢体畸形(海豹畸形)数量明显增加。有近万名儿童发生肢体畸形,此外,还发现心血管、肠及泌尿系统畸形。美国NIOSH所登记的37 860种化学物中585种有致畸作用。我国卫健委出生缺陷监测中心发现:1986～1989年出生缺陷率为1.31%,最高2.06%。

四氯二苯二噁英是农药2，4，5-T生产过程中的副产品。20世纪美国在越南战争中将大量2,4,5-T用作落叶剂,污染了耕地和森林。在该落叶剂污染区域怀孕妇女分娩的小孩产生了小头症和唐氏综合征。该地区先天性腭裂和脊柱裂发生率为69%,较越南全国水平(31.2%)约高了1倍。已知人类致畸因素见表2-4。

表2-4 已知人类致畸因素

类　型	致畸因素
辐射	原子武器、放射性碘、放射线治疗
感染	巨细胞病毒、疱疹病毒1和2型、微小病毒B19、风疹病毒、梅毒螺旋体、弓形体、水痘-带状疱疹病毒、委内瑞拉马脑炎病毒

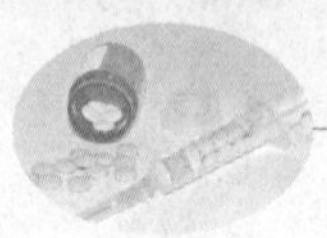

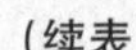

（续表）

类 型	致畸因素
代谢失衡	乙醇中毒、地方性呆小症、糖尿病、叶酸缺乏、高温、苯酮尿症、斯耶格伦综合征、风湿病和心传导阻滞
化学物	甲氨蝶呤和甲氧蝶呤、促雄激素、白消安、卡托普利、氯联苯、可卡因、香豆素抗凝剂、环磷酰胺、己烯雌酚、苯妥英、埃那普利、苯壬四烯酯、碘化物、锂、汞和有机汞、羊膜内注射亚甲蓝、甲巯基咪唑、青霉胺、13-顺维生素A酸、四环素、反应停、甲苯、三甲双酮、丙戊酸、落叶剂2,4,5-T、二噁英、部分农药、氯乙烯

（引自：杨克敌主编. 环境卫生学. 第7版. 2012.）

（一）环境因素致先天缺陷的特点

1. *致畸物质特异性* 环境化学物对胎儿影响取决于其理化性质，如分子量、极性、电荷、脂溶性等。分子量小、极性小、脂溶性大的物质容易进入胎盘。不同种类化学物所引起先天缺陷的表现不同。X线可引起小头畸形和小眼球症。甲基汞引起脑性麻痹和精神迟钝。反应停引起短肢畸形。风疹病毒引起心脏畸形和白内障。

2. *发育阶段的致畸敏感性* 在胚胎发育的不同阶段对致畸物的敏感性不同，存在敏感期（临界期）。妊娠3～8周是胚胎器官形成期，对致畸物最敏感，最容易产生畸形。器官形成期后，一般不出现器官整体损伤，仅表现为组织损伤。在妊娠中期，由于小脑、大脑皮质及泌尿生殖系统仍在继续分化，因此这些组织仍对致畸物相当敏感，可引起中枢神经损伤、发育障碍等。不同致畸物的敏感期不一定相同，反应停的敏感期在妊娠的第31～51天，甲氨蝶呤在妊娠的第40～45天。

3. *致畸作用与致畸物强度有关* 致畸物在致畸作用的阈剂量下一般没有致畸作用。在一定发育阶段，致畸频率和范围随致畸物的量或强度增加而增加，即具有剂量-反应关系。

4. *先天畸形特征与遗传改变性状有关* 基因突变及常染色体显性遗传表现为骨骼的畸形。隐性遗传多表现为先天代谢异常和小头畸形等。染色体畸变一般表现为多发性畸形及组织损伤，常伴有宫内发育迟缓、精神呆滞等。

（二）环境内分泌干扰物

环境内分泌干扰物（environmental endocrine disrupting chemicals，EDCs）是指具有类似激素作用，干扰内分泌功能，从而对机体或后代引起有害健康效应的一类外源性物质。

环境内分泌干扰物按照它所干扰的体内激素作用可以分为雌激素干扰物、雄激素干扰物、甲状腺素干扰物、糖皮质激素干扰物、生长激素干扰物等。已被证实或疑为EDCs的环境化学物有上百种，包括邻苯二甲酸酯类、多氯联苯类、有机氯杀虫剂、烷基酚类、双酚化合物类、植物和真菌激素、金属类等。

EDCs的研究源自20世纪80年代对动物雌性化表现的关注。观察到有机氯农药污染的水体与短尾鳄等动物雌性化表现有关。1992年丹麦学者Carlsen等研究了1938～1990年世界各地发表的有关男性精液质量分析的61篇文献，指出人类精液量已由1940年的3.4 ml下降到1990年的2.7 ml，精子密度由1940年的每毫升1.13亿减少到1990年的6 600万，半个世纪下降了近50%。我国国家卫生部对1981～1996年间公开发表的全国39个市县共11 726人次的精液数据进行分析，发现我国男性精液量也以每年1%的速度下降，精子数量降幅达40%以上，而且精液质量下降速度与城市化和工业化程度呈正相关。据WHO统计，目前世

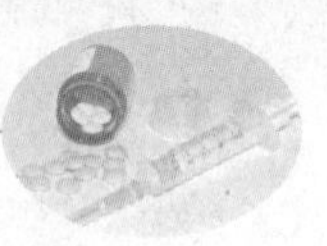

界范围内约有10%的育龄夫妇不能生育，其中由男方生殖健康原因引起的不育约占50%。WHO已将男性生殖损害和不育列入21世纪危害人类健康的重大问题之一。近20年来的研究发现，很多环境污染化学物能引起内分泌功能紊乱。主要表现为男性雌性化和女性雄性化，甲状腺功能障碍，出生缺陷，新生儿畸形，隐睾症，精子畸形，精子数目减少等。此外，还可以引起内分泌系统肿瘤，如宫颈癌、乳腺癌、前列腺癌等。

第四节　环境对健康影响的研究方法

环境对健康影响的研究是环境卫生学的核心内容，也是环境卫生工作的重要内容。环境对健康影响研究的基本思路：①从环境因素着手研究其对健康的影响。②从健康影响（疾病等）着手寻找影响其发生的环境因素。前者研究某环境因素污染来源、污染水平、人群暴露、健康影响、暴露与健康影响的关联及因果关系。后者从已经发生的健康影响（疾病等）着手，研究与该健康影响有关的环境暴露因素、暴露途径及暴露程度、暴露因素的来源、环境污染水平、暴露因素与健康影响的关联及因果关系。

研究环境因素对健康影响的主要方法包括环境流行病学方法和环境毒理学方法。

一、环境流行病学

环境流行病学是研究各种环境因素与人群健康关系的应用科学和方法学。旨在阐明和评价环境因素暴露及其与人群疾病和健康效应的关联。

（一）环境流行病学研究的特点

（1）一般情况下，环境因素是以低剂量、长时间影响人群健康，因此常常是以弱效应、非特异性效应为表现的健康影响。一个较广的健康效应谱，如生理功能和代谢的微弱变化等疾病前期的各种健康效应。因而环境流行病学常常研究这些疾病前状态，揭示环境因素对人群健康的影响。

（2）环境流行病学研究的最终目的是保护人群免受环境不良因素的损害。通过对环境和健康的监测，发现有害的环境因素及其对健康的危害，采取措施，控制疾病的流行。环境流行病学特别注意暴露-反应关系和暴露-效应关系的研究，这是制定环境卫生学标准的依据，也是制定卫生政策、法规和条例的科学依据。

（二）环境暴露

暴露定义为个体与某种物质之间的接触。值得注意的是，与任何风险相关的是个体（人体）与化学物质的相互作用而非存在环境介质中的某一种污染物。暴露通过以下4种主要途径与机体接触：呼吸道，皮肤接触，消化道及静脉注射。

1. 暴露测量方法

（1）环境暴露测量：暴露通常以测量环境介质中污染物的浓度来表示。在不同的环境暴露区域（如高、中、低浓度区和对照区等），在不同的时间或空间进行采样来进行暴露测定。这种暴露测量的结果可能会因为人的活动环境变化而与实际暴露情况有较大的差距。把暴露细分为微环境暴露与人体暴露对于暴露评估很重要。微环境暴露是指人们在传统的暴露时间被划分为不同的阶段或空间，可能是在家里，在乘公共汽车，或者开小汽车去上班的路上，去休闲中心或者去购物等定义明确的场所。关键是这种场所的暴露特点明确以及在这种场所里的时

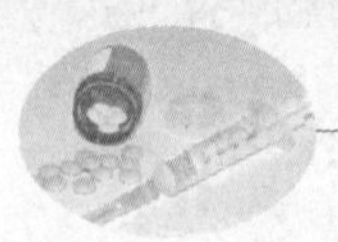

间容易定量。因此，对暴露水平更准确的说法应该是包括测量个体与化学毒物接触的时间，所以应当把暴露与时间权重结合起来。假如有这样的一个个体：他一天内通过多种交通方式经历几个城区、郊区以及乡下。第一个暴露过程包括坐小汽车经过一个繁忙的城市环境，历经1小时后到达市区中心的火车站，这个过程中，对细颗粒物的暴露水平很高，平均浓度是65 $\mu g/m^3$；第二个阶段是坐火车旅行了2小时，细颗粒物平均浓度是25 $\mu g/m^3$，之后进入乡下环境，为期1小时，此时细颗粒物的暴露浓度是5 $\mu g/m^3$。因此，可以通过每地的浓度乘以停留时间，相加后除以整个旅行时间，得到这个个体暴露细颗粒物的时间加权平均浓度。在这个例子中我们有了以下公式：

时间加权平均浓度$=(1\ h\times 65\ \mu g/m^3+2\ h\times 25\ \mu g/m^3+1\ h\times 5\ \mu g/m^3)/4\ h$。那么，这个个体的时间加权平均暴露水平就是30 $\mu g/m^3$。

对于皮肤暴露，接触通常以每平方皮肤面积上污染物质量来表示。皮肤负荷是由皮肤摄入与导致的健康效应将由皮肤上的或者溶解在汗液里的或者皮脂层里的化学污染物浓度决定，暴露部位对于理解经皮吸收或者化学毒物通过表皮进入循环系统也很关键。

对于消化道途径摄入毒物，每克或者每毫升食物或水中化学毒物的质量是一个很好的暴露摄入标志。对于手-口途径或者物体-口途径摄入的污染物，定量确定污染物的方法则不很清楚。

对于注射摄入毒物，一般来说通过注射进入身体的化学物的质量很少。但对于放射性物质或者特殊毒物，这种暴露是比较重要的。

以固定的监测仪器测定的污染水平作为机体的暴露水平很容易高估或者低估经历了很多地方的个体暴露水平。比较精确的暴露，应该是个体监测。足够小的仪器设备可以佩戴在身上，经历不同的场所，记录实时污染物浓度，通过询问佩戴个体采样器者记录他的日常活动，了解污染物浓度随时间与空间的变化。另一方法就是利用全球卫星定位系统(GPS)或者移动电话跟踪技术，了解在不同的场所、不同活动所经历的暴露情况。便携的GPS记录仪器能够提供非常精确的关于佩戴该仪器者的活动情况数据，而且可以连接到软件上提供实时、实地的暴露信息。

呼吸道暴露途径很容易联想到我们吸入的物质。而且可以通过佩戴个体采样器采集在室内或者室外的个体活动时其口鼻附近的样品来测量这种暴露。皮肤摄入途径关注的是皮肤接触的污染物以及化学物通过皮肤的渗透作用进入循环系统的过程。化学毒物经消化道摄入的过程关注的是被污染的食物或水摄入体内以及因疏忽而通过手-口途径或者毒物-口途径摄入体内。

注射摄入是一种很少见的暴露途径，是指由于偶然被尖锐的工具刺入皮肤或者针状物刺破皮肤而摄入毒物。

绝大部分的调查主要集中于单项暴露途径，因而没能考虑到大气环境、水、土壤成分之间的暴露相互联系的特点。例如，不难想象大气中高浓度的污染物铅金属溶胶通过呼吸道吸入的同时能够沉积在个体的皮肤上，通过皮肤渗透摄入。因此要考虑到多种暴露途径，估计总的暴露量。

(2) 内暴露剂量和生物有效剂量的测量：内暴露剂量是指在过去一段时间内机体已吸收的污染物的量。其含量一般通过测定生物材料(如血液、尿液等)中污染物或其代谢产物加以分析。生物有效剂量指经吸收和代谢最终到达器官、组织、细胞、亚细胞或分子等靶部位或替代性靶部位的污染物的量。从逻辑上讲，生物有效剂量与产生的有害效应具有较直接关系，但

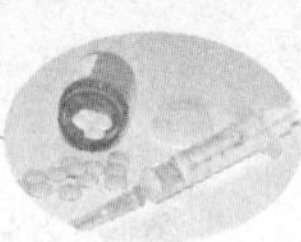

其含量的检测一般比较困难。

2. 生物监测　生物监测是测量化学污染物或者唾液中、血液中、呼出气、汗液或尿液中代谢的污染物的量。这提供了测量内暴露的一种方法，同样也可测量暴露引起的健康影响（效应）。因为生物监测可以定量测量污染物的暴露量或者其代谢产物的量。生物监测为我们提供了一种整合个体多途径暴露测量方法。因此，生物监测越来越多地应用于一般人群中个体的暴露评估。例如，美国疾病预防控制中心国立环境卫生中心的环境污染物周期性监测报道（2005 年）表明，二手烟暴露已经明显降低，儿童血铅水平也降低。同时这份报道也表明美国 20 岁及以上人群中有 5%的人尿镉接近于 1 μg/g 肌酐，这个水平与肾损伤有关，吸烟可能是如此高浓度镉的主要来源。

人乳中污染物的浓度是一种既反映母亲体内暴露水平，又反映婴儿外暴露水平的生物监测指标。既能表示污染物的“体内负荷”，也能指示人体暴露的水平。一般来说人乳中污染物的化学性质比较稳定，是具有蓄积性的环境污染物。

由于暴露的不规则性以及化学毒物在体内的周期相对较短，所以要了解个体何时暴露于污染物。否则，不可能合理地解释测量结果。生物监测的另一个问题是不能提供暴露途径的信息，因此不能控制目标从而实施干预以减少摄入。以唾液中的可铁宁为例，一种尼古丁的代谢产物，可以作为环境中成人香烟暴露的代替标志，但是其不能确定暴露场所，家里还是亲戚家里或公共场所等等。唾液中可铁宁的水平也不能告诉暴露的途径，如附有尼古丁的灰尘存在于儿童家里的地板上或者在吸烟的父母的衣服上。通过爬或者吮吸行为亲密接触这些灰尘导致消化道摄入，因此即使是在无烟的家庭里，儿童也可以通过非呼吸道方式接触相当量的尼古丁。

（三）健康效应的测量

环境对健康的影响是多种多样的。不同环境因素、不同暴露程度，人的不同易感性等决定了不同的健康效应。其所发生效应终点可以从生理负荷到亚临床再到临床疾病，直至死亡。在环境流行病学研究中，应根据研究目的、研究对象、环境因素的人群暴露特点及可能涉及的健康效应，以特异性、敏感性和可行性为原则合理选择健康效应终点。

健康效应测量指标如下。①发生率指标：一般包括死亡率，疾病类别及年龄、性别等的死亡专率；相关疾病发生率如与环境因素健康危害相关的发病率、患病率等；不良主观感觉、症状和体征的发生率；生理或生化指标的异常率等。②人体功能性和病理性指标：环境因素可能涉及人体功能改变的相关指标。包括涉及呼吸、消化、神经和精神、造血和循环、泌尿生殖等组织系统的生理、生化、病理、免疫、血液学、遗传等指标。

（四）暴露和效应关联性分析和评价

根据所采用的流行病学方法，对环境因素的暴露与健康效应进行关联性分析，并对分析结果做出科学评价。科学的关联性分析来自从研究的设计、到实施、到分析阶段都要尽可能避免和减少偏倚和控制混杂因素。

流行病学研究方法的局限性主要在于其研究对象和研究环境的非控制性，因此，至多只能强力支持因果关系而不能证明因果关系。由于环境因素对人影响的复杂性，因此阐明环境与健康关系是一项很艰巨的工作。尤其在确定环境因素对健康危害的因果关系上，需要十分慎重，一般可以参照下列准则。①时间的一致性：暴露发生在前，效应发生在后。②关联的强度：暴露于非暴露之间有很大差别。一般当相对危险度超过 3～4 时，表示暴露与效应二者的关联

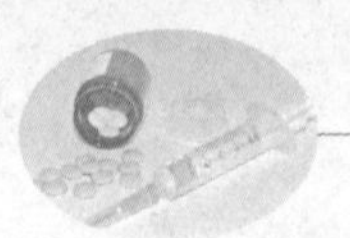

强。③存在生物学梯度：有剂量-反应关系存在。④生物学合理性：健康效应与关联因素的关系用已有的理论是可以解释的。⑤可重复性：相同结果可以被不同研究者的研究所重复。⑥逻辑一致性：因果关联的解释与其他科学资料不发生冲突。⑦特异性：暴露-反应关联的唯一性。⑧类同性：当其他相似的物质具有相似的健康效应。

(五) 环境流行病学主要研究方法

1. 生态学横断面研究(ecological cross-sectional study)　横断面研究本质上是一种生态学的研究方法，是在群体水平上研究某种因素或特征与疾病之间的关系，以群体为观察、分析单位，通过描述不同人群中某因素的暴露情况与疾病的频率，分析该因素与疾病的关系。通过比较污染物浓度不同地区(在同一地区也可以分为几个或几十个点来进行研究)人群的健康状况获得其对人群健康影响的资料。生态学研究常可利用常规资料或现成资料进行，即只掌握研究因素和疾病等结局变量的暴露比例和病例数。因而可以节省时间、人力和物力，并能较快地得到结果。但由于这种生态学研究方法的局限性(生态性谬误)，其对混杂因素如吸烟、职业暴露等因素较难控制，因此对这些资料得出的暴露-反应关系的评价应慎重。

生态学横断面研究可以使用广义线性模型(generalized linear model, GLM)中的 Logistic 回归模型分析大气污染物对人群死亡率的影响，在研究中可以控制年龄、性别、种族等混杂因素。近年来，生态学横断面研究在环境流行病学研究中通过收集不同地区或同一地区的不同点的大气污染与人群健康效应资料，然后将不同地点的资料进行综合，使用合适的统计学方法探索大气污染对人群健康的影响。

2. 时间序列研究方法(time-series study)　在医学科研工作中，按某种时间间隔(相等或不相等)对客观事物进行动态观察。由于随机因素的影响，各次观察的指标 x_1，x_2，x_3，…x_i，…都是随机变量，这种按时间顺序排列的随机变量称为时间序列。时间序列中每一数值是其他各种因素共同作用的总结果。

由于大气污染监测数据一般以天(固定时间间隔)为单位记录，这样每日的污染暴露对应于每日的人群健康效应(病因别死亡数或入院数等)构成了时间序列资料，可以采用时间序列方法通过曲线拟合参数建立数学模型，分析空气污染与人群健康效应之间的关系，并对未来进行统计推断。近年来，一些复杂的统计模型，如广义相加模型(generalized additive model, GAM)，也被陆续引入时间序列研究中，以调整死亡的长期趋势、季节周期、随机变动、气象因素等潜在的混杂因素。然而，也有专家认为，时间序列研究的结果对模型参数的选择较为敏感，比如 GAM 模型中平滑自由度、窗口大小的选择，均会显著影响最终结果。关于空气污染对人群健康影响的研究可以采用广义相加泊松回归模型来拟合方程。

3. 队列研究(cohort study)　队列研究是公认的评价环境污染长期暴露对人群健康影响较为理想的方法。它首先选定一个人群单位，根据个体暴露于环境污染的程度将人群分组，然后测量和比较两组人群的疾病发病率或死亡率，以探讨暴露与疾病之间有无联系或联系的大小。

队列研究是一种随访研究，可以观察两组人群生存时间和某种结局，从而得到两组人群的结局是否由于暴露于某种或某几种因素的不同而引起的。大气污染对人群健康影响的研究，既要考虑人群的结局，又要考虑其生存时间，从而对生存时间的分布特征进行描述，对影响生存时间的主要因素进行观察与分析。所以队列研究的资料可以使用生存分析中的 Cox 比例风险模型进行分析，Cox 比例风险模型是英国统计学家 Cox 提出的一种方法，他用偏似然原

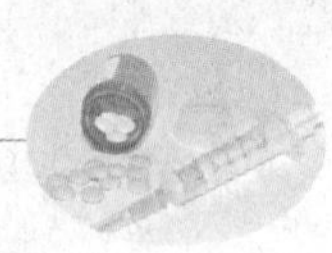

理巧妙地回避了基线风险而解决了估计回归系数的问题，由于 Cox 比例风险模型无须对基线风险做任何限制，适合于分析空气污染对随访人群呼吸系统或心血管系统的危险性。

然而队列研究亦存在缺陷，即存在混杂因素及错分偏倚，它亦不能很好地分离出短期效应。

4. 病例-对照研究(case-control study)　病例-对照研究是流行病学研究中最基本、最重要的研究类型之一，是检验病因假说的重要工具，其基本原理是以确诊的患有某种特定疾病的患者作为病例，以未患有该病及其相关疾病且具有可比性的个体作为对照，通过询问、实验室检查或复查病史，收集既往各种可能危险因素的暴露史，测量并比较病例组与对照组各因素的暴露比例。经过统计学检验，控制了各种偏倚之后，比较某一种或几种因素在两组人群健康结局的差别有无统计学意义，确定该因素与疾病之间是否存在统计学关联。

在大气污染对健康影响研究中使用 Logistic 回归模型对病例-对照研究的数据进行分析，引入的模型变量包括年龄、性别、日平均相对湿度、日平均温度、季节、星期几和假日，然后分别引入几种不同的大气污染物分析不同污染物对健康影响的独立效应。然后将全部空气污染物同时引入模型分析污染物健康效应的联合作用。在分析中，需要注意的是各自变量(污染物浓度)与其他混杂因素(如温度、湿度)是否存在相关关系，即变量之间是否有共线性，这就要考虑处理变量的交互作用项。

二、环境毒理学方法

环境毒理学是应用毒理学的原理和方法研究环境因素对健康的影响。环境毒理学研究可以提供有关环境因素(污染物)的毒效应资料。环境毒理学研究的目的主要是了解环境污染物的毒性大小、毒作用的基本特征、污染物在体内的代谢规律、生物学效应及其机制。环境毒理学是一种实验室研究，因此其在实验条件上容易控制，使得污染物的暴露更加精确，容易观察毒效应机制。但是在定量地外推到人时，存在不确定性，譬如种属间的差别和个体的差别等，是环境毒理学研究基本内容。环境毒理学研究可以提供有关环境因素(污染物)的毒效应资料。

(一) 环境毒理学的主要研究内容

(1) 毒物代谢动力学，包括环境污染物(毒物)接触机体后的吸收、分布、代谢和排泄过程。即毒物在机体内的浓度随时间的变化过程。

(2) 污染物作用的靶器官和靶组织，污染物毒作用大小、蓄积性等基本毒理学性质。

(3) 污染物主要生物学效应及其毒作用机制，根据关键生物学效应确定阈剂量。

(4) 污染物的特殊毒作用(如致畸、致癌、致突变作用)。

在实际应用上，环境毒理学可研究和探索生物标志，为环境流行病学调查提供新的手段；验证环境污染物对人体的健康影响。对新合成的化合物或即将进入环境的化学物(如化工产品、污染物、农药等)进行毒理学安全性评价。应用某些毒理学指标进行环境生物监测，比如用蚕豆根尖细胞微核试验评价环境的致突变作用。

(二) 环境毒理学的研究方法

1. 弄清环境毒物的一般性质　包括其理化特性、在环境中的分布及稳定性。这些情况对毒作用有一定影响，弄清这些情况对实验设计具有一定意义。

2. 急性毒性试验　在 24 小时内一次或多次染毒后，短时间里对机体有害效应的研究。

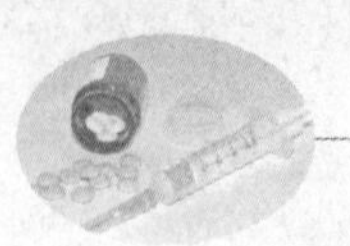

主要目的是了解毒物的毒性大小和毒性作用特点，为亚急性和慢性毒性实验提供依据。以 LD_{50} 或 LC_{50} 表示急性毒性的大小。

3. 亚急性毒性实验　在相当于受试动物寿命1/10左右的时间内多次重复染毒的试验。目的在于进一步阐明毒物的毒性以及主要靶器官、有无蓄积作用等毒作用特点，探索最敏感生物学指标，初步确定最大无作用剂量，为慢性毒性实验提供依据。

4. 慢性毒性实验　是对实验动物终身或生命大部分时间染毒的实验。大鼠一般为2年。通过慢性毒性实验可以获得剂量-效应资料、慢性阈浓度(剂量)相当于最低观察到有害效应剂量(lowest observed adverse health effects level, LOAEL)和最大无作用浓度(剂量)相当于未观察到有害作用剂量(no observed adverse health effects level, NOAEL)，并将其作为制定卫生标准的重要依据之一。

(三) 特殊毒性实验

1. 致癌试验　致癌试验是研究环境因素是否具有诱发肿瘤的作用。动物致癌试验是一种经典的致癌试验。由于肿瘤的潜伏期一般较长，因此致癌试验的期限比较长，可以是动物终生的时间。此外，动物致癌试验的费用也比较大。

2. 致突变试验(致癌物筛选试验)　可以反映不同遗传终点的致突变试验，如基因突变、DNA损伤，染色体畸变；哺乳动物细胞体外恶性转化等类型。这些试验有的是离体的试管染毒研究；有的是整体动物染毒研究；有的是通过原位监测来观察水体等环境的致突变性，如蚕豆根尖细胞微核试验。

3. 致畸试验　致畸试验是研究受试物的致畸作用。致畸试验的方法有根据对受孕、器官形成和出生后等不同的阶段研究的动物试验和体外致畸试验。

4. 环境污染物原位生物监测

(1) 环境污染物原位生物监测法具有的优点：①可以指示性地表示环境污染物的污染水平；②反映环境污染物对人和生物危害综合影响，对环境污染健康影响有警示作用；③反映污染物的蓄积作用，对污染物具有富集作用等，比如大气污染生物监测。大气污染的生物监测是通过生物体包括动植物及微生物等在环境中的分布、生长、发育状况及生理生化指标，以及生物种群或群落的变化，阐明大气环境污染状况对生物体乃至生态系统的危害。从生物学角度为大气环境质量的监测和评价提供依据的一种方法。

(2) 大气污染的植物监测主要方法或指标：①根据植物体内污染物含量，估测大气污染状况；②根据指示植物的伤害程度，对大气污染做出定性和定量的判断；③根据植物的生理生化变化，如酶含量变化等，反映大气污染的长期效应；④测定树木的生长量和年轮等，估测大气污染的现状和历史；⑤利用某些敏感植物，如地衣、苔藓等作为大气污染监测器，进行定点监测；⑥利用敏感的微生物作为健康危害指示生物，例如利用大肠埃希菌(*E. coli*)对光化学烟雾的敏感性监测其污染的危害。臭氧对大肠埃希菌也有毒害作用，使细胞表面氧化、细胞通透性增加而死亡。也可以利用生物监测大气污染物的致突变作用，利用蜡状芽胞杆菌和巨大芽胞杆菌监测大气中多环芳烃化合物的致突变作用。利用紫露草微核突变技术监测大气中污染物的致突变作用。

(宋伟民)

第三章
全球气候变化与健康

全球气候变化是人类面临的许多环境健康危害因素中最重要的因素之一。气候变化对健康的影响是大范围的，也是有些陌生的。近几十年来，环境健康多关注局部环境暴露下毒理和微生物学的人群健康风险。而今，由全球气候变化导致的生态系统改变产生了许多威胁人类健康的环境问题。

第一节　全球气候变化趋势

联合国气候变化框架公约中，气候变化的定义是指除在可比较时期内观察到的自然气候变异外，由于人类活动直接或间接地改变全球大气组成所导致的气候改变。气候变化是指气候的平均状态或者变异性出现具有统计学显著性的改变，并持续较长一段时间（通常是几十年或更长）。气候变化可能是由于自然的内部进程或者外部力量，或由于大气成分的持续人为改变所致。气候变异是指气候的平均值和其他统计量（如标准差、极端事件的发生等）在全时空范围内的变化，而不是个别气候事件的变化。变异可能是由气候系统的内部自然过程或由自然人为因素的外部作用所致。

一、全球气候变化趋势

近百年来，科学研究表明，地球气候正经历一次以全球变暖为主要特征的显著变化。政府间气候变化专业委员会（IPCC）第2次气候变化评估报道，自19世纪末以来，全球平均地面温度上升了0.3～0.6℃，海平面上升了10～25 cm。到2100年，全球平均地面温度将比1990年上升2℃左右，海平面会上升约50 cm。IPCC第3次气候变化评估报道指出，与过去100年相比，自20世纪70年代以来，厄尔尼诺-南方涛动事件更频繁、更持久且强度更大。IPCC第4次气候变化评估报道结果显示，20世纪可能是过去1 000年中最暖的100年。这份报道同时还指出，近50年全球气候变暖有超过90%的可能性是与人类活动产生的温室气体排放有关。WHO认为，全球气候变化是21世纪人类面临的最大的健康挑战。

二、我国气候变化趋势

我国的气候变化趋势与全球气候变化的总趋势基本一致。近百年来，中国年平均气温升高了0.5～0.8℃，略高于同期全球增温平均值，近50年变暖尤其明显。从地域分布看，西北、华北和东北地区气候变暖明显，长江以南地区变暖趋势不显著；从季节分布看，冬季增温最明

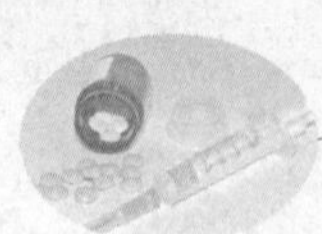

显。从1986～2005年,中国连续出现了20个全国性暖冬。近50年来,中国主要极端天气与气候事件的频率和强度出现了明显变化。华北和东北地区干旱趋重,长江中下游地区和东南地区洪涝加重。

对我国1956～2008年极端气温事件变化特征研究,分析我国446个国家级气象站53年的日最高、最低气温资料结果表明,我国绝对冷指数呈下降趋势,且从20世纪80年代中后期开始显著减少,而暖指数则以上升趋势为主,且从20世纪90年代中后期开始显著增加。冷指数在我国北方呈明显减少趋势,而暖指数则在中东部显著增加。对1961～2007年我国47年逐日温度资料进行分析表明,四季开始日期在全国范围内主要表现为春季、夏季提早,秋季、冬季推迟趋势,且在21世纪初表现最为明显。

对我国极端气候事件的群发性规律进行研究分析结果显示,20世纪60～90年代,中国极端低温事件的群发区域的范围都在不断缩小;而到2000年以后,我国北方出现大范围的极端低温事件群发区域,同时极端高温事件的群发区域和强度也有较大的增加。研究我国1960～2005年寒潮时空变化,结果发现45年间冬季中>10℃降温的事件在1960～2005年间表现为减少趋势。

降水量分布、沿海海平面和河流径流量都有不同程度的改变。1990年以来,多数年份全国降水量高于常年,并出现南涝北旱的雨型,干旱和洪水灾害频繁发生。近50年来,中国沿海海平面年平均上升速率为2.5 mm。沿海海平面上升虽然缓慢,却是一种长期的、缓发型的灾害,且无法逆转。我国城市群中,深圳、广州、上海、苏州、青岛、天津等大城市濒临海岸,海拔普遍较低,大部分仅2.0～3.0 m。国际上一般认为,海拔<5.0 m的海岸区域易受海平面上升、风暴潮灾害影响。极端气候事件多发,造成了巨大的经济损失。以沿海风暴潮事件为例:2009年我国沿海共发生风暴潮过程32次。其中,台风风暴潮10次,5次造成灾害;温带风暴潮22次,3次造成灾害。风暴潮灾害直接经济损失84.97亿元,死亡(含失踪)57人。气候变化将使五大城市群(沿海地区有长江三角洲、珠江三角洲、京津冀3个全国一级城市群,以及山东半岛、辽中南2个次级城市群)成为全国受气候变化影响最大的地区,部分城市甚至面临难以预测的巨大灾害风险。

气候变化造成人群居住环境的改变。在气候变暖的同时,极端天气与气候事件的频数与分布变化也对人群健康产生极大的影响。气候变化带来的威胁,使已存在的环境压力更加恶化,也使人类在寻求社会发展、经济增长、环境保护和人群健康之间的平衡中面临更加复杂的挑战。

第二节　气候变化对人群健康的影响

研究显示,全球气候变化将严重危害人类健康,破坏生态系统。全球气候变化通过不同途径影响人类健康,不同的途径其复杂性和规模各不相同。同样的,由于环境、地域特征和人群脆弱性差异,不同地区的影响也不同。气候变化对健康的直接影响包括由于对极端气温条件(如热浪或寒潮等)和其他极端气候事件的暴露增加,以及空气污染物增加所造成的影响。气候变化较少通过直接机制影响传染病的传播。

气候变化可引起气温的水平和变异程度同步增加,由极端气温事件引起的死亡和发病人数将增加;气候变化引起的生态环境变化可能产生更适合媒介生物及病原体孳生的环境,引起传染病分布范围扩大和流行强度增强,加剧传染病的传播。我国有关气候变化与人群健康的

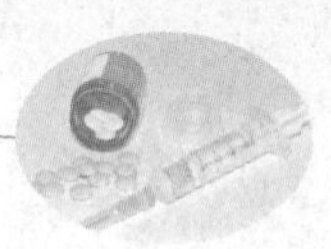

研究基本可分为直接健康效应研究、间接健康效应研究、人群脆弱性和敏感性研究及适应性研究。

一、气候变化对人群健康的直接影响

环境温度与人群健康的关系一直备受关注，各种疾病的发病率或死亡率与环境温度都有直接关系。总结多个研究发现，每日温度与日死亡人数存在“U”“V”“J”形关系，这说明温度-死亡的关系是非线性关系，而且在不同地区或国家每日温度与日死亡人数的曲线形状也不尽相同。

日温差(每日最高、最低温度的差值)的改变可以反映全球和区域性的气候变化特征。在上海，有研究发现日温差升高可增加居民死亡风险，日温差每增加 1℃，总死亡风险增加 1.4%，心脏病死亡风险增加 1.9%。随后，中国香港地区的一项研究分析了日温差与居民心脑血管病死亡率的关系，发现日温差的波动在大于 65 岁年龄组人群中的健康效应最为明显。

极端环境温度影响人类健康的机制主要包括高温和寒冷两个方面。

夏季对人体健康影响最直接的天气事件是热浪(heat wave)。不同地区对于热浪的定义是不同的。世界各国对热浪的研究很多，但是迄今为止，热浪没有统一的定义。热浪通常是指不同寻常的让人热得难受、通常情况下湿度又大的暑热天气，一般可以持续几天甚至几周，热浪使人体耐力超过限度，导致发病甚至死亡。各个国家和地区依据不同的研究方法，对热浪的定义有很大差异：如世界气象组织(WMO)建议将日最高气温＞32℃持续 3 天以上的天气过程定义为热浪；美国国家天气局，加拿大、以色列等国家气象部门综合考虑温度和相对湿度影响的热指数(也称显温)发布高温警报，当白天热指数预计连续两天有 3 小时＞40.5℃或者预计热指数在任一时间超过 46.5℃时，即发布高温警报；中国气象局则规定日最高温度＞35℃为高温，而对于热浪的定义是：日最高温度≥35℃，持续≥3 天。

全球气候变化带来的主要表现之一为全球变暖，世界热区有进一步扩大的趋势。逐渐从传统的热带、亚热带向温带等高纬度地区扩展。一般而言，热区可以简单地分为湿热地区和干热地区。湿热气候(humid-hot climate)的特点除了气温高、热期长、辐射强以外，还有湿度大、雨量多等特点，部分地区还可能经常受到雷暴、台风等的袭扰。干热气候(dry-hot climate)地区主要是一些远离海洋、降水稀少的内陆地区，例如中国的西北部远离海洋，拥有广阔的沙漠、戈壁，该地区夏季为典型的干热气候。

热浪可以明显增加居民死亡人数，特别是心肺疾病死亡。有关上海研究热浪与健康预警系统结果显示，湿热气团(moist tropical plus，MT＋)作为集高温度与高湿度于一身的气团，是造成热浪的主要原因；湿热气团影响上海时，每日超额死亡率达 16%～28%，每日超额死亡数达 35～63 人。研究 2003 年热浪对上海市居民死亡率的影响发现，热浪期与非热浪对照期相比，居民总死亡风险增加了 13%、心脑血管疾病死亡风险增加 19%、呼吸道疾病死亡风险增加 23%。比较上海市 1998 年和 2003 年热浪期间的每日死亡数的不同发现，1998 年热浪期间最高每日死亡数是非热浪期平均每日死亡数的 3 倍，而 2003 年热浪期间最高每日死亡数只比非热浪期间平均每日死亡数增加 42%，社会经济条件的改善被认为是 1998 年和 2003 年热浪健康危害不同的原因。研究发现，每日中暑人数与当日各项气温、气压、日照时数呈正相关，与低云量、相对湿度呈负相关，与当日风速、降水量、总云量等因子未见相关性，其中气温最为关键。

高温对机体的影响主要从体温调节和水盐代谢、心血管系统、消化系统、呼吸系统与能量代谢、神经及内分泌系统和泌尿系统等方面解释。

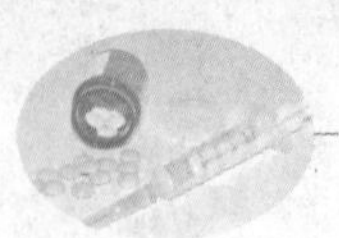

(一) 高温对健康的影响

1. 体温调节和水盐代谢　人体在中枢神经系统和内分泌系统的调控下，通过心血管系统、皮肤、汗腺和内脏等组织器官的协同作用，维持产热和散热的动态平衡。高温环境中，当人体受热时，热刺激皮肤湿热感受器，感受器兴奋产生神经冲动，传至下丘脑体温调节中枢；外环境的高温和机体活动产生的热能使血液升温，通过血液循环直接刺激前丘-下丘脑前(PO/AH)去中枢性温热感受器，此时热敏神经元放电频率明显增加、冷敏神经元则明显减少，导致散热中枢兴奋，引起心输出量增加、内脏血管收缩、皮肤血管扩张和汗腺分泌增强等反应；同时，产热中枢受到抑制而减少产热，使体温保持在正常范围。但机体对体温的调节能力有一定限度，当机体产热和接受外界附加热之和超过了自身的散热能力和空气的冷却力时，即造成体内蓄热或过热，出现不同程度的体温升高。因此，体温升高是体温调节紧张的重要标志。

长时间处于高温环境时，由于排汗可丧失大量水分。出汗量的多少主要取决于热强度和活动量，故出汗量可作为人体受热程度和活动量的综合指标。汗液是低渗性液体，固体成分占0.3%～0.8%。其中电解质占绝大部分，主要是氯化钠(占0.1%～0.5%)和多种常量和微量元素；还有蛋白质和生物活性物质(如水溶性维生素、17-酮类固醇等)，以及与血液化学成分相同的物质(如尿素氮、氨氮、肌酐氮、葡萄糖、乳酸等)。

2. 心血管系统

(1) 心率：高温环境中，机体单纯受热时，心率增加，心输出量增高。持续一段时间后，当心率过高时，由于舒张期缩短和冠状动脉流量不能满足心肌活动需要，每搏输出量将下降，心输出量反而降低。因此，心率是评价机体在热环境时心血管系统紧张程度的重要指标。通常心率应保持在生理安全上限每分钟145次以下，脱离高温环境或者活动停止后1分钟和5分钟应分别降至125次和100次；耐受上限为每分钟162次，此时应适当减轻运动强度；耐受极限为每分钟174次，此时应暂停各项体力活动，脱离高温环境，以防中暑。

(2) 血压：在高温作用下，外周血管紧张度降低，血压稍降。在高温环境中的血压变化，要综合考虑升压因素与降压因素之间的拮抗结果。强体力活动有升压作用，高温环境有降压作用，升压因素的作用强过降压因素的作用，则收缩压升高，舒张压变化不大或稍下降，因而脉压趋向于增加。高温环境下运动时，如果心率和收缩压都显著升高，是机体不适应的表现。

(3) 心电图：高温环境中，心电图显示T波倒置、S-T段压低，偶可见P波增宽、P-R间期延长、T波和R波电压增高以及室性期外收缩等。长期在高温环境中活动，处于紧张状态，长期暴露于高温环境，可使心脏出现生理性肥大，心电图显示窦性心动过缓或过速、窦性心律不齐等。

3. 消化系统　热应激时，交感肾上腺系统广泛兴奋，消化系统功能受到抑制。血液重新分配，引起消化道血流量减少。大量排汗会导致氯化物的缺少，使血液中形成胃酸所必需的氯离子储备量减少。消化道分泌减弱，唾液、肠液，尤其是胃液分泌减少，分泌的潜伏期延长而分泌期缩短。唾液淀粉酶、胰酶、肠酶活性和胃液酸度降低，胃黏液蛋白减少。同时，胃的收缩和蠕动减弱，对固体食物排空减慢，对水的排空加速；小肠运动受到抑制，吸收功能下降。由此，口渴、脱水抑制食欲中枢和大量饮水冲淡胃液等，都可引起食欲减退和消化不良，胃肠道疾病的发病风险增高。

4. 呼吸系统与能量代谢　在高温环境的影响下，呼吸频率和肺通气量代偿性增高，以利于气体交换和肺蒸发散热。气温在25～35℃时，能量代谢略降低；>35℃时，能量代谢随气温

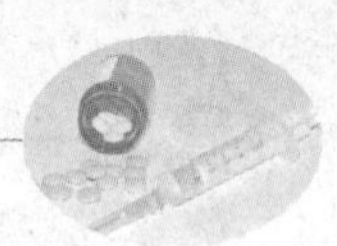

升高而增高。当肛门温度从37℃增至42℃时，温度每升高1℃，人体能量代谢率增加10%～20%。

5. *神经及内分泌系统*　高温环境下，大脑皮质的兴奋减弱，抑制过程占优势，条件反射潜伏期延长。味觉敏感阈增高，视觉-运动反应时间随环境温度的升高而增加，在体温调节障碍之前视分析器的敏感性就可下降。可出现注意力不集中，动作准确性、协调性降低，以及疲乏、失眠等表现而易发生意外伤害事故。在高温环境活动时，中枢神经系统先兴奋、后抑制，或因缺氧使皮质功能发生改变，或因体温调节中枢兴奋而产生负诱导作用使其他中枢抑制过程加强。

6. *泌尿系统*　肾脏是机体调节酸碱平衡的重要器官，主要通过吸收钠和排出酸性物质调节，当一日出汗量达5 L以上时，由于丢失水和电解质，引起酸碱平衡失调，同时组织缺氧，乳酸增多，碱贮备下降，酸性物质排出减少，从而引起代谢性酸中毒。高温环境下肾血流量平均减少51%，肾小球滤过率下降21%，对尿素、菊淀粉、对氨基马尿酸盐(PAH)清除率明显下降。由于尿液浓缩，尿量减少，肾脏负担加重，加上高热状态对氧的需要增加等，可导致肾脏缺氧，有时可出现轻度肾功能不全，尿中有蛋白、管型、酮体、红细胞、白细胞乃至发生血尿。当24小时尿量＜800 ml，尿盐＜5 g或8小时劳动尿盐＜2 g，清晨第1次尿液的盐浓度＜2 g/L，则表示补水不够，体内缺盐。

（二）寒冷气候对健康的影响

寒潮是重要的灾害性和转折性天气过程之一，同时也是季节推迟或提前、甚至出现反常气候的重要标志。

北方寒冷的空气活动达到一定强度，大规模向南侵袭的过程，称为寒潮。寒潮是影响我国冬半年的主要灾害性天气，最突出的表现是剧烈降温并且伴有偏北大风，其主要特点是降温快，温度低，来势猛，风力强，规模大，范围广。根据气象部门的规定，就全国来说，如果一次冷空气能使长江中下游及其以北地区48小时内降温10℃以上，长江中下游最低气温达到4℃以下(春、秋季则规定江淮地区最低温度达到4℃或以下)，陆上有相当于3个大区出现5～7级大风，沿海有3个海区出现7级以上大风，则这股冷空气就被称为“寒潮”。例如上海，寒潮的定义为24小时内日平均气温降温6℃或以上，日最低气温≤5℃；或48小时内日平均气温降温8℃或以上，日最低气温≤5℃。

与炎热环境相似，寒冷气候也可以简单地分为干寒气候(dry-cold climate)和湿寒气候(humid-cold climate)两类。干寒气候主要见于地球的高纬度地区，例如纬度高于66.5°的南、北极地区，俄罗斯的西伯利亚地区、我国的东北、华北和西北北部(即三北地区)等地区，这些地区降水相对较少，空气相对湿度较低。例如两极地区的大气中水汽含量很少，降水量也都比较少：北极地区年降水量为200 mm；南极中部高原地区年降水量约为50 mm，全大陆年降水量自沿海向内陆剧减。干寒气候的特点：气温低、寒期长，纬度越高，寒期越长；温差大、寒潮多；雪期长、积雪深；结冰期长、冻土层厚；绝对湿度低、相对湿度高。湿寒气候主要见于温带甚至部分亚热带地区。这些地区冬季虽较短，但有一段气温持续＜0℃的时期，相对湿度和绝对湿度均较高，为湿寒气候。这种湿冷气候加之这些地区一般缺乏取暖设备，冬季的冻伤问题和防寒问题不容忽视。例如当强大的寒潮来袭时，我国的华南北部地区甚至华南南部的海南岛和台湾地区也会受影响，不少地方1月份气温可＜10℃，极端最低气温可＜5℃。因此，在低温、潮湿、大风环境下，容易发生不良健康效应，尤其是冻疮发生率较高。

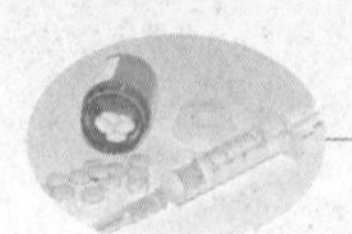

寒冷对机体的影响较高温对人体的影响更加复杂，寒冷环境首先影响人体体温调节和人体散热机制，继而产生一系列的生理反应。

1. 寒冷环境对人体散热的影响　人处于寒冷环境中，会引起交感神经兴奋，释放大量儿茶酚胺，皮肤和上呼吸道黏膜血管收缩，流经皮肤血管的血流量大大减少，使皮肤温度降低，散热减少。同时，肢端等末梢部位血管收缩后可因皮肤动-静脉吻合支开放而血流突然增加，使皮肤温度回升。持续暴露于寒冷环境中，可出现皮肤血管舒缩交替反应，皮温波动明显。此波动能力的强弱与机体的抗冻能力有关，此反应强者，抗冻能力也强，冷锻炼可增强此波动能力。当局部冷暴露超过生理耐受极限，则主要表现为血管收缩反应，局部血管活动减弱乃至麻痹，血流减少乃至停滞，引起不良健康效应。

2. 寒冷环境对人体体温调节的影响　暴露于寒冷环境导致皮温下降，刺激人体皮肤表面冷感受器产生神经冲动，通过传入神经将冲动传入中枢。在皮质及下丘脑体温中枢的统一调节下，通过神经体液调节全身各器官系统产生一系列应激性保护反应，以减少散热、增加产热、维持体温。严寒环境的冷作用往往超出人体体温调控能力，引起人体各种病理生理变化。习服指人体长期在高温或低温的环境中居住、生活或工作，机体会对相应的环境温度逐渐适应而维持正常的健康状态，这种现象就称为对高温或低温的习服。人体未建立冷习服前，主要通过以下两种途径增加产热。

(1) 寒战性产热(shivering thermogenesis)：肌肉紧张度增加，出现肌肉寒战(战栗)，肌肉代谢率显著升高，耗氧量和产热增加，称为寒战性产热，可提高代谢率 21%～49%。寒战是机体在冷环境中快速代谢产热的重要机制，运动时骨骼肌随意收缩消耗的能量有 60%～70%转变为热能，而寒战时肌肉收缩消耗的能量几乎 100%转变为热能，产热效率明显增高。通常寒战产热量可达基础产热量的 3～4 倍，中心体温可升高 0.5℃并维持较长时间。寒战最大产热量可达基础产热量的 6 倍，但持续时间较短。寒战出现在体温下降之前，并随体温下降逐渐加剧，当中心体温接近 35℃时寒战最剧烈，此后随着体温的进一步降低而逐渐减弱。当中心体温＜33℃时寒战大部分停止。寒战的不利影响是耗能多，干扰有目的的、协调的肌肉运动，寒战时肢体血流量增加、组织隔热作用降低，使机体的散热量增多。

(2) 非寒战性产热(non-shivering thermogenesis)：持续暴露于寒冷环境时除寒战性产热外，肌肉以外其他器官产热称为非寒战性产热，表现为糖代谢增强，脂肪动员增加，血清游离脂肪酸含量升高以及有关的酶活性增强。

冷暴露时，未习服者以寒战产热为主，冷习服者寒战明显减少，以非寒战性产热完全或部分代替寒战产热。此时耗氧量明显增加，但肌电活动增加不明显。

3. 寒冷环境对人体其他生理功能的影响

(1) 内分泌系统：冷暴露时，由于应激反应，垂体前叶促肾上腺激素及促甲状腺激素分泌增多，从而使肾上腺皮质激素和甲状腺素分泌增加，加速细胞能量代谢、肝糖原分解、糖原异生。此外，胰高血糖素、肾上腺素、生长激素等也相应分泌增加，这些应激反应对提高组织代谢、增加产热和保持体温都具有重要的作用。

(2) 循环和呼吸系统：寒冷引起交感神经兴奋、血中儿茶酚胺浓度增加，使心输出量增加，血压上升的同时心率加快；还使血液浓缩，血液黏度、红细胞比积和血小板总量增加，血流阻力和心脏负担增大。吸入的冷空气常使舒张压升高，使冠状动脉收缩，有诱发心绞痛的危险。吸入极冷空气可直接损伤上呼吸道黏膜，引起支气管收缩，分泌物增多、排出困难，严重时可发生呼吸道黏液溢出；还可使呼吸道阻力增高，成为诱发冬季运动性哮喘的主要因素。大量过冷空

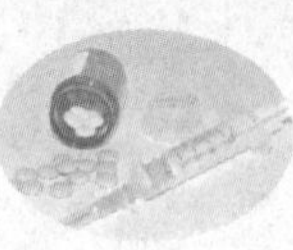

气的吸入对呼吸道以及肺实质的血流有明显影响，表现为肺静脉收缩，严重时可引起进行性肺动脉高压甚至右心衰竭。严寒季节在户外从事重体力劳动者，如果单次作业时间持续长，往往会发生严重的右心衰竭。

暴露于寒冷环境中，人体冷感受器会产生一系列的生理调节作用，人体第1个明显的反应就是外周血管和四肢小动脉收缩，使皮肤血流量减少、温度降低，以减少散热。皮肤血管收缩一定时间后，皮肤的动-静脉吻合支突然开放、皮肤温度回升，称为冷致血管舒张反应（cold induced vasodilation，CIVD）。皮肤血管周期性的舒缩交替使皮肤温度在一定范围内波动，可明显提高肢端的抗冻能力。如果寒冷暴露超过生理耐受限度，可使局部血管活动减弱甚至麻痹、血流减少或停滞，引起不良健康效应。目前已经证实，CIVD的强弱与机体的抗冻能力有关，CIVD强者抗冻能力一般也较强。冷锻炼可增强CIVD，增加身体热量的因素均可增强CIVD。

（3）泌尿系统：冷暴露后，皮肤血管收缩使体内血流量增加，刺激胸内压力感受器导致抗利尿激素（antidiuretic hormone，ADH）分泌减少，单位时间内产生的尿液增多。寒冷性利尿是冷暴露后最常见的现象。实验发现，人在10～15℃环境中裸体暴露1小时尿量增加1.1倍，Na^+、Cl^-以及磷酸盐排出量增多，K^+、Ca^{2+}排出量无变化。尿量增加时造成血液浓缩，血浆蛋白含量和血细胞比容增高，血液流变性质异常。寒冷暴露造成的机体失水与冻伤和低体温的发生密切相关。

（4）肌肉协调与作业效率：暴露于寒冷环境中还会影响神经系统、肌肉和关节的功能，减弱肌肉的收缩力、协调性和灵活性，使人体的作业效率和精细作业能力下降，更容易发生疲劳。手皮肤温度降低时对寒冷、疼痛的感觉能力下降，而知觉和触觉的鉴别能力降低。寒冷暴露后脑作业效率也下降，表现为注意力不集中、作业错误率增多、反应时间延长等，特别是观察距离较远的物体时视觉灵敏度减弱，还容易产生幻觉和错觉。

4. *人体对寒冷的习服*　人体长期暴露于寒冷环境中，通过自身生理生化调节过程，可逐渐产生冷习服，在一定程度上可提高耐寒能力。人体的冷习服现象可能与接触寒冷的时间、方式、机体状态等不同有关。以增强产热为主的冷习服，减慢在寒冷中体温降低的速度；也有冷习服表现为外周血管收缩作用加强，提高外周组织的隔热值以减少散热，在较低的体温时才启动产热反应；有的则主要表现为肢端等皮肤血管冷致血管舒张反应的加强，有利于在寒冷中保持较高的肢端温度。以上各种类型又常难以截然区分，因为不同个体暴露于寒冷环境具有不同的冷习服表现。有时在同一条件下进行耐寒训练，BMI较高者倾向于以增加外周组织隔热值为主，BMI较低者倾向于以增强产热反应为主。

人体冷习服可通过耐寒锻炼加速形成。生活于寒区的居民，如果日常生活中未经常接触寒冷，也不能充分获得冷习服。比如，在我国北方，冬天一般室内有集体采暖设施，而我国南方没有集体供暖设施，北方的居民不一定就比南方的居民冷习服更好。耐寒锻炼一般坚持4～6周即显效果，表现为心血管功能改善，全身或局部冷暴露时肢端冷致血管舒张反应明显改善，在寒冷中保持较佳的手操作功能，与寒冷有关的疾病发病率明显降低等。停止锻炼、脱离寒冷暴露1～3个月，冷习服现象可逐渐消退。

寒潮对人群健康的影响值得深入研究。比如，2008年，我国的强寒冷冬季，造成了广泛的社会影响。在北京，病例交叉研究分析寒潮天气对居民心脑血管疾病死亡的影响，结果显示，温度降幅大且伴随高气压的寒潮可能造成心脑血管疾病死亡风险的升高，居民每日心血管疾病、急性心肌梗死和脑血管疾病死亡的风险分别增加50%、91%、68%。研究者分析了

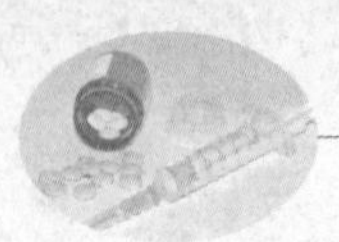

1994～2000年间极端气温对北京市居民死亡率的影响,发现每日死亡数的增加受冬季寒冷的影响要比夏季高温的影响更显著;北京冬季的采暖日数越少,人群死亡数越多。

气象条件的改变对居民发病也有影响。研究者分析了气象要素变化与心血管疾病就诊状况的关系,发现影响高血压病患者就医的气象要素有露点温度、最高气温和气压,影响脑卒中患者就医的气象要素是最高气温。

5. *影响人体寒冷反应性的主要因素* 影响人体寒冷反应的因素有很多,主要包括环境因素、人体因素和着装以及活动情况等。

(1) 环境因素

1) 温度:当暴露于严寒,人体局部组织温度下降至－3.6～－2.5℃时,即可呈现冻结状态;长时间暴露于0～10℃的湿冷环境可引起冻疮、战壕足、浸渍足等非冻结性不良健康效应。冷暴露导致中心体温降至35℃甚至更低时,即为低体温。因此,尽量避免在寒冷环境中暴露,以防止不良健康效应的发生。暴露于寒冷环境还可以增加心脑血管疾病发病或死亡的风险。

2) 风速:风速是影响寒冷环境健康效应的重要因素,在有风的冷环境中发生不良健康效应的危险性明显增大。风本身并不降低环境气温,但却能破坏体表及各层服装之间相对静止的空气保温层,使人体与外环境间的温度梯度增大,散热加快。即风速越大,散热越快,越容易发生不良的健康效应。

3) 湿度:暴露于寒冷环境中时,体表的水分(如雨、雪、汗)使衣服潮湿而降低其保暖性;体表水分蒸发时的散热量为干燥体表散热量的25倍,特别是有风的情况下机体散热更快,更加容易产生不良的健康效应。此外,在干冷条件下呼吸道的蒸发散热量也较大(可达720 kJ/h),在救治低体温伤员时需注意。

4) 海拔高度:在高原,海拔高度每上升1 000 m气温将下降5～6℃,故高原气温常年较低。高原风大(树线以上基本无遮蔽物)也使机体散热增多,加之低氧为寒冷环境健康效应的易感因素,所以高原寒冷环境的不良健康效应的发生风险更高。

(2) 个人因素

1) 人体的构造以及形态学特点:皮肤、脂肪组织以及骨骼构成了人体生理体温的保护结构。在各种组织中,皮下脂肪隔热能力最强,且导热系数小。体外研究发现,人类脂肪组织的隔热能力比肌肉强2倍。同时,脂肪组织中血管较肌肉组织中少,所以皮下脂肪层越厚,体表隔热值越大,散热越少。在体内,脂肪组织含水量少,其热传导能力仅为血液的35%、骨骼肌的50%。因此,个体脂肪组织含量越高,则隔热能力越强,对寒冷的冷习服能力也相应增强。皮下脂肪的隔热作用在冷水浸泡性不良健康效应发生时最为明显,因而体质瘦弱者由于皮下脂肪少易发生寒冷暴露的不良健康效应。

人体表面积与体重之比对人体的耐寒能力也有重要的影响。该比值越小,则热损耗相对较低,有利于对寒冷的适应;该比值越大,则散热越强,热损耗相对较高,代谢率也增高,较不利于对寒冷的适应。个子较高以及体型较瘦者由于表面积与体重之比较大,因此容易损失热量,对寒冷的耐受程度要低于矮胖者。

2) 性别:男女之间在体温调控上也有差异。女性的月经周期能够对体温产生周期性的调控作用,在月经周期过程中,中心体温的变化可以达到±0.7℃。月经周期以及性激素之间的相互作用影响体液以及电解质的调节、热舒适程度、产热阈值。

育龄期女性,在低温暴露时,与同龄男性相比,女性的体表温度相对较低,即使在进行一定的锻炼之后也是如此。与同龄男性相比,女性的体表血流量相对较低。女性对皮肤温度下降

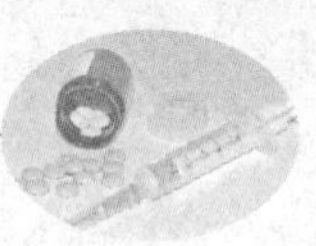

的耐受性要强于男性，同时在寒冷暴露时，其皮肤-环境温度梯度也要低于男性。Grucza研究后发现，女性在黄体期以及卵泡期时，其对寒战反应的敏感性要低得多。非育龄期女性与男性之间寒冷暴露的健康效应的差异尚没有明确的研究结论。

3）年龄：不同年龄阶段，人体的生理生化调节机制也有所不同。与成年人相比，新生儿体温调节功能不足，其特点是：①体温调节中枢发育不成熟；②皮肤表面积相对较大，血流丰富，易于失热；③能量贮备少，产热不足，尤以早产儿、低出生体重儿更为明显；④以棕色脂肪组织的化学产热方式为主，缺乏寒战等物理产热方式。因此，新生儿期易发生低体温。新生儿寒冷损伤综合征(简称新生儿冻伤)，主要由受寒引起，其临床特征是低体温和多器官功能损伤，严重者出现皮肤硬肿，此时又称新生儿硬肿症。寒冷环境或保温不当可使新生儿失热增加，当失热超过产热时，体温随即下降，继而引起外周小血管收缩，皮肤血流量减少，出现肢端发冷和微循环障碍，并可进一步引起心功能低下表现。患儿可出现能量代谢紊乱和代谢性酸中毒，严重时发生多器官功能障碍。

老年人身体生理调节的功能下降，例如皮肤血流对各种应激的反应性下降，体温稳定能力减弱。长时间的冷暴露能够导致老年人红细胞计数升高，血液黏稠度增加，血压上升。有基础疾病的老年人，服用的药物中可能包含能够影响温度感受器敏感性以及效应器功能的成分。这些功能上的改变，最终可导致热量生成、储存减少，热量增多，这可能是老年人容易发生体温调节功能障碍的原因。

此外，儿童和老年人与健康的青年人相比，其皮下脂肪的储存相对较少。同时新生儿以及发育期的儿童体表面积与体重之比相对较高，这些都不利于维持热平衡的状态。与成年人相比，新生儿的体表面积与体重之比的值可以是成年人的两倍。

4）嗜好烟、酒：乙醇抑制神经系统功能和寒战产热，使感觉迟钝、产热减少；乙醇还能扩张血管，促进散热。过量饮酒者可能感觉不到冷损伤的前兆症状，对正在发生的冷损伤危险以及症状不能做出正确的判断，甚至醉倒野外、长时间冷暴露引起冻伤或冻亡。吸烟使外周血管收缩、皮肤血流量减少，增加冻伤的易患性，亦为危险因素。

5）锻炼情况：耐寒锻炼可增强机体耐寒力，缺少户外锻炼者在冷环境中易发生不良健康效应。研究表明，耐力锻炼能够改善人体对寒冷的耐受性，但是过度锻炼导致的疲劳可能对机体的耐寒能力产生不良影响。疲劳往往发生在耐力训练的晚期，耐力训练所导致的急性疲劳可能会使热调节功能受损。当疲劳、睡眠剥夺、食物匮乏等因素共同存在时，机体可能发生体重的下降以及生热反应的下降，从而导致耐寒能力下降。但是，急性疲劳本质上不会对寒战以及机体的隔热能力产生影响。

6）种族差异：不同种族人群的不良健康效应易感性可能存在差异，目前已知黑种人的不良健康效应易感性明显高于白种人，因而在同样的环境条件下，黑种人的不良健康效应发生风险高于白种人。

7）局部血液循环障碍：在低温环境下，肢体长期静止不动，鞋袜狭小或扎止血带时间过长等，均可引起局部血液循环障碍，促使不良健康效应发生。

8）能量摄入不足：机体在冷环境中散热增多，因此需要增加食物摄入以补偿额外的能量散失。如食物供应不足或因各种原因引起摄食减少，均可造成机体产热不足，促使不良健康效应发生。

9）寒区生活经历和冻伤知识不足：缺少寒区生活经验和防冻知识，不了解或忽略肢端的冷、痛、麻木等冻伤先兆症状，未及时采取相应的预防措施，均易导致冻伤发生。

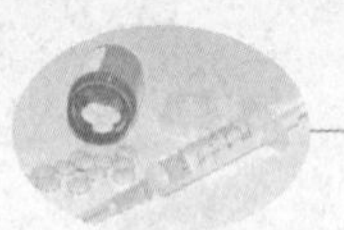

10）其他：疲劳、创伤、精神病、心、肺、肝、肾疾患以及饮水不足等可使机体散热多于产热；用药过量或不当可影响代谢和血液循环，导致机体对寒冷的反应迟钝或异常，易引发不良健康效应。既往有不良健康效应史者发生不良健康效应的危险性更大。

全球气候变化对健康的直接和间接影响见图 3-1。

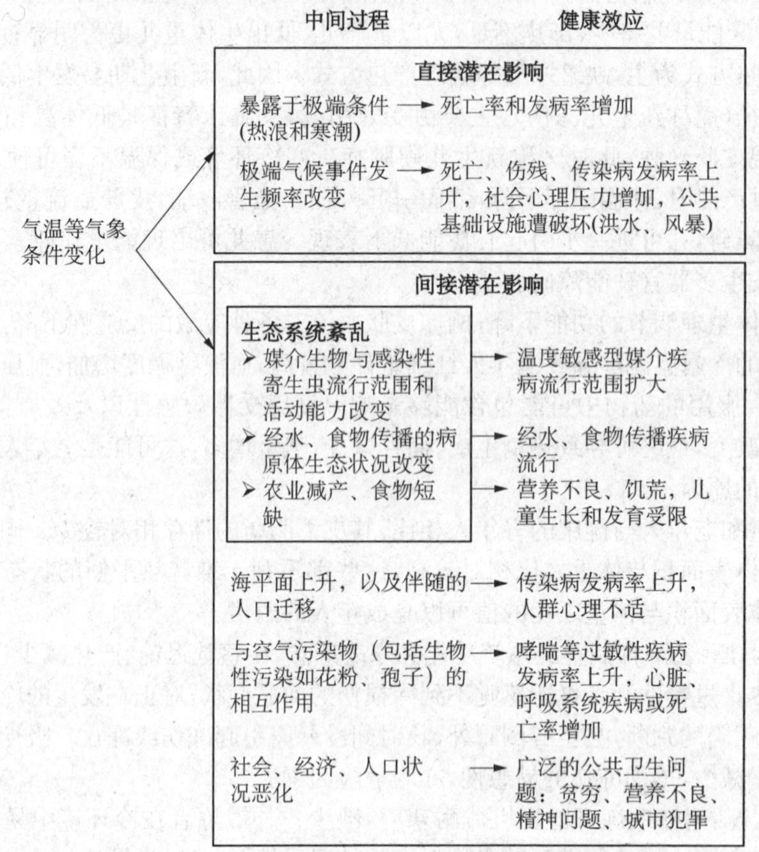

图 3-1　全球气候变化对健康的直接和间接影响

极端气候事件也可产生直接人群健康效应，比如厄尔尼诺现象。厄尔尼诺给全球气候带来大范围异常，引发多种自然灾害，主要有暴雨、暴风雪、飓风、洪水、干旱、高温、酷暑、虫灾、低温、寒冻及泥石流等。重点的灾害是暴风雨、洪水、干旱和高温。它造成世界范围内的气候异常，导致严重自然灾害发生，对人群健康产生直接的健康效应，也对人类的社会生活和世界经济的发展带来严重的影响。受影响的领域还会扩及农业、林业、畜牧业、渔业、交通运输业等，同时也会波及工业生产和贸易等方面。据粗略估计，1982～1983 年的厄尔尼诺现象就造成 2 000 多人丧生，直接经济损失达 130 多亿美元。

厄尔尼诺是指赤道太平洋东部和中部广大海区海面温度持续性异常偏高的自然现象。厄尔尼诺发生时，太平洋赤道地区原来的偏东气流减弱或消失，堆积在西部的暖海水向东回流，使东太平洋海面比正常年份高二三十厘米，温度则比正常年份高 2～5℃，西太平洋海面变低、水温也相应下降变冷。太平洋的赤道带海面水温实际上是西暖冬冷的水带。从海底向北的冷洋流夹带着丰富的鱼类营养物，从而使南美洲西海岸附近的冷水海区复杂的生物链食物丰盛，繁殖活跃。在发生厄尔尼诺的反常情况下，海底冷洋流受阻，冷水上翻减弱，海面水温升高，海

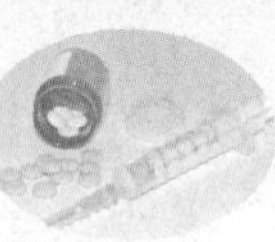

水营养物锐减，鱼死鸟亡，渔民灾荒。厄尔尼诺的发生，改变了整个热带太平洋冷暖水域的正常位置，而海水温度的微小变化，都会对大气产生很大的影响。据估计，100 m 厚的暖水层降低 0.1℃所释放出的能量，足以使其上方的大气温度平均升高 6℃。厄尔尼诺发生时，整个东、中太平洋上空的大气状况都被改变，这种大范围的变化必然打乱正常的秩序，影响热带其他地区，并通过大气环流影响高纬度地区。一般又伴有气候异常现象的发生，炎热和干旱等天灾频发，造成多处灾难。因此，厄尔尼诺现象成了一种始于海洋与气候异常，最终又与灾难联系在一起的过程。

多年气候资料表明，当厄尔尼诺发生时，澳大利亚东北部和东南亚原本夏季高温多雨的地区却出现严重的干旱，同样的情况也发生在欧洲和中美等地。如 1997～1998 年发生了有史以来最为严重的厄尔尼诺事件，导致印尼夏季数月无雨，苏门答腊和加里曼丹岛发生了数千起森林火灾，大火燃烧数十天不息，包括马来西亚、新加坡在内的整个东南亚上空被黑色烟雾笼罩，浓烟使空运中断，海运受到严重威胁，环境遭到严重污染，使东南亚各国人们的安全和健康受到威胁，其污染危及全球。发生森林火灾最严重的国家是印度尼西亚、澳大利亚和巴西等国，大火烧毁了至少 5 000 m^2 森林，结果导致农业减产，带来饥荒，造成至少 800 多人因饥饿而死亡。在菲律宾也发生了 16 年来最严重的干旱，1998 年上半年的水稻产量只有 270 万吨，比 1997 年上半年产量下降 15%。据初步估算，仅印度尼西亚森林大火造成的损失就不少于 200 亿美元。而澳大利亚官方预测，厄尔尼诺现象造成的干旱天气使澳大利亚农业在 1997～1998 年财政损失 13.5 亿美元；在巴拿马，因降水不足，造成湖水水位下降，政府被迫关闭了运河航道；被誉为“天然水库”的瑞士降水也比常年同期偏少 87%。

厄尔尼诺在使一些国家和地区遭受严重干旱和酷暑的同时，也使另外一些国家和地区饱受暴雨之灾。受灾最严重的是秘鲁和厄瓜多尔，这里本是干旱少雨的热带沙漠气候区，厄尔尼诺来临时却大雨不断；1997 年，秘鲁中南部的库斯科省因洪水暴发大规模泥石流，使 150 人失踪、2 000 余居民受灾；厄瓜多尔也因暴雨屡发，造成 67 人死亡、近万人流离失所；在美国，往年干旱少雨的加利福尼亚却连续数月遭暴雨袭击，整个美国西部降雨量比常年高出 200%；欧洲的波兰、捷克和德国相继暴发了“欧洲世纪洪水”；而南斯拉夫出现了罕见的暴风雪。

厄尔尼诺对气候的影响并不总是如此，也有出现例外的情况。如非洲撒哈拉地区，厄尔尼诺并未给该地干旱的土地带来降水，反而更加重了旱情。1982～1983 年的厄尔尼诺使这一地区空前干旱，并出现饥荒，动物成批死亡，儿童大量失踪，内战激化，给社会带来无法估量的损失。

中国紧邻厄尔尼诺发生区，因此全球变暖所导致的厄尔尼诺异常现象也对中国产生很大的影响。在厄尔尼诺发生时，由于全球气压场和经向环流的减弱，首先造成冬季北方极地大陆气团南下的势力变弱，经常影响中国的冬季风也就相应变弱，出现暖冬、少降水的天气。其次是夏季，由于西太平洋副热带高压势力减弱，造成夏季风势力变弱，北上速度变缓，南方江淮等地多雨的可能性增大，可能出现洪涝灾害。再者，由于夏季风所经过的海域为厄尔尼诺造成的西太平洋冷水区，使中国内地气温比正常年份偏低，并且热带风暴形成的机会减少，登陆中国内地的台风也比正常年份偏少。总体看来，在厄尔尼诺发生时，中国的气候将变为暖冬、凉夏型，降水为南多、北少型。我国不是厄尔尼诺影响的主要地区，但厄尔尼诺的影响不可忽略。1997 年下半年我国北方地区发生特大干旱，导致秋粮减产 250 多亿千克，油料减产近 100 万吨。另外，在浙江沿海登陆的 971 号台风，是近 30 年来罕见的，造成的经济损失达 500 多亿。这些气候灾害现象都与厄尔尼诺现象有关。

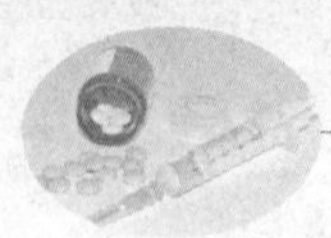

二、气候变化对人群健康的间接影响

科学家指出,全球气候变化造成的损失远远超出人们早先的估计,这是因为气候变化会造成连锁式的破坏。

预计到2020年,持续不断的高温天气将导致哮喘和其他呼吸系统疾病的流行,这些消极影响会波及所有人群,并有可能带来肺结核等传染病的大暴发,地球平均气温微小上升将对传染性疾病及其治疗产生巨大影响。气温升高将导致冬季变暖而夏季更热,极地冰川融化而使洪水泛滥,海平面上升,携带感染性疾病的昆虫迁移,将更适合病原体孳生。自1970年以来,在热带地区,冰点线的海拔高度上升了50 mm,导致地理区域发生变化,虫媒传播性疾病增加,如由蚊子传播的疾病——疟疾、登革热、黄热病以及脑炎正随着全球气候变暖而开始在世界范围内流行。随着气温逐渐升高,蚊子的攻击性也会变得越来越强。高温还会加快病菌的繁殖速度,如在37.8℃(华氏68度)的气温下,恶性疟原虫的繁殖周期是26天,而在42.8℃(华氏77度)的气温下,其繁殖周期缩短为13天,所以高温天气会加快虫媒传播性疾病在更广的范围内流行。

全球气候变暖还将导致洪灾和旱灾的暴发频率越来越高。这些自然灾害不仅带来饥荒和死亡,而且使大面积的农作物被毁并最终导致粮食短缺和营养不良;同时水传播的感染性疾病也会增加。低海拔国家(如孟加拉国)已经面临经常性洪水泛滥,可能会进一步遭受海平面上升所致的水传播性疾病(如霍乱)的增加。洪水则会将未经处理的污水及化肥冲进供水系统,从而对人畜的健康构成威胁。另外,新的感染性疾病,特别是动物疾病将会出现。

(一) 气候变化对传染病的影响

气候变化对传染病的影响表现在多个方面,包括传染性疾病的媒介生物与感染性寄生虫流行范围和活动能力改变、经水和食物传播的病原体生态状况改变及对农业生产的不利影响等。其中,气候变化对媒介生物性疾病流行范围的影响最为显著。

在英国,如果冬季气温升高,将使老鼠繁殖期延长,老鼠数量大增,导致钩端螺旋体病复苏和蜱传播的莱姆病流行。其他可由目前分布地区向外扩散的寄生虫病包括血吸虫病、锥虫病和丝虫病等也将给人类造成更大的危害。总之,全球平均气温略有上升,将会对某些感染性疾病产生影响,许多现今的热带病将在亚热带甚至温带国家流行。热带地区以外的人们对治疗这类感染(特别是耐药病原体引起的感染)药物的需求将更加紧迫。

疟疾流行历史悠久,是危害人类健康的一种古老的传染病,疟疾传播是宿主(人)、病原体(疟原虫)和媒介(按蚊)三者相互作用的结果。疟疾的分布和传播与温度、降雨量和湿度等环境因素密切相关。气温和降雨量对疟疾中间宿主——蚊子的繁殖周期及蚊体内疟原虫的发育产生影响,雨量和湿度则影响蚊子的孳生分布。疟原虫对生活温度要求比较苛刻,低于一定温度不能生长,如恶性疟原虫的最低生长温度是16～18℃,间日疟原虫则是14～16℃。全球气候变暖引起的温度和降雨变化势必影响疟疾的原有分布格局。在不稳定的疟疾地区,人群缺乏保护性免疫,当气候异常有利于传播时,就增加了疟疾流行的危险。在疟疾传播的边缘地区,降雨和(或)温度是疾病传播的主要限制因素。在地势高的地方,疾病的传播可因厄尔尼诺所致的高温而增加,特别在秋季和冬季。南美很多地方受厄尔尼诺的影响,1983年玻利维亚、厄瓜多尔和秘鲁的疟疾流行与强烈的厄尔尼诺所致的暴雨有关,厄瓜多尔的疟疾流行因洪水后人群转移而加剧。在东非高地和南非干旱地区的疟疾危险与厄尔尼诺/南方涛动(El Nino/

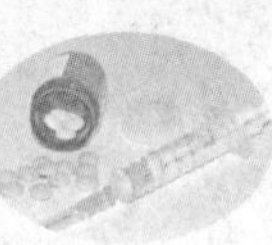

southern oscillation，ENSO)有关，1997～1998 年厄尔尼诺致使肯尼亚东北部降暴雨、洪水泛滥，正常情况下该地区太干燥不会传播疟疾，但 1998 年 1～5 月在无免疫力的人群中发生了恶性疟疾的大流行。世界上曾有 100 多个国家和地区发生疟疾，至今在亚非拉广大地区尚有疟疾流行，其危害十分严重。据记载，20 世纪 40 年代全球有疟疾病例 3 亿多，其中死亡人数为 300 万左右。20 世纪 50 年代后，抗疟药的研制和推广，以及双对氯苯基三氯乙烷(dichloro diphenyl trichloroethane，DDT)与其他灭蚊药的广泛应用，使疟疾流行率急剧下降，有的地方还消灭了疟疾，全球抗疟形势较好。然而，从 20 世纪 60 年代初发现恶性疟疾对氯喹产生抗性后，疟原虫抗药性迅速蔓延，加上全球气候变暖，有利于疟疾传媒大量繁殖，其生存范围从热带向两极扩散，疟疾流行范围逐渐扩大。中国疾病预防控制中心寄生虫病预防控制所完成的一项国家“十五”攻关课题研究首次发现，我国东北辽宁竟有传播疟疾的元凶嗜人按蚊出没。这一发现改变了以往我国嗜人按蚊主要分布于北纬 33℃以南低山丘陵区的认识。这些因素使得疟疾的防治形势复杂，疟疾流行率下降的速度迅速减缓或停止，有些地区甚至回升。目前全球每年有 3 亿～5 亿人次感染疟原虫。如果全球气温明显变暖，这一数字将增加 3～4 倍。我国安徽的研究则证明，南方涛动指数(southern oscillation index，SOI)的月平均数与流行性出血热月平均发病率呈负相关，而与疟疾的月平均发病率呈正相关，这是第一次对 SOI 与流行性出血热和疟疾月发病率关系的定量分析；此研究结果还显示，SOI 适用于对气候变化与媒介生物性疾病相关的研究，特别是在比较大范围内、在不同省际或国家之间的传播。

莱姆病是由伯氏疏螺旋体引起的一种虫媒传染病，该病在世界上分布广泛，与传播媒介蜱的地理分布相一致。全世界 30 多个国家发现此病，主要分布在美国东北部、中西部和西部，加拿大东南部，欧洲中部及北部，亚洲东部和北非，虽然澳洲和南美洲也有病例报道，但迄今没有病原学证据。全世界每年感染及发病人数在 30 万左右，主要分布在北纬 30°～60°之间。在我国，1987～1996 年对 22 个省(市、区)的 60 个县、区进行了调查研究。血清流行病学证实了 22 个省(市、区)林区人群均存在莱姆病感染，感染率平均为 5.06%(1 724/34 104)。病原学证实了 17 个省(市、区)存在莱姆病自然疫源地。该病主要是经蜱叮咬吸血后传染，其临床表现多样，一般分为早、中、晚 3 期。早期以皮肤出现游走性红斑(erythema chronicum migrans，ECM)损害为特征；中期以心脏和神经系统症状为主；晚期以关节炎和神经症状为主。随着全球气候变暖，适合蜱孳生的地区面积到 2080 年将扩大 2 倍多，莱姆病将更加困扰人类。

登革热和登革出血热是由登革病毒引起的虫媒传染病。临床症状主要表现为高热、头痛、肌肉和关节痛、皮疹、淋巴结大及白细胞减少。严重者出现高热、出血和休克，病死率高。伴有休克综合征的称为登革休克综合征。该病主要通过埃及伊蚊和白纹伊蚊传播，流行于全球热带和亚热带地区。有明显季节性，常与热而潮湿的天气有关。1998 年亚洲许多国家登革热和登革出血热发病率很高，其中有些与厄尔尼诺有关。在某些南太平洋岛国，登革热流行与拉尼娜所致的热而潮湿的天气有明显的相关性。在干旱的印度尼西亚，登革热常在厄尔尼诺次年发生流行。我国登革热的流行一直未间断。近年来登革热和登革出血热给亚洲、太平洋群岛及中、南美洲许多国家造成严重的威胁。由于城市化扩大、人口快速增长、国际旅游增多、垃圾处理不当和全球变暖，登革热和登革出血热感染有扩大的趋势，发病率不断升高，已经引发了严重的公共卫生问题。

西尼罗病毒主要传播媒介为库蚊，通常通过多种蚊虫叮咬传播。在温带地区的春天至初秋，蚊子经卵、幼虫、蛹孵化成蚊，叮咬带病候鸟后病毒在蚊体唾液腺内繁殖，10～14 天后可通过蚊子传播给人类。多种环境因素(如气候变暖)可影响西尼罗病毒的扩散。西尼罗病毒广泛

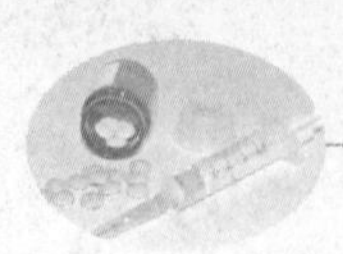

分布于非洲、中东、欧洲部分地区，以及苏联、印度、印度尼西亚等地，在亚洲的热带地区西尼罗病毒的传播也较为普遍。以往人们一般认为在一些地方性流行区域，人群感染西尼罗病毒虽然非常普遍，但病情较轻，很少侵犯中枢神经系统，一般仅表现为头痛等类似感冒的症状，病死率较低，但近年来西尼罗病毒在世界一些地区发生严重的流行，特别是对老年人、慢性病患者和免疫力低的人影响尤为严重，往往并发脑炎甚至导致死亡。过去西尼罗病毒只在东半球传播，1999 年 8～10 月在西半球北美洲的美国纽约市首次暴发西尼罗病毒脑炎流行，共发现患者 62 例，死亡 7 例，病死率为 11.3%。2000 年西尼罗病毒逐渐蔓延到纽约邻近几个州，2001 年病毒开始从美国东海岸向西、南、东北蔓延，根据美国疾病预防控制中心报道，到 2002 年 11 月，西尼罗病毒已经扩散到美国 42 个州和加拿大 4 个省，已发现 3 587 西尼罗病毒感染症状，死亡人数达到 211 人，西尼罗病毒的研究重新引起了人们的重视。

裂谷热是一种虫媒病毒病，最初感染家畜，在肯尼亚干草地的暴发总量与暴雨期有关。1950～1998 年间的暴发与持续降雨呈强相关，与每月 ENSO 指标和其他参数呈弱相关，可能是被感染的蚊虫卵大量存在于草地的凹处，洪水可使蚊子发育至一定程度而引起流行。裂谷热暴发可影响人和牛，1997 年 10 月至 1998 年 1 月在肯尼亚东北部和索马里南部的暴雨加剧了这种状况。

汉坦病毒归属布尼亚病毒科，是一种有包膜分节段的负链 RNA 病毒。啮齿动物不管是中间宿主还是节肢动物如蚤和蜱的宿主，都是大量疾病的宿主，在温带，温和潮湿的冬天之后啮齿动物数量会增加。啮齿动物是汉坦病毒的储存宿主，吸入含有啮齿动物排泄物的气溶胶后会被感染，20 世纪 90 年代初美国南部发生汉坦病毒肺综合征与局部啮齿动物数量改变有关。在美国 4 个偏远地区做的一项研究表明，1992～1993 年冬春季高于平均水平的雨量使啮齿动物增多，啮齿动物和人的接触及病毒的传播机会也随之增加。1997～1998 年厄尔尼诺期间，这些地区的啮齿动物上升了 10～20 倍，汉坦病毒肺综合征发病率也显著升高，提示厄尔尼诺与汉坦病毒综合征发病有联系。

腹泻包括霍乱、伤寒、志贺菌病，常与水污染和洪水有关；表面病原体浓度增加，并造成与卫生相关的疾病，温度升高增加胃肠道感染。在 1997～1998 年的厄尔尼诺中，秘鲁气温高于平均值，因腹泻住院的儿童人数明显增加，1997 年大雨和洪水之后，乍得、几内亚比绍、肯尼亚、索马里和坦桑尼亚出现了几起严重的霍乱暴发，因而将人们的注意力集中到霍乱与 ENSO 的关系上。对孟加拉国 O1 群霍乱的研究发现，霍乱弧菌随海水中挠足虫和浮游植物的增加而增加，孟加拉国的霍乱与孟加拉湾海水表面温度有关，厄尔尼诺使海表面温度升高，与这一地区疾病暴发的危险性增高相一致。

流行性红斑肢痛症是以阵发性肢端血管扩张伴烧灼痛、皮温升高、皮色暗红及热重冷轻等症状为主的临床综合征，青少年多发，以女性为主。我国有资料记载的 8 次大流行都与厄尔尼诺有关。第二次世界大战后的 9 次厄尔尼诺现象中，在我国南部就有 7 次发生了红斑肢痛症流行。厄尔尼诺现象引起红斑肢痛症的机制尚不清楚，一般认为强厄尔尼诺的热气团在冬末春初造成我国的暖冬气候，如遇西伯利亚冷气团南下，我国南部地区（主要是淮河以南）气温骤降，而寒潮后继续受厄尔尼诺的热气团影响，气温迅速回升，短期内气温的“V”形变化，造成人体对环境的不适应而使神经、内分泌功能失调，导致外周血管舒缩功能紊乱而出现肢端血管扩张性灼痛。流行病学调查结果也表明，短期内气温的“V”形变化，是造成该病流行的促进因素。

血吸虫病（schistosomiasis）是一种严重危害人类健康的寄生虫病，WHO 于 1995 年估计，

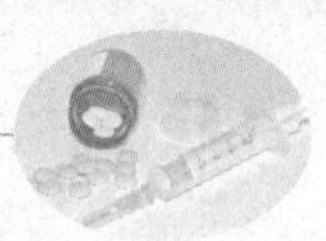

全球有 75 个国家和地区有血吸虫病的流行，受威胁人口约 6.25 亿，感染血吸虫病者 1.93 亿。感染人的血吸虫主要有 6 种：埃及血吸虫、曼氏血吸虫、日本血吸虫、湄公血吸虫、间插血吸虫和马来血吸虫，前 3 种流行最广。我国为日本血吸虫病流行区，是日本血吸虫病 4 个流行国中最严重的国家，也是全球血吸虫病危害最严重的 4 个国家之一。我国的血吸虫病流行于长江流域及其南部的 12 个省（市、自治区），受威胁的人群达 1 亿。钉螺是血吸虫发育和成长的母体，环境温度则是影响钉螺分布的重要生态因子。有研究分析全球气候变暖对中国血吸虫病传播的影响，测定钉螺冬眠温度与越冬致死温度。实验结果显示，当温度逐渐降低至 11℃左右，部分钉螺开始出现冬眠现象；环境温度越低，钉螺冬眠率越高，钉螺半数冬眠温度为 5.9℃。当温度降低到 0℃以下时，钉螺开始出现死亡。干燥环境中钉螺半数致死温度为 2.3℃，潮湿环境中钉螺半数致死温度为 2.7℃。此研究结果为血吸虫病流行趋势的预测提供了基础数据。全球气候变暖可使钉螺向北方地区扩散，对我国血吸虫病传播构成潜在影响。有研究总结血吸虫病传播气候预警模型的应用与前景，在建立钉螺和日本血吸虫的有效积温模型和绘制出血吸虫病传播指数分布图的基础上，分析了过去 50 年间全国钉螺和日本血吸虫有效积温的波动趋势，预测今后 50 年内血吸虫病潜在流行区北移扩散的可能性和范围。根据全国气温资料对 1950～2000 年的钉螺分布进行分析发现，20 世纪 90 年代起钉螺分布区域出现了明显北移，分布区域向北逐渐扩大，这与全国平均气温在 20 世纪 80 年代后期已出现升高趋势一致，表明气温升高可能导致全国钉螺分布面积的增加。

（二）气候变化与大气污染物的联合健康效应

环境温度与大气环境中二次污染物的生成密切相关。气温升高加剧光化学反应，臭氧生成增加，进而影响人体健康。同时，极端气象条件和大气污染在对人群的不良健康效应上可能存在着协同作用。

气候变化不仅影响着大气环境中温室气体的浓度，还在大气氧化平衡和气溶胶的形成等方面起着重要的作用。植物释放的挥发性有机化合物（VOCs）对于气候变化尤其敏感。当气候变化时，可导致植物释放 VOCs 发生变化。研究表明，在气候变暖以及 2 倍 CO_2 浓度的条件下，可导致 VOCs 的释放增加 81.8%；但仅仅在 2 倍 CO_2 浓度条件下，VOCs 的释放量只增加 11.8%。VOCs 释放增加，促使大气气溶胶的形成和大气污染的加剧。

气候变化对大气环境的影响，可能主要通过气温升高、干旱、气压异常、太阳辐射、地面蒸发以及风速的变化等气象过程反映出来。大量事实表明，由于气温的升高，加快了光化学反应的速率，从而使大气中 O_3 浓度得以上升，进而加剧大气污染。气温的升高，还促使酸雨的酸度增强，从而增加其危害性。研究表明，亚利桑那图森市 O_3 水平的增加还可能与季节性干旱有关，尽管是否存在 O_3 的前体物质、VOCs 和氮氧化物（NOx）等条件也是极为重要的。美国犹他州洛根市于 2004 年 1 月 15 日发生了美国历史上最严重的大气污染事件。据分析，就是各种气象因素（如大气压持续上升、雪覆盖地表使温度低至－23.6℃以及太阳辐射的强烈反射等）和非气象因素相互综合的结果。还有迹象表明，由于气候变暖，我国各流域年平均蒸发量将增大，其中黄河及内陆河地区的蒸发量可能增大 15%左右；随着蒸发量的增多，将可能加大大气污染的程度和危害性。

我国武汉的一项研究评估了日平均温度和大气颗粒物浓度与人群死亡率的关系，结果发现高温热浪与大气颗粒物对居民总死亡、心血管疾病死亡和心肺疾病死亡的影响有协同增强效应。分析了北京大气颗粒物与温度对人群非意外死亡影响的交互作用，发现在相同可吸入

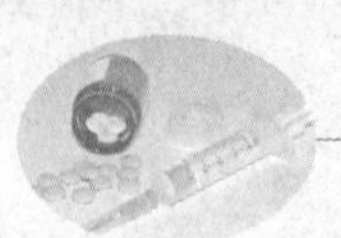

颗粒物(PM_{10})浓度下,温度越高,PM_{10} 与温度对人群非意外死亡影响的联合作用越大。但我国极端气候条件与大气污染联合健康效应的评估多是观察性的生态学评估,说服力较弱。随着研究工作的不断深入,需要实验性的研究设计来检验这种交互作用。

同时,气候变化与大气污染的联合效应可能不仅仅局限于表观温度与大气污染之间的交互作用,其他的暴露测量指标,或者其他的气象因素(如湿度、气压等),也可能会修饰大气污染与人群健康之间的关系。

(三) 气候变化对环境生态系统的影响

气候变化对环境生态系统的影响是多方面的。随着气候变暖和人类开发利用自然资源的强度加大,环境生态系统可出现明显退化或恶化,对人群健康甚至人类的生存与社会发展构成威胁。

有研究分析了气候变化对洪湖湿地的影响,结果表明,洪湖水位与区域湿润系数呈显著正相关。气候变化是造成洪湖水位降低、面积萎缩的重要原因之一。洪湖湿地面积萎缩将直接影响其生态功能、生物多样性,导致生态稳定性降低。还有研究分析了气候变化对我国森林自然灾害影响,评估了以气候变暖为主要特征的气候变化对森林自然灾害发生范围、程度、频率、种类等产生的重要影响。

由于气候变暖,气温升高,地球生态环境发生改变,物种之间生存竞争能力改变,生物物种的结构和组成也将发生巨大变化。一些不能在新的环境里生存的物种将消失,能够适应新环境的物种将生存下来,还可能有一些新物种出现。特别值得注意的是,气候变暖之后,一般是冬季气温上升幅度较大,植被害虫的越冬率、繁殖率都会增加,因而害虫的群体将会增大,对植被造成更大的危害。根据计算光合作用效率和生物净生产力的生物物理模型的模拟预测,生态系统的净生产力将随着气候变暖而增高;热带和温带生态系统将向高纬度延伸,这将意味着把北半球的森林植被地带推进冻土地带。可以预料,在更暖、更潮湿、二氧化碳浓度更高的自然环境里,地球上将出现一个植被更加繁茂的绿色世界。

第三节　适应性研究

适应性研究旨在保护人群健康、减缓气候变化造成的不良健康效应,是人类积极应对气候变化的行动之一。适应是指为减轻气候因素的危害或者为利用其有利的机会,针对实际发生或预期发生的气候刺激因素或其作用而对自然或人类系统进行的调整。而适应能力是指一个系统为减轻气候变化(包括气候变异和极端气候)的潜在危害,或者利用其机会,或者应对其结果而进行调整的能力。公共卫生领域气候变化适应的主要目的是减轻疾病负担、伤害、残疾、疾病和死亡。

分级适应策略有利于保护人群健康,这些策略分为行政及立法、工程和个人行为。立法或管制行动可以有政府实施,要求所有或者特定人群遵守,而适应行动则可以在资源的基础上通过倡导、教育或经济激励措施开展。适应策略包括应对气候变化和预测性的降低人群脆弱性。适应可以在国际或国家、社区和个人层面,即在宏观、中观及微观 3 个水平上实施。

贫困人口(特别是老年和年幼的贫困人口)是气候变化健康风险最高的人群,因为他们无法获得足够的物质和信息资源。要想长期降低这种健康不公平性,必须改善初级卫生保健、疾病控制、卫生条件以及防灾减灾等对健康有直接影响的服务。改善健康支持生态系统的环境

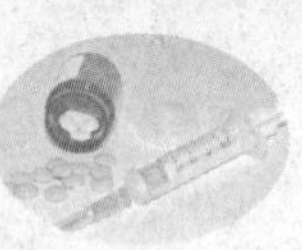

管理可以减少气候变化对健康的不良影响。国家公共卫生基础设施的维护是影响人群脆弱性和适应能力的一个关键因素。比如，上海的一项研究用1989～1998年上海逐日气象资料，建立了上海热浪与健康监测预警系统，通过1999年气象和死亡实况资料检验，该系统对热浪及因此引起的死亡具有较好的监测和预警效果。总结气候变化与适应性城市规划，明确指出海平面上升对长江三角洲地区的危害，针对气候变化带来的温度变化、海平面上升、降雨量变化和极端气候事件对城市与区域的影响提出适应性规划。目前多数研究知识找出可能的适应措施和(或)对各类适应性应对措施进行简单描述，其他的研究很少。而加强对适应过程的研究十分重要，这包括要更好地了解适应决策过程，个人、社区、国家、公共机构和私营企业的作用和职责，适应的促进因素或者阻碍因素，以及公共卫生决策者进行决策所需要的确定性程度等。在提高适应能力以保护人类健康方面存在哪些困难和机遇的研究，以及对正在进行的发展项目和规划之间潜在相互影响的研究，都是关键的研究需求。确定健康适应的效益，即减少气候变化对健康的影响是复杂且有争议的。

（阚海东　陈仁杰）

第四章 水体环境及生活饮用水与健康

水是宝贵的自然资源，也是重要的战略资源，更是人类赖以生存发展的基础。水是生命之源，为所有生物体所必需。水也是人体的重要组成部分，人体的66%和大脑的75%由水构成。水参与保持调节人体基本的生理活动和众多生化反应，水对于维持细胞形态，参与机体物质代谢，调节体温，维持体内酸碱平衡至关重要。人体需水量受年龄、气候和劳动强度等因素影响。不同环境条件下，人群对水的需求量差异较大。正常情况下，成年人每日生理需水量为2～3 L，但是，高温环境下，从事重体力的劳动者每昼夜需水量可达8～10 L。婴幼儿每日对水的摄入量虽低于成年人，但婴幼儿单位体重所需的水量可超出成年人数倍。由于水是人类生活和生产活动的重要物质基础，因此，水对于人类生存和发展至关重要。

尽管地球表面积的71%为水所覆盖，然而，可供人类直接取用的淡水资源却相当有限，淡水资源仅占全球水资源的2.5%。其中，人类真正能够利用的江河湖泊及地下水不足淡水资源的1%。此外，地球水资源分布极其不均，约65%的水资源集中于10个国家。覆盖世界人口总数40%的约80个国家和地区却面临严重缺水。随着经济社会的持续发展，人类对水的需求锐增，联合国环境规划署预测，至2025年全球各国都将普遍面临淡水资源紧缺问题。

中国水资源总量虽位居世界前列，但人均水资源量仅仅相当于世界人均占有量的1/4，被联合国列为13个水资源最为短缺国家。更为严峻的是，我国的水污染极为严重。长达40年的工农业高速发展、资源和环境不合理的使用以及生态环境保护滞后，污染物排放总量长期处于高位，地表水和地下水污染形势严峻。长期环境污染重荷和环境治理缺位，使地表水中重金属和有机污染成为我国许多地区水环境污染的重大现实问题。长期以来，湖泊水库富营养化问题一直未能妥善解决，蓝藻水华频繁持续暴发，严重影响湖泊生态和城市供水安全。与此同时，水资源过度利用开发和全球气候变化等问题将使我国水环境及其污染问题日益复杂。

因此，控制污染物排放，加强环境保护与治理，维持水生态环境稳定是保障水质质量的核心。通过强化水体卫生防护，加强水质处理，推广集中供水，对防止疾病、保障人民健康、提高人民生活水平和实现可持续发展具有重大战略意义和现实价值。

第一节　水资源的种类及其卫生学特征

水资源(water resources)是指全球水量中可用于人类生存和发展，每年可以得到更新的淡水量。水资源包括降水、地表水和地下水3大类。自然界水中含有的物质主要包括溶解性物质、胶体物质和悬浮物质。

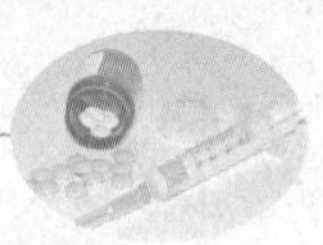

一、降水

降水(precipitation)包括雨、雪、冰雹等多种形式。降水水质通常较好,其矿物质含量较低,但降水水质可受大气质量和降水地区的环境影响。降水量常受所处纬度、地理环境、季节和气候状况等因素影响。我国不同地区降水量分布极不均衡,季节差异明显,且不同年份差别较大。我国年均降水量自东南沿海地区向西北内陆地区递减,分为多雨区和干旱区。

二、地表水

地表水(surface water)由降水和冰雪融水在地表径流和汇集形成,包括江河水、湖泊水、水库水等。地表水以降水和冰雪融水为主要更新来源,并可与地下水相互补给。地表水水量、水质受所流经地域的自然环境、地质状况、气候和人类生产和生活活动等因素的影响。地表水水量通常存在明显的季节性,当降水大量进入河流湖泊、水量达最大、水位达最高时称为丰水期;而一年中水量最小、水位最低的时期称为枯水期。

地表水分为封闭型水体和开放型水体。①封闭型水体,如:湖泊、水库等,其特点是流动性较弱。②开放型水体,如:江水、河水等,流动性强。无论封闭型水体还是开放型水体受到污染后,水质都会受到影响,开放型水体流动性强,有利于污染物稀释扩散。地表水与地下水相比硬度较低;除海洋含盐量极高以外,其他地表水的含盐量低;地表水水质主要受到地质因素和人为活动的影响,与地下水相比,地表水中污染物含量较高。由于地表水水量充足、取用方便、水质处理后可以达到饮用要求,故常用作生活饮用水水源。

三、地下水

地下水(underground water)是降水和地表水沿着土壤、岩石的空隙渗透到地表以下形成,也是淡水的重要来源。地下水的类型与所处的地层有关,通常根据透水性将地层分为两层,即透水层和不透水层。透水层是由颗粒较大的砂和砾石组成的疏松多孔层,渗水性较强。不透水层由颗粒细密的黏土和坚硬的岩石组成,渗水性差。位于透水层之上的地下水称为浅层地下水,而位于透水层之下的称为深层地下水。泉水属于地下水的一种形式。大多数地下水通过降水和冰雪融水补给,不同来源的河流汇集补给也是一种重要的补给方式。地下水的补给通常比较缓慢。

(一) 浅层地下水

浅层地下水是指位于地表下第一个不透水层之上的地下水。我国农村地区最广泛使用的浅井水通常为浅层地下水。与地表水相比,通常浅层地下水的水质物理性状较好,细菌数少,矿物盐类含量增加,但溶解氧含量明显降低。

(二) 深层地下水

深层地下水位于第一个不透水层以下,水量稳定,无色透明,水温稳定,细菌数少,矿物质含量高,硬度较大,水质质量取决于所在地域的地质环境。深层地下水常作为以地下水为水源的集中式供水水源。

(三) 泉水

泉水(spring water)是从地表缝隙自行涌出的地下水。泉水可来自浅层或深层地下水。当浅层地下水因地层塌陷或被溪谷截断,含水层露出,水自行外流,即形成潜水泉。泉水水质

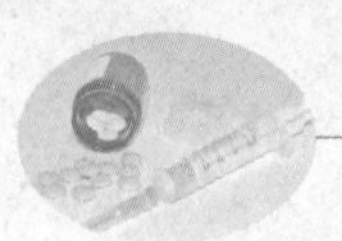

特征与所处的水层密切相关，通常与浅层地下水水质类似。但是，当深层地下水由不透水层或岩石裂隙涌出可形成流泉，具有深层地下水的特点。

地下水水质受地表水质量和地质环境的影响较大。通常地下水比地表水的水质好，但矿物质含量高，水质硬度大。因地下水流动慢，水质参数变化小，因此，当地下水遭受污染时，通常难以恢复。

第二节　水质的性状和评价指标

水质指标主要包括：物理性、化学性、生物性和放射性指标，通过对不同水质性状指标进行检测，可以客观评价水质质量。

一、物理性状指标

水的物理性状指标由物理特征和感官性状指标构成。水体受污染后物理性状指标常发生改变，其明显变化意味着水体受到污染。

(一) 水温

水温是水质的基本特征性指标。水的温度可影响水中生物和水体自净。地表水的温度与当地气温与光照等条件有关，变化范围为 0.1～30℃。地下水的温度相对稳定，通常为 8～12℃。含热工业废水排入地表水可导致地表水的温度增加，继而可对水生态环境产生影响。地下水温度的突然上升，提示有外源性热源输入。

(二) 色

天然洁净的水是无色的，但自然环境中有机物的分解和所溶解的无机物可以使水呈现多种颜色。水中腐殖质含量过高时，水可呈棕黄色。藻类种属的不同常使水中呈现绿色、棕色、红色等。工业废水污染水体后，可呈现工业废水所特有的颜色。天然洁净水的色度较低，通常在 15～25 度，湖泊水的色度可达 60 度以上。

(三) 臭和味

清洁无污染的水无异臭和异味。水中的臭和味主要来自水生生物繁殖和衰亡、有机物腐败分解和有机物转化过程形成的气体、矿物盐或混入的泥土等。工农业和生活污水污染水体时，水可出现各种异臭和异味。

(四) 浑浊度

水的浑浊度(turbidity)反映了水中悬浮物质和胶体物质等不溶性物质阻碍光线透过的程度，与水中杂质物质种类、颗粒大小、含量、形状和折射指数有关。浑浊度以浑浊度单位表示，1 个浑浊度单位的含义是 1 L 水中含有的不溶性物质相当于 1 mg 标准硅藻土产生的浑浊程度，简称 1 度。

浑浊现象是判断水是否遭受污染的表观特征之一。但是，无浑浊的水并不意味着无污染或未受污染。水中含有泥沙、黏土、有机物时可导致浑浊度上升。地表水浑浊度受土壤、地质条件和季节等因素影响可有较大差别。地下水浑浊度通常远低于地表水。

二、化学性状指标

水的化学性状指标可反映水质的化学性状和污染状况。水质化学性状指标主要包括针对

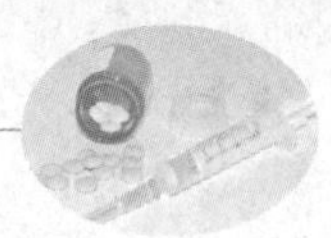

某一化学特征、化学物的单一性指标和反映水质化学性质的综合性指标。

（一）pH 值

天然水的 pH 值为 7.2～8.5。大量有机物污染水体时，有机物被氧化分解产生游离二氧化碳，可使水的 pH 值降低。而大量酸碱废水污染水体时，水体的 pH 值将急剧变化。因此，水体 pH 值的剧烈变化代表了水体受到工业污染。

（二）总固体

总固体（total solid）包括悬浮性固体和溶解性固体。由有机物、无机盐类、浮游生物、土壤颗粒、岩石碎粒等组成。总固体是水样在一定温度条件下蒸发挥干后的残余物总量。悬浮性固体是指不溶于水中的黏土和泥沙颗粒、有机沉淀、无机沉淀、微生物等悬浮物质，可通过测定截留于滤纸上的固体物量确定。溶解性固体是水样过滤后的滤液蒸干所获得的残留物。溶解性固体含量取决于水中溶解性无机盐类和有机物的含量。

（三）硬度

水的硬度（hardness of water）是指溶于水中的钙、镁等盐类的总量，以 $CaCO_3$（mg/L）表示，根据矿物盐的种类可分为碳酸盐硬度和非碳酸盐硬度。碳酸盐硬度是指钙、镁离子的重碳酸盐和碳酸盐水平，而非碳酸盐硬度是指钙、镁的硫酸盐、氯化物含量。根据加热是否能够去除，水的硬度可分为暂时硬度和永久硬度。暂时硬度指水经煮沸后能去除的硬度。水煮沸时，重碳酸盐分解形成碳酸盐而沉淀，故称暂时硬度。永久硬度指水煮沸后仍然不能去除的硬度。通常暂时硬度低于碳酸盐硬度。

天然水的硬度，受地质条件影响差异较大。地下水的硬度一般比地表水高。当地表水受高硬度工矿废水污染，或水中有机污染物分解产生大量 CO_2 时，可使地表水硬度进一步增高。

（四）含氮化合物

水中含氮化合物是指有机氮、蛋白氮、氨氮、亚硝酸盐氮和硝酸盐氮。其中，有机含氮化合物统称为有机氮。蛋白氮指已经分解成较简单的有机氮，二者主要来源于动物粪便、植物腐败、藻类和原生动物等。水中有机氮和蛋白氮的显著增高，说明水体新近受到有机物污染。

氨氮是有氧条件下水中粪便等含氮有机物经微生物分解而形成。通常水中氨氮增高，表明新近可能遭受人畜粪便污染。此外，流经沼泽区域的地表水，氨氮含量也比较高。在厌氧微生物作用下，地层中的硝酸盐还原生成亚硝酸盐和氨，也可使水中氨氮浓度增加。

亚硝酸盐氮是亚硝酸菌在有氧条件下，使水体中含氮的有机物氧化，在转化为硝酸盐过程中的中间产物。水中亚硝酸盐含量高，表明有机物的分解过程尚未结束，污染仍然存在。

硝酸盐氮是含氮有机物在有氧条件下分解的终产物。水中如果硝酸盐氮含量较高，氨氮和亚硝酸盐氮含量并不高，表示有机污染曾经发生过，目前自净已完成。水中氨氮、亚硝酸盐氮、硝酸盐氮三者同时增高，则提示新旧污染同时存在，水体可能遭受持续性污染，或过去所发生污染仍未消除，自净仍在进行。

（五）溶解氧

溶解氧（dissolved oxygen，DO）指溶解于水中氧的含量。其含量与空气中的氧分压和水温有关。同一地区氧分压变化较小，因此，水中的溶解氧水平主要受温度影响。通常水温低，则水中溶解氧含量升高。洁净的地表水溶解氧含量近乎饱和，但随着水层变深，溶解氧含量逐渐降低，尤其是湖、库等封闭型水体尤为明显。

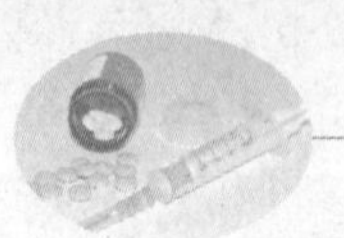

藻类等水生植物光合作用可释放氧，当其大量生长时可使水中溶解氧呈过饱和状态。但是，当水体受到有机污染或大量藻类死亡时，水中溶解氧浓度将持续降低，水体处于厌氧状态。此时，大量有机物经厌氧微生物作用腐败分解，可使水发黑、发臭。因此，溶解氧可作为评价水体有机性污染和自净程度的间接指标。我国地表水溶解氧＞4 mg/L，当水中溶解氧＜4 mg/L时，将影响鱼类等水生生物的生存。

（六）化学耗氧量

化学耗氧量（chemical oxygen demand，COD）指一定条件下，利用高锰酸钾或重铬酸钾等强氧化剂使水中有机物发生氧化所消耗的氧气量。它可间接反映水中有机物含量，反映水体中可被强氧化剂氧化的有机物和还原性无机物的总量。水中化学耗氧量是反映水质污染状况的间接指标。

（七）生化需氧量

生化需氧量（biochemical oxygen demand，BOD）指有氧条件下需氧微生物分解水中有机物消耗的溶解氧量，是评价水体污染状况的重要指标。水样在 20℃连续培养 5 日后，1 L 水中减少的溶解氧量，称为 5 日生化需氧量（BOD_5^{20}）。生化需氧量反映了水中可被生化分解的有机物量。水中有机物越多，则生化需氧量越高。清洁的水生化需氧量通常＜1 mg/L。

（八）氯化物

天然水体中含有氯化物，不同地区间氯化物水平存在差异。当水流经的地层富含氯化物和受人类活动污染或海水侵袭时，水体中的氯化物含量将增加。同一地区的水体氯化物含量相对稳定。当水中氯化物浓度骤增时，水体可能受到生活污水、人畜粪便或工业废水等的污染。

（九）硫酸盐

天然水体中含有硫酸盐，其含量高低主要受地质因素影响。水体中硫酸盐含量骤增时，水体可能受到生活污水或工业废水的污染。

（十）总有机碳和总需氧量

总有机碳（total organic carbon，TOC）指水中所有有机物的含碳量，它反映了水中有机物的相对含量，以 mg/L 为单位。TOC 是评价水体有机需氧污染物污染程度的综合性指标，但无法区分有机污染的性质。

总需氧量（total oxygen demand，TOD）指在一定条件下 1 L 水中有机和无机的还原性物质氧化时消耗氧气的毫升数，是评价水体污染程度的重要指标。总需氧量越大，污染越严重。由于生化需氧量测定耗时长，无法快速反映水体中需氧有机物污染程度，因此，常通过 TOC 和 TOD 测定以快速反映水中有机物污染状况。

（十一）有害物质

水中有害物质种类众多，重要的有害物质指标主要包括重金属和难分解有机物。其中，重金属指标包括汞、砷、镉、铬、铅、酚等，有机物指标包括氰化物、有机氯、多氯联苯等。此外，一些对人群健康有潜在影响的非金属元素，如氟和砷，也列为有害物质指标。

三、生物学性状指标

天然水中含有多种微生物和寄生虫，特别是病原微生物和致病性寄生虫对人群健康的危

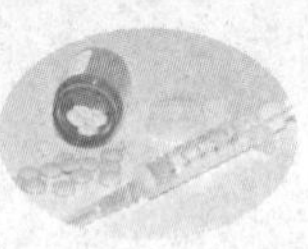

害较大。人畜粪便、生活污水或工业废水的污染会造成水中细菌大量增加。细菌学指标尤其是粪便污染指示菌，可作为水体粪便污染的直接指标。

(一) 细菌总数

细菌总数(bacteria count)指在37℃培养24小时后1 ml水在普通琼脂培养基中生长的细菌菌落数。该指标反映水体受生物性污染的程度，通常污染越严重，细菌总数越高。由于是在特定实验温度，如模拟人体体温37℃的条件下进行培养后测定，因而，该指标只能说明在测试条件下适宜生长的细菌数量，不能代表水中全部细菌数量，也不能区分水中是否存在病原菌。因此，细菌总数是水体遭受生物性污染的参考指标。

(二) 总大肠菌群与粪大肠菌群

人粪便中的大肠菌群细菌在环境中的存活能力和时间与肠道致病菌相似，因此，可作为水体粪便污染的指示菌。常用指标包括总大肠菌群和粪大肠菌群。总大肠菌群(coliform bacteria)是指在37℃培养24小时能使乳糖发酵、产酸产气的需氧及兼性厌氧革兰阴性无芽胞杆菌。总大肠菌群除了来自人和其他温血动物粪便外，还可来自土壤、水等自然环境。粪大肠菌群是指在44.5±0.2℃培养24小时能使乳糖发酵并产酸、产气的大肠菌群，几乎全部来自人及温血动物粪便。与总大肠菌群相比，粪大肠菌群能够更为直接地反映水体受人、畜粪便污染的程度，更具有卫生学意义。

四、放射性指标

自然状态下，水体中天然放射性核素极低。通常以每升水中总α和总β放射性含量作为衡量水质放射性水平的指标。产生α射线的核素丰度与地质条件有关。产生β射线的核素与人类活动有关。

第三节　水体污染、自净与污染物的转归

水体污染(water pollution)是指人类活动产生的污染物进入水体，排放量超过水体自净能力，引起水和底质的理化特性和水环境的生物学特性、组成等发生改变，水质恶化，从而影响水的使用价值，危害人体健康、破坏生态环境的现象。尽管自然因素也可改变水质某些成分，且可能对人体健康产生影响和危害，但水体污染通常主要是指人类生产和生活活动产生的污染。

一、水体的污染源及其污染物

(一) 水体的主要污染源

水体污染源主要指向水体排放污染物的设备、装置和场所以及污染物进入水体的途径。水体污染主要来源有以下几方面。

1. 工业废水　工业废水(industrial wastewater)是水污染的主要原因。工业废水可来自生产过程的各个环节。工业废水的水质状况和污染程度，通常与生产的原材料、产品种类、工艺、规模和过程有关。现实情况下，即使在同一工厂不同车间或者生产同类产品的不同企业间，废水种类和数量也存在差异。工业废水排放量大、污染物种类多、影响范围广，污染特征复杂。目前工业废水主要依据行业进行分类，如采矿、冶炼、石油、化工、电镀、造纸、印染、制革等废水。

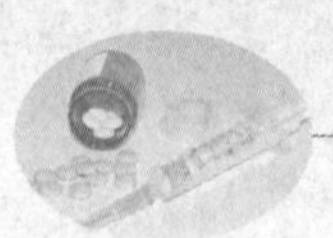

2. *生活污水* 生活污水(domestic sewage)是指居民日常生活活动中产生的废水,主要包括洗涤废水和粪尿污水等。生活污水的污染状况主要取决于生活中所用化学品以及粪便污水中微生物的种类和数量。

近年来大量含磷、氮等生活污水排入水体,严重影响水体水质,致使水体富营养化加剧,藻类污染频繁暴发,引起水体生态环境恶化。水体富营养化(eutrophication)是指磷和氮等营养物质污染造成水体中藻类过度繁殖,水中氧气耗竭、水质恶化的现象。水体富营养化是我国水体特别是湖泊水体的重要污染特征。

医疗污水是一类特殊的生活污水,主要包括医院排放的患者生活污水和医疗废水。医疗污水中常含有大量病原微生物及各种用于医疗、诊断的物质,因此,排放前需要经特殊处理。

3. *农业废水* 农业废水包括来自农牧业生产的污水、灌溉用水流过农田或经农田渗漏排出的水。农田径流因含有大量农药、化肥,已成为水体污染的主要来源之一。近年来,畜牧业排放的固体和液体废物急剧增加,这类污水生化耗氧量极高,成为水体污染的另一主要来源。

4. *其他* 除上述3种主要污染来源外,工业固体废弃物和城市垃圾受雨水淋洗后进入地面径流也是造成水体污染的重要因素。海洋水污染问题近年来日益突出,海上钻井、石油开采、大型油船泄漏事故及航海舰船航行过程中产生的废弃物等均是重要的海洋污染来源。

根据污染物进入水体的方式不同,水体污染源可分为点源污染和面源污染。①点源污染指通过沟渠管道等排放装置集中排放的污染源,具有固定排放源,排放量和浓度受生产、生活活动影响,呈规律性、周期性变化。②面源污染主要是指从广大流域或一个城区汇集而来的污染,无固定排放源,排放量和浓度的变化主要受降雨影响。

(二) 水体污染物

水体污染物可通过不同来源和多种途径进入水体。根据污染物性质不同,可分为物理性、化学性和生物性污染物(表4-1)。

表4-1 水体污染分类、污染标志及来源

污染类型			污染物	污染标志	废水来源
物理性污染	热污染		热的冷却水	升温、缺氧或气体饱和、热富营养化	动力电站、冶金、石油、化工等
	放射性污染		铀、钚、锶、铯	放射性沾污	核研究生产、试验、核医疗、核电站
	表观污染	混浊度	泥、沙、渣、屑、漂浮物	混浊	地表径流、农田排水、生活污水、大坝冲沙、工业废水
		水色	腐殖质、色素、染料、铁、锰	染色	食品、印染、造纸、冶金等工业污水和农田排水
		水臭	酚、氨、胺、硫醇、硫化氢	恶臭	污水、食品、制革、炼油、化工、化肥
化学性污染	酸碱污染		无机或有机酸碱、	pH值异常	矿山、石油、化工、化肥、造纸、电镀、酸洗等工业、酸雨
	重金属污染		汞、镉、铬、铅、锌等	毒性	矿山、冶金、电镀、仪表颜料等工业排水
	非金属污染		砷、氰、氟、硫、硒等	毒性	化工、火电站、农药、化肥等工业
	需氧有机物污染		糖类、蛋白质、油质、木质素等	耗氧、缺氧	食品、纺织、造纸、制革、化工等工业、生活污水、农田排水

（续表）

污染类型		污染物	污染标志	废水来源
生物性污染	农药污染	有机氯农药、有机磷农药等	严重时水中无生物	农药、化工、炼油等工业、农田排水
	易分解有机物污染	酚类、苯、醛类	耗氧、异味、毒性	制革、炼油、化工、煤矿、化肥等工业、污水及地面径流
	油类污染	石油及其制品	漂浮和乳化、增加水色	石油开采、炼油、油轮等
	病原体污染	各种病原体	水体致病性	医院、屠宰、畜牧、制革等工业、生活污水、地面径流
	真菌污染	真菌毒素	毒性、致癌	制药、酿造、食品、制革等工业
	藻类污染	磷、氮	富营养化、恶臭	化肥、化工、食品等工业、生活污水、农田排水

（引自：杨克敌主编.环境卫生学.第7版.北京：人民卫生出版社，2012.）

（三）不同水体污染的特征

因地理地貌和环境条件等方面的差异，不同水体中水的运动方式和流动状态各异，导致污染物在不同水体中的稀释和迁移扩散呈现不同的特征和规律。

1. 河流　河流的污染状况取决于径污比，也就是河流径流量与污水排入量的比值，径污比越大，稀释能力越强。河流的流动性使污染发生迁移扩散，影响范围随之扩大。流量大、流速高的江河水体，污染物易于稀释扩散，自净作用比湖泊、水库等封闭水体强。

2. 湖泊、水库　湖泊、水库通常水面宽阔、流速缓慢，因此，稀释混合能力差、沉淀作用强。湖泊相对封闭静止，污染物易于沉积，形成底泥的组成部分。湖泊水面的复氧能力差，不利于湖泊对有机物自净。水体富营养化是湖泊、水库等淡水水体污染的重要问题。湖泊、水库因水体富营养化使藻类等浮游生物大量增殖，水面呈现不同的颜色，称为水华。而藻类在海洋中大量增殖，称之为赤潮（red tide）。控制污染排放和水体富营养化是防止藻类暴发的重要手段。

3. 地下水　地下水中的污染物主要来自地表水中的污染物渗入地下的过程。地表水下渗过程中，水中的污染物可被地层土壤阻挡、截留、吸附，也可被土壤中的微生物分解，因此，地下水中的污染物种类和数量明显减少。地下水流动性差、溶解氧含量低，因而，地下水的自净能力极为有限。因此，地下水一旦遭受污染，其自净恢复时间非常长。

4. 海洋　海洋的污染源多而复杂，除了航海和海底石油开发等人类海洋活动导致的污染外，人类进行陆地和其他活动过程中所产生的污染物，也将通过地表径流、大气和降水，汇流至海洋。海洋污染有很长的积累过程，其影响的消除需要长期治理。此外，海洋是相互连通的整体，在潮汐和洋流涌动的作用下，污染物在海洋中广泛扩散。

（四）我国水环境污染概况

根据2017年发布的《中国生态环境状况公报》，全国地表水监测断面监测点数据中，Ⅰ～Ⅲ类和Ⅳ～Ⅴ类和劣Ⅴ类水质分别占67.9%、23.8%和8.3%。各流域中西北、西南诸河水质优，浙闽片河流、长江、珠江流域水质良好，黄河、松花江、淮河、辽河流域轻度污染，海河流域污染较为严重，为中度污染。对112个湖泊（水库）进行的监测结果发现，Ⅰ类水质占5.4%，Ⅱ类占24.1%，Ⅲ类占33.0%，Ⅳ类占19.6%，Ⅴ类占7.1%，劣Ⅴ类占10.7%。总磷、化学需

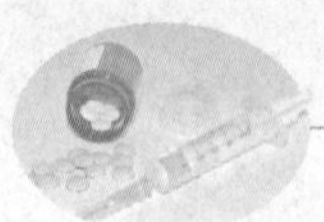

氧量和高锰酸盐指数是此次调查中湖泊(水库)的主要污染指标。

对全国223个地市级行政区共计5 100个监测点地下水水质进行监测,结果表明,水质呈优良级和良好级的监测点分别占8.8%和23.1%;水质呈较差级和极差级监测点分别为51.8%和14.8%。主要超标指标为总硬度、锰、铁、溶解性总固体、“三氮”等,个别监测点存在砷、六价铬、铅、汞等重金属或类金属超标。

集中式生活饮用水水源监测结果显示,在338个地级及以上城市共计898个监测断面中,全年均达标占90.5%。所监测地表水水源断面主要超标指标为硫酸盐、铁和总磷;所监测地下水水源断面主要超标指标为锰、铁和氨氮。我国近岸海域水质基本稳定,水质级别一般,无机氮和活性磷酸盐为主要污染指标。

二、水体污染的自净作用及其机制

水体自净(self-purification)是指水体污染物在物理、化学和生物学因素作用下,浓度逐渐降低,水质重新恢复至污染前的清洁状态。这一过程受多因素影响,如污染物种类、性质和数量,受纳水体的水情、微生物种类与数量,以及周围大气、光照、地形等环境条件。

水体自净的机制包括物理作用(如稀释、混合、挥发、吸附沉淀等)、化学作用(如氧化还原、化合分解等)、生物学作用(如生物分解、转化和富集等)。各种作用同时发生并交互进行、彼此影响。但通常起初自净过程以理化作用为主,后期主要为生物学作用。

1. 物理净化　污染物一旦进入水体,不断与水流进行稀释混合,使污染物稀释扩散。物理净化只改变了污染物浓度,并未改变污染物绝对量。污染物稀释程度可用稀释比表示,稀释比是指发生混合的河水与废水流量的比值。稀释比大,则稀释效果好。水体物理自净除了与稀释比有关外,还受河水流速、河床形状、排污口位置等因素影响。湖泊、水库和海洋对污染物的稀释作用还受水流方向、水温、风向和风力、潮汐等因素影响。当水流量增大或在其他外力扰动下河床底泥重悬于水中,形成二次污染。水体中具有挥发性的物质,在水温、流速发生变化时,能从水体迁移至大气。

2. 化学净化　进入水体的污染物与水中的组分相互作用发生分解与化合、氧化与还原、酸碱中和等化学反应,使水中污染物浓度降低的过程,称为化学净化。例如:酸性条件下氰化物易分解生成氢氰酸;可溶性重金属镉离子与硫阴离子进行化合反应生成难溶于水的硫化镉沉淀;在氧化条件下,三价铬转化成毒性更强的六价铬;在还原条件下,有机物分解产生有毒的挥发性气体 H_2S 和 NH_3。水体中的酸碱性废水可发生中和反应。此外,某些水体污染物在光照条件下可发生光解反应和光氧化反应。通过化学净化污染物的绝对量发生改变,发生减毒或增毒反应,但对于增毒反应需予以高度重视。

3. 生物净化　生物净化是指水体污染物在水中细菌、真菌、藻类、水草、原生动物、贝类、昆虫幼虫、鱼类等生物的代谢作用下被分解,数量减少,直至消失的过程。该作用是地表水自净过程中最重要和最活跃的净化机制。溶解氧含量与水体自净作用关系密切。当水中溶解氧充足时,有机污染物在需氧微生物的作用下分解生成二氧化碳、水、无机盐等简单的无机物,水体实现自净。水中某些特殊种群微生物和芦苇等水生植物能吸收、分解、浓缩水中重金属和难降解人工合成有机物。水底淤泥的分解,需要水中氧气的参与。水中的溶解氧在消耗,同时空气中的氧不断溶解补充水中溶解氧,水生植物光合作用也释放氧至水体,即水体的复氧过程。水流湍急、起伏不平的河床和风浪可加快水体的复氧过程。降水和清洁支流的汇入也可带来部分溶解氧。有机物生物净化时,复氧与耗氧同时进行,二者的综合决定了水中氧的实际含

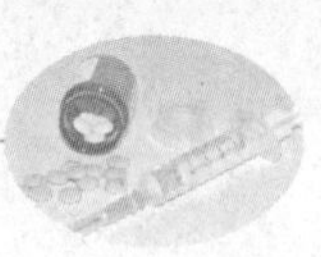

量。因此，溶解氧可作为水体自净的指标。

水中耗氧曲线、复氧曲线和反映溶解氧变化的氧垂曲线如图 4－1 所示。溶解氧最低点为氧垂曲线上的 Cp 点。Cp 点之前，耗氧作用占优势，水中溶解氧逐渐下降，水质恶化；Cp 点之后，复氧作用占优势，溶解氧逐渐增加，水质好转。通常当 Cp 点溶解氧＞4 mg/L，即地表水卫生标准规定的数值，表明所排放耗氧有机物的量尚未超过水体自净能力；若有机污染物排放量超出水体的自净能力，则 Cp 点低于卫生标准规定的最低溶解氧含量，甚至下游河段出现无氧状态，发生厌氧分解，释放硫化氢、甲烷等恶臭气体，水质恶化、变黑发臭。进入水体的病原微生物，经紫外线照射、生物间的拮抗作用、噬菌体的作用，再加上生活环境发生改变等原因而逐渐死亡。生物净化是主要的水体净化途径，对水中有机物的净化至关重要。

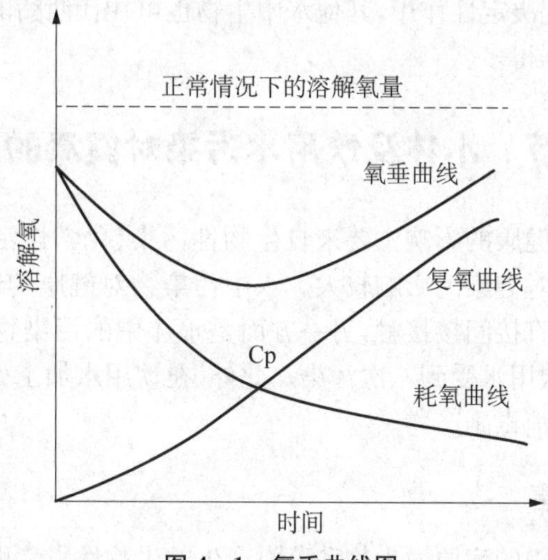

图 4－1　氧垂曲线图

（引自：杨克敌主编. 环境卫生学. 第 7 版. 北京：人民卫生出版社，2012.）

三、水体污染物的转归

水体污染物的转归包括水中污染物在空间上的位移和形态上的改变，分别表现为量和质的变化，并且二者间相互联系。

（一）污染物迁移

污染物迁移是指污染物在不同地点间、在不同介质间转移的过程。进入水体的污染物可沿水流方向发生纵向、横向、竖向扩散，向下游迁移。在迁移过程中，污染物可经水中颗粒物和胶体的吸附、凝聚作用发生转移或沉淀，因此，颗粒物和沉淀物中污染物浓度通常远高于水体。污染物也可经水中生物的吸收、代谢作用，食物链的传递而发生转移。例如：水中的重金属和有机污染物可在代谢转化的过程中不断变化，并在水和水中的生物体中进行交换，使污染物的浓度发生变化。这个过程既有生物富集作用，也有生物放大作用。

生物富集作用（bioenrichment）是指环境中低浓度的污染物被某些生物摄取后，在体内蓄积，最终使得污染物在生物体内的浓度达到较高水平，甚至可使其他生物（或人）中毒的现象。生物放大作用（biomagnification）是指在食物链中，各营养级生物体对污染物进行富集，导致污染物浓度在高位营养级生物体内远远高于低位营养级生物体内浓度的现象。生物放大作用

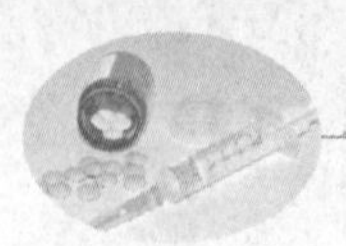

最终导致污染物在高位营养级生物体内浓度大大升高。因此，对于处于最高营养级的人类来说，生物放大作用使污染物对人类健康的风险增高。

(二) 污染物转化

污染物转化是指污染物在水体中发生的化学、光化学和生物学作用。通过转化，污染物的形态或化学性质和结构、毒性及生态学效应等发生明显改变。水体污染物的化学转化主要通过水解、化合、氧化还原和光化学作用得以实现。光化学作用是指有机化合物在 290 nm 以上波长太阳辐射的作用下发生分解反应。在天然水体中，污染物的光分解率一方面取决于太阳辐射强度、是否有光敏剂等水环境因素，另一方面取决于污染物种类和对太阳辐射的吸收程度等污染物自身的特性。生物转化一般是指在生物作用下水中有毒污染物转变为无毒或低毒物质，微生物在生物转化中起决定性作用，其他水中生物也可在代谢酶的催化作用下分解或转化污染物，但作用比微生物弱得多。

第四节　水体及饮用水污染对健康的影响

水体及饮用水污染对健康的影响主要来自生物性污染、化学性污染和物理性污染。通常生物性污染和化学性污染对健康的影响较大。水中污染物对健康的影响和潜在危害，一方面来自水体在生产和生活中直接间接接触，另一方面是水体中的污染物在饮用水加工过程中未能有效处理，或处理后的饮用水受到二次污染。此外，在饮用水加工处理过程中因消毒而形成可对健康造成潜在影响的消毒副产物。

一、生物性污染的危害

生物性污染主要由水中的病原微生物和藻类产生的生物性毒素引起。前者主要是居民暴露于被病原体微生物污染的水体和饮用水引起的介水传染病。后者通常是指藻类大量繁殖并释放的各类藻毒素引起的对健康的危害。

(一) 介水传染病

介水传染病(water-borne communicable diseases)，亦称水性传染病，指通过饮用或接触被病原体污染的水，或摄入被这种水污染的食物而传播的疾病。导致介水传染病发生与流行的因素主要包括：①受病原体污染的水源，未经处理和消毒。②处理后的饮用水在输配和贮存过程中，由于管道渗漏和负压等原因，再次被病原体污染。

介水传染病的病原体主要来源于人畜粪便、生活污水、医疗污水和畜牧屠宰、皮革和食品加工等废水，主要包括伤寒沙门菌、副伤寒沙门菌、霍乱弧菌等细菌，甲肝病毒等病毒，以及贾第鞭毛虫、隐孢子虫等原虫。

介水传染病的流行特点包括：①水源污染后，如不妥善处理，通过各种途径暴露于人体，可引起介水传染病暴发流行，大量病例于短期内集中出现，且多集中于同一潜伏期。对于水源污染经常性发生的区域，病例往往终年不断，表现为散发流行。②病例分布与供水范围一致。患者曾有同一水源的饮用水接触或饮用史。③对污染源净化消毒后，将迅速控制介水传染病的流行。

已确认的介水传染病有 40 余种。常见的介水传染病主要包括霍乱、痢疾等细菌性疾病，肝炎和脊髓灰质炎等病毒性疾病，钩端螺旋体病，血吸虫病和阿米巴痢疾等寄生虫病。除军团

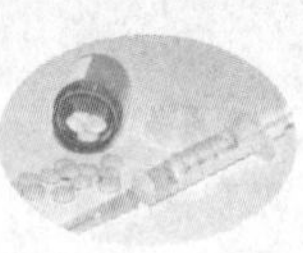

菌病是因吸入被军团杆菌污染的水气溶胶而患病外，介水传染病以肠道传染病多见。

隐孢子虫和贾第鞭毛虫是近年来备受关注的介水传染病病原体，二者均为肠道寄生虫。饮用水受隐孢子虫和贾第鞭毛虫污染后，可造成人群大规模腹泻。我国《生活饮用水卫生标准》(GB 5749—2006)将隐孢子虫和贾第鞭毛虫纳入非常规监测指标。

目前，介水传染病仍是发展中国家突出的水污染问题。在发达国家，水体和饮用水生物性污染虽已不是最主要的公共卫生问题，但因其对人群健康的潜在危害大，仍受到高度重视。

（二）藻类及其毒素污染的危害

水体富营养化导致藻类大量繁殖从而加剧了其对水生生物和人群健康的影响。藻类黏液可黏附于鱼鳃上，引起鱼类窒息死亡。藻类大量死亡后，在微生物分解过程中不断消耗溶解氧，氧含量下降，导致水生生物等因缺氧而大量死亡。藻类污染的健康危害主要来自藻类细胞释放的藻类毒素。水华时，由蓝藻产生的微囊藻毒素(microcystins，MCs)是含量最多、对水生生物和人体危害最严重的毒素之一。MCs主要由铜绿微囊藻产生。MCs是一类单环七肽化合物，目前已发现有80多种异构体(以肽链第2、4位上两个不同氨基酸命名)，以MC-LR、MC-RR、MC-YR最常见，L为亮氨酸、R为精氨酸、Y为酪氨酸，其中研究较为深入的是MC-LR。MCs的主要靶器官为肝脏，急性肝毒性以MC-LR最强，导致肝脏大面积肿胀、出血、坏死、肝细胞功能和结构异常，严重者肝衰竭甚至死亡。饮用水中微囊藻毒素通常含量较低，以慢性危害为主。微囊藻毒素急性和慢性暴露均可引起患者血清中丙氨酸氨基转移酶、γ-谷氨酰转移酶和碱性磷酸酶水平显著升高，提示微囊藻毒素能够引起人的肝脏损伤。动物实验证实MC-LR是促癌剂。流行病学研究表明，我国江苏海门、启东和广西绥远等地的原发性肝癌与饮用水中微囊藻毒素含量高度相关。除了肝毒性，微囊藻毒素还可引起肾毒性、肠毒性、神经毒性、生殖毒性、胚胎毒性等，但以肝毒性效应最显著。MC-LR主要作用于肝细胞和肝巨噬细胞，对丝氨酸/苏氨酸蛋白磷酸酶-1和蛋白磷酸酶-2A的活性具有抑制作用，导致胞内蛋白质过磷酸化，使胞内许多信号转导通路和酶活性发生改变，造成胞内生理生化反应紊乱，肝细胞损伤甚至死亡。微囊藻毒素诱导细胞内早期反应基因c-fos和c-jun持续高表达，从而引起细胞过度增殖可能是其促癌机制之一。微囊藻毒素能够增强经启动剂启动的细胞恶性转化，并激活ras癌基因。我国《生活饮用水卫生标准》(GB 5749—2006)中规定MC-LR限值为0.001 mg/L。

蓝藻作为引起淡水水华的主要藻类，能够产生多种藻毒素，根据作用方式分为肝毒素、神经毒素、脂肪糖内毒素和皮肤毒素等。MCs属于肝毒素。

水华鱼腥藻产生的鱼腥藻毒素α具有很强的烟碱样神经肌肉去极化阻断作用，是一类重要的神经毒素。此外，某些海洋赤潮藻类产生的麻痹性贝毒、神经性贝毒、腹泻性贝毒等，可在贝类体内富集，人食用污染的贝类后可发生中毒甚至死亡。

藻类毒素热稳定性强，常规水质净化处理和家庭煮沸均难以将其藻类毒素完全灭活和清除，因此，其潜在健康风险和危害不容忽视。

二、化学性污染的危害

水中化学性污染物既可对水体环境产生影响，也可对人群健康造成潜在危害。水中化学性污染物来源广泛，而饮水中的化学性污染物则一方面来自水源水中的污染物在饮用水加工过程中未能有效清除，另一方面则来自饮用水加工过程中因消毒形成的各类消毒副产物。鉴

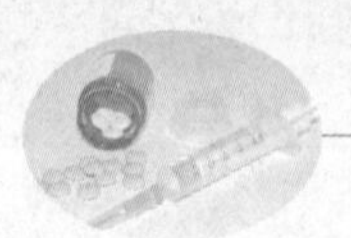

于水体及饮用水中化学物质种类众多，下文仅以汞、酚和多氯联苯为代表介绍水体化学性污染物对健康的危害，以氰化物、硝酸盐、消毒副产物、内分泌干扰物为代表介绍饮用水化学性污染物对健康的危害。

(一) 汞和甲基汞

水体中的汞污染主要来源于汞矿的开采冶炼、氯碱、化工、仪表、电子、颜料等工业企业排出的废水及含汞农药的使用。水中无机汞可在厌氧菌如产甲烷菌的作用下转变为毒性更强、能溶于水的甲基汞。世界各地曾发生多起甲基汞中毒事件，以 20 世纪 50 年代发生于日本的水俣病最为突出。水俣病源于当地居民长期食用受当地化工厂排出的含甲基汞废水污染的鱼贝类而引起的慢性甲基汞中毒。因本病最早发现于日本水俣市，故称为水俣病。患者表现为类似脑炎的神经系统症状(如走路不稳、言语不清、肢端麻木和狂躁不安等)。患者大脑半球两侧明显萎缩，灰质神经细胞弥漫性变性、坏死，胶质细胞增生，以枕叶矩状裂最严重，其次是中央前回、中央后回及额叶。大脑髓质呈弥漫性染色降低。小脑萎缩，颗粒细胞减少并伴有脱落。甲基汞可通过胎盘进入宫内发育环境，引起严重的脑损害，出生后成为先天性水俣病。

(二) 酚

酚是重要工业原料。水体酚污染主要来自炼焦、炼油、制取煤气、造纸和用酚作为原料的工业企业。酚类化合物还曾广泛用于消毒、灭螺、除草、防腐，造成酚类物质污染水体。

酚污染水体产生异臭和异味，使水的感官性状恶化，影响鱼类等水生生物的生存。水中高浓度的酚(特别是多元酚)还可抑制微生物增殖，影响水体自净。

酚类物质对人群的影响主要来自事故性突发事件引起的急性中毒。急性酚中毒者主要表现为大量出汗、肺水肿、吞咽困难、肝及造血系统损害、黑尿等。近年研究发现，五氯酚、辛基酚、壬基酚等酚类污染物具有内分泌干扰效应，提示应注意该类污染物对健康的影响。酚类物质中以五氯酚和壬基酚最为常见，前者曾用于杀灭血吸虫病中间宿主——钉螺，木材防腐和渔业清塘，大量施用直接或间接污染水体，并可通过食物链进入人体。动物实验表明，五氯酚具有潜在的甲状腺素干扰效应。后者主要来自工业和生活污水，毒理学研究表明壬基酚具有潜在的雌激素干扰效应。

(三) 多氯联苯

多氯联苯(polychlorinated biphenyls, PCBs)是联苯分子中的氢原子被氯原子取代而形成的一类含氯的联苯类有机化合物，广泛用于变压器的绝缘液体、润滑油、农药、油漆、粘胶剂、封闭剂等的工业生产中。PCBs 主要通过工业废水和城市污水排入水体。PCBs 是广泛存在的持久性有机污染物，可通过水生生物摄取进入食物链而发生生物富集，富集能力可达千倍至 10 余万倍。PCBs 主要通过食物进入人体。

PCBs 对藻类和鱼贝类等水生生物影响较大，达到一定浓度可以直接杀死成虾。PCBs 具有环境雌激素样作用，能够拮抗雄激素睾酮的作用，甲状腺也是其重要靶器官。出生前接触 PCBs 可导致子代发育异常及出生后行为异常。某些类型的 PCBs 可诱导大鼠出现肝癌和癌前病变。PCBs 被国际癌症研究机构归为“人类可能致癌物”。长期暴露于 PCBs 主要引起肝脏、生殖系统、免疫系统损伤和生长发育障碍等慢性健康效应。

对 PCBs 最初认识，并非来自饮用水污染，而是来自食品污染事件，即“米糠油中毒事件”。1968 年日本发生了居民因食用被 PCBs 污染的米糠油而中毒的事件。PCBs 中毒患者主要表现为皮疹、色素沉着等皮肤改变，眼睑水肿、眼分泌物增多，以及胃肠道症状等。严重者肝脏受

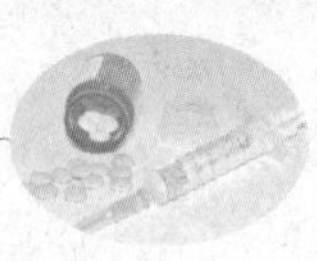

损,表现为黄疸、肝性脑病(肝昏迷)甚至死亡。孕妇中毒后,出现胎儿死亡或"胎儿油症",新生儿体重减轻、皮肤颜色异常、眼分泌物增多等。

(四) 氰化物

天然水不含氰化物。水源中氰化物主要来自炼焦、电镀、选矿、化工及合成纤维等工业排放的废水。氰化物经消化道进入人体后,与胃酸作用生成氰氢酸。氰离子具有一定毒性,它可以与细胞色素氧化酶中的三价铁离子结合,形成氰化高铁细胞色素氧化酶,使三价铁离子不能进行电子传递,引起呼吸链中断,胞内氧化代谢受阻,导致细胞因缺氧窒息死亡。

氰化物急性中毒以中枢神经系统缺氧症状为主要表现,严重病例可出现昏迷死亡;慢性中毒以神经衰弱综合征、肌肉酸痛和运动障碍等为主要表现,还会出现神经细胞退行性变症状,如头痛、头晕和心悸等。氰化物体内生成的硫氰酸盐,能够引起甲状腺肿大。

(五) 硝酸盐

水中硝酸盐除了来自土壤层外,主要源于生活污水和工业废水以及土壤中有机物的生物降解等过程。硝酸盐可被胃肠道细菌还原为亚硝酸盐,血红蛋白与亚硝酸盐作用形成高铁血红蛋白,失去携氧能力,造成细胞、组织缺氧,甚至引起窒息死亡。婴幼儿特别是出生 6 个月以内的婴儿特别敏感,摄入过量硝酸盐时易患高铁血红蛋白血症(methemoglobinemia),造成婴幼儿缺氧,全身皮肤黏膜呈蓝紫色,故亦称蓝婴综合征。亚硝酸盐还可透过胎盘,有致畸作用。

亚硝酸盐在自然界或胃肠道环境中还可转化为亚硝胺。亚硝胺经动物实验证实有致癌性,研究认为亚硝胺暴露可能与人类消化道肿瘤和膀胱癌等肿瘤发生有关。

(六) 消毒副产物

饮用水消毒是为有效控制水中病原微生物防止介水传染病发生。然而,在消毒过程中不期望形成对健康有害的消毒副产物(disinfection byproducts, DBPs)。消毒副产物是水中种类最多、数量最大的污染物,已发现消毒副产物超过 700 种。消毒过程中形成的副产物种类数量与原水水质条件、消毒过程、消毒剂选择和消毒方式有关。

氯化消毒副产物(chlorinated disinfection by-products)是指氯化消毒过程中氯与水中有机物反应产生的卤代烃类化合物。氯化消毒副产物主要分成两类:①挥发性卤代有机物。主要为三卤甲烷(trihalomethanes, THMs),包括氯仿、一溴二氯甲烷、二溴一氯甲烷和溴仿等。②非挥发性卤代有机物。主要为卤代乙酸(haloacetic acids, HAAs),包括氯乙酸、二氯乙酸、三氯乙酸、溴乙酸、二溴乙酸、三溴乙酸、溴氯乙酸、二溴一氯乙酸、二氯一溴乙酸等;此外,还有卤代醛、卤代酚、卤代腈、卤代酮、卤代羟基呋喃酮[如 3-氯-4-二氯甲基-5-羟基-2(5 氢)呋喃,简称 MX]等。饮用水氯化消毒副产物中以三卤甲烷类和卤代乙酸类含量最高。

氯化消毒副产物生成影响因素主要包括:①有机前体物的含量。②加氯量、溴离子浓度和 pH 值等因素。水中能够与氯作用形成氯化消毒副产物的有机物称为有机前体物(organic precursor),主要为腐殖酸(humic acid)、富里酸、藻类及其代谢物、蛋白质等天然有机物,水中人为污染物也是消毒副产物前体物的主要来源。在有机前体物含量相同的情况下,三卤甲烷类消毒副产物随着投氯量的增加和接触时间的延长而增加。源水中溴化物含量较高时,往往生成更多的溴代三卤甲烷。三卤甲烷生成量随着水 pH 值的升高而增加,卤代乙酸则相反。

大量毒理学研究证实氯化消毒副产物有遗传毒性、致癌性、致畸性和生殖发育毒性。人群流行病学研究显示长期饮用含氯化消毒副产物的饮水,可增加人群膀胱癌、结肠癌和直肠癌的风险。孕妇从饮用水中暴露氯化消毒副产物可导致宫内生长发育迟缓、小于胎龄儿、出生低体

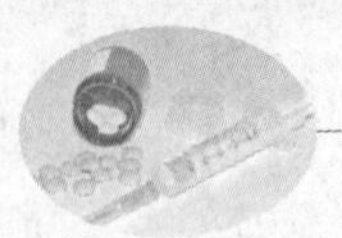

重儿和死胎及胎儿室间隔缺损等多种不良生殖结局。因此,从饮用水中长期持续暴露氯化消毒副产物对人群健康的潜在风险不容忽视。

通过以下措施可减少饮水氯化消毒副产物:去除或降低有机前体物含量;采取净化措施降低或去除氯化消毒副产物;改进传统氯化消毒工艺或改为采用二氧化氯、臭氧或氯胺等其他消毒方法。

饮用水消毒剂二氧化氯几乎不产生三卤甲烷等氯化消毒副产物,但可产生亚氯酸盐和氯酸盐等无机副产物。动物实验研究表明,亚氯酸盐可导致高铁血红蛋白血症。而氯酸盐对动物和人的毒性影响尚无足够的数据。

饮用水消毒剂臭氧生成甲醛、溴酸盐等消毒副产物,但并不生成氯化消毒副产物。吸入甲醛对人类致癌,但甲醛经口致癌证据很少。毒理学研究表明,溴酸盐具有明显的遗传毒性,被国际癌症研究机构列为对人可能的致癌物(2B类)。

(七) 饮水内分泌干扰物

环境内分泌干扰物(environmental endocrine disruptors, EEDs)是指环境中存在的,对人类和动物体内的激素产生影响,干扰机体正常内分泌物质的合成与代谢,激活或抑制内分泌系统功能的外源性化学物质。目前已证实或疑似的内分泌干扰物已达800余种。内分泌干扰物在我国水源水和自来水中均有检出。其中,增塑剂邻苯二甲酸酯类和壬基酚类以及双酚A的污染问题较为引人注目。邻苯二甲酸酯类物质具有雄性生殖毒性。例如,邻苯二甲酸二(2-乙基己基)酯(DEHP)可导致睾丸萎缩、附睾发育障碍、肛殖距缩短、尿道下裂、隐睾症、精子数量下降等异常。睾丸是邻苯二甲酸酯类物质的主要靶器官,主要通过干扰睾丸间质细胞正常的睾酮生成发挥抗雄激素作用。DEHP被国际癌症研究机构列为2B类致癌物。我国2006年颁布的《生活饮用水卫生标准》中所列内分泌干扰物的项目较国际标准为少。虽然我国城市自来水中已检测到的内分泌干扰物浓度大部分未超标,但因原水污染较为严重,现有常规处理难以完全清除水中的内分泌干扰物。

三、高层建筑二次供水污染与健康

高层建筑二次供水是指供水单位将来自市政集中式供水或自建水源的生活饮用水,贮存于水箱、水塔或贮水池中,利用机械加压或高层建筑形成的自然压差,或通过管道二次输送至用户或自用的供水系统,亦称高层建筑二次加压供水。

二次供水系统水箱水和末梢水与直供水相比,浑浊度、肉眼可见物、细菌总数、大肠菌群数、铁、锰、三氯甲烷、四氯化碳和亚硝酸盐等含量增加,而余氯、一氯胺明显下降,这与在贮水系统停留时间和贮水系统材料类型有关。二次供水生物性污染可引起介水传染病。因二次供水受诺如病毒污染而导致感染性腹泻疫情暴发近年来在多省市均有报道。而二次供水输配水设备、管网、防护材料中铅和镉等重金属和其他有害物质含量过高,则增加了慢性中毒的风险。

二次供水水质污染主要有以下原因:①贮水箱(池)设计上存在缺陷,导致局部循环不畅,形成死水,杂质沉积,微生物大量繁殖,同时藻类和摇蚊等孳生。②贮水箱(池)容积与居民用水量不匹配,导致二次供水停留时间过长,余氯浓度迅速下降,难以有效遏制微生物繁殖,成为夏秋季传染病暴发流行的隐患。③贮水箱、管网腐蚀、有害物质溶出、结垢、沉积物沉积等因素均可污染水质。④管道内壁防腐涂料脱落,衬里溶出,水质恶化,甚至有水溶性有害成分和致癌物的溶出。⑤基础设施和设计安装不合理,上下管道配置不合理,使上水管或溢水管易于受

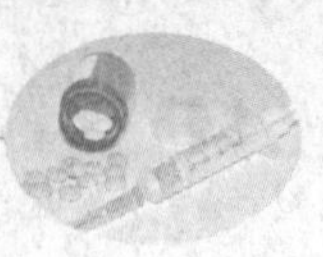

污水管中污水的影响，水质遭受外来物质二次污染。⑥卫生管理不善，水箱清洗消毒制度不完善、无盖和无排水孔等。

第五节　水环境标准

水环境标准在整个环境标准体系中有着重要地位。《中华人民共和国环境保护法》《中华人民共和国水污染防治法》及其实施细则、《中华人民共和国水法》和《中华人民共和国海洋环境保护法》是制定水环境标准的重要法律法规。我国的水环境标准体系可归纳概括为"六类三级"。其中，"六类"是指水环境质量标准、水污染物排放标准、水环境卫生标准、水环境基础标准、水监测分析方法标准和水环境标准样品标准；"三级"是指国家标准、行业标准和地方标准三级。水环境质量标准、水污染物排放标准和水环境卫生标准属于强制性标准，是水环境标准的主体，而其他三类标准属于支持配套标准，服务于强制性标准。根据《中华人民共和国标准化法》相关条款，我国的国家标准分为强制性和推荐性标准，行业标准和地方标准的技术要求，不应低于强制性国家标准。

一、地表水环境质量标准

地表水环境质量标准的制定旨在防治水环境污染，保护地表水水质和人体健康，维护生态平衡。我国《地表水环境质量标准》最早于 1983 年制订颁布，此后历经 3 个版本的修订。现行《地表水环境质量标准》(GB 3838—2002)共计 109 项项目。其中，地表水环境质量标准基本项目 24 项，适用于全国具有不同使用功能的地表水水域；集中式生活饮用水地表水源地项目共计 85 项，5 项补充项目以及 80 项特定项目。集中式生活饮用水地表水源地补充项目适用于集中式生活饮用水地表水源地一级和二级保护区；特定项目由县级以上人民政府环保主管部门根据当地地表水水质和管理需求加以选择。

地表水环境质量标准制定的基本原则包括防止通过地表水导致疾病传播和引起急性和慢性中毒、远期危害；保证水体感官性状良好和自净正常进行。标准制定的方法为实验研究与环境流行病学调查相结合。标准中主要纳入危害大、排放量大、来源广的有害物质。

地表水根据其水域功能和保护目标从高到低依次划分为Ⅰ～Ⅴ类。Ⅰ类，适用于源头水和国家自然保护区；Ⅱ类，适用于集中式生活饮用水地表水源地一级保护区、珍稀水生生物栖息地、鱼虾类产卵场和仔稚幼鱼的索饵场等；Ⅲ类，主要适用于集中式生活饮用水地表水源地二级保护区、鱼虾类越冬场、洄游通道、水产养殖区等渔业水域及游泳区；Ⅳ类，适用于一般工业用水区及人体非直接接触的娱乐用水区；Ⅴ类，适用于农业用水区及一般景观要求水域。地表水环境质量标准 24 项基本项目根据水域的不同功能类别分别设置了标准值，高功能水域执行高标准，低功能水域执行低标准，其中Ⅰ类功能水域的标准值最为严格。具有多种使用功能的水域执行最高功能类别对应的标准值。而 85 项集中式生活饮用水地表水源地项目以保护人体健康为目的，设置一个标准值。

二、水污染物排放标准

从标准适用范围和级别来看，我国水污染物排放标准主要由国家和地方水污染物排放标准组成。我国现行国家水污染物排放标准包括一项综合型标准——《污水综合排放标准》(GB 8978—1996)和 63 项国家行业型标准——《城镇污水处理厂污染物排放标准》(GB 18918—

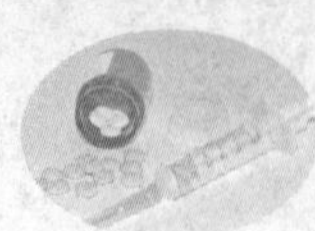

2002)、《医疗机构水污染物排放标准》(GB 18466—2005)等。此外,许多地方政府的环保部门陆续颁布了地方性水污染物排放标准。原则上来讲,在国家标准层面,水污染物排放行业型标准严于综合型排放标准,而地方标准严于国家标准。

我国的《污水综合排放标准》(GB 8978—1996)是一项水污染物排放国家综合型标准,旨在控制水污染,保护水体水质,保障人体健康,维护生态平衡,促进国民经济建设的发展。本标准适用于现有单位水污染物的排放管理,建设项目的环境影响评价、环境保护设施设计、竣工验收和投产后的排放管理。在标准适用范围方面明确国家综合排放标准与国家行业排放标准不交叉执行,在有相应国家行业标准的情况下优先执行行业标准,体现了对污染物排放总量的控制要求。

医疗机构污水中含有大量病原微生物、有毒化学物和放射性污染物。为加强对医疗机构污水、污水处理站废气、污泥排放的控制和管理,预防和控制传染病的发生和流行,保障人体健康,加强环境管理,我国于 2005 年 7 月发布了《医疗机构水污染物排放标准》(GB 18466—2005),于 2006 年 1 月 1 日起实施。该标准规定了医疗机构污水、废气排放要求,污泥控制与处理要求。

三、生活饮用水水质标准

生活饮用水水质标准旨在保障饮用水安全和人民健康,是各级卫生部门开展饮用水卫生调查、监督、监测和评价饮用水水质的重要依据。

(一) 标准的制定原则

制定生活饮用水水质标准的原则和方法,与地面水水质卫生标准基本一致。要求确保水质在流行病学上安全;所含化学物质和放射性物质不危及人体健康;要求水质的感官性状良好。指标的选择和标准值的确定兼顾经济技术可行性和合理性。

(二) 我国生活饮用水水质标准及指标说明

1985 年卫生部编制发布了我国第一部生活饮用水国家标准,即《生活饮用水卫生标准》(GB 5749—85)。该标准共对 35 项指标提出了限量要求。其中多数为无机物指标,指标数目少,指标要求较低。2001 年,在借鉴 WHO《饮用水水质标准》(第 2 版)的基础上,卫生部颁布了《生活饮用水卫生规范》,将水质监测指标由 35 项增至 96 项。2005 年,建设部发布实施了行业标准《城市供水水质标准》(CJ 206—2005),检测项目为 93 项。2006 年由卫生部牵头正式更新颁布了《生活饮用水卫生标准》(GB 5749—2006)。这是我国自 1985 年以来首次对国家生活饮用水卫生标准进行全面修订。新的标准水质检测指标数增加至 106 项,包括常规指标 42 项和非常规指标 64 项,同时提出了 28 项水质参考指标。与 1985 年的标准相比,微生物学指标由 2 项增加至 6 项;饮水消毒剂指标由 1 项增加至 4 项;毒理学指标中无机物由 10 项增加至 22 项,对砷、铅、镉、硝酸盐 4 项指标的限值进行了修订,有机物指标增幅最大,由 5 项增加至 53 项,对四氯化碳的限值进行了修订;感官性状和一般理化指标由 15 项增加至 21 项,对浑浊度 1 项限值进行了修订;放射性指标中对总 α-放射性的限值进行了修订。新标准对饮用水水质安全性提出了更高要求。

《生活饮用水卫生标准》(GB 5749—2006)常规检验项目包括感官性状和一般化学指标、毒理学指标、微生物学指标以及放射性指标。感官性状和一般化学指标旨在保证饮用水具有良好的感官性状,毒理学和放射性指标旨在保证水质对人体健康不产生毒性和潜在危害。微

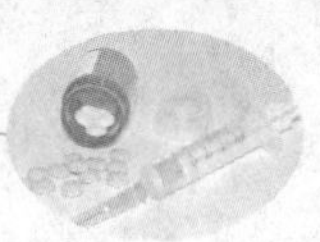

生物学指标旨在保证水质在流行病学上的安全性。关于各项主要指标的说明如下。

1. 常规指标

(1) 感官性状及一般化学指标

1) 色：饮用水的颜色可由腐殖酸、富里酸等天然有机物、铁、锰等金属或高色度的工业废水造成。玻璃杯中的水色度>15 度时，大部分人可以察觉。色度较高的水源水经净化后一般可达 15 度以下。因此 15 度作为饮用水色度标准限值。

2) 浑浊度：浑浊度是肉眼可见的，因此浑浊度增加会影响用户对水的接受程度。降低浑浊度可有效去除水中微生物和某些有害物质污染，提高消毒和净化效果，保障饮水安全。水的浑浊度增加至 10 度时，居民普遍反映水质浑浊。常规净化处理后出厂水一般均≤5 度，多数能达 3 度以下。我国大中城市自来水厂出厂水浑浊度基本上≤1 度，因此标准中浑浊度限值设为 1 度，当水源与净水技术条件受限时浑浊度可为 3 度。

3) 臭和味：水中臭味根据来源分为藻源性臭味和化学物质臭味。臭味是评价饮用水质量首要直观和最早使用的参数之一。臭味问题也是用户投诉比例最高的饮用水问题。要求饮用水无异臭或异味。2-甲基异莰醇和土臭素是导致饮用水臭味的常见物质。《生活饮用水卫生标准》(GB 5749—2006)附录 A 中规定 2-甲基异莰醇和土臭素限值均为 10 ng/L。

4) 肉眼可见物：指饮用水不应含有任何肉眼可见物，包括沉淀物、漂浮物、悬浮物和肉眼可见的水生生物。

5) pH 值：饮用水的 pH 值范围不足以影响健康，但是 pH 值是影响水处理工艺正常运行的重要指标，pH 值过低时可腐蚀管道影响水质，过高则引起溶解性盐类析出以及消毒效果降低，故规定饮用水的 pH 值为 6.5～8.5。

6) 总硬度：硬度高的水饮用后可引起消化道功能暂时性紊乱，表现为腹胀、腹泻和腹痛等症状。硬水容易产生水垢，也可影响管网腐蚀速率，但是人体对硬度≤425 mg/L 的水反应较小。故规定硬度≤450 mg/L。

7) 铝：流行病学研究表明，饮用水中的铝与早老性痴呆间呈正相关。经饮用水摄入铝的健康限量值为 0.9 mg/L。同时，铝盐是水处理过程中常用的絮凝剂，可引起水中铝浓度增加，导致水的色度和浊度增加，影响水的感官性状。饮用水标准中根据含铝混凝剂最优用量规定，饮用水中铝含量≤0.2 mg/L。

8) 铁：正常情况下，经过处理的饮用水中的铁含量对健康不会产生明显的影响，但水中铁含量增加可影响水的感官性状指标。为防止物品着色和沉淀物产生，规定饮用水中铁浓度≤0.3 mg/L。

9) 锰：饮用水中的锰含量对健康通常不会产生不良影响，但可能影响水的感官性状。饮用水中锰的健康限值为 0.4 mg/L。当水锰≥0.15 mg/L 时能使衣物等洗涤物产生色斑。故饮水中锰含量要求≤0.1 mg/L。

10) 铜：饮用水中的铜主要来自输水系统中铜制水管的腐蚀。饮用水中铜含量为 1.5 mg/L 时即有明显的金属味，>1.0 mg/L 时可使衣物和白色瓷器染色。故规定含铜量≤1.0 mg/L。

11) 锌：过高的锌可影响饮用水的可接受性。水管中锌的溶出可使自来水中锌含量远远高于水源水。含锌 10 mg/L 时水出现浑浊，5 mg/L 时产生金属涩味。我国各地水中含锌量一般比较低。故规定饮用水中含锌量≤1.0 mg/L。

12) 挥发酚类：水中的酚类化合物容易产生恶臭，含氯氧化剂消毒时形成臭味更强的氯酚。挥发酚类臭味阈值较低，苯酚为 0.005 mg/L，对位甲酚为 0.002 mg/L，邻位和间位甲酚

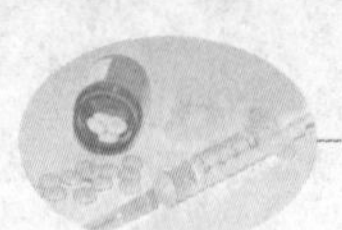

均为 0.001 mg/L。根据感官性状上的可接受性，要求饮用水中挥发酚(以苯酚计)含量≤0.002 mg/L。

13) 阴离子合成洗涤剂：该类洗涤剂不易降解。目前国产合成洗涤剂主要为阴离子型烷基苯磺酸盐。毒理学研究发现其毒性极低。人体摄入少量未见有害影响。水中浓度＞0.5 mg/L 时可使水产生泡沫和异味。故要求其浓度≤0.3 mg/L。

14) 硫酸盐：水中硫酸盐浓度＞750 mg/L 时可导致腹泻、脱水、体重减轻等，300～400 mg/L 时可感觉水中有异味。故规定饮水中硫酸盐(以硫酸根计)含量≤250 mg/L。

15) 氯化物：饮用水中氯化物含量对健康无不良影响。高浓度的氯化物可腐蚀输水管网，导致水有咸味。氯化物的味觉阈浓度为 200～300 mg/L。因此，规定饮水中氯化物含量≤250 mg/L。

16) 溶解性总固体：饮用水中溶解性总固体的含量可影响水的口感，当含量＜600 mg/L 时口感较好，含量＞1 000 mg/L 时口感变差。高浓度的溶解性总固体还可导致过多水垢的产生。故规定饮水中溶解性固体的含量≤1 000 mg/L。

17) 耗氧量：饮用水耗氧量主要反映有机物含量。水源水中有机物浓度相对较高，这不但会影响消毒效果，而且增加有害氯化副产物的生成，饮用水致突变性增强。考虑到我国的实际情况，规定生活饮用水耗氧量≤3 mg/L。鉴于部分水源污染比较严重或水源受到限制，规定在原水耗氧量＞6 mg/L 时饮用水≤5 mg/L。

(2) 毒理学指标

1) 砷：饮用水是砷化物摄入的主要途径之一。饮用含砷浓度＞0.12 mg/L 的水长达 10 年后可发生慢性砷中毒或出现疑似病例，且发砷量增高。饮水含砷量为 0.027～0.081 mg/L 的居民，发砷量与对照组无明显差异。国外研究亦报道 0.05 mg/L 的水砷浓度未见任何有害健康效应。国际癌症研究机构将无机砷化合物列为 I 类致癌物，即对人致癌。饮用水常规处理工艺除砷能力有限，标准规定生活饮用水中含砷量≤0.01 mg/L。小型集中式供水和分散式供水可容许为 0.05 mg/L。

2) 镉：饮用水中的镉除了来自工业污染排放和含镉化肥的使用，还可来自所用镀锌管和某些金属配件中的杂质。食物是其主要暴露来源。1972 年食品添加剂专家联合委员会(JECFA)将镉的暂定每周耐受摄入量(PWTI)设定为 7 μg/(kg・bw)。2000 年以暂定每月耐受摄入量(PTMI)25 μg/(kg・bw)代替 PWTI 值。现有的数据表明，我国饮用水中镉的平均浓度水平基本上＜0.01 mg/L。WHO《饮用水水质准则》中镉的推荐值为 3 μg/L。我国的标准规定生活饮用水中含镉量≤0.005 mg/L。

3) 铬：三价铬是人体必需元素，六价铬毒性比三价铬强。动物实验和流行病学研究表明，六价铬经呼吸途径暴露具有致癌作用，但并无经口暴露致癌的证据。大鼠饮用含铬 0.45～25 mg/L 的水长达一年，未发现毒性反应，但＞5 mg/L 水时，组织中铬含量明显增加。饮用水中铬浓度通常较低，故规定饮水中六价铬≤0.05 mg/L。

4) 氰化物：饮用水中氰化物浓度远低于对健康产生不良影响的浓度水平，除非出现泄漏性突发事件。饮用水中氰化物以健康为基准的短期暴露浓度为 0.5 mg/L。氰化物使水呈杏仁味，其味觉阈为 0.1 mg/L，低于基于健康的浓度水平。鉴于氰化物属于剧毒物质，采用一定安全系数，规定饮水中氰化物含量≤0.05 mg/L。

5) 氟化物：饮用水是氟化物摄入的主要途径之一。氟化物可以引起氟斑牙，同时对预防龋齿具有一定有益作用。饮用水氟化物国家标准的制定应考虑本国人群每日水摄入量和从其

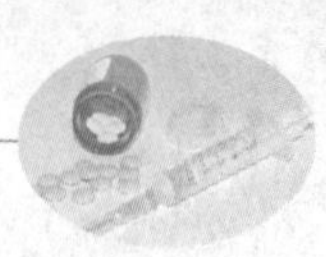

他来源的氟化物摄入量。综合考虑氟在 1 mg/L 时对牙齿的有害和有益作用以及高氟地区除氟的经济技术可行性，规定饮用水中氟化物含量≤1.0 mg/L。

6）铅：饮用水中的铅主要来自含铅管道系统的溶出，尤其是建筑物中的管件和接头，软水和酸性水有利于管道中铅的溶出。神经发育毒性是铅非常敏感的效应终点。世界粮农组织和世界卫生组织专家委员会曾于 1972 年提出每人每周摄入铅的总耐受量的推荐值，鉴于之后的研究发现其与儿童智商的下降和成人收缩压的增加相关联，这一限值已被撤销。目前并没有提出新的铅临界作用阈值。调查发现，管网末梢水含铅量一般<0.05 mg/L。基于处理性能和检测分析方法的可实现性，规定生活饮用水中含铅量≤0.01 mg/L。

7）汞：自然界的含汞化合物可分为无机汞和有机汞两种形式。饮用水中的汞以无机汞为主。短期或长期暴露于无机汞的毒性作用主要表现为对肾脏的影响。人类急性中毒可引起胃炎和结肠炎以及肾损伤。无机汞的每日容许摄入量为 2 μg/(kg·bw)。研究表明，有机汞的最小作用剂量为每人每日 0.25～0.3 mg。国内开展的调查发现饮用水汞含量基本上均<0.001 mg/L。综合以上资料，规定饮用水中汞含量≤0.001 mg/L。

8）硝酸盐：饮用水硝酸盐健康基准值是基于奶粉喂养的婴儿发生高铁血红蛋白血症或蓝婴综合征的概率制定的。WHO《饮用水水质准则》中硝酸盐推荐准则值为 50 mg/L。基于不同研究的结果，国外一些国家规定为 10 mg/L，而我国规定饮用水中硝酸盐含量≤10 mg/L，地下水源受限制时为 20 mg/L。

9）硒：硒是人体必需微量元素，但过量摄入可发生中毒。高硒可能会引起胃肠道失调、皮肤变色、头发脱落、指甲改变、蛀牙和外周神经变化等。食物是人体硒摄入的主要来源，饮水对硒摄入的相对贡献较低。根据硒的毒性和水中配额，规定饮水中的硒含量≤0.01 mg/L。

10）四氯化碳：肝脏和肾脏是四氯化碳的主要靶器官。动物实验表明，它可诱发啮齿类动物肝细胞癌，但来自人类的致癌证据不充分。国际癌症研究机构将四氯化碳列为 2B 类，即对人可能的致癌物。四氯化碳产生肝细胞毒性的剂量小于产生肝肿瘤的剂量。标准规定饮水中的四氯化碳含量≤0.002 mg/L。

11）氯仿：水源水加氯消毒可与有机前体物作用形成三卤甲烷类消毒副产物，其中氯仿的含量最高。氯仿属于极易挥发的物质。研究表明，氯仿可引发小鼠肝癌及雄性大鼠肾肿瘤。国际癌症研究机构将三氯甲烷列为 2B 类，即对人可能的致癌物。WHO《饮用水水质准则》中规定饮用水氯仿的限量值为 0.3 mg/L，美国规定为 0.08 mg/L。鉴于我国实际情况，规定饮水中的氯仿含量≤0.06 mg/L。

12）溴酸盐：饮用水中溴酸盐主要来自水源水中溴离子的臭氧化消毒处理。毒理学实验表明溴酸盐对动物具有致癌性，但没有足够的证据表明溴酸盐对人类致癌，因此国际癌症研究机构将溴酸盐列为 2B 类物质，即对人可能的致癌物，饮用水中 30、3、0.3 μg/L 的溴酸钾分别对应的终生超额致癌风险增量为 10^{-4}、10^{-5}、10^{-6}，标准首次规定饮水中溴酸盐的含量≤0.01 mg/L。

13）甲醛：饮用水中甲醛主来自水臭氧化或氯化过程中腐殖酸等天然有机物的氧化。鉴于经呼吸暴露的研究，国际癌症研究机构将甲醛列为对人类致癌物，但研究表明经口暴露于甲醛不致癌。大鼠经饮用水进行为期两年的甲醛染毒，发现能够引起口腔和胃黏膜病理性改变，以此为基础确定的经口甲醛摄入容许浓度为 2.6 mg/L。在臭氧处理的饮用水中曾发现甲醛，最高可达 30 μg/L。标准规定饮用水中甲醛含量≤0.9 mg/L。

14）亚氯酸盐：亚氯酸盐是饮用水二氧化氯消毒时形成的主要消毒副产物，饮用水是其环

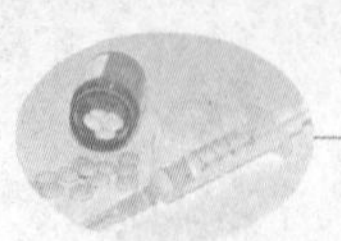

境暴露的主要途径。国际癌症研究机构将亚氯酸盐列为3类，即对人的致癌性尚无法分类，为保障供水安全，标准首次规定饮水中亚氯酸盐含量≤0.7 mg/L。

15）氯酸盐：氯酸盐是饮用水二氧化氯消毒时形成的消毒副产物，饮用水是其环境暴露的主要途径。氯酸盐对动物和人健康的影响尚无足够数据，为保障供水安全，标准首次规定饮水中氯酸盐含量≤0.7 mg/L。

（3）微生物学指标

1）菌落总数：是评价水质清洁程度和净化处理效果的重要指标。要求菌落总数≤100 CFU/ml。菌落总数增加只能说明水受到微生物污染，但不能反映污染来源，需结合大肠菌群等指标判断污染来源和安全性。检测方法不需要复杂的实验仪器，对实验人员要求不高。该指标对原虫和病毒无指示作用。

2）总大肠菌群：是指在37℃培养24～48 h，能使乳糖发酵并产酸产气的一群需氧和兼性厌氧的革兰阴性无芽胞杆菌。总大肠菌群主要来源于人和温血动物粪便、植物和环境土壤。总大肠菌群是评价饮用水水质的重要指标。标准规定每100 ml水样中总大肠菌群不得检出。总大肠菌群对原虫和病毒无指示作用。

3）耐热大肠菌群：亦称粪大肠菌群，来源于人和温血动物粪便，是判断水体和饮用水受到粪便污染的重要指示性微生物指标，粪大肠菌群的检出还提示其他肠道致病菌和寄生虫存在的可能。标准规定每100 ml水样中粪大肠菌群不得检出。水中耐热大肠菌群的主要优势种属为埃希菌属。该指标对原虫和病毒无指示作用。

4）大肠埃希菌：通常称为大肠杆菌，存在于人和动物粪便中，在自然界中生命力很强，能在土壤、水中存活数月，是饮用水粪便污染的首选和最理想指示性微生物指标。标准规定每100 ml水样中大肠埃希菌不得检出。对原虫和病毒无指示作用。与肠道病毒和原虫相比，大肠埃希菌对消毒更为敏感。

（4）放射性指标：通常生活饮用水中放射性元素浓度极低，分析具体放射性核素流程复杂且昂贵。通常测量总α放射性和总β放射性作为筛选指标。我国的生活饮用水标准采用世界卫生组织推荐值：总α放射性≤0.5 Bq/L、总β放射性≤1 Bq/L。当超过规定限值时，应组织专家进行分析和评价，做出是否适宜饮用的判断。

（5）消毒剂指标：消毒剂常规指标包括氯气及游离氯制剂、一氯胺、臭氧和二氧化氯，除游离氯外，其余均为新增指标，考虑了不同消毒方式的影响。

氯化消毒是在我国城市集中式供水中应用最为广泛的饮用水消毒方式。实验证明，含氯制剂与水接触时间达30分钟，游离氯在0.3 mg/L以上时，对伤寒沙门菌、痢疾杆菌等肠道致病菌、钩端螺旋体、布氏杆菌等均有杀灭作用。游离性余氯的嗅阈和味阈浓度为0.2～0.5 mg/L，慢性毒性阈浓度为2.5 mg/L。标准规定氯气及游离氯消毒时，接触时间应≥30分钟，出厂水中游离氯≥0.3 mg/L、≤4 mg/L，末梢水中游离氯≥0.05 mg/L。末梢水游离氯含量提示有无二次污染。游离氯含量在0.5 mg/L以上，作用30～60分钟，可灭活肠道病毒。当怀疑水源受到肠道病毒污染时，应加大氯消毒剂浓度和作用时间。

2. 非常规指标　除常规指标外，新版饮用水卫生标准规定了64项非常规指标和限值，其中包括3项感官性状及一般化学指标、2项微生物学指标和59项毒理学指标。非常规检验项目主要是借鉴WHO、欧盟等国际组织和美国等发达国家的饮用水标准并结合我国国情制定。非常规指标于2012年7月1日全部实施。此外，与以往标准仅适用于城市集中式供水不同，新标准适用于城乡各类集中式供水的生活饮用水，也适用于分散式供水的生活

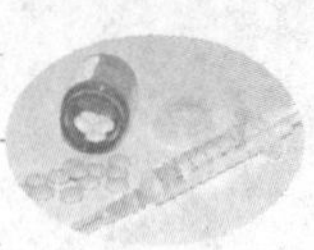

饮用水。

3. 其他　该标准增加了资料性附录，将28项水质指标纳入资料性附录，在实际工作中可参考使用，但不具有强制性。其中，包括2项微生物指标、2项无机物指标、24项有机物指标。当饮用水含有这些物质时，可参考限值进行评价。

第六节　集中式给水

集中式给水是指集中由水源取水，在统一的净化和消毒处理后，经输水管网配送到用户终端的供水方式。集中式供水具有以下优点：对水源的选择、防护有利；易于采取统一的水处理措施，保证水质；用水方便；便于开展卫生监管工作。集中式供水存在的隐患是水质一旦被污染，通常影响面和危害范围较大。

一、水源选择和卫生防护

（一）水源选择的原则

水源选择应综合考虑以下原则。

1. 水量充足　水源水量应能够充分满足供水区域内总用水量的需求，同时兼顾近期和远期发展的需要。对于地表水水源，一般要求95%保证率的枯水期流量大于总用水量。

2. 水质良好　水源水质应符合下列要求。

(1) 选择的地表水和地下水水源分别应符合《地表水环境质量标准》(GB 3838—2002)和《地下水环境质量标准》(GB/T 14848—2017)的要求。

(2) 水源水的放射性指标限值，应符合《生活饮用水卫生标准》(GB 5749—2006)的要求。

(3) 不符合水源水水质要求的水体，不宜用作供水水源。若条件有限需加以利用，则经净化处理后，水源超标项目应达到标准要求。

3. 便于防护　目的在于保证水源免遭污染，水质因此恶化。优先选择地下水水源。对于地表水水源，取水点应设在城镇、工矿企业等排污源上游。

4. 技术经济合理性　除考虑水量和水质外，水源地选择时还应结合水源水质和取水、净化处理、输配水等具体条件，考虑基建成本较低的方案。

（二）水源卫生防护

水源取水点周围应设置保护区。根据我国于2018年发布实施的《饮用水水源保护区划分技术规范》(HJ 338—2018)和2010年12月22日修订的《饮用水水源保护区污染防治管理规定》，生活饮用水水源保护区由县和市级人民政府提出划定方案，上报并由省、自治区、直辖市人民政府批准。在生活饮用水水源保护区内，禁止修建可能危及水源水质的设施及有碍水源水质卫生和破坏水环境生态平衡的行为。

1. 地表水水源卫生防护必须遵守规定

(1) 取水点周围100 m水域内，严禁捕捞、网箱养殖、停靠船只、游泳和进行一切其他可能造成水源污染的活动。取水点上游1 000 m至下游100 m的水域内不得排入工业废水和生活污水。其沿岸防护范围内不得堆放废渣，不得设立有毒、有害化学物品仓库，不得设装卸垃圾、粪便和有毒有害化学物品的码头，不得使用污水灌溉农田及施用难降解或剧毒的农药，不得排放有毒气体、放射性物质，不得从事放牧等有可能导致水源污染的活动。

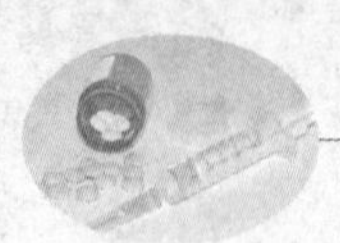

(2) 当以河流作为集中式供水水源时，可把取水点上游 1 000 m 以外的一定范围河段划为水源保护区。受潮汐影响的河流，其水源保护区范围应扩大。

(3) 当以水库和湖泊作为集中式供水的水源时，应根据具体情况，在取水点周围部分水域或整个水域及其沿岸设置水源保护区，并按(1)中规定执行。

(4) 应重点保护饮用水水源的输水明渠、暗渠，严防污染和水量流失。

2. 地下水水源卫生防护必须遵守规定　在单井或井群的影响半径范围内，不得使用工业废水或生活污水灌溉和施用难降解或剧毒农药，不得修建渗水厕所、渗水坑，不得堆放废渣或铺设污水渠道，不得从事破坏深层土层的活动。工业废水和生活污水严禁排入渗坑或渗井。人工回灌的水质应符合生活饮用水水质要求。

二、取水点和取水设备

(一) 地表水的取水点和取水设备

1. 取水点位置　在水质较好的位置设置取水点，例如：取水点应该设置在远离城镇以及工业企业的河流上游位置，避免城市生活污水和工业废水排放的影响，取水点最低水深为 2.5～3 m。避开河流水源的回流区和死水区，沿海地区需要考虑咸潮对水源水质的影响，做好用淡驱咸。

2. 取水设备　主要包括 3 种类型：①岸边式，属于固定式取水构筑物。适用于河床和河岸稳定、河岸较陡的河流。②河床式，属于固定式取水构筑物。适用于河岸较平坦、河床稳定、岸边水质较差的地点。③缆车式，属于活动式取水构筑物。成本经济、建设周期短，适用于水位波动幅度大、河岸坡度适宜、河床稳定的地点。

(二) 地下水的取水点和取水设备

1. 取水点位置　地下水埋藏越深，其上不透水层越厚，补给区越远，在卫生上越宜作取水点。当深层地下水的覆盖层为裂隙地层，或水源为浅层地下水时，取水点应设在污染上游。在不影响水量、水质的前提下，应选择便于施工、运行和维护的地点。

2. 取水设备　主要取决于地下水类型、埋藏深度、含水层特点等因素。主要类型有：①管井，亦称作机井或钻孔井，深度范围大，适用于各层地下水，应用最为广泛。②大口井，口径大、深度小，适用于浅层地下水和不宜采用管井的地区。

三、水质处理

为了使饮用水水质达到生活饮用水卫生标准的要求，需要利用物理、化学和物理化学的方法对水源水进行净化处理。生活饮用水净化处理方法包括常规净化、深度净化、特殊净化 3 种。饮用水常规处理工艺流程为混凝→沉淀→过滤→消毒，旨在去除原水中的悬浮物和胶体物质，水中的无机和有机污染物，金属与类金属和细菌等污染物。对于水质好的地下水，可直接消毒处理。原水中铁、锰和氟等有害物质，需要进行特殊处理。为进一步提高饮用水水质，某些地区或城市在常规处理的基础上选择进行深度净化处理。

(一) 混凝沉淀

饮用水加工处理的第一步是除去水中的悬浮性固体。向原水中投加混凝剂，通过混凝剂与水中的悬浮物和胶体发生反应，形成易于从水中分离的絮体矾花，以利于通过溢流堰和格栅阻隔聚集及后续沉淀去除，因此，该过程又称为混凝沉淀(coagulation precipitation process)。

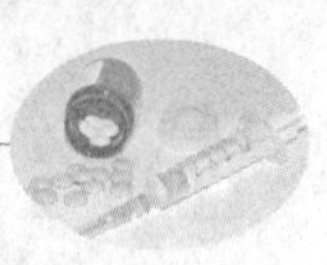

混凝机理主要包括压缩双电层作用、电性中和作用和吸附架桥作用。常用混凝剂包括铝盐和铁盐等金属盐类混凝剂、聚合氯化铝和聚丙烯酰胺等高分子混凝剂。混凝效果主要受以下几方面影响。①水中微粒的性质和含量：水中微粒的粒径大小、化学性质、携带的电荷特征、亲水性能和吸附性等因素将影响混凝效果。原水中微粒含量过少或过多，混凝效果均不佳。②水温：水温低时，絮状体形成速度慢且矾花松散、细小，混凝作用效果差。③水的 pH 值及碱度：视混凝剂种类而异。铝盐和铁盐混凝剂混凝效果受 pH 值影响较大。当原水中碱度不足或者混凝剂用量过大时，混凝剂水解反应不充分导致絮体颗粒细小，需进行处理。④水中有机物和溶解盐含量：水中有机物阻碍混凝作用，溶解性盐类则促进铝盐的混凝作用。⑤混凝剂的种类和用量。⑥混凝剂的投加方法、搅拌强度和反应时间等。

（二）过滤

过滤（filtration）是指原水经过混凝沉淀或澄清后，通过不同粒径的滤料层，截留未能有效沉淀的悬浮杂质和微生物，使水澄清的过程。过滤不仅能够有效降低水的浊度，而且水中有机物、细菌、病毒等随浊度下降而被部分去除。过滤的净水原理包括筛除作用和接触凝聚作用。筛除是水通过滤料时，起初较大颗粒被滤层孔隙截留，随着被截留颗粒的增加，滤层孔隙变小，粒径较小的颗粒也被截留。接触凝聚是水流经滤层孔隙时，其中的细小絮体和颗粒与滤料表面接触或接近时，形成的接触吸附聚集。

滤池按照过滤速度分为慢滤池和快滤池两类。滤池工作分为 3 期。①成熟期：该期滤料清洁，过滤效果差，需要降低滤速或进行初滤排水。②过滤期：该期滤料表面吸附了一层絮凝体或形成生物膜，净水效果佳。③清洗期：过滤至一定时间，滤层孔隙不断减小，水流阻力剧增，滤速减小或出水水质恶化，此时应停止过滤，进行滤料反冲洗。

过滤效果的影响因素主要包括如下。①滤层厚度和粒径：滤层过薄，水中悬浮物将穿透滤料层从而影响出水水质；滤层过厚则会使过滤时间延长。滤料粒径过大，筛滤效果不佳。②滤速：滤速过快会影响出水水质，滤速过慢过滤效果好，但会降低出水量。③进水水质：进水水质如浑浊度、色度、有机物和藻类含量等能够影响过滤效果，其中进水浑浊度影响最大，要求进水浑浊度＜10 度。④滤池类型：慢滤池过滤效果好，微生物去除率一般在 99％以上，而快滤池通常低于 99％，甚至低于 90％。

（三）消毒

消毒（disinfection）是指采用含氯和臭氧等强氧化剂的化学方法和紫外照射等物理方法杀灭水中病原微生物，切断传染病的传播途径，预防介水传染病的发生和流行，以保障人群免受病原微生物危害的方法。目前我国用于饮用水消毒的方法主要有以液氯和次氯酸钠为消毒剂的氯化消毒、二氧化氯消毒、臭氧消毒、紫外线消毒等，以及上述方法整合的组合消毒。氯化消毒是我国集中式供水最主要的消毒方式。

1. 氯化消毒　1908 年在美国新泽西首次对饮用水进行加氯消毒。氯化消毒（chlorination）对水中多数细菌和常见病毒敏感，能有效控制饮用水中的细菌类微生物的增殖，极大地降低了介水传染病的发病和死亡，具有成本低、稳定性好的特点，是最广泛采用的消毒方法。饮用水消毒常用的氯制剂有液氯、次氯酸钠、漂白粉［$Ca(OCl)Cl$］、漂白粉精［$Ca(OCl)_2$］和有机氯制剂等。有效氯是指含氯化合物中氯具有杀菌能力的有效成分，含氯化合物分子团中氯的化合价大于－1 者为有效氯。漂白粉、漂白粉精、优氯净（二氯异氰尿酸钠）有效氯含量分别为 28％～33％、60％～70％、60％～64％。

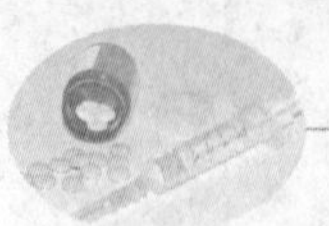

(1) 氯化消毒的基本原理:氯溶于水后的化学反应如下。

$$Cl_2 + H_2O \longrightarrow HOCl + H^+ + Cl^-$$
$$HOCl \rightleftharpoons H^+ + OCl^-$$

漂白粉和漂白粉精在水中均能水解形成次氯酸:

$$2\,Ca(OCl)Cl + 2H_2O \longrightarrow Ca(OH)_2 + 2HOCl + CaCl_2$$
$$Ca(OCl)_2 + 2H_2O \longrightarrow Ca(OH)_2 + 2HOCl$$

氯化消毒中,次氯酸发挥重要作用。次氯酸(hypochlorous acid)为体积小的中性分子,能快速扩散到带负电的细菌表面,并穿过细胞壁进入细菌内部;通过强氧化作用,与细菌体内的酶发生作用,破坏细菌的酶系统,导致细菌死亡。氯通过与病毒的核酸作用,灭活病毒,但某些病毒对氯并不敏感,对含氯消毒剂的抵抗力较细菌强。氯还可通过破坏蛋白质中—SH 键,发挥杀灭病原微生物的作用。

当地表水中由于有机污染而含有一定氨氮时,次氯酸与氨氮发生可逆反应,形成一氯胺(NH_2Cl)和二氯胺($NHCl_2$)。

$$NH_3 + HOCl \rightleftharpoons NH_2Cl + H_2O$$
$$NH_2Cl + HOCl \rightleftharpoons NHCl_2 + H_2O$$
$$NHCl_2 + HOCl \rightleftharpoons NCl_3 + H_2O$$

上述反应为可逆反应。次氯酸、一氯胺、二氯胺和三氯胺同时存在于水中,各自的含量比例取决于氯和氨的相对浓度、水的 pH 值和温度。氯胺的消毒作用来自上述反应中为维持平衡所不断释放出的 HOCl,只有 HOCl 消耗完后反应才向左进行。氯胺是弱氧化剂,作用缓慢,需要较长接触时间和较高浓度。

(2) 影响消毒效果的因素:原水水质质量和特征、水的 pH 值、加氯量和接触时间、水温、水的浑浊度、水中微生物的种类和数量等因素。

1) 加氯量和接触时间:水中加氯量可分为需氯量和余氯量两部分。需氯量指水中微生物灭活、有机物和还原性无机物氧化等所消耗的氯量。余氯(residual chlorine)是指为了抑制水中残存病原微生物再度繁殖,保证消毒效果,加氯量必须超过需氯量,在氧化和杀菌后水中剩余的有效氯。管网中需维持一定程度的余氯,以防止饮用水在输配管网中再度污染。余氯包括游离性余氯(如 HOCl、OCl^-)和化合性余氯(如 NH_2Cl、$NHCl_2$)。一般要求在与氯接触至少 30 min 后,游离性余氯≥0.3 mg/L,对于化合性余氯则要求与氯接触 1～2 小时后有 1～2 mg/L 余氯。

加氯量与余氯量间的关系如下:①理想情况下,水中无微生物、有机物和还原性物质等,此时需氯量为零,加氯量等于余氯量,如图 4-2 所示。②现实情况下,水体中或多或少地存在天然有机物和合成有机物以及微生物的污染。当水中有机物含量不高,且不存在游离氨时,加氯量减去需氯量即得到余氯量,如图 4-2 实线 MB 所示。M 点处加氯量为 M,余氯为零。此后,随着加氯量增加而余氯量逐渐增多。但实线 MB 的坡度比虚线 OA 小,这主要是氯与水中有机物反应的速度存在差异,余氯测定时,部分有机物与氯的反应仍在进行中。HOCl 在某些杂质或光线作用下,部分可分解生成 HCl 和 O_2。

在实际生产中,当水中氨氮含量较高时,加氯量与水中余氯的关系如图 4-3 所示:在起始的需氯量后,加入的氯与氨反应,产生化合性余氯,主要为一氯胺,具有一定消毒效果。当余氯

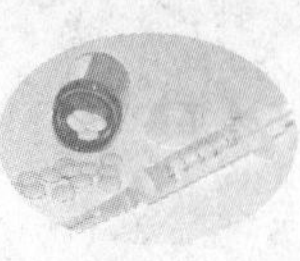

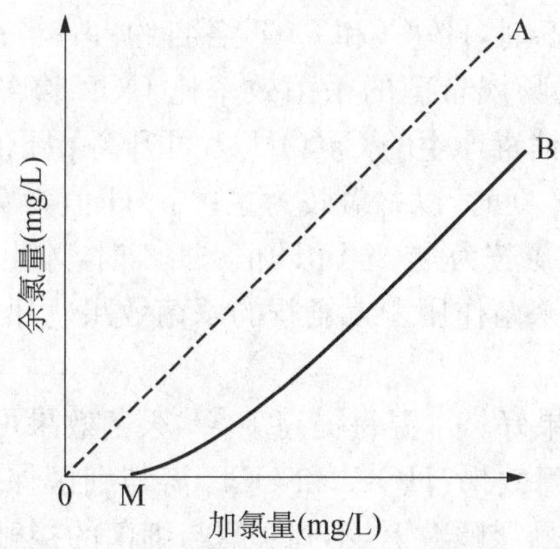

图 4-2　水中无氨时加氯量与余氯的关系

(引自:杨克敌主编.环境卫生学.第 7 版.北京:人民卫生出版社,2012.)

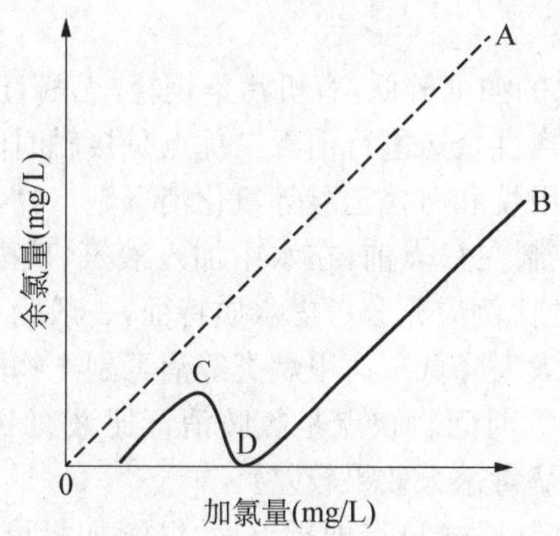

图 4-3　水中有氨时余氯量与加氯量的关系

(引自:杨克敌主编.环境卫生学.第 7 版.北京:人民卫生出版社,2012.)

量升高至 C 点(峰点)时,如继续加氯,一氯胺和二氯胺将在过量次氯酸的作用下发生分解,导致余氯下降。

$$2NH_2Cl + HOCl \longrightarrow N_2 + 3HCl + H_2O$$
$$NHCl_2 + HOCl \longrightarrow NCl_3 + H_2O$$

分解反应于 D 点结束。此时水中消耗氯的杂质已反应完全,继续加氯,则形成游离性余氯,D 点称为折点,以该区消毒效果为最佳。

加氯消毒研究表明:当原水中游离氨在 0.5 mg/L 以上时,峰点 C 以前产生的化合性余氯量可以满足消毒,此时为节约加氯量,应将加氯量控制在峰点前;当原水中游离氨浓度在 0.3 mg/L 以下时,为保证消毒效果,通常将加氯量控制在 D 点即折点后;当原水游离氨浓度在 0.3～0.5 mg/L 时,加氯量难以掌握,如控制在峰点前,产生的化合性余氯有时无法保证消毒效果的需求,控制在折点后不经济。

2) pH 值:次氯酸是一种弱电解质,在水中按下式解离: $HOCl \rightleftharpoons H^+ + OCl^-$。水中 HOCl 与 OCl^- 比值受 pH 值和水温影响。当 pH 值<5.0 时,全部以 HOCl 形式存在,HOCl 随 pH 值升高而减少。当 pH 值为 6.0 时,HOCl 占 95%以上;当 pH 值>7.0 时,HOCl 所占

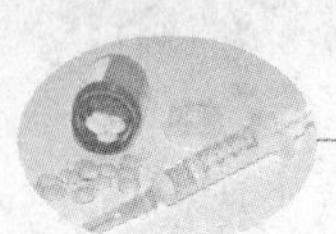

比例急剧下降；当 pH 值为 7.5 时，HOCl 和 OCl^- 各自约占一半；当 pH 值>9 时，几乎全部为 OCl^-。研究表明，HOCl 对大肠埃希菌的杀菌效率比 OCl^- 高约 80 倍。水的 pH 值不宜太高，以保障消毒效果。漂白粉消毒产生的 $Ca(OH)_2$，可升高 pH 值，降低消毒效果。

对氯胺而言，当 pH 值>7.0 时，以一氯胺为主；当 pH 值为 7.0 时，一氯胺和二氯胺近似等量；当 pH 值<6.5 时，以二氯胺为主。当 pH 值<4.4 时，才生成三氯胺。一氯胺和二氯胺均具有杀菌能力，三氯胺不起杀菌作用。二氯胺的杀菌效果优于一氯胺，但因二氯胺有异臭，故消毒时应以一氯胺为主。

3）水温：水温高，灭菌效果好。水温每提高 10℃，灭菌效果可增加 2～3 倍。

4）浑浊度：消毒时，为保障效果，HOCl 和 OCl^- 需与细菌保持一定时间接触。当水的浑浊度较高时，细菌主要附着在悬浮颗粒上，不利于氯与细菌的接触，降低了杀菌效果。

5）微生物的种类和数量：不同微生物对氯的耐受性不同，通常大肠埃希菌对氯的抵抗力较低，病毒次之，原虫包囊对氯消毒剂的耐受性最强。水中微生物的数量过多，则消毒后较难以达到卫生标准的要求。

（3）氯消毒方法

1）普通氯化消毒法：当水的浊度较低，有机污染较轻，无酚且氨含量<0.3 mg/L 时，可采用普通氯化消毒法，即利用游离性余氯进行消毒。优点是接触时间短，效果可靠。缺点是当原水为地表水时，容易生成三卤甲烷和卤代乙酸等氯化消毒副产物，使水具有致突变性。

2）氯胺消毒法：加氯量控制在 C 点前，在水中加入液氨、硫酸铵或氯化铵溶液，加氯后生成一氯胺和二氯胺。氨与氯的比例应充分考虑水质特征，一般为 1∶3～1∶6。氯胺消毒的优点是不会产生氯臭和氯酚臭，大大降低三卤甲烷类等消毒副产物的生成。此外，化合性余氯较稳定，能延长管网末梢余氯持续时间。缺点是氯胺消毒比液氯和漂白粉作用缓慢，杀菌效果弱；需加氨设备，操作复杂；对病毒杀灭效果较差。

3）折点氯消毒法：当加氯量超过 D 点即折点后，继续加氯形成游离性余氯。优点是消毒效果可靠；使锰、铁、酚和有机物含量明显下降；去除部分臭味和色度。缺点是耗氯量增加，产生较多氯化消毒副产物；需计算折点加氯量，有时折点难以判断。

4）过量氯消毒法：当水源有机物污染严重或处于野外作业等特殊情况下，为在短时间内达到消毒效果，可向水中投加过量氯，使余氯达到 1～5 mg/L。消毒后进行脱氯处理，常用脱氯剂有亚硫酸钠、亚硫酸氢钠、硫代硫酸钠和活性炭等。

（4）加氯地点和加氯设备：根据原水水质和净水工艺，加氯点可分为滤前加氯、滤后加氯、中途加氯。滤前加氯，即在沉淀池前加氯，适合于有机物含量较高、色度较高、藻类孳生的原水。滤前加氯能够增加混凝效果、防止藻类繁殖，但加氯量较大，易形成大量氯化消毒副产物。滤后加氯，即在过滤后加氯，是最常用的消毒方法，适合于一般水质的原水。中途加氯，即加氯点选择为管网中途的加压泵站或贮水池泵站。在输水管网较长的情况下，中途加氯能够保证末梢水余氯量。

2. 二氧化氯消毒　ClO_2 在常温常压下为带有刺激性的辛辣味的橙黄色气体，易溶于水呈黄绿色溶液，在水中极易挥发，敞开存放易光解，不宜贮存，不能压缩装运，使用时需现场制备。当 ClO_2 在空气中浓度超过 10%或在水中浓度超过 30%时，易发生爆炸。二氧化氯消毒效果取决于二氧化氯制备过程中的含量和稳定性。

ClO_2 是高效饮水消毒剂，有效氯含量是液氯的 2.6 倍，能够杀灭细菌、病毒和真菌孢子。其灭菌原理是：ClO_2 对细胞壁有良好的吸附性和渗透性，能够有效氧化胞内含巯基的酶；与半

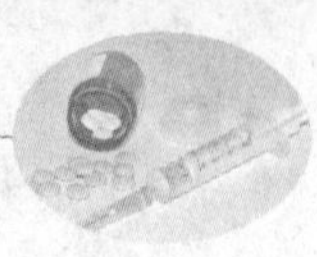

胱氨酸、色氨酸和游离脂肪酸反应，控制蛋白质合成，膜渗透性增加；改变病毒衣壳，引起病毒死亡。

ClO_2 消毒的优点：较游离氯杀菌力强；有机物经 ClO_2 氧化多降解为含氧基团（羧酸）产物，致癌物 BaP 被氧化为无致癌性的醌式结构；氧化能力强，能分解细胞结构，杀死孢子；消毒效果不受 pH 值影响；余氯稳定持久，防止管网污染能力强；可除臭、去色，去味，除去铁、锰，不与酚形成氯酚臭；其水溶液可以安全生产和使用。其缺点是须现场制备；不能贮存，操作不当易发生爆炸；ClO_2 歧化产物可引起实验动物溶血性贫血和变性血红蛋白症。

3. 臭氧消毒　臭氧（O_3）氧化能力强，易溶于水，但极不稳定，因此，不能贮存，需在使用时制备。O_3 进入水中生成新生态氧[O]，新生态氧具有极强的氧化能力，使细菌胞膜氧化、通透性增加，导致内容物漏出；破坏病毒中的衣壳蛋白，导致病毒死亡。O_3 对病毒的灭活作用均很强。饮用水消毒时，O_3 投加量一般≤1 mg/L，要求作用 10～15 分钟，剩余 O_3 为 0.3 mg/L。

O_3 消毒的优点是消毒效果优于 ClO_2 和 Cl_2；接触时间短；pH 值在 6～8.5 内均有效；能除臭、去色，除铁、锰、酚等多种物质；对“两虫”有较好的灭活效果；不生成三卤甲烷类副产物；O_3 预氧化还能促进絮凝和澄清，减少混凝剂用量。缺点是设备复杂，基建投资大，制水成本高；O_3 在水中不稳定，其控制和检测需一定技术；消毒后对管道有腐蚀作用；无余氯，需投加少量氯、二氧化氯或氯胺进行二次消毒。

4. 紫外线消毒　波长为 200～280 nm 的紫外线具有杀菌作用，其中以波长 254 nm 的紫外线杀菌作用最强。紫外线作用于核酸、原浆蛋白与酶，使其发生化学变化以达到消毒效果。紫外线消毒的优点是杀菌效率高；广谱灭菌，对病毒和隐孢子虫有特殊杀灭效果；不改变水的物理性质和化学成分，不生成消毒副产物，不增加臭味；操作方便，容易实现自动化，便于管理。缺点是消毒持续性差，容易形成管网中二次污染，不适合大规模集中式供水；消毒装备复杂，成本较高。近年来，紫外消毒作为组合消毒与其他方法联合使用，用于保障消毒效果。

（四）饮用水的深度处理

饮用水深度处理是指在市政供水常规处理工艺后，对水质再进行净化处理，旨在去除常规处理工艺不能有效去除的污染物或消毒副产物的前体物，获得优质饮用水。目前常用的深度处理方法有：物理吸附分离技术（活性炭吸附、膜过滤法）、生物预处理技术（生物滤塔、生物转盘、生物滤池等）、化学氧化技术（臭氧预氧化、二氧化钛光催化技术等）。

1. 活性炭吸附法　以活性炭为代表的多孔介质吸附工艺是目前去除有机物污染的首选技术。该方法可有效去除色、臭、味、腐殖质、溶解性有机物、微污染物质、总有机碳、总有机卤化物和总三卤甲烷等，但对微生物和溶解性金属去除效果不明显。

2. 膜过滤法　常用的饮用水膜处理技术包括微滤、超滤、纳滤、反渗透、电渗析等，目前微滤和超滤应用范围最广。微滤介于常规过滤与超滤之间，是利用孔径为 0.22～10 μm 的微孔膜截留水中大于 10 μm 的悬浮物、胶体、有机大分子和隐孢子虫、贾弟鞭毛虫、藻类和细菌微生物等；超滤是一种采用特殊工艺制成的高分子材料非对称半透膜，能够截留分子量大于 500 的大分子与胶体颗粒、细菌和病毒，不能去除低分子量盐类；纳滤介于反渗透和超滤之间，能够截留的最小分子大小约为 1 nm；反渗透膜主要分离对象是 1 nm 以下的无机离子和小分子，应用于海水或苦咸水除盐；电渗析能够去除水中离子，去除全部无机物，应用于苦咸水除盐和离子污染物的去除。

3. 生物滤塔预处理的活性炭深度处理　生物滤塔又称塔式生物滤池，利用微生物在滤料

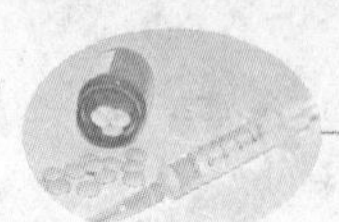

表面形成的生物膜氧化分解原水中有机物，具有自然曝气充氧和生物氧化的双重作用。

(五) 水质的特殊处理

1. 除氟　根据国家卫生标准，饮用水中氟的含量≤1.0 mg/L，原水超过该标准的，需要进行除氟处理。在饮用水除氟方面我国应用最广泛的是吸附过滤法。常用吸附剂包括活性氧化铝、磷酸三钙和骨炭。此外，除氟还可以采用电渗析法、混凝法。电渗析法除氟效果好，可同时除盐，适合苦咸高氟水地区的饮用水除氟，但成本较高。混凝法容易造成水中铝的含量较高。

2. 除铁和除锰　我国含铁含锰地下水分布较为广泛。水中铁锰过量能引起异味、异臭，在白色衣物及生活用具上留下黄色或微黑色斑渍。铁沉积于输水管道和铁细菌的繁殖会引起短期"黄水"，锰沉积于输水管道可引起"黑水"。铁锰细菌滋生将加速管道腐蚀。所以需进行除铁除锰处理。

水中除铁可采用曝气过滤法。除锰也可采用曝气氧化法。铁、锰常同时存在于地下水，因铁的氧化还原电位低于锰，相同 pH 值条件下，更容易被氧气氧化，为避免影响除锰效果，应先除铁再除锰。近年来，生物法除铁除锰的方法也在不断开发研究。

3. 除藻和除臭除味　藻类及其分泌物是产生异臭异味的主要原因。除藻同时也有利于除臭除味。常用除藻方法主要包括如下。①物理方法：气浮技术除藻效果显著，去除率高达70%～80%。②化学方法：硫酸铜除藻适合于含藻量少、处理量小的场所。也可利用预氧化的方法，向水中投加氯、臭氧、高锰酸钾等预氧化剂除藻。加氯预氧化往往会生成更多消毒副产物。③生物方法：在反应池中垂直放置蜂窝管，利用蜂窝管形成的生物膜，对藻类起到絮凝和吸附作用。该法在除藻的同时也去除了一部分有机物质。

常规水处理工艺难以去除饮用水中的臭味物质。常用除臭除味方法包括：化学氧化法、活性炭吸附法、生物活性炭法。常用的化学氧化剂包括臭氧、二氧化氯、氯、高锰酸钾等。有机物产生的臭味可用 O_3 和 ClO_2 处理；挥发性物质如 H_2S 等产生的臭味，可用曝气法去除；酚类物质产生的臭味可用 ClO_2 去除；原因不明或用化学氧化法处理效果不佳的臭味，可用活性炭吸附。生物活性炭法常与化学氧化法、活性炭吸附一起，与常规处理组合除臭除味。

4. 海水与苦咸水淡化　海水和苦咸水淡化是淡水供应困难的海岛和水资源紧张的沿海地区寻找淡水水源的一个重要途径。海水与苦咸水含有大量盐分，不适合饮用。氯离子是造成水咸味的主要成分，硫酸根是造成水苦味的主要成分。主要淡化方法包括电渗析法、反渗透法、蒸馏法和离子交换法等。其中，蒸馏法是最古老的淡化技术，而反渗透法应用最为广泛。

四、配水管网的卫生要求

给水管网中，将水输配至用户的干管和支管，称为配水管。配水管分布于城镇给水区域，纵横交错，呈网状结构，称为配水管网，分为树枝状管网和环状管网两类。树枝状管网投入少，但末梢水流动性差，管内容易发生沉淀物的积聚，水中细菌容易再繁殖，引起水质恶化；管网中某一部分检修时，该处以下供水地区都将停水。环状管网将管线连成环状，管网水流动性好，水压均匀，水质较好；某一段管道进行检修，其他部分无须停水，但成本较高。

配水管主要管材有：铸铁、球墨铸铁、镀锌钢管、钢筋混凝土管和塑料管等。根据我国《城市供水统计年鉴》(2015 年)，球墨铸铁管占统计的供水管网总长度的 28.1%，塑料管在配水管道中的使用呈上升趋势，占 24.2%。管材的选择应兼顾经济合理性和技术可靠性。管材应有足够的强度，防止爆裂；应有稳定的化学性能，耐腐蚀，维持一定的使用寿命；应运输安装方便；

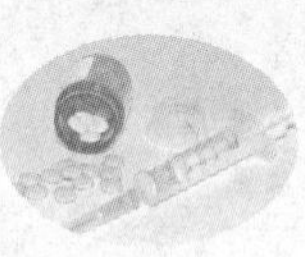

塑料管材应通过卫生部门的产品安全性鉴定。

配水管道的埋设应避开垃圾和有毒物质污染区，否则应采取防护措施。为防止冻结，给水管应埋设在当地冻结线以下。企事业单位自备供水系统，不可与城镇生活饮用水供水管网直接相连。定期冲洗存在积垢和"死水"的管段；对于过长的管线，应在中途加氯；管道在检修后也应冲洗消毒。配水管网内必须维持一定水压，按照最高日、最高时用水量所需水压进行设计。金属管道必须进行防腐处理，以防腐蚀。水塔、水箱和水池应远离污染源；要求内壁光滑，顶部设盖，并设有换气孔，上装纱网；周围应设置防护措施，防止闲人靠近。给水站周围地面应铺设具有一定坡度的水泥地坪，以利于排水。

五、供管水人员的卫生要求

供管水人员是指供水单位直接从事供水、管水的人员，包括从事净水、取样、检验、二次供水卫生管理及水池、水箱清洗消毒人员。供管水人员必须每年进行健康检查，取得预防性健康体检合格证后方可上岗工作，供水单位应将患者立即调离直接供管水工作岗位。对这些人员进行预防性健康检查和提出卫生要求的目的是防止饮用水受到污染引起介水传染病的发生和流行。

第七节　分散式给水

分散式给水是指居民直接从水源取水，未经任何设施或仅有简易设施处理的供水方式。不具备集中式供水工程建设能力的村庄，通常采用水井、引泉供水、地表水或雨雪水集蓄等单户或联户分散式供水方式。分散式给水是我国农村居民的主要用水方式。

一、水井卫生

水井包括普通水井、陶管小口井、手压井、机井等。下文以普通水井为例，说明对水井基本的卫生学要求。

（一）井址选择

作为水源的水井应满足以下要求：水量充沛、水质良好、便于防护、使用方便。为防止污染，井址应尽可能设置于地下水污染源上游，地势高、干燥，不易积水，远离厕所、农用粪池等污染源，距离至少 20～30 m。

（二）井的构造

井底由厚约 0.5 m 的卵石和粗砂铺垫而成，上面设置多孔水泥板，便于定期淘洗。井壁由砖、石等砌成。井底以上高约 1 m 的井壁外面填充砂砾，厚度为 30～60 cm，便于地下水渗入补给；井壁周围距离地面 1～3 m 处以黏土或水泥填实，用水泥沙浆抹平内表面，防止污水渗入井内。井台利用不透水材料砌成，应高出周边地面 20 cm 以上，井台半径为 1～3 m，排水通畅。井栏一般应高出地面 0.3～0.5 m，以防污水和地面垃圾扬尘等进入井内，并保证取水方便和安全。井口最好设盖。公用井应使用公用桶，并保持桶底清洁。密封井更加卫生安全，配置抽水泵，方便取水的同时还可防止污染。

（三）井水消毒

我国农村井水实际上很少进行消毒处理。井水可用漂白粉等消毒剂处理。为延长消毒持

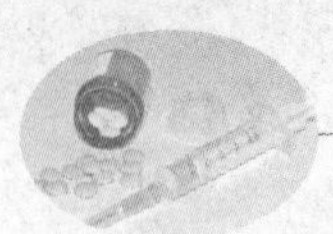

续时间，可将消毒剂置于竹筒或广口瓶等器皿中，将其吊于水中，消毒剂在水的振荡作用下由小孔中缓慢释放漏出，消毒效果可持续10～20天。

二、泉水卫生

泉水多出现在山坡或地层断裂处。水质良好、水量充沛的泉水，可作为农村生活饮用水水源。以泉水作为水源时，为便于取用、防止污染，可修建集水池。可在集水池中进行加氯消毒，以防止病原微生物的污染。

三、地表水卫生

可选择水质良好的河流、水库和池塘等作分散式给水的水源。以江河为水源时，宜采用分段用水，在河段上游设置饮水取水点，在河段下游设置牲畜饮水点。面积较大的湖泊可采用分区供水，但应避免造成饮水水源污染。池塘通常水质较差，一般不作为饮用水源，池塘多的地区，可采用分塘用水，污染严重或面积很小的池塘不可作为水源。分散式给水中地表水的净化和消毒，以下办法可供参考。

(一) 岸边砂滤井

将原水引入砂滤井，过滤后引入清水井。砂滤井底部铺粒径为15～25 mm的卵石，厚度为15 cm，其上铺粒径为0.3～0.5 mm的砂层，厚度为70 cm。砂滤井和清水井均应设置井盖。需用漂白粉澄清液对清水井中的水进行消毒。

(二) 砂滤缸(桶)

砂滤缸(桶)自上而下铺陈10～15 cm卵石，两层棕皮，40 cm砂子，两层棕皮，5 cm卵石，主要靠砂层过滤。底层和上层的卵石层具有承托和防冲刷作用，也可用多孔板。初用时出水往往浑浊，使用一段时间后，水逐渐变清。为防止空气进入滤层，影响过滤效果，使用期间，砂层上方经常保持一层水。砂滤缸使用一段时间后，砂层逐渐堵塞，影响出水量或净水效果，当堵塞严重时，应进行清洗。

(三) 缸水混凝沉淀

缸水混凝沉淀的常用混凝剂为明矾。将明矾放入竹筒内，制成加矾筒，在缸水中搅拌，明矾逐渐溶解，经加矾筒四周小孔溢出，与水混匀。当观察到矾花出现时将加矾筒取出。静置30～60分钟后，利用吸泥筒除去缸底的沉淀污泥。待沉淀、过滤后，利用漂白粉液进行消毒，其用量以接触30分钟后能嗅到轻微的氯臭为宜。

四、雨雪水的收集

雨水集蓄可选择单户集雨方式，在有适宜地形时可选择公共集雨方式。也可选择水窖储集雨雪水。水窖由集水区和窖身组成。集水区优先选择屋顶，屋顶尤以水泥被覆的平顶为佳。水窖以修建在地下或半地下为宜。窖身容积可按照每人每日需水量(10 L)、饮水人数和贮存天数计算。水窖上要设有严密的盖和通气管，以防周围环境的污染。储存时间较长时要需采用储水的防腐消毒措施。

五、包装饮用水卫生

随着生活水平的提高，对健康的关注和对水质的要求提升，经不同方式处理的包装饮用水

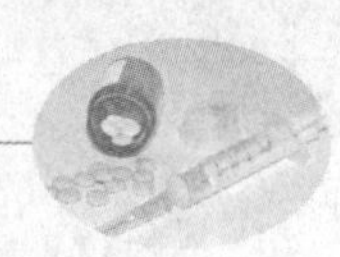

进入日常生活。包装饮用水是指密封于符合食品安全标准和相关规定的包装容器中，可供直接饮用的水。包装饮用水根据容器类型分为桶装水和瓶装水。常见的包装饮用水水质类型包括：纯水、净水和天然矿泉水。

1. *纯水*　纯水是以市政自来水为基础，可采用反渗透、电渗析、蒸馏等工艺处理，以去除水中溶解的矿物质以及其他有害物质。纯水电导率＜10 μs/cm，浑浊度＜1NTU，即除水分子外，其他化学成分基本上没有。

2. *净水*　净水是利用自来水经过进一步处理的水。通常可以采用活性炭吸附、中空纤维膜或素烧瓷滤芯过滤等方式以去除水中有害物质。

3. *天然矿泉水*　是将从地下深处自然涌出或人工采集未受污染的地下矿泉水，经过滤处理的水。

2014 年国家卫计委批准发布了《食品安全国家标准包装饮用水》(GB 19298—2014)，但天然矿泉水仍按照《饮用天然矿泉水》(GB 8537—2008)国家标准执行。

桶装水的卫生学问题较多，主要是微生物学指标超标。主要涉及以下原因：水桶清洗消毒不彻底、生产过程中消毒未达要求、灌装过程中污染、与饮水机配套使用时饮水机系统污染。

六、直饮水卫生

直饮水属于分质供水，是将自来水或达到生活饮用水卫生标准的水源水进行深度处理后，通过食品卫生级优质管材将符合直接饮用标准的水输送至用户。其主要目的是去除水中残余有机物和有害物质，保留对人体有益的微量元素，增加溶解氧，改善水的口感。直饮水基本工艺流程常以膜处理技术为主：自来水→臭氧活性炭→精密过滤→膜过滤→消毒→出水。1996 年上海投运了我国首项直饮水工程。2017 年我国住房和城乡建设部颁布并实施了行业标准《建筑与小区管道直饮水系统技术规程》(CJJ 110—2017)，同时由原建设部颁布的《管道直饮水系统技术规程》(CJJ 110—2006)废止。该行业标准的出台为我国管道直饮水系统的安全提供了技术保障。

第八节　涉水产品的卫生要求

涉及饮用水卫生安全产品，简称涉水产品。涉水产品是指在生产饮用水和供水过程中与饮用水接触的材料、塑料及有机合成管材、管件、防护涂料、水处理剂、除垢剂、水质处理器以及其他新材料和化学物质。随着涉水产品广泛使用，其面临的卫生问题日益增加。因此，加强涉水产品监督监测、评价管理，对保障饮用水安全极为重要。

一、涉水产品存在的卫生问题

(一) 水质处理器

水质处理器又称饮水处理器，是指以市政自来水或其他集中式供水为进水，经处理，旨在改善饮水水质，去除水中某些有害物质，或增加某种对人体有益成分的饮用水处理装置。按水处理功能可分为：净水机(器)、矿化水机(器)、纯水机(器)和特殊净水器(如除铁、除锰、除氟、除砷净化器)等。

水质处理器的核心组件是与饮水接触的成型部件和过滤材料。成型部件需要化学稳定性

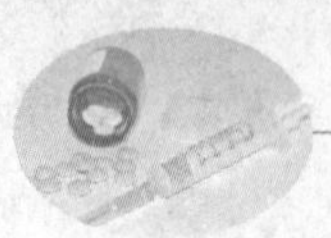

良好，以确保与水接触后化学成分不被溶解，避免因化学成分溶解，而对人体健康构成危害。水质处理器根据净化方式不同，主要分为介质过滤法和膜法过滤。以活性炭为过滤材质的介质过滤法最为常用，可有效吸附水中有害物质，降低水的浊度、余氯、色度、氯仿等多种无机和有机污染物。但活性炭内部比表面易于被污染物吸附达到饱和，且活性炭表面上附着的细菌易于繁殖，因此，长期未更换活性炭滤芯的水处理器出水不可直接饮用。膜法过滤主要有微滤、超滤、纳滤和反渗透等。活性炭吸附与膜法过滤相结合能有效提高水质处理效果。某些水质处理器内设载银活性炭和含碘树脂等消毒部件，易使出水中银离子和碘离子增加。

(二) 生活饮用水输配水设备

生活饮用水输配水设备是指与生活饮用水接触的输配水管、蓄水容器、供水设备、机械部件(如阀门、水泵、水处理剂加入器等)。

1. 给水用塑料管材和管件　塑料加工方便、成本低廉，利用塑料制备给水用管材和管件日益普遍。通常塑料管材和管件以合成树脂为主要原料，添加适量的增塑剂、稳定剂、润滑剂和抗氧化剂等助剂，常用材质包括聚氯乙烯、聚乙烯和聚丙烯等材质的管材、管件。其中，产品中添加的增塑剂、热稳定剂等助剂和未聚合物及裂解产物等可释放至水中。例如，助剂中常含有铅等金属杂质，聚氯乙烯中残留的催化剂和二氯乙烯等化学物，在与水接触时易于溶出进入水中。因此，需注意涉水产品组件材质的潜在健康风险。

2. 玻璃钢及其制品　以合成树脂为粘合剂、玻璃纤维及其制品作增强材料而制成的复合材料，称为玻璃纤维增强塑料。因其强度高，又称玻璃钢。玻璃钢应用范围广泛，在涉水产品领域，主要用于生产水箱、输配水管道、水厂沉淀池的斜板、斜管等。玻璃钢带来卫生学问题和潜在健康问题主要来自生产材料中的树脂及复杂助剂成分，当其固化度不高时，材料中的化学组分可迁移至水中。

3. 橡胶制品　用于涉水产品的橡胶产品有各种垫片、密封圈(条)、储水袋等。橡胶制品带来的主要卫生学问题是所用助剂和裂解产物，化学结构复杂，可迁移至水中污染饮用水。

(三) 涂料

为防止输配水设备与饮用水接触的内表面腐蚀，影响饮用水水质，通常需在输配水设备内壁表面添加涂层。环氧树脂涂料、聚酯涂料(含醇酸树脂)、丙烯酸树脂涂料和聚氨酯涂料于2007年被卫健委列入《涉及饮用水卫生安全产品分类目录》。涉水产品常用涂料包括聚酰胺环氧树脂、聚四氟乙烯、环氧酚醛等。从卫生学角度来说，分子量越大，环氧值越小，则涂料越稳定，不易释放至水中。

(四) 水处理剂

水处理剂包括混凝剂、絮凝剂、助凝剂、消毒剂、氧化剂、pH值调节剂、软化剂、灭藻剂、除垢剂以及具有除氟、除砷、氟化和降低矿化度作用的饮用水化学处理剂。水处理剂的卫生安全性取决于产品原料、配方和生产工艺，如原料使用回收废料或工业再生材料，生产条件简陋，水处理剂生产加工过程中带来的含砷、镉、铬、铅、银、硒、汞等无机化学物和有机化学物释放进入水中，通过饮用水暴露而对人体健康产生危害。

二、涉水产品的卫生监测和评价

《生活饮用水卫生监督管理办法》规定涉水产品实施卫生许可制度。自2016年6月1日起施行的新版《生活饮用水卫生监督管理办法》要求涉水产品应按照有关规定开展卫生安全性

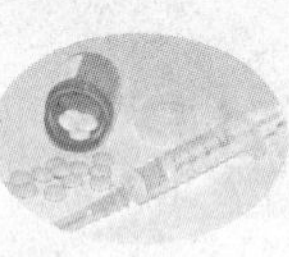

评价，符合卫生标准和规范的要求。其中，利用新材料、新工艺和新化学物质生产的涉水产品应由国务院卫计委颁发卫生许可批文；除此之外的其他涉水产品应由省级人民政府卫计委颁发卫生许可批文。未获得卫生许可批文的产品不得生产、销售和使用。

(一) 生活饮用水输配水设备及防护材料

饮用水的输配水设备和防护材料必须按照安全性评价的规定进行浸泡试验，浸泡水必须分别符合浸泡试验基本项目和增测项目的相应规定。对于浸泡水中溶出的其他物质，应根据国内外相关标准判定项目和限值。若无可依标准，应根据安全评价规范中的规定进行毒理学试验，确定其在饮用水中的最大容许浓度。要求浸泡水中浓度不大于最大容许浓度的10%。

(二) 饮用水化学处理剂

饮用水化学处理剂因直接加至水中，与健康关系更为直接密切。生活饮用水化学处理剂在规定的投加量使用时，要求处理后水的一般感官性状指标符合《生活饮用水卫生标准》。若由饮用水化学处理剂带入的有害物质是《生活饮用水卫生标准》中纳入的物质，该物质的容许浓度不得大于相应限值的10%。若带入水中的有害物质《生活饮用水卫生标准》中并未纳入，可参考国内外相关标准，其在饮用水中的容许浓度不超过相应限值的10%。当带入的有害物质无容许限值可依据时，需进行毒理学试验，确定该物质在饮用水中的最高容许浓度，其容许限值不超过该容许浓度的10%。

(三) 水质处理器

水质处理器所用材料应按照2001年卫健委颁布的《生活饮用水水质处理器卫生安全与功能评价规范——一般水质处理器》的要求进行检测和鉴定，符合要求方可使用。用于组装饮用水水质处理器和直接与饮水接触的成型部件及过滤材料，应该按照卫健委《水质处理器中与水接触的材料卫生安全证明文件的规定》提供卫生安全证明文件，否则必须进行浸泡试验。特殊净水器和矿化水器的卫生安全与功能评价，按《生活饮用水水质处理器卫生安全与功能评价规范》的有关规定进行。

三、涉水产品的卫生毒理学评价程序

当涉水产品溶出的有害物质或处理剂释放于饮用水中的有害物质无规定的或可依据的最大容许浓度时，应根据其在水中溶出或带入物质的浓度，通过以下程序和方法确定其在饮用水中的限值。

(一) 水平Ⅰ　有害物质在饮用水中的浓度<10 μg/L

毒理学试验包括以下遗传毒性试验各一项：基因突变试验（Ames 试验）和哺乳动物细胞染色体畸变试验（体外哺乳动物细胞染色体畸变试验、小鼠骨髓嗜多染红细胞微核试验）。若两项试验均为阴性，则产品可投入使用；若两项试验均为阳性，则产品不能投入使用，需通过慢性（致癌）试验进一步评价；若两项试验中一项阳性，则需选用另外两种遗传毒理学试验作为补充研究，包括一项基因突变试验和一项哺乳动物细胞染色体畸变试验。补充研究的两项实验结果均为阴性，则产品可投入使用，若仍有一项阳性，则不能投入使用，或进行慢性（致癌）试验进一步评价。

(二) 水平Ⅱ　有害物质在饮用水中浓度为10～<50 μg/L

毒理学试验包括水平Ⅰ所有试验和大鼠90天经口毒性试验。遗传毒性试验的评价同水平Ⅰ，通过大鼠90天经口毒性试验，确定有害物质在饮用水中的最高容许浓度(根据阈下剂量确定、安全系数可选用1 000)。当有害物质在水中的实际浓度大于最大容许浓度时，不能通过。

(三) 水平Ⅲ　有害物质在饮用水中的浓度为50～<1 000 μg/L

毒理学试验包括水平Ⅱ全部试验和大鼠致畸试验。遗传毒性评价同水平Ⅰ。通过大鼠90天经口毒性试验和大鼠致畸试验，确定有害物质在饮用水中的最高容许浓度。大鼠90天经口毒性试验:根据阈下剂量确定，安全系数可选用1 000;致畸试验:根据阈下剂量确定，安全系数可选范围100～1 000。当有害物质在水中的实际浓度大于最大容许浓度时不能通过。

(四) 水平Ⅳ　有害物质在饮用水中的浓度≥1 000 μg/L

毒理学试验包括水平Ⅲ全部试验和大鼠慢性毒性试验。当致畸试验结果阳性时，不能投入使用;当致癌试验和遗传毒性试验综合评价有害物质具有致癌性时，不能投入使用。根据大鼠致畸试验和慢性毒性试验，确定有害物质在饮用水中的最高容许浓度(慢性毒性试验:根据阈下剂量确定，安全系数可选用100)。当水中溶出物实际浓度大于最大容许浓度时，不能投入使用。

第九节　水体卫生防护

开展"清洁生产"，由末端治理转变为源头预防，是避免水体污染的根本措施。加强工业废水和生活污水处理和利用是保护和改善水体水质的重要措施。

一、开展"清洁生产",控制源头排放

清洁生产是对生产过程和产品进行整体预防的环境保护策略。清洁生产包括节约原材料和能源，使用无毒或低毒原材料，在整个生产过程中从原材料提取到产品的最终处置，对污染采取有效控制措施减少其危害。清洁生产是一种预防性方法，强调从源头抓起，将污染预防贯穿于生产全过程。源头预防是指在污染物污染水体前采用积极又行之有效的方法和措施，避免污染物进入水体，而不是先污染再治理。

二、工业废水的利用与处理

(一) 工业废水的利用

提高工业用水重复利用率是工业节水的重要措施，特别是在石油炼制、化工、化肥和化纤等高水耗的行业，有效的节水不仅能降低生产成本，也可减少水资源消耗，降低污染物排放。多数企业的工业冷却水除热度外，有害物质含量低，故冷却后可重复利用。

(二) 工业废水的处理

1. 物理处理　是利用物理方法包括机械阻留、除油和沉淀等去除废水中的漂浮物、悬浮物和油污。通过格栅和筛网等机械阻留设备，去除粒径较大的悬浮物和漂浮物。废水中的油污漂浮于水面，可被隔油池中的挡板阻留去除。废水中的悬浮物因重力的关系沉积到容器底部被去除。沉淀池可分为平流式、竖流式等多种。物理处理属于一级处理。

2. 化学处理　是利用混凝沉淀、中和、氧化还原等化学反应去除废水中溶解性物质或胶

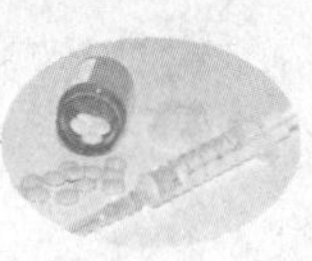

体物质的处理方法。混凝技术在工业废水处理中应用极为普遍，对含有胶体物质、微细悬浮物和乳化油的废水均可采用混凝沉淀。对于废水中的金属污染物，可通过电解法或金属还原法去除。

3. 物理化学处理　是利用物理和化学的综合作用对废水净化的方法，一般是指由物理方法、化学方法与其他方法组合而成的处理系统，或指包括物理作用和化学作用的独立处理系统。其主要作用是去除废水中的溶解性物质，常用方法包括吸附法、萃取法、离子交换法以及电渗析、反渗透和超滤等膜处理技术。

4. 生物处理　是利用微生物的新陈代谢作用对废水中的有机污染物进行分解转化的方法，分为需氧和厌氧两类。需氧处理广泛用于处理有机性生产废水，主要包括活性污泥法和生物膜法两种；厌氧处理多用于处理高浓度有机废水及废水处理过程中产生的污泥。经需氧生物处理，废水中有机物最终分解为二氧化碳、硝酸盐、硫酸盐和水等。活性污泥法是废水处理的常用方法，常用于处理合成树脂工业的含甲醛废水、电镀工业的含氰废水及纺织印染、木材防腐、农药等多种生产废水。其优点是适用范围广，净化程度高，生化需氧量去除率高，占地面积较小，无臭味等。生物膜具有很大的表面积，能大量吸附废水中各种有机物，且有很强的氧化能力，可分解有机物质，促使废水净化。

厌氧处理利用厌氧微生物在缺氧条件下水解发酵降解有机物，产生甲烷、硫化氢和氨等化学物，从而净化废水。厌氧生物处理法主要用于处理污水沉淀后形成的污泥和肉类、食品加工厂废水、屠宰场废水等高浓度有机废水。污泥经厌氧处理更容易脱水，所含病原体大大减少，臭味减弱，肥分易于被农作物吸收。

废水处理按处理程度分为3级。一级处理亦称预处理，去除废水中的漂浮物和大部分悬浮物，调节废水的pH值，减轻其腐蚀性，为二级处理提供合适的水质条件。对于污染严重的废水，通常一级处理后，仍达不到排放要求时，需进行二级处理。二级处理在一级处理的基础上，采用生物化学处理，去除废水中大量胶体状或溶解性有机污染物，使其进一步净化，是目前有机废水处理的主体工艺。二级处理后，废水中的生化需氧量可清除80%以上，通常能达到排放标准。三级处理属于深度处理，利用物理化学技术进一步去除二级处理无法清除的污染物，主要包括不能分解的有机物、可溶性无机物、磷、氮、病毒和细菌等。

三、生活污水的利用与处理

生活污水通常进入城镇污水处理厂经物理处理（如格栅、筛网、沉淀池等）和生物处理（如活性污泥法、生物滤池法）加以净化。对于无污水处理厂的城镇，应利用化粪池接纳处理粪便污水及其他生活污水。粪便污水在化粪池内应停留12～24小时，生化需氧量降低约30%，出水排入城镇下水道。粪便污水中的杂质形成污泥，经一定时间的厌氧发酵后，病原体死灭。

生活污水含有一定量的氮、磷和钾等肥料成分，处理后可用于农田灌溉。为避免混入城镇下水道污水中未经处理的工业废水有毒有害物质的危害，在灌溉农田或用于渔业养殖前必须将其净化处理，使其水质满足《农田灌溉水质标准》或《渔业水质标准》。

中水是指城市污水或生活污水经物理、化学以及生物化学处理后达到一定的水质标准后，可重复使用的非饮用水，因其水质介于清洁水（上水）与污水（下水）之间，故称之为“中水”。中水回用能够有效节约水资源，提高水资源利用率，缓解城市水危机。中水回用通常需要同时运用多种处理技术深度净化污水。中水水质须满足《城市污水再生利用　城市杂用水水质》（GB/T 18920—2002）的要求。

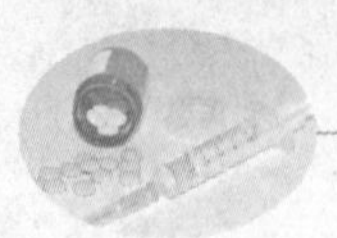

四、医院污水的处理

医院污水的特点是含有大量致病菌、病毒和寄生虫卵，并含有一定量放射性物质。若污染了水源，人饮用接触后会患病或导致介水传染病的暴发流行。应严格按照《医疗机构水污染物排放标准》(GB 18466—2005)，对医院污水和污泥进行消毒处理。医院污水常用氯化消毒法。医院污泥含有污水中病原体总量的 70%～80%，可采用加热消毒或化学消毒(如漂白粉)等方法。

第十节　水体和饮用水污染的调查、监测和监督

一、水体污染的调查

(一) 污染源调查

首先调查水体污染的主要来源，了解本污染所在区域的工业总体布局、企业生产和废水排放情况。包括：①企业类型、性质、规模、整体布局、企业内部布局；②各车间所用原料、成品、半成品和副产品等；③工业用水的水源、供水方式和使用情况，废水排放量，所含污染物种类和浓度；④废水排放方式和流向；⑤企业对废水的回收处理和综合利用。

(二) 水体污染的调查

水体污染调查分为基础性调查、监测性调查、专题调查和应急性调查。①基础性调查，目的是了解水体基本状况，调查涉及面、涵盖内容和信息量大。②监测性调查是对代表性水体断面开展长期定时调查，以了解水中污染物动态变化。③专题调查是为某课题研究而开展的专门调查。④应急性调查是在水体发生严重污染事故时开展的调查。

(三) 水体污染对居民健康影响的调查

水体污染对居民健康影响的调查可采用多种调查方法。根据调查目的、解决的问题和基础条件，流行病学研究中的现况调查、回顾性调查和前瞻性调查等研究分析方法均可应用于水体污染对居民健康影响的调查分析。收集水污染区居民患病率、死亡率和其他健康损害资料，将之与非污染对照区居民资料进行对比分析，以明确水体污染与居民健康间的关系，确定影响居民健康可能的污染物类别。

二、水体污染的监测

(一) 江河水系的监测

1. *采样断面与采样点的选择*　了解河流的水文特征、流经区域的地理地貌和沿河城市、企业分布情况。进行水系监测的河段至少应设 3 个采样断面：①清洁或对照断面，设置在污染源上游，目的是了解河水在该断面未受污染时的水质质量状况；②污染断面，设置于污染源下游，旨在了解污染源对水质污染状况和程度的影响；③自净断面，设置于污染断面下游一定距离的特定断面，目的是了解污染范围和自净后的河流水质状况。

各断面采样点个数根据河道宽度和深度确定。水面宽>1 500 m 的河道如长江中、下游至少设 5 条等距断面垂线；河面宽度<50 m 时，只在河中心点采样。为监测支流带来的污染，在重要支流入口也应设置采样监测点。水深≤5 m 时，一般在水下 0.3～0.5 m 设一个采样点；

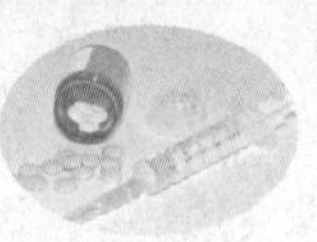

水深 5～10 m 时，在水下 0.3～0.5 m 和河底以上 0.5 m 各设一个采样点；水深 10～50 m 时，在水深 1/2 处增加一个采样点，共 3 个采样点；水深>50 m 时，应增设采样点数量。

2. 采样时间和频率　采样时间可以是日监测、周监测或季监测。大的江河水系，采样时间应涵盖平水期、枯水期和丰水期，每次连续 2～3 天。为避免降水对河流污染的影响和降水汇集陆地环境污染物带来的干扰，采样前数日和采样时应避开雨天。

3. 水质监测项目　对于基础性调查，应包括水温、浑浊度等反映水质天然性状的指标，以及溶解氧、生化需氧量、总大肠菌群等一般卫生学指标和有毒物质指标。对于专题调查，除一般项目外，还应监测特异性指标，例如对于汞污染严重的松花江，应重点监测汞的分布和动态变化，同时利用底泥监测结果，间接反映水中汞污染状况。我国水环境水质监测的必测项目包括挥发性酚、氰化物、砷、汞和铬，近年来逐渐扩大到危害大的有机污染物如有机氯农药等的监测。

4. 水体底质的监测　底质是指江、河、湖库等水体底部的沉积物。利用底质中重金属等有害物质含量的垂直分布可以追溯水环境污染的历史。某些污染物在底质中的浓度比水中的高很多倍，易于检出。水体底质监测对于了解、评价和预测水体污染状况及其对水体的危害具有重要意义。

5. 水生生物的监测　水体污染监测还应包括对生物相的监测。生物监测有助于全面了解水污染状况和毒性的大小。生物监测项目主要包括：水生生物种群、数量和分布情况，生物体内毒物负荷，水体污染物对水生生物的综合影响，水中大肠菌群和病原微生物的检测。

（二）湖泊、水库的监测

湖库监测与江河水系类似，但应考虑其自身特点，按照进出水区、深水区、浅水区、湖心区、废水排放区等不同水区设置监测断面，采集清洁区水样作为对照。因湖库水流缓慢，污染物容易沉淀，开展水体底质监测和生物监测更有意义。针对湖库容易发生的富营养化问题，增加对氮磷和藻类毒素的监测。

（三）海域的监测

以河口和港湾为海域监测重点。根据河水入海流量、流向、地形和污染程度等确定河口监测范围。根据港湾的规模、地形、潮汐、航道、污染源分布等，设置横纵断面，对港湾进行监测。海域的监测应包括污染区、对照区和自净区。

（四）地下水的监测

在污灌区、垃圾堆放场等处根据地下水流向，在下游设监测井，在上游设对照井，在污灌区等设监测井。采样时间根据具体情况确定。水质监测项目与江河水系大致相同，同时按需增加对碘、氟、砷、硫化物、硝酸盐等和有关污染物的监测。

三、水体的卫生监督和管理

根据我国《中华人民共和国水污染防治法》的规定，县级及以上人民政府环保部门对水污染防治实施统一监督与和管理，卫生等其他部门在各自职责范围内，协同环保部门实施卫生监督和管理。

(1) 开展水体污染与自净调查，弄清污染源、污染物性质、污染程度和范围。开展经常性卫生监测时，应注意监测污染源的污水排放是否对下游取水点水质造成影响。条件许可时可分别在丰水期、枯水期和平水期开展水质监测调查。如条件不具备则至少在丰水期开展一次

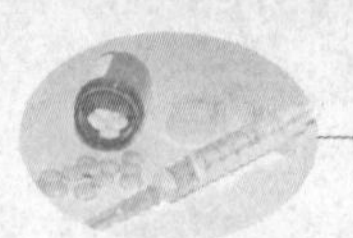

水质监测调查。

(2) 加强对医院机构污水特别是传染病医院污水的管理，严格执行《医院污水排放标准》，根据监测结果，提交分析总结报告。

(3) 对利用污水灌溉或从事水产养殖的地区，应定期对污水和土壤中以及农产品和鱼类中的有害物质含量进行监测，防止污水通过农作物和鱼类间接危及人类健康。

(4) 协同环保部门开展水污染防治监督和管理工作。特别是对水体污染源的管理，对企业《污水综合排放标准》执行情况的监督，对可能的水体排污建设项目监督管理工作的积极参与。

(5) 开展经常性卫生监督管理，重视工作资料的收集、管理和分析总结，为卫生标准的修订提供依据。

四、集中式供水卫生调查、监测和监督

(一) 水源卫生调查

对于备选水源，卫生部门应组织有关部门，进行充分的卫生调查和水质监测，确定水源卫生防护方案。对已投入使用的水源，主要调查水源和取水点卫生防护情况，必要时开展水源水质检测与监测。查明水源水质恶化的原因，并监督有关单位限期清除污染源。

(二) 水厂调查

调查内容包括：①涉水产品是否符合相关规定。②水处理剂、消毒剂投加和贮存处通风状况，是否具备防腐除潮、安全防范、事故应急处置设施和二次污染防范措施。③取水、输配水、蓄水和净化消毒处理过程有关管理制度及其执行情况。④水厂是否具备水质净化消毒处理设施、水质检验仪器和人员，能否开展水质日常检验工作，并将相关资料上报当地卫生和建设部门。⑤直接从事供管水人员是否按规定执行持证上岗，即贯彻健康体检合格证和上岗证制度。同时，通过定期检查，及时发现传染病患者和带菌者。

(三) 水质监测

集中式供水单位应建立水质检验室，负责源水、出厂水、末梢水和净化构筑物出水的水质检验工作。卫生行政部门应对本区域内生活饮用水(如源水、出厂水、末梢水)进行定期监测。饮用水监测的采样点应分别设置于水源取水口、出厂水口和居民经常用水点处，并在水质易受污染处和管网陈旧处设置采样点。管网水采样点数根据供水人口数计算，通常每两万人设置一个采样点。供水人口为 20 万以下或 100 万以上时，应考虑酌情增减。各采样点每月采样检验次数不应低于 2 次，必检指标包括细菌学指标、浑浊度和肉眼可见物。源水、出厂水和部分代表性末梢水应至少以每半年一次的频率对常规检验指标展开分析。根据当地水质和出现的问题，确定非常规检验项目和采样频率。

当检测结果超过规定限值时，应立即重复检测，并增加监测频率。连续超标时，应查明原因，并采取有效措施以防危及人体健康。水源选择或水源情况发生变化时，应对所有常规指标和该水源可能受到污染的相关指标进行检测。

(四) 卫生监督

我国《生活饮用水卫生监督管理办法》《生活饮用水卫生标准》《二次供水设施卫生规范》《中华人民共和国传染病防治法》等法律、法规的颁布实施，为饮用水卫生监督管理工作提供了

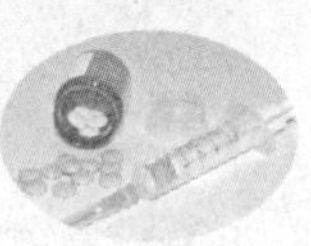

依据。

《生活饮用水卫生监督管理办法》(以下简称《办法》)规定了集中式供水、二次供水单位和涉水产品的卫生监督管理办法。根据该《办法》,饮用水卫生监督工作由卫健主管部门主管,饮用水卫生管理工作由住建主管部门或建设行政主管部门负责;对供水单位和涉水产品实施卫生许可制度。

地方人民政府卫健主管部门应做好本行政区域内新建、改建和扩建集中式供水项目的预防性卫生监督工作,并负责饮用水水源水质监测和评价。医疗单位应及时向当地卫健主管部门和卫生防疫机构,上报饮用水污染导致的介水传染病或化学中毒病例。县级以上地方卫健主管部门负责本行政区域内饮用水污染事故健康影响调查。供水单位卫生许可证由县级以上人民政府卫健主管部门发放。涉水产品应按照有关规定进行卫生安全性评价,并取得相关机构颁发的卫生许可批文。经日常监督检查,发现已不符合卫生许可证或批文颁发条件或要求的单位、个人或涉水产品,原批准机关有权收回有关证件或批文。县级以上人民政府卫健主管部门设饮用水卫生监督员,负责饮用水卫生监督工作。县级人民政府卫健主管部门可聘任饮用水卫生检查员,负责乡、镇饮用水卫生检查工作。对违反规定者,应责令限期改进并处以罚款。

五、农村供水卫生调查、监测和监督

(一) 水源调查

卫健部门应积极参加水源地选择和划分工作,在对水源地卫生状况展开调查的基础上,提出防护和维护措施建议,并协助全面分析新选水源的水质。对于已设立防护措施的水源,应检查措施执行情况。对于水质不良的水源,检查其是否已采用净化措施以及净化措施的效果等。

(二) 水质监测

按照《全国农村饮用水水质卫生监测技术方案》的规定,每个监测县采样点数不少于20个。根据水源类型、水性疾病分布状况、环境污染和交通等确定采样点。丰水期和枯水期各采样一次,发生水质突发事件时,增加采样频次。监测项目主要包括如下。①必测项目:色度、浑浊度、臭和味、肉眼可见物、pH值、总硬度、铁、锰、砷、氟化物、氯化物、硫酸盐、氨氮、硝酸盐氮、溶解性总固体、耗氧量、细菌总数、总大肠菌群、耐热大肠菌群和游离性余氯等与消毒有关的指标。②选测项目:可结合当地情况增加监测指标。

(三) 水性疾病监测

水性疾病包括水性传染病和与饮用水相关的地方病。一方面,通过收集和汇总本年度水性传染病疫情资料,调查核实和分析水性传染病发生的频次、发病时间、患病人数和损失等。另一方面,收集和汇总当地可能与饮用水水质有关的生物地球化学性疾病,如地方性氟中毒等的病史、病情、饮用水水质和改水后的病情变化。通过调查研究分析,明确当地主要的介水传染病和地方病,为有效防控和干预策略的制定提供科学依据。

(王　霞)

第五章
大气环境与健康

大气圈是指包围在地球表面，并随地球旋转的空气层，其厚度为 2 000～3 000 km，没有明显的上界。植物进行光合作用所需的二氧化碳、动物和人呼吸所需的氧气以及固氮菌所用的氮都由大气提供。此外，大气还保护它们免遭来自外层空间的有害影响。人通过呼吸与外界进行气体交换，从空气中吸收氧气，呼出二氧化碳，以维持生命活动。因此，空气的清洁程度及其理化性状与人类健康关系十分密切。

第一节　大气的特征及其卫生学意义

一、大气的结构

随着距地面的高度不同，大气层的物理和化学性质有很大的变化。按气温的垂直变化特点，可将大气层自下而上分为对流层、平流层、中间层（上界为 85 km 左右）、热成层（上界为 800 km 左右）和逸散层（没有明显的上界）。

对流层是大气圈中最靠近地面的一层，平均厚度约 12 km。对流层集中了占大气总质量 75％的空气和几乎全部的水蒸气量，是天气变化最复杂的层次。该层的特点有：①气温随着高度的增加而降低。这是由于对流层的大气不能直接吸收太阳辐射的能量，但能吸收地面反射的能量所致。②空气具有强烈的对流运动。近地表的空气接受地面的热辐射后温度升高，与高空的冷空气形成垂直对流。

人类活动排入大气的污染物绝大多数在对流层聚集。因此，对流层的状况对人类生活的影响最大，与人类关系最密切。

平流层位于对流层之上，其上界伸展至约 55 km 处。在平流层的上层，即 30～35 km 以上，温度随高度升高而升高。在 30～35 km 以下，温度随高度的变化不大，气温趋于稳定，故该亚层又称为同温层。平流层的特点是空气气流以水平运动为主。在高 15～35 km 处有厚约 20 km 的臭氧层，其分布有季节性变动。臭氧层能吸收太阳的短波紫外线和宇宙射线，使地球上的生物免受这些射线的损害，并能够生存繁衍。

二、大气的组成

自然状态下的大气是由混合气体、水汽和悬浮颗粒组成。除去水汽和悬浮颗粒的空气称为干洁空气，其主要成分以及它们在空气中所占的容积百分比见表 5－1。

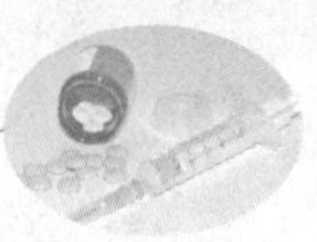

表 5-1　干洁空气的组成

空气成分	容积百分比(20℃,1个大气压)	空气成分	容积百分比(20℃,1个大气压)
氮(N_2)	78.10	氩(Ar)	0.93
氧(O_2)	20.93	氖(Ne)	0.0018
二氧化碳(CO_2)	0.03	氦(He)	0.0005

三、大气的物理性状

大气的物理性状主要有太阳辐射、气象条件和空气离子等。

(一) 太阳辐射

太阳辐射是产生各种天气现象的根本原因,同时也是地表上光和热的源泉。紫外线具有色素沉着、红斑、抗佝偻病、杀菌和免疫增强作用;过强的紫外线可致日光性皮炎和光电性眼炎、甚至皮肤癌等;紫外线还与大气中的某些二次污染物形成有关,例如光化学烟雾和硫酸雾等。可见光综合作用于机体的高级神经系统,能提高视觉和代谢能力,平衡兴奋和镇静作用,提高情绪与工作效率,是生物生存的必需条件。红外线的生物学作用基础是热效应,适量的红外线可促进人体新陈代谢和细胞增生,具有消炎和镇静作用;过强则可引起日射病和红外线白内障。

(二) 气象因素

气象因素与太阳辐射综合作用于机体,对机体的冷热感觉、体温调节、心血管功能、神经功能、免疫功能和新陈代谢有调节作用。如果气候条件变化过于激烈,超过人体的代偿能力,例如酷暑、严寒和暴风雨等,可使机体代偿能力失调,引起心血管疾病、呼吸系统疾病和关节病等,并与居民的超额死亡有关,主要是心脑血管疾病患者和65岁及以上的老年人。

(三) 空气离子

大气中带电荷的物质统称为空气离子。根据空气离子的大小以及运动速度可将它们进行分类。近地表大气中存在的空气离子有轻离子(light ions)和重离子(heavy ions)两类。轻离子与空气中的悬浮颗粒或水滴结合,形成重离子。新鲜的清洁空气中轻离子浓度高,而污染的空气中轻离子浓度低。空气中重离子总数与轻离子总数之比<50时称为清洁空气。

一般认为,空气阴离子对机体具有镇静、催眠、镇痛、镇咳、降压等作用,而阳离子作用则相反,可引起失眠、头痛、烦躁、血压升高等。海滨、森林、瀑布附近等环境中,大气中阴离子含量较多,有利于机体健康。

第二节　大气污染及大气污染物的转归

一、大气污染的来源

大气污染包括自然来源和人为来源两大类。自然来源的污染主要由于自然原因形成,例如火山爆发、森林火灾、风力侵蚀、有机物挥发等。人为来源的污染是由于人们的生产和生活活动造成的,绝大部分来源于化石燃料燃烧,包括固定污染源(如烟囱、工业排气管等)和流动污染源(如汽车、火车等各种机动交通工具)的排放。二者相比,人为污染的来源更多,范围更

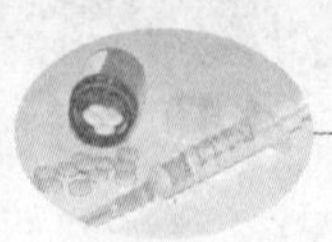

广。因此，这里主要阐述人为活动引起的大气污染。

(一) 工农业生产

各种工业企业是大气污染的主要来源，也是大气卫生防护的重点。工业生产企业和交通运输业排放的污染物主要来源于燃料的燃烧和工业生产过程的排放。根据我国2010年环境状况公报，2010年我国二氧化硫的排放总量2 185.1万吨，其中工业来源的为1 864.4万吨；烟尘排放总量为829.1万吨，其中工业烟尘为603.2万吨；工业粉尘排放量448.7万吨。农业生产中化肥的施用、农药的喷洒以及秸秆的焚烧也会造成大气的污染。

1. 燃料的燃烧　这是大气污染的主要来源。目前我国的主要工业燃料是煤，其次是石油。用煤量最大的是火力发电站、冶金、化工、机械、轻工和建材等部门，它们的用煤量占总消耗量的70%以上。煤的主要杂质是硫化物，此外还有氟、砷、钙、铁、镉等元素的化合物。燃烧产生硫化物、黑炭、含金属的粉尘等石油的主要杂质是硫化物和氮化物，其中也含少量的有机金属化合物燃烧产生的硫化物、氮氧化物等。燃料所含杂质与其产地有关。我国煤中硫含量一般在0.2%～4.0%，但是重庆地区所产煤的硫含量高达8%。我国石油的硫含量一般在0.1%～0.8%，而中东地区的硫含量一般为1.5%～2.5%，有的甚至高达4%以上。

燃料燃烧时产生污染物的种类和排放量除与燃料中所含的杂质种类和含量有关外，还受燃料的燃烧状态影响。燃料燃烧完全时的主要污染物是二氧化碳(CO_2)、二氧化硫(SO_2)、二氧化氮(NO_2)、水汽和灰分。燃烧不完全时，则会产生一氧化碳(CO)、硫氧化物、氮氧化物(NO_x)、醛类、碳粒、多环芳烃(PAH)等。

2. 工业生产过程的排放　由原材料到产品，工业生产的各个环节都可能有污染物排放出来。污染物的种类与原料种类及其生产工艺有关。不同类型工业企业排放的主要污染物见表5-2。

表5-2　各种工业企业排出的主要大气污染物

工业部门	企业名称	排出的主要污染物
电力	火力发电厂	烟尘、二氧化硫、二氧化碳、二氧化氮、多环芳烃、五氧化二钒
冶金	钢铁厂	烟尘、二氧化硫、一氧化碳、氧化铁粉尘、氧化钙粉尘、锰
	焦化厂	烟尘、二氧化硫、一氧化碳、酚、苯、萘、硫化氢、烃类
	有色金属冶炼厂	烟尘(含有各种金属如铅、锌、镉、铜等)、二氧化硫、汞蒸气
	铝厂	氟化氢、氟尘、氧化铝
化工	石油化工厂	二氧化硫、硫化氢、氰化物、烃类、氮氧化物、氯化物
	氮肥厂	氮氧化物、一氧化碳、硫酸气溶胶、氨、烟尘
	磷肥厂	烟尘、氟化氢、硫酸气溶胶
	硫酸厂	二氧化硫、氮氧化物、砷、硫酸气溶胶
	氯碱工厂	氯化氢、氯气
	化学纤维厂	氯化氢、二氧化碳、甲醇、丙酮、氨、烟尘、二氯甲烷
	合成橡胶厂	丁间二烯、苯乙烯、乙烯、异戊二烯、二氯乙烷、二氯乙醚、乙硫醇、氯代甲烷
	农药厂	砷、汞、氯
	冰晶石工厂	氟化氢
轻工	造纸厂	烟尘、硫醇、硫化氢
	仪器仪表厂	汞、氰化物、铬酸
	灯泡厂	汞、烟尘

（续表）

工业部门	企业名称	排出的主要污染物
机械	机械加工厂	烟尘
建材	水泥厂	水泥、烟尘
	砖瓦厂	氟化氢、二氧化硫
	玻璃厂	氟化氢、二氧化硅、硼
	沥青油毡厂	油烟、苯并(a)芘、石棉、一氧化碳

（引自：姚志麒主编. 环境卫生学. 人民卫生出版社，1993.）

（二）生活炉灶和采暖锅炉

生活炉灶使用的燃料有煤、液化石油气、煤气和天然气。如果燃烧设备效率低，燃烧不完全，烟囱高度低或无烟囱，可造成大量污染物低空排放。在采暖季节，各种燃煤小炉灶是居民区大气污染的重要来源。

（三）交通运输

飞机、汽车、火车、轮船和摩托车等交通运输工具的主要燃料是汽油、柴油等石油制品，燃烧后能产生大量的颗粒物（PM）、NO_X、CO、PAH和醛类。改革开放以来，我国机动车数量每年以14.4%的速度递增。截止到2011年底，我国民用汽车保有量达到10 578万辆，其中私人汽车保有量7 872万辆。汽车尾气排放已经成为我国许多大城市大气污染的主要来源之一。据测算，北京市大气中46.25%～57.72%的细颗粒物（$PM_{2.5}$）、78%的CO、46%的NO_X来自机动车尾气污染。

（四）其他

地面尘土飞扬或土壤及固体废弃物被大风刮起，均可将铅、农药等化学性污染物以及结核杆菌、粪链球菌等生物性污染物转入大气。水体和土壤中的挥发性化合物也易进入大气；车辆轮胎与沥青路面摩擦可以扬起多环芳烃和石棉。

意外事件，例如工厂爆炸、火灾、核泄漏均能严重污染大气，这类事件虽然少见，但是危害严重。另外，火葬场、垃圾焚烧炉产生的废气也可以影响大气环境。

二、大气污染物的种类

大气污染物按其属性，一般分为物理性（如噪声、电磁辐射等）、化学性和生物性（经空气传播的病原微生物和植物花粉等）3类。其中，以化学性污染物种类最多、污染范围最广。

根据污染物在大气中的存在状态，可将其分为气态污染物和颗粒污染物。

（一）气态污染物

气态污染物包括气体和蒸汽。气体是某些物质在常温、常压下所形成的气态形式。蒸汽是某些固态或液态物质受热后，引起固体升华或液体挥发而形成的气态物质。气态污染物主要可分为以下5类。

1. 含硫化合物　主要有二氧化硫（SO_2）、三氧化物（SO_3）和硫化氢（H_2S）等，其中SO_2的数量最大，危害也最大。

2. 含氮化合物　主要有一氧化氮（NO）、NO_2和氨气（NH_3）等。

3. 碳氧化合物　主要是CO。

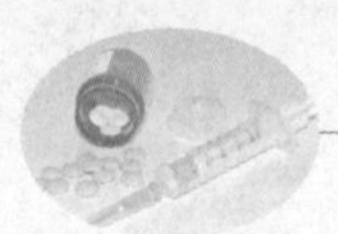

4. 碳氢化合物　包括烃类、醇类、酮类、酯类以及胺类。

5. 卤素化合物　主要是含氯和含氟化合物，如氯化氢(HCl)和氟化氢(HF)等。

(二) 颗粒污染物

大气颗粒物有固体和液体两种形态。固体颗粒中较小的有炭黑、碘化银、燃烧核等，较大的有水泥粉尘、土尘、铸造尘和煤尘等。液体颗粒物主要有雨滴、雾和硫酸雾等。

粒径是颗粒物的最重要的物理性质。它不仅反映了颗粒物的来源，可影响光散射性质和气候效应，还可影响其健康效应。颗粒物的许多性质如体积、质量和沉降速度都和颗粒物的大小有关。在实际工作中常使用空气动力学等效直径(Dp)来表示颗粒物的大小。在气流中，如果所研究的颗粒物与一个有单位密度的球形颗粒物的空气动力学特性相同，则这个球形颗粒物的直径就定义为所研究颗粒物的Dp。

1. 按颗粒物粒径分类

(1) 总悬浮颗粒物(total suspended particulates, TSP)：是指粒径≤100 μm的颗粒物，包括液体、固体或者液体和固体结合存在的，并悬浮在空气介质中的颗粒。

(2) 可吸入颗粒物(inhalable particle, IP; thoracic particulate matter, PM_{10})：指空气动力学直径≤10 μm的颗粒物，因其能进入人体呼吸道而名之，又因其能够长期飘浮在空气中，又称为飘尘(suspended dusts)。

(3) 细颗粒物(fine particle; fine particulate matter, $PM_{2.5}$)：是指空气动力学直径≤2.5 μm的细颗粒。能进入呼吸道深部，滞留在终末细支气管和肺泡中，其中某些较细的组分还可穿透肺泡进入血液。$PM_{2.5}$ 更易于吸附各种有毒的有机物和重金属元素，对健康的危害极大。

(4) 超细颗粒物(ultrafine particle, $PM_{0.1}$)：指动力学直径≤0.1 μm的颗粒物。

2. 按颗粒物形成过程分类

(1) 一次污染物：由污染源直接排入大气环境中，其物理和化学性质均未发生变化的污染物称为一次污染物。这些污染物包括从各种排放源排出的气体、蒸气和颗粒物，如 SO_2、CO、NO、颗粒物、碳氢化合物等。

(2) 二次污染物：排入大气的污染物在物理、化学等因素的作用下发生变化，或与环境中的其他物质发生反应所形成的理化性质不同于一次污染物的新的、毒性更大的污染物，称为二次污染物。常见的有 SO_2 在环境中氧化形成的硫酸盐；汽车尾气中的氮氧化物(NO_X)和碳氢化合物(HCs)在日光紫外线的照射下，经过一系列的光化学反应生成的臭氧(O_3)、醛类以及各种过氧酰基硝酸酯。空气中的一些灰尘、硫酸盐、硝酸盐、有机碳氢化合物等粒子，经过一系列复杂的理化过程，可形成二次来源的 $PM_{2.5}$。一般来说，二次污染物对环境和人体的危害要比一次污染物大。

三、影响大气中污染物浓度的因素

(一) 污染源的排放情况

1. 排放量　污染物的排放量是决定大气污染程度的最基本的因素。燃料燃烧产生的污染物排放量与燃料的种类、消耗量、燃烧方式、燃烧是否充分有关；工业企业污染物的排放量受工业企业的数量、生产性质、生产规模、工艺过程、净化设备及其效率的影响。

2. 与污染源的距离　有组织排放时，烟气自烟囱排出后，向下风侧逐渐扩散稀释，然后接

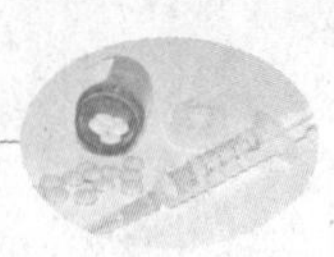

触地面，接触地面的点被称为烟波着陆点。一般认为有害气体的烟波着陆点是烟囱有效高度的10～20倍，颗粒物的着陆点更接近烟囱。近地面的大气中污染物的浓度以烟波着陆点最大，下风侧大气污染物的浓度随着距离的增加而下降，在烟波着陆点和烟囱之间的区域常没有明显的污染。无组织排放扩散的距离较短，距污染源越近，大气中污染物浓度越高。

3. 排出高度　排出高度指当污染物通过烟囱等排放时烟囱的有效排出高度（effective height of emission），即烟囱本身的高度和烟气抬升高度之和，可以用烟波中心轴到地面的距离表示。在其他条件相同时，排出高度越高，烟波断面越大，污染物的稀释程度就越大，烟波着陆点的浓度就越低。一般认为，污染源下风侧的污染物最高浓度与烟波的有效排出高度的平方呈反比，即有效排出高度每增加一倍，烟波着陆点处断面的污染物的浓度可降至原来的1/4。

（二）气象因素

1. 风和湍流　一般而言，全年污染以全年主导风向的下风向地区污染最重，瞬时间污染以排污当时的下风向地区受影响最大。风速决定了大气污染物稀释的程度和扩散范围。在其他条件不变的情况下，污染物浓度与风速呈反比。

风速时大时小，并在主导风向的上下、左右出现无规则的摆动，风的这种不规则运动称为大气湍流，其产生与垂直气温的变化和大气中气团间的摩擦作用引起的短暂性紊乱有关。湍流运动使气体的各部分得到充分混合，有利于污染物的稀释和扩散。

2. 温度层结　温度层结即气温的垂直梯度，它决定大气的稳定程度，影响大气湍流的强弱。稳定的垂直梯度易造成湍流抑制，使大气扩散不畅。垂直梯度不稳定时，由于热力作用湍流加强，大气扩散增强。

（1）气温的垂直分布：在标准大气压条件下，对流层内气温是随高度的增加而逐渐降低的。大气温度的这种垂直变化常用大气温度垂直递减率（γ）来表示。它的定义为：高度每增加100 m气温下降的度数，通常为0.65℃。然而，近地层实际的大气情况非常复杂，各种气象条件均可影响气温的垂直分布。实际上气温的垂直分布可出现以下3种情况：①气温随高度递减。此情况一般出现在晴朗的白天，风速小时。地面受太阳的辐射后，近地空气增温较快，热量缓慢向高层传递，形成气温下高上低，此时$\gamma>0$，空气的垂直对流良好。②气温随高度递增。例如在无风、少云的夜晚，夜间地面无热量吸收，但同时不断通过辐射失去热量而冷却，近地空气也随之冷却，这样气层不断由下向上冷却，形成气温下低上高。这种大气温度随着距地面高度的增加而增加的现象称为逆温（temperature inversion），此时$\gamma<0$。③气温不随高度变化。多见于多云天或阴天，风速较大时。由于云层反射，白天到达地面的太阳辐射减少，地面增温不显著。夜间时，云层的存在增强了大气的逆辐射，地面冷却不明显。风速较大加剧了上下气层的交换，空气得到充分混合。因此，上述情况下气温随高度的变化不明显，此时$\gamma=0$。

（2）逆温的类型：根据逆温发生的原因可分为辐射逆温、下沉逆温、地形逆温等。辐射逆温是由于地面长波辐射冷却形成的。一般在无风、少云的夜晚，地面无热量吸收，但同时不断通过辐射失去热量而冷却，近地空气也随之冷却，而上层空气降温较慢，形成逆温。下沉逆温是由于空气压缩增温而形成的。上层空气下沉落入高气压团中受压变热，结果上层空气的气温高于下层，形成逆温。地形逆温是由于局部地区的地理条件特点而形成的。在盆地和山谷中，晚上寒冷的空气沿山坡聚集在山谷中，形成滞止的冷气团，而其上层有热气

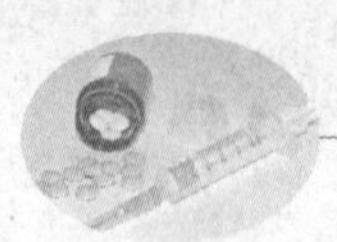

流。因此，山谷中就形成了上温下冷的逆温层。如没有阳光直射或热风劲吹，这种状况有时可持续一整天。著名的马斯河谷和多诺拉大气污染事件发生原因中，地形逆温的形成起了很重要的作用。

(3) 大气稳定度(atmospheric stability)：大气稳定度表示气体垂直运动的程度。大气中作垂直运动的气团，因向外膨胀或受外界压力影响产生的温度变化，要比和外界交换能量所起的温度变化大得多，可以认为是绝热变化。空气垂直移动过程中因气压变化而发生温度的绝热变化常用气块干绝热垂直递减率(γ_d)来表示。干燥空气的 γ_d 为 0.986℃/100 m，即每上升 100 m，温度下降为 0.986℃。大气的稳定程度与大气垂直温度递减率(γ)的绝对值以及它与 γ_d 的相对值有关。在实际情况下，由于太阳辐射和其他各种气象因素的影响，γ 是经常发生变化的。当 $\gamma>\gamma_d$ 时，大气处于不稳定状态，有利于空气垂直对流，大气中的污染物扩散容易；当 $\gamma<\gamma_d$ 时，大气处于稳定状态，空气垂直对流弱，大气中的污染物扩散极差；当 $\gamma=\gamma_d$ 时，大气处于中性状态，空气垂直对流不剧烈，大气中的污染物可以扩散，但是不充分。

3. 气压　气压的高低与海拔高度、地理纬度和空气温度等有关。当地面受低压控制时，四周高压气团流向中心，中心的空气上升，形成上升的气流，此时多为大风和多云的天气，大气呈中性或不稳定状态，有利于污染物的扩散和稀释。反之，当地面受高压控制时，中心部位的空气向周围下降，呈顺时针方向旋转，形成反气旋。此时天气晴朗，风速小，出现逆温层，阻止污染物向上扩散。

4. 气湿　即大气中含水的程度，通常用相对湿度(%)表示。空气中水分多，气湿大时，大气中的颗粒物质因吸收更多的水分使重量增加，运动速度下降，气温低的时候还可以形成雾，影响污染物的扩散速度，使局部污染加重。当水溶性气体如 SO_2 污染存在时，湿度较高将促进酸雨的形成。降雨量越多，越能稀释或沉降大气污染物。

(三) 地形

地形可以影响局部的气象条件，从而影响当地大气污染物的稀释和扩散。山谷的地形特点容易形成上述地形逆温，不利于污染物的扩散。城市的高大建筑物间犹如峡谷，可以阻碍近地面空气污染物的扩散。

人口密集的城市热量散发远远大于郊区，结果造成城区气温较高，往郊外方向气温逐渐降低。如果在地图上绘制等温图，城区的高温部就像浮在海面上的岛屿，称为热岛(heat island)现象。在这种情况下，城市的热空气上升，四周郊区的冷空气补充，可把郊区排放的污染物引入城市，造成市区的大气污染。

陆地与江、河、湖、海和水库等大面积水体相连之处，白天由于太阳辐射使陆地升温速率比水面快，形成由水面吹向陆地的风。相反，夜晚陆地散热快于水面，气流由陆地吹向水面，形成陆风。如果污染源在岸边，白天就可能污染岸上的居住区。

四、大气污染物的转归

(一) 自净

大气的自净是指大气中的污染物在物理、化学和生物学作用下，逐渐减少到无害程度或者消失的过程，主要有以下几种方式。

1. 扩散和沉降　是大气污染物净化的主要方式。扩散一方面可以将污染物稀释，另一方面可以将部分污染物转移出去。污染物也可依靠本身的重力，从空气中逐渐降落到水、土壤等

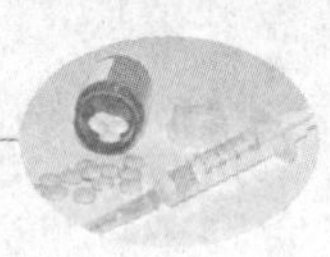

环境介质中。

2. 发生氧化和中和反应　例如，CO可以被氧化为二氧化碳（CO_2），SO_2 可以与氨或其他碱性灰尘发生中和反应。

3. 被植物吸附和吸收　有些植物能吸收大气污染物，从而净化空气。例如，每平方米的樱树叶片可吸收 180 mg NO_2；樟树叶片对氟的富集可达 2 636 mg/kg。

（二）转移

（1）向下风侧更远的方向转移。

（2）向平流层转移：氯氟烃、甲烷、NO 和 CO_2 等气体可以垂直上升，直接至平流层；还可以被超音速飞机带入平流层。

（3）向其他环境介质中转移：例如酸雨可以直接降落到土壤和地面水体。

（三）形成二次污染和二次污染物

有些大气污染物转移到其他环境后，在某些条件下仍可回到大气环境，造成二次污染。例如，由汽车尾气排入大气的铅可随尘土降落在公路两旁，遇大风天时，铅尘可被刮起，再次进入大气。大气中的一次污染物还可以转化成二次污染物。例如，SO_2 和 NO_2 转化为硫酸雾和硝酸雾，烃类和 NO_2 转化为光化学烟雾。

第三节　大气污染对健康的影响

一、大气污染对健康的直接危害

（一）急性危害

污染物水平短期内急剧升高引起的重大污染事件和在自然波动范围内的短期升高均能造成暴露人群的急性健康危害。按其形成的原因，可以分为以下几类。

1. 烟雾事件　根据烟雾形成的原因，烟雾事件可以分为煤烟型烟雾事件和光化学烟雾事件。

（1）煤烟型烟雾事件：主要由燃煤产生的大量污染物排入大气，在不良气象条件下不能充分扩散所致。自 19 世纪末开始，世界各地曾经发生过许多起大的烟雾事件。著名的有马斯河谷烟雾事件、多诺拉烟雾事件以及伦敦烟雾事件。发生在 1952 年的伦敦烟雾事件最为严重。1952 年 12 月 5～9 日，英国许多地区被浓雾覆盖，大气呈逆温状态。伦敦的情况尤为严重，气温在－3～4℃之间，空气静止，浓雾不散，4～5 天内持续不变。空气中的污染物浓度不断增高，烟尘浓度最高达 4.46 mg/m^3，为平时的 10 倍。SO_2 的最高浓度达到 1.34 mg/m^3，为平时的 6 倍。当时，数千市民出现胸闷、咳嗽、咽痛、呕吐等症状，以此病患者为主的死亡人数骤增。12 月 7～13 日这一周，死亡人数突然猛增，死亡总数为 4 703 人，与 1 947～1951 年同期相比要多死亡 2 851 人。之后的第 2 周内，死亡人数为 3 138 人，仍较平时成倍增加。在时间过后的 2 个月内，还陆续有 8 000 人死亡。对当时的数据进行重新分析后表明，这次事件造成的超额死亡人数高于以前的估计，达 12 000 人。

（2）光化学型烟雾（photochemical smog）事件：是由汽车尾气中的氮氧化物（NO_X）和碳氢化合物（HCs）在日光紫外线的照射下，经过一系列的光化学反应生成刺激性很强的浅蓝色烟雾所致。其主要成分是臭氧、醛类以及各种过氧酰基硝酸酯（peroxyacyl nitrates，PANs），这些通称为光化学氧化剂(photochemical oxidants)。其中,臭氧约占 90%以上,PANs 约占 10%,其他物质的比例很小。PANs 中主要是过氧乙酰硝酸酯(PAN),其次是过氧苯酰硝酸酯(PBN)和过氧丙酰硝酸酯(PPN)等。醛类化合物主要有甲醛、乙醛、丙烯醛等。

光化学型烟雾最早出现在美国的洛杉矶,先后于 1943、1946、1954、1955 年在当地发生光化学型烟雾事件。特别是在 1955 年持续一周多的事件期间,气温高达 37.8℃,致使哮喘和支气管炎流行,65 岁及以上人群的死亡率升高,平均每日死亡 70～317 人。后来调查发现烟雾是由大气中 NO_X 和碳氢化合物在阳光作用下形成的,而汽车尾气是上述两类污染物的主要来源。当时洛杉矶有 350 万辆汽车,每日消耗约 1 600 万升汽油。由于汽车汽化器的汽化效率低,每日仅碳氢化合物就有 1 000 多吨排入大气。

光化学烟雾的形成过程极其复杂,经过多年的研究,目前认为可能有以下几个阶段和基本反应。

1) 起始阶段:NO_2 在日光的作用下吸收光能,产生臭氧和原子氧。

$$NO_2 + h\nu(\lambda = 290 \sim 440\ nm) \rightarrow NO + O$$

$O + O_2 + M \rightarrow O_3 + M$(M 为吸收能量的物质,如 N_2、H_2O 等)

$$NO + O_3 \rightarrow NO_2 + O_2$$

如果缺乏碳氢化合物,产生的臭氧可与 NO 反应,再生成 NO_2,则反应不能继续进行。在碳氢化合物存在下,方启动自由基连锁反应。

2) 自由基生成阶段:即碳氢化合物被臭氧和原子氧氧化产生 RO_2・和 HO・自由基的过程。

3) 自由基传递阶段:在此阶段的反应过程中,每一种自由基都可以生产另外一种自由基,并可以生产醛类。例如,由 RO_2・可生成 HO_2・自由基。生产的醛类也可以吸收光能参与光化学反应,生成自由基。

4) 自由基减少阶段:在此阶段自由基逐渐消失,产生更多的稳定产物,如 HNO_3、HNO_2、PANs 等。

光化学型烟雾在世界许多大城市都曾经发生过,例如,美国的洛杉矶、纽约,日本的东京和大板,澳大利亚的悉尼,印度的孟买以及我国的兰州、成都、上海、北京等地。

煤烟型烟雾事件与光化学型烟雾事件的发生除与污染物的种类有关外,还受当时的气候和气象条件等的影响。两类烟雾事件的比较见表 5-3。

表 5-3　煤烟型烟雾事件与光化学型烟雾事件发生条件的比较

	煤烟型烟雾事件	光化学型烟雾事件
污染来源	煤和石油制品燃烧	石油制品燃烧
主要污染物	颗粒物、SO_2、硫酸雾	HCs、NO_X、O_3、SO_2、CO、PANs
发生季节	冬季	夏秋季
发生时间	早晨	中午或午后
气象条件	气温低(-1～4℃)、气压高、风速很低、湿度 85%以上、有雾	气温高(24～33℃)、风速很低、湿度 70%以下、天气晴朗、紫外线强烈
逆温类型	辐射逆温	下沉逆温
地理条件	河谷或盆地易发生	南北纬度 60°以下地区易发生

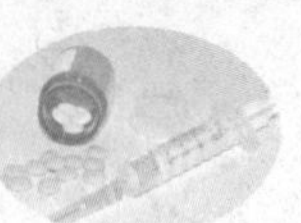

（续表）

	煤烟型烟雾事件	光化学型烟雾事件
症状	咳嗽、喉痛、胸痛、呼吸困难，伴有恶心、呕吐、发绀等，死亡原因多为支气管炎、肺炎和心脏病	眼睛红肿流泪、咽喉痛、咳嗽、喘息、呼吸困难、头痛、胸痛、疲劳感和皮肤潮红等，严重者可出现心肺功能障碍或衰竭
易感人群	老年人、婴幼儿以及心肺疾病患者	心肺疾病患者

2. 事故性排放引发的急性中毒事件　事故造成的大气污染急性中毒事件一旦发生后果通常十分严重，近年发生的代表性事件有印度博帕尔毒气泄漏事件和苏联切尔诺贝利核电站爆炸事件。

（1）印度博帕尔毒气泄漏事件：博帕尔是印度中央邦的首府，人口 80 多万。美国联合碳化物公司博帕尔农药厂建在该市的北部人口稠密区。工厂设备年久失修。1984 年 12 月 2 日深夜和 3 日凌晨，该厂的一个储料罐进水，罐中的化学原料发生剧烈的化学反应，储料罐爆炸，41 吨异氰酸甲酯泄漏到居民区，酿成迄今世界最大的化学污染事件。在这次惨剧中，有 521 262 人暴露毒气，其中严重暴露的有 32 477 人，中度暴露的有 71 917 人，轻度暴露的有 416 868 人，2 500 人因急性中毒死亡。该事件导致的各种后遗症、并发症不计其数，给当地居民的健康和社会政治经济造成无法弥补的损失。

（2）苏联切尔诺贝利核电站爆炸事件：1986 年 4 月 26 日凌晨 1 时许，苏联切尔诺贝利核电站发生爆炸，造成自 1945 年日本广岛、长崎遭原子弹袭击以来世界上最为严重的核污染。反应堆放出的核裂变产物主要有 ^{131}I、 ^{103}Ru、 ^{137}Cs 以及少量的 ^{60}Co。周围环境中的放射剂量达 200 R/h，为人体允许剂量的 2 万倍。此次核事故造成 13 万居民急性暴露，31 人死亡，233 人受伤，经济损失达 35 亿美元。这些放射性污染物随着当时的东南风飘向北欧上空，污染北欧各国大气，继而扩散范围更广。3 年后的调查发现，距核电站 80 km 的地区，皮肤癌、舌癌、口腔癌及其他癌症患者增多，儿童甲状腺病患者剧增，畸形家畜也增多。在事故发生时的下风向，受害人群更多、更严重。

3. 大气污染短期自然波动引起的急性健康效应　20 世纪 90 年代以来，世界范围内出现了大量的研究文献，广泛采用时间序列（time-series）或病例交叉（case crossover）的研究设计，探讨了大气污染短期自然波动对人群健康的急性影响。健康效应终点主要包括死亡率、门急诊率和住院率等。基于大样本的人群数据，时间序列/病例交叉研究通过复杂而精巧的统计学分析，能敏感地捕捉大气污染短期波动与人群健康事件发生率之间存在的微弱但有统计学显著性的影响。流行病学研究发现，短期暴露于大气污染后，可通过产生系统性的氧化应激、炎症反应和自主神经功能失调等，触发或加剧易感个体的病理进程。这种急性健康影响主要体现在敏感人群中，如 65 岁以上的老年人和患有慢性心肺疾病者。欧美等低污染水平国家和中印等高污染水平国家均广泛报道了每日大气污染水平与人群健康事件日发生率的关联，表明大气污染的这种急性健康影响并不存在某一绝对安全的阈值。

（二）慢性影响

1. 对呼吸系统的影响　大气污染物被吸入呼吸道后，其中各种化学成分可刺激呼吸道，诱导机体细胞分泌大量的炎症因子、促炎症因子、活性自由基、活性氧等，形成炎性损伤和氧化损伤，引起膜脂质过氧化、蛋白质氧化或水解、蛋白酶活性抑制、DNA 损伤。大气污染的长期

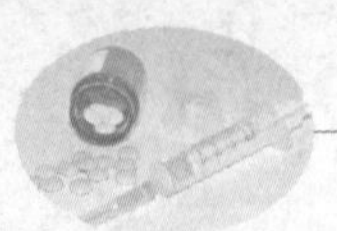

反复刺激，可引起咽喉炎、慢性阻塞性肺疾病(COPD)、肺炎、肺功能下降等疾病，甚至死亡。

2. 对心血管系统的影响　研究表明，大气污染对心血管系统的致病机制可包括以下两条主要的途径。①大气污染物进入呼吸道后，首先引起肺部炎症，并激发系统性的炎症反应和氧化应激，大量炎性因子被释放入血，引起血管内皮细胞功能失调、凝血机制启动、血黏度增加、血栓形成加速，最终形成动脉粥样硬化，进而导致心脑血管系统出现缺血性疾病，如心肌梗死、脑卒中等。②大气污染物深入呼吸道后，可直接刺激或通过局部的氧化应激和炎症反应，引发肺部的自主神经反射弧，扰乱心血管系统的自主神经传导系统，加快心率、降低心率变异性，最终导致心律失常的出现。自主神经功能失调亦可促发动脉粥样硬化板块脱落，引起血管堵塞。近年来的一些研究还提示，大气污染物可引起高血压。

3. 对生殖健康的影响　近年来的研究显示，大气污染与一系列不良生殖结局有关，如早产、宫内发育迟缓、低出生体重、出生缺陷、不孕症、死产或流产等。相关的病理机制目前尚不清楚，一些研究提示可能与下列因素有关。①大气污染物诱发的系统性氧化应激和炎症反应，产生的大量活性自由基和炎症因子，可直接穿透胎盘屏障，引起胎盘的炎症和免疫功能紊乱，对胎儿的组织细胞和各种生理过程造成不良影响，从而妨碍胎儿的正常生长。②大气污染物通过影响母体的心血管系统，导致血管内皮细胞功能失调和血液流变学的改变，出现动脉收缩和血液凝集后，进而影响母体对胎儿的供血，从而影响胎儿的生长。③大气污染物，特别是颗粒物中的 PAH 成分，能直接作用于内分泌系统，降低黄体酮的活性，抑制表皮生长因子和胰岛素样生长因子受体的活性，从而妨碍胎儿的发育。④大气污染物可通过影响母体的血压、心率、心律和心脏自主神经系统，致使母体出现血流动力学改变，如加重妊娠期高血压，从而危及胎儿。⑤大气污染中的某些成分不仅可直接杀伤精子细胞 DNA，影响其活力，还具有诱变活性，增加胎儿先天畸形的发生率。

4. 对儿童发育的影响　儿童正处在身体发育阶段，各种生理功能尚不健全，免疫功能处在较低的水平，而且和成年人相比，儿童的呼吸频率较快、室外活动时间往往更多，因而儿童是大气污染的敏感人群。研究显示，大气污染对低龄儿童(年龄$<$8 岁)的肺功能发育具有明显的慢性影响。此外，大气污染也能激发一些疾病的发作，如儿童哮喘、过敏性疾病、肺炎、急性支气管炎等。儿童早期暴露于空气中的铅、汞等重金属和 PAH，也可影响儿童的神经智力发育，引起认知和行为功能障碍。

5. 对机体免疫系统的影响　大气污染物进入机体后，一方面可直接刺激产生免疫反应，提高气道的反应性，增加气道阻力，从而对呼吸系统产生影响。另一方面大气污染物不仅可与免疫原发生交互作用，增大其对免疫系统的刺激作用，产生过敏反应，还可改变机体免疫系统对免疫原的处置方式，改变免疫反应的结局。出生队列研究发现，儿童在生命早期(0～4 岁)暴露于大气污染后，哮喘发病风险会增加，而且血液中对特定食物致敏原的 IgE 抗体水平也会增加。

6. 诱发肺癌　大气颗粒物，尤其是 $PM_{2.5}$，可吸附大量的人类致癌物，如铬、镉、镍等重金属和 PAH，长期暴露于这类颗粒物后，可诱导机体发生基因突变，发生癌症。另一方面，某些气态污染物，如 SO_2 和 NO_X，也可促进肺癌的发生。有资料显示，我国肺癌死亡率在过去 30 年间增加了 3～4 倍，在总体吸烟率稳中有降的情况下，研究人员怀疑这可能与大气污染有关。这一假说已在国内部分流行病学研究中得到了一定程度的佐证。

7. 其他　近期的部分研究发现长期暴露于大气污染可能与 DNA 甲基化、端粒酶缩短、乳腺癌、2 型糖尿病、睡眠呼吸障碍、慢性肾炎等有关系。

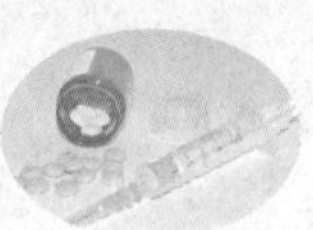

二、大气污染对健康的间接危害

（一）气候变暖

科学研究表明，大气颗粒物中的黑炭（black carbon）组分和 O_3 不仅直接对健康产生危害，它们本身还具有温室效应。其中黑炭的排放被认为是仅次于二氧化碳的，造成全球气候变暖的重要原因。它通过吸收太阳辐射，再释放入空气，以及存储于冰雪中时减少反照率，使得地球升温。

气候变化被认为是21世纪人类面临的最大公共卫生挑战，它能对人类健康产生多方面的有害影响。如改变自然生态系统，海平面上升，扩大传染病的分布和传播范围，热浪、干旱、洪水等极端天气事件频发，危及食品安全等，这部分内容详见本书第三章。

（二）臭氧层破坏

人类向大气排放的氯氟烃、氮氧化物等污染物，扩散至平流层后，在紫外线的作用下，释放出氯原子，与 O_3 发生反应，将 O_3 转化为 O_2，耗竭臭氧层。

臭氧层被破坏形成空洞以后，减少了臭氧层对短波紫外线和其他宇宙射线的吸收和阻挡功能，造成人群皮肤癌和白内障等疾病的发病率增加，对地球上的其他动植物也有杀伤作用。据估计，平流层臭氧浓度减少1%，UVB辐射量将增加2%，人群皮肤癌的发病率将增加3%，白内障的发病率将增加0.2%～1.6%。

（三）酸雨

大气污染物中的 SO_2、NO_x，以及颗粒物中的硫酸盐、硝酸盐等酸性组分，与空气中的水蒸气结合，以降水的形式沉降到地面，形成酸雨。酸雨的危害主要表现如下。

1. 对土壤和植物产生危害　在酸雨的作用下，土壤中的营养元素如钾、钠、钙、镁会被溶出，土壤pH值的降低。受酸水侵蚀的植物叶片叶绿素合成减少，出现萎缩和果实产量下降。在降水pH值<4.5的地区，马尾松林、华山松和冷杉林出现大片黄叶并脱落，森林成片地死亡。酸雨还可抑制土壤微生物的繁殖，特别是对固氮菌的伤害，使土壤肥力下降，农作物产量降低。

2. 影响水生生物的生态平衡　酸化的水体微生物分解有机质活性减弱，水生植物的叶绿素合成降低，浮游动物种类减少，鱼贝类死亡。

3. 对人类健康产生影响　酸雨增加土壤中有害重金属的溶解度，加速其向水体、植物和农作物的转移。研究显示，在酸化水区内，水体和鱼肉中的汞含量明显增加。酸雾中的硫酸和硝酸对人体的危害远远超过 SO_2 和 NO_X。硫酸雾是伦敦烟雾事件中引起人群超额死亡的重要原因。

此外，酸雨可腐蚀建筑物、文物古迹，可造成地面水pH值下降而使输水管材中的金属化合物易于溶出等。

（四）影响小气候和太阳辐射

大气中的烟尘能促使云雾形成，从而吸收太阳的直射或散射光，影响紫外线的生物学活性。因此，在大气污染严重的地区，儿童佝偻病的发病率较高，某些通过空气传播的疾病易于流行。大量的颗粒物还能吸收太阳能而使气温明显降低，造成“冷化效应”。例如，1991年海湾战争时，科威特数百口油井的大火，使地表温度比往年同期下降了约10℃。

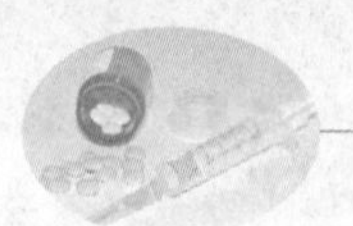

(五) 其他

大气污染能降低大气能见度，形成灰霾天，影响人们日常生活，使交通事故增加。

大气污染能影响居民的生活卫生条件，例如灰尘使环境污秽，恶臭或刺激性气体可影响居民开窗换气以及晾晒衣物等；大气污染还能影响植物生长，甚至造成植物死亡。

第四节　大气中主要污染物对人体健康的影响

一、二氧化硫

(一) 来源

一切含硫燃料的燃烧都能产生二氧化硫(sulfur dioxide, SO_2)。大气中的 SO_2 主要来自燃煤、石油、天然气等化石燃料的燃烧，包括火电厂、冶炼厂、钢铁厂等。我国环境状况公报显示，2010 年全国 SO_2 排放总量中有高达 85.3%的比例来自工业源，取暖锅炉等生活源仅占 14.7%。

近 20 年来，我国城市大气中 SO_2 的污染水平逐年降低。2010 年我国 113 个重点城市的年平均 SO_2 水平已低至 41 $\mu g/m^3$，地级及其以上城市中 SO_2 年平均浓度达到或优于国家二级标准的城市占到 94.9%，无劣于三级标准的城市。

SO_2 在大气中可被氧化成 SO_3，再溶于水汽中形成硫酸雾。SO_2 还可先溶于水汽中生成亚硫酸雾然后再氧化成硫酸雾。硫酸雾是 SO_2 的二次污染物，对呼吸道的附着和刺激作用更强。硫酸雾等可凝成大颗粒，形成酸雨沉降到地面，亦可生成二次颗粒物。

(二) 健康影响

SO_2 是水溶性的刺激性气体，易被上呼吸道和支气管黏膜的富水性黏液吸收。黏液中的 SO_2 转化为亚硫酸盐或亚硫酸氢盐后吸收入血迅速分布于全身。SO_2 可刺激呼吸道平滑肌内的末梢神经感受器，使气管或支气管收缩，气道阻力和分泌物增加。因此，人在暴露较高浓度的 SO_2 后，很快会出现喘息、气短等症状以及 FEV_1 等肺功能指标的改变。但是，个体对 SO_2 的耐受性差异较大。一般来说，哮喘患者对 SO_2 比较敏感。人群控制暴露实验发现，哮喘患者暴露于 SO_2 572 $\mu g/m^3$ 的 15 分钟后就可观察到 FEV_1 降低。在 SO_2 1 114 $\mu g/m^3$ 时，FEV_1 下降 10%；SO_2 1 716 $\mu g/m^3$ 时下降 15%。即使是在健康人中，暴露于 SO_2 715 $\mu g/m^3$ 中仅 5 分钟后，就可以观察到支气管出现快速的紧缩。

已有 100 多篇流行病学研究报道短期 SO_2 暴露可增加人群的每日死亡率和发病率。例如欧洲 7 个城市的时间序列研究发现，控制了 PM_{10} 的影响后，SO_2 仍可独立引起心血管系统疾病，特别是缺血性心脏病的发生，平均每增加 10 $\mu g/m^3$ SO_2 的缺血性心脏病住院率可增加 0.7%。我国的 CAPES 多城市时间序列研究发现，SO_2 每升高 10 $\mu g/m^3$，总死亡率、心血管疾病死亡率和呼吸系统疾病死亡率将分别上升 0.75%、0.83%和 1.25%。

中国香港地区规定自 1990 年 7 月 1 日起全部电厂和机动车所用燃料的含硫量必须均<0.5%。这使大气中 SO_2 的浓度从 44 $\mu g/m^3$ 降至 21 $\mu g/m^3$，所带来的健康收益是明显而惊人的：人群总死亡率降低 2.1%，呼吸道疾病死亡率降低 3.9%，心血管疾病死亡率降低 2.0%。这从侧面反映了 SO_2 污染能对健康产生显著的影响。

很少有队列研究报道 SO_2 的慢性健康危害。我国新近完成的一项回顾性队列研究发现，SO_2 浓度每升高 10 $\mu g/m^3$，居民总死亡率、心血管疾病死亡率和呼吸系统死亡率分别升高

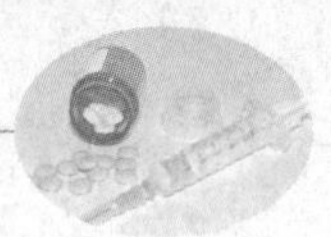

1.8%、3.2%和3.2%。在控制颗粒物后，SO_2 仍有显著的效应。

SO_2 还被认为有促癌作用，可以增强苯并(a)芘的致癌作用。这在我国的回顾性队列研究中得到了证实。该研究发现，SO_2 浓度每升高 10 $\mu g/m^3$，我国居民的肺癌死亡率将升高4.2%。

(三) 防制措施

(1) 以采用无污染或少污染的工艺技术为上策，主要的治理技术包括排烟脱硫、燃料脱硫和使用低硫煤等。

(2) 国家环境保护总局制定了"二氧化硫污染控制区和酸雨控制区"的综合防治规划，包括限制高硫煤的开采和使用、削减二氧化硫的排放总量、研究和开发二氧化硫污染防治技术和设备、做好二氧化硫的排污收费工作、加强环境监督管理等。目前二氧化硫污染控制区包括63个地级以上的城市和地区，占全国的8%，其控制面积占国土面积的3%。

二、颗粒物

(一) 来源

大气中的颗粒物可来自自然界的风沙尘土、火山爆发、森林火灾和海水喷溅等。人类的生产和生活活动中使用的各种燃料如煤炭、液化石油气、煤气、天然气和石油的燃烧构成了大气颗粒物的重要来源。钢铁厂、有色金属冶炼厂、水泥厂和石油化工厂等的工业生产过程也会造成颗粒物的污染。人为来源的颗粒物常含有特殊的有害物质，如铅、氟和砷等。近年来，随着城市机动车数量的急剧增加，机动车尾气已成为我国许多城市大气颗粒物的重要来源。此外，公路扬尘、建筑扬尘也是我国一些城市大气中颗粒物的重要来源之一。

颗粒物是我国大多数城市的首要污染物，是影响城市空气质量的主要因素。根据2010年我国环境状况公报，我国2010年113个重点城市的大气 PM_{10} 年平均浓度为87 $\mu g/m^3$，达到或优于国家二级标准的城市占85.0%，劣于三级标准的占1.2%。目前我国各城市环境空气中 $PM_{2.5}$ 占 PM_{10} 的比例在40.4%～69.9%之间，平均为50%。PM_{10} 中沙尘源的比例较大，$PM_{2.5}$ 中燃烧源的比例较大，且粒径更小，更易附着有毒物质，对健康的危害要大于 PM_{10}。

现有资料显示，颗粒物的毒性与其来源密切相关，但其来源非常复杂，而且存在较强的时间变异性和空间变异性。不同季节大气颗粒物的来源有所差异。例如，北方城市冬季燃煤排放的烟尘对空气颗粒物的贡献较大，但非采暖期的颗粒物来源中，沙尘暴、公路扬尘、建筑扬尘的贡献却比较高。我国北方城市的春季颗粒物高污染状况主要与沙尘天气有关，且自西向东，受沙尘影响的程度逐渐降低。即便在同一城市，颗粒物的来源也存在差异。比如，上海的一项研究显示中心城区大气 $PM_{2.5}$ 的污染源主要为机动车尾气，而在吴淞工业区大气 $PM_{2.5}$ 的污染源主要为钢铁工业尘和燃煤烟尘。

(二) 健康影响

颗粒物被公认为是对健康危害最大的空气污染物，可对人体健康造成多方面的影响。

1. 颗粒物对呼吸系统的影响　大量的颗粒物进入肺部对局部组织有堵塞作用，可使局部支气管的通气功能下降，细支气管和肺泡的换气功能丧失。吸附着有害气体的颗粒物可以刺激或腐蚀肺泡壁，长期作用可使呼吸道防御功能受到损害，发生支气管炎、肺气肿和支气管哮喘等。国内外的研究显示，颗粒物可通过直接或间接的方式激活肺巨噬细胞和上皮细胞内的氧化应激系统，刺激炎性因子的分泌以及中性粒细胞和淋巴细胞的浸润，引起动物肺组织发生脂质过氧化等。

大量的流行病学研究发现，无论是短期还是长期暴露于颗粒物，均能导致显著的健康危害。短期暴露于颗粒物，可引起COPD、哮喘等呼吸系统疾病的急性发作。我国16个城市的CAPES时间序列研究发现，PM_{10} 每升高 10 μg/m³，呼吸系统疾病死亡率升高0.56%。美国两项经典的队列研究发现长期暴露于 $PM_{2.5}$ 能显著增加人群心肺系统疾病的死亡率。我国的一些横断面调查发现，长期居住在颗粒物污染严重地区的居民，可出现肺功能降低、呼气时间延长，呼吸道疾病、哮喘的患病率增高。

2. 颗粒物对心血管系统的影响　颗粒物在进入人体后：①可通过激发系统性的炎症反应和氧化应激，增加血黏度和形成血栓，导致动脉粥样硬化，出现一系列缺血性疾病；②通过肺部的自主神经反射弧，改变心脏的自主神经传导系统，增加心率，降低心率变异性，出现心律失常，甚至心搏骤停；③系统性炎症反应可激活血管内皮细胞，改变其功能，引起动脉血管收缩，血压升高。

大量的时间序列/病例交叉研究报道了短期暴露于大气颗粒物，可增加人群每日心血管疾病(心脏病、缺血性心脏病、心律失常、心力衰竭、外周血管病、脑血管疾病)的入院率。数个队列研究进一步证实，长期暴露于大气颗粒物污染后，可引起人群中的心肺系统疾病死亡率显著增加。美国MESA-air队列研究也发现长期暴露于 $PM_{2.5}$，将会造成血液中C反应蛋白水平升高、心率变异性降低、血压升高、动脉粥样硬化等健康危害。

3. 颗粒物对生殖系统的影响　大气颗粒物在进入母体后，可通过引起系统性的氧化应激、炎症反应、血液流变学和动力学的改变，对胎儿产生危害，产生一系列不良生殖结局。流行病学已经发现颗粒物暴露与低出生体重、早产、死产、宫内发育迟缓、出生缺陷等有关系。个别研究还发现颗粒物可以杀伤精子、降低精子的浓度和活力，从而导致不育。但这些关系尚需要在严格设计的队列研究中得到进一步的证实。

4. 颗粒物对儿童健康的影响　儿童正处于身体发育的关键时期，免疫系统和肺功能尚不健全，对颗粒物污染更加敏感。急性效应研究发现，颗粒物可以增加儿童哮喘、过敏性疾病、肺炎、急性支气管炎的入院率。长期暴露于颗粒物，还可对儿童的肺功能发育造成慢性损害。

5. 颗粒物的致癌作用　国内外的大量研究表明，颗粒物中的多个成分具有致癌性或促癌性，如多环芳烃，镉(Cd)、铬(Cr)、镍(Ni)等重金属。颗粒物的有机提取物有致突变性，且以移码突变为主。此外使用不同细胞的实验表明，颗粒物的有机提取物可引起细胞的染色体畸变、姊妹染色单体交换以及微核率增高、诱发程序外DNA合成。颗粒物的有机提取物还可引起细胞发生恶性转化。一些研究表明，颗粒物的无机提取液也有遗传毒性。多个横断面研究显示，在颗粒物污染严重的地区，肺癌死亡率往往较高。在最为著名的美国ACS队列研究中发现，$PM_{2.5}$ 每升高 10 μg/m³，人群中肺癌死亡率将升高13.5%(95%*CI*：4.4%，23%)。

(三) 影响颗粒物生物学作用的因素

1. 颗粒物的粒径　颗粒物在大气中的沉降与其粒径有关。一般来说，粒径小的颗粒物沉降速度慢，易被吸入。不同粒径颗粒物沉降到地面所需时间分别为：直径10 μm的颗粒物需4～9小时，1 μm的需19～98天，0.4 μm的需120～140天，<0.1 μm的则需5～10年。

不同粒径的颗粒物在呼吸道的沉积部位不同。直径>5 μm的多沉积在上呼吸道，即沉积在鼻咽区、气管和支气管区，通过纤毛运动这些颗粒物被推移至咽部，或被吞咽至胃，或随咳嗽和打喷嚏而排除。<5 μm的颗粒物多沉积在细支气管和肺泡。<2.5 μm的75%在肺泡内沉

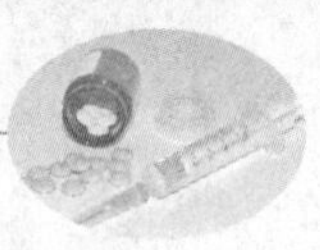

积，但<0.4 μm 的颗粒物可以较自由地出入肺泡并随呼吸排出体外，因此在呼吸道的沉积较少。有时颗粒物的大小在进入呼吸道的过程中会发生改变，吸水性的物质可在深部呼吸道温暖、湿润的空气中吸收水分而变大。

颗粒物的粒径不同，其有害物质的含量也有所不同。研究发现，60%～90%的有害物质存在于 PM_{10} 中。一些元素如 Pb、Cd、Ni、Mn、V、Br、Zn 以及多环芳烃等主要附着在直径<2 μm 的颗粒物上。

2. 颗粒物的成分　颗粒物的化学成分多达数百种以上，可分为有机和无机两大类。颗粒物的毒性与其化学成分密切相关。颗粒物上还可吸附细菌、病毒等病原微生物。

颗粒物的无机成分主要指元素及其他无机化合物，如金属、金属氧化物、无机离子等。一般来说，自然来源的颗粒物(例如地壳风化和火山爆发等)所含无机成分较多。此外，不同来源的颗粒物表面所含的元素不同。来自土壤的颗粒主要含 Si、Al、Fe 等，燃煤颗粒主要含 Si、Al、S、Se、F、As 等，燃油颗粒主要含 Si、Pb、S、V、Ni 等，汽车尾气颗粒主要含 Pb、Br、Ba 等，冶金工业排放的颗粒物主要含 Mn、Al、Fe 等。

颗粒物的有机成分包括碳氢化合物，羟基化合物，含氮、含氧、含硫有机物，有机金属化合物，有机卤素等。来自煤和石油燃料的燃烧，以及焦化、石油等工业的颗粒物，其有机成分含量较高。有机成分中以多环芳烃最引人注目，研究发现颗粒物中还能检出多种硝基多环芳烃，它们可能是大气中的多环芳烃和氮氧化物反应生成的，也可能是在燃烧过程中直接生成的。

颗粒物可作为其他污染物如 SO_2、NO_2、酸雾和甲醛等的载体，这些有毒物质都可以吸附在颗粒物上进入肺脏深部，加重对肺的损害。颗粒物上的一些金属成分还有催化作用，可以使大气中的其他污染物转化为毒性更大的二次污染物。例如，SO_2 转化为 SO_3，亚硫酸盐转化为硫酸盐。此外，颗粒物上的多种化学成分还有联合毒作用。

3. 呼吸道对颗粒物的清除作用　清除沉积于呼吸道的颗粒物是呼吸系统防御功能的重要环节。呼吸道不同部位的清除机制有所不同，鼻毛可阻留95%的10 μm 以上颗粒物。颗粒物可通过咳嗽或随鼻腔的分泌物排出体外，也可被吞咽入消化系统或进入淋巴管和淋巴结以及肺部的血管系统后在体内进行再分布。气管支气管的黏膜表面被纤毛覆盖并分泌黏液，通过纤毛运动可将沉积于呼吸道的颗粒物以及充满颗粒物的巨噬细胞随同黏液由呼吸道的深部向呼吸道上部转运，并越过喉头的后缘向咽部移动，最终被咽下或随痰咯出。黏液-纤毛系统的清除过程较为迅速，沉积于下呼吸道的颗粒物在正常情况下24～48小时内可被清除掉。环境污染物可使呼吸道黏膜的分泌性和易感性增强，影响纤毛运动，导致黏液-纤毛清除机制受阻。肺泡对颗粒物的清除作用主要由肺巨噬细胞完成。颗粒物可被巨噬细胞吞噬后经黏液-纤毛系统排出或进入淋巴系统。一些细小的颗粒可直接穿过肺泡上皮进入肺组织间质，最后进入肺血液或淋巴系统。

4. 其他　某些生理或病理因素可影响颗粒物在呼吸道的沉积。例如，运动时呼吸的量和速度都明显加快，这样将大大增加颗粒物通过沉降、惯性冲击或扩散在呼吸道的沉积。慢性支气管炎患者的呼吸道黏膜层增厚，会造成气道的部分阻塞，有利于颗粒物的沉积。一些刺激性的气体，如香烟烟气等可引起支气管平滑肌收缩，加大颗粒物在气管支气管的沉积。

(四) 防制措施

1. 控制污染

(1) 改善能源结构和燃料结构，发展水电等清洁能源。

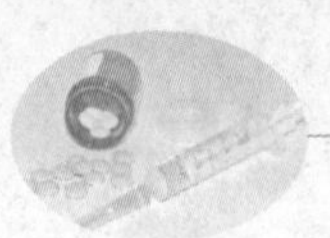

(2) 改革生产工艺,采用新型的除尘设备进行清洁生产,减少工业生产中烟尘的排放。

(3) 采取严格措施,控制汽车尾气排放,特别是使用柴油为燃料的机动车。

(4) 发展区域集中供暖,减少分散烟囱。

(5) 加强对工地、道路扬尘的管理,对裸露地面进行绿化和铺装。

2. 加强环境监测和健康影响评价　建立更为广泛的城市大气颗粒物,尤其是细颗粒物污染监测网。在弄清我国大气颗粒物污染与人群健康剂量反应关系的基础上,完善现有大气颗粒物环境质量标准,提出保护易感人群、防止颗粒物污染对健康危害的预警系统。

三、二氧化氮

(一) 来源

大气环境中的 NO_2 除少量来自自然界氮循环外,大部分来自各种矿物燃料的燃烧过程。NO_2 自然本底的年均浓度为 0.4～9.4 μg/m³。NO_2 的人为来源主要是火力发电、石油化工、燃煤工业等工业源排放和机动车尾气排放。随着我国机动车数量的增加,一些大城市的 NO_2 污染水平呈明显上升趋势,机动车尾气排放业已成为我国城市大气 NO_2 污染的主要来源之一,并被认为是交通来源大气污染的指示物之一。此外,硝酸、氮肥、炸药、染料等生产过程,焊接行业和粮食仓储过程也可产生 NO_2。实际上,在环境空气中多达 90%～95%的 NO_2 通常以一氧化氮(NO)的形式排放,由于 NO 性质极不稳定,很快便被氧化剂(如氧气、臭氧和挥发性有机物)氧化成 NO_2。NO_2 有刺激性,是光化学烟雾形成的重要前体物;与烃类物质共存时,在强烈的日光照射下,可以形成 O_3 等光化学烟雾。NO_2 还是硝酸型酸雨和二次颗粒物形成的重要前体物。此外,大气中的 NO_2 与多环芳烃 PAH 发生硝基化作用,可形成硝基 PAH。吸入 NO_2 后,可引起多种健康危害。

根据我国环境状况公报,2010 年我国 113 个重点城市的 NO_2 年平均水平为 35 μg/m³,所有地级及以上城市均达到国家二级标准,也均符合 WHO 制定的 NO_2 年平均指导值。我国的 NO_2 污染水平与国外发达国家基本一致。

(二) 健康影响

NO_2 较难溶于水,故对上呼吸道和眼睛的刺激作用较小,主要作用于深部呼吸道、细支气管及肺泡。以亚硝酸根和硝酸根的形式进入血循环,亚硝酸根还可与血红蛋白结合生成高铁血红蛋白,导致组织缺氧。人体临床研究显示,健康成人暴露于 NO_2 浓度 4 700 μg/m³ 以上后,2 小时内就可出现显著的肺功能降低。当暴露于 NO_2 4 100 μg/m³(约 2ppm)4～6 小时后,会导致支气管炎症。患有呼吸系统疾病如哮喘的人对 NO_2 比较敏感,NO_2 浓度在＞200 μg/m³ 时,可增加哮喘患者的支气管反应性。在 NO_2 560 μg/m³ 中暴露 30～110 分钟,就可出现肺功能的改变。大量的急性效应研究发现,短期暴露于大气 NO_2 可升高人群的发病率和死亡率。Stieb 等对 29 个大气 NO_2 与居民总死亡关系的时间序列研究进行了 Meta 分析,表明 NO_2 浓度每升高 49 μg/m³(约 24 ppb),人群总死亡率将上升 2.8%。

几项队列研究和病例-对照研究的结果表明:长期暴露于低浓度水平 NO_2 时(年平均浓度＜40 μg/m³),人群中的呼吸道疾病(症状)、住院、死亡的发生率显著增加。例如,一项出生队列研究结果表明,NO_2 浓度增加 8.5 μg/m³ 可使出生后第一年的支气管症状发生率增高。有些慢性效应研究的结果表明,NO_2 浓度＜20 μg/m³ 仍对健康有显著性危害。例如,在对几个横断面研究中的女性进行随访后发现,NO_2 平均浓度增加 16 μg/m³ 后与全死因死亡率和心肺疾病死亡率

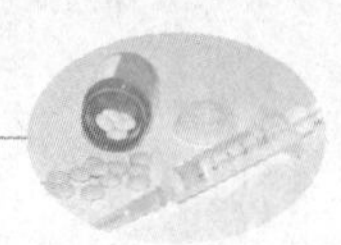

升高有关。部分研究还提示，NO_2 与一些不良生殖结局有关，比如早产、低出生体重等。

(三) 防制措施

(1) 控制并减少机动车尾气排放，同时控制来自工业污染源的 NO_2 排放。

(2) 加强环境监测和预报，预防光化学烟雾的发生。

四、一氧化碳

(一) 来源

一氧化碳(carbon monoxide, CO)是含碳物质不完全燃烧的产物，它无色、无嗅、无刺激性。大气中的 CO 主要来源于机动车尾气、炼钢铁、焦炉，煤气发生站、采暖锅炉、民用炉灶、固体废弃物焚烧排出的废气。近年来，随着一些大城市机动车数量的急剧增加，机动车尾气排放的 CO 对大气 CO 污染的分担率明显增加。北京、广州、沈阳等地的研究显示，机动车尾气排放 CO 对城市大气 CO 的贡献率均在 70%以上。因而，CO 被视为交通来源大气污染物的重要指示物。大气中 CO 的本底浓度水平一般在 0.06～0.14 mg/m^3。即使在交通量大的城市，大气中 CO 峰值也≤60 mg/m^3。然而，一些场所如室内停车场、公路隧道以及使用燃气炉灶的室内，空气 CO 浓度可上升至 115 mg/m^3。

(二) 健康影响

CO 很容易通过肺泡壁、毛细血管壁以及胎盘屏障。吸收入血以后，80%～90%的 CO 与血红蛋白结合形成碳氧血红蛋白(carboxyhaemoglobin, COHb)。CO 与血红蛋白的亲和力比氧大 200～250 倍，形成 COHb 后其解离速度比氧合血红蛋白慢 3 600 倍，影响血液的携氧能力。此外，COHb 还影响氧合血红蛋白的解离，阻碍氧的释放，引起组织缺氧。暴露于高浓度的 CO 时，吸收入血的 CO 还可与肌红蛋白、细胞色素氧化酶以及 P450 结合。此外，研究发现，CO 亦可诱导氧化应激和炎症反应，扰乱心脏自主神经功能，这可能与低浓度 CO 的健康效应有关。

流行病学研究发现，CO 暴露与人群心血管疾病的发病率和死亡率增加有关。低浓度 CO 暴露还可在冠心病患者中诱发心律不齐、心电图异常等。我国上海、太原和鞍山 3 个城市的时间序列研究发现，CO 24 小时平均浓度每增加 1 mg/m^3，人群中总死亡率和心血管疾病死亡率分别增加 2.89%和 4.17%。加拿大和欧洲的多城市时间序列研究显示，CO 24 小时平均浓度每增加 1 mg/m^3，人群总死亡率分别升高 2%和 1.20%。由于内源性 CO 生成增加，妇女妊娠时血中 COHb 浓度要比非妊娠时高 20%左右。正常胎儿血中的 COHb 浓度高出母体 10%～15%，胎儿对 CO 的毒性比成人敏感。流行病学研究发现，大气 CO 暴露可引起早产、低出生体重等不良生殖结局。

(三) 防制措施

(1) 改进燃料的组成和结构，装置可催化尾气中 CO 的净化器，控制机动车尾气的排放。

(2) 控制固定污染源的 CO 排放。

(3) 冬季取暖季节应加强通风换气，室内避免吸烟。

五、臭氧

(一) 来源

臭氧(ozone, O_3)是光化学烟雾主要成分，其刺激性强并有强氧化性，属于二次污染物。

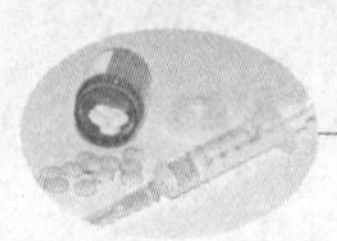

光化学烟雾是大气中的 NO_x 和挥发性有机化合物(VOCs),在太阳紫外线的作用下,经过光化学反应形成的浅蓝色烟雾,是一组混合污染物。O_3 约占烟雾中光化学氧化剂的 90%以上,是光化学烟雾的指示物。洛杉矶光化学烟雾事件时,大气中的 O_3 浓度最高达 1 500 $\mu g/m^3$。由于自然界中 O_3 来源十分广泛,WHO 估计其全球自然背景水平为日 8 小时最大平均的年平均浓度为 80 $\mu g/m^3$,但 O_3 的浓度水平存在较强的时空变异性。虽然我国尚未开展系统的 O_3 环境空气监测,但依据中国环境监测总站 2010 年的 O_3 试点监测报道,O_3 试点城市和地区各监测点均出现 O_3 超标现象,南方试点城市 O_3 浓度水平总体上高于北方城市。由于在部分城市中机动车尾气是大气中 NO_x 和 VOCs 的主要来源之一,O_3 还被认为是一种重要的交通来源大气污染物。

(二) 健康影响

O_3 的水溶性较小,易进入呼吸道的深部,具有强烈的刺激作用,可造成气道高反应性、气道炎症增加、哮喘加重、肺功能降低,以及咳嗽、胸闷、气短等呼吸道症状。有研究显示,健康成年人在 160 $\mu g/m^3$ 的 O_3 下 4～6 小时即可出现肺功能降低等呼吸系统功能的改变,而儿童等敏感人群在 O_3 为 120 $\mu g/m^3$ 暴露 8 小时就可出现肺功能指标如 FEV_1 的下降。大气中的 O_3 为 210～1 070 $\mu g/m^3$ 时可引起哮喘发作,导致上呼吸道疾病恶化,并刺激眼睛,使视觉敏感度和视力下降;O_3>2 140 $\mu g/m^3$ 可引起头痛、肺气肿和肺水肿等。

无论是急性效应研究还是慢性效应研究均发现 O_3 具有显著的健康危害。美国 95 个城市的时间序列研究发现,当日 O_3 24 小时平均浓度每升高 27 $\mu g/m^3$(约 20 ppb),人群每日总死亡率升高 0.5%。过去一周的累积 24 小时平均 O_3 浓度每升高 27 $\mu g/m^3$(约 20 ppb),总死亡率升高 1.04%。有 Meta 分析发现,O_3 与日死亡率的关系在暖季最为显著。时间序列研究还发现 O_3 短期暴露还能增加呼吸系统疾病和哮喘的入院率和急诊人次。经典的美国 ACS 队列研究发现,在控制 $PM_{2.5}$ 的影响后,4～9 月期间臭氧日最大 1 小时浓度的平均值每升高 13.4 $\mu g/m^3$(约 10 ppb),呼吸系统疾病死亡率将升高 4.0%。

(三) 防制措施

(1) 控制并减少机动车尾气排放。

(2) 加强对大气 NO_X 污染、光化学烟雾形成条件的监测,建立光化学烟雾发生的预警系统。

六、铅

(一) 来源

城市大气铅(lead)污染的主要来源包括含铅汽油燃烧和工业源排放。含铅汽油燃烧后 85%的铅排入大气,机动车尾气排放对大气铅污染的贡献率高达 80%～90%。大气铅是儿童血铅的重要来源。WHO 和美国 EPA 等机构均估计,大气铅浓度每升高 1 $\mu g/m^3$,血铅浓度将增加 50 $\mu g/L$。但数十年来,由于大规模开展汽油除铅,大力推广无铅汽油,在许多国家和地区,含铅汽油已不再是大气铅污染的主要来源。1980～1999 年,美国在机动车排铅量降低了 95%,大气中铅含量降低 94%。尽管我国推广无铅汽油的时间较晚,但已取得了不错的成效。以上海为例,于 1997 年 10 月 1 日起,开始推广使用无铅汽油,迅速地使气铅水平降低了 50%左右,儿童血铅水平也降低了 7 $\mu g/L$(1999 年调查数据)。但随着燃煤消耗量迅速增加,

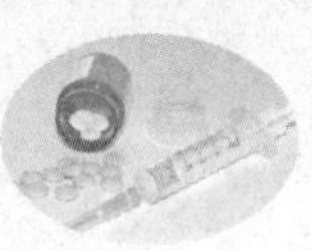

在2000～2005年，大气中铅含量逐渐有所回升。钢铁工业排尘和燃煤排尘已成为上海地区禁止含铅汽油后大气铅污染的主要来源。放射性核素示踪研究也发现燃煤灰尘是上海地区儿童铅暴露的主要来源。此外，来自铅锌矿开采冶炼，铅冶炼厂、蓄电池厂等的含铅废气是城乡大气环境铅污染的又一重要来源，往往成为儿童铅中毒事件暴发的重要原因之一。据一些全国性的抽样调查，我国儿童的血铅水平在45～60 μg/L。

（二）健康影响

人体铅暴露的途径是多方面的，除呼吸摄入外儿童还可通过手-口方式从大气中降落的含铅尘土、室内墙壁、学习用品或玩具中脱落的含铅油漆皮摄入铅。吸收入体内的铅约90%贮存于骨骼中，主要经尿（占76%）和粪排出。血铅值反映近期铅的摄入量，常作为铅内暴露水平的重要指标。

铅是全身性的毒物，可以影响多个系统，对神经系统、消化系统、造血系统、泌尿系统、心血管系统、免疫系统和内分泌系统均有不良影响。近年来人们十分关注环境铅污染对儿童健康的影响。儿童的户外活动多，单位体重的呼吸次数、体表面积、饮水量和食物摄入量都高于成年人。研究发现，儿童的胃肠道对铅的吸收率比较高。1～3岁幼儿的胃肠道对铅的吸收率为50%左右，而成年人的吸收率仅为10%。此外，儿童的血-脑屏障和多种功能发育尚不完全。上述原因造成儿童对铅的毒性，特别是其神经毒性比成年人更为敏感。铅可以选择性地蓄积并作用于脑的海马部位，损害神经细胞的形态和功能，如干扰神经递质的摄取、释放以及与受体的结合等，造成儿童神经行为功能和智力的损害。儿童铅中毒主要表现为注意力不集中、记忆力降低、缺乏自信、抑郁、淡漠或多动、强迫行为、学习能力和学习成绩低于同龄儿童等。国外的流行病学研究发现，血铅水平从24 μg/L上升到300 μg/L，将会使儿童智商评分下降6.9分。处于器官发生、发育阶段的胎儿对铅的毒性十分敏感。母体内的铅可以通过胎盘进入胎儿体内，造成母源性铅中毒或过量铅吸收。母亲孕期长期暴露于高浓度的铅可导致新生儿出现低体重、贫血、出生缺陷、死产等。不同血铅水平下儿童神经系统、血液系统的生化、病理改变见表5-4。

表5-4　不同血铅水平下儿童神经系统、血液系统的生化、病理改变

血铅浓度(μg/L)	生化、病理改变
100	δ-氨基乙酰丙酸脱水酶(δ-ALAD)活性抑制、听力损伤
100～150	维生素 D_3 降低、认知功能受损
150～200	红细胞原卟啉升高
250～300	血红蛋白合成减少
400	尿δ-氨基乙酰丙酸(δ-ALA)和粪卟啉增加
700	贫血
800～1 000	铅性脑病

（三）防制措施

（1）推广使用无铅汽油，降低大气中铅污染的程度。我国现行环境空气质量标准中铅的季平均限值是1.50 μg/m³，年平均限值是1.00 μg/m³。根据《大气污染防治法》的规定，我国从2000年1月1日起停止生产含铅车用汽油，7月1日起停止销售和使用含铅汽油。

（2）加强健康教育，保护儿童和孕妇等高危险人群。

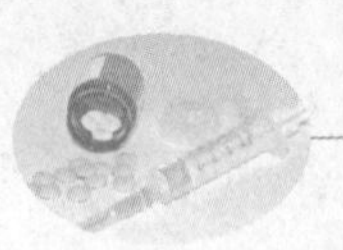

(3) 在铅污染地区注意发现儿童铅中毒,并及时进行驱铅治疗。

七、多环芳烃

(一) 来源

大气中的多环芳烃(polycyclic aromatic hydrocarbon, PAH)主要来源于各种含碳有机物的热解和不完全燃烧,如煤、木柴、烟叶和石油产品的燃烧,烹调油烟以及各种有机废物的焚烧等。尽管不同类型污染源产生的 PAH 种类有所不同,但不同地区大气中的 PAH 谱差别不大。

(二) 健康影响

大气中的大多数 PAH 吸附在颗粒物表面,尤其是<5 μm 的颗粒物上。大颗粒物上的 PAH 很少。PAH 可与大气中的其他污染物反应形成二次污染物。例如,PAH 与 O_3 作用,生成多种具有直接致突变作用的氧化物;与大气中的 NO_2 或 HNO_3 形成硝基多环芳烃,后者有直接致突变作用。PAH 中有强致癌性的多为四到七环的稠环化合物。由于苯并(a)芘是第一个被发现的环境化学致癌物,而且致癌性很强,故常以之作为 PAH 的代表。BaP 占大气中致癌性多环芳烃的 1%~20%。不同类型多环芳烃的致癌活性依次为:苯并(a)芘>二苯并(a, h)蒽>苯并(b)荧蒽>苯并(j)荧蒽>苯并(a)蒽。研究表明,一些 PAH 还有免疫、生殖和发育毒性。

BaP 是唯一经吸入染毒实验被证实可引起肺癌的 PAH。同时暴露香烟烟雾、石棉、颗粒物等可增强 BaP 的致癌活性。BaP 需要在体内经代谢活化后才能产生致癌作用。目前认为,BaP 进入体内后,只有少部分以原形从尿、或经胆汁随粪便排出体外。大部分 BaP 被肝、肺细胞微粒体中的 P450 氧化成环氧化物,其中 7,8-环氧 BaP 在环氧化物水化酶的作用下,水解成 7,8-二羟-BaP,后者再由 P450 作用,进行二次环氧化生成 7,8-二羟-9,10-环氧 BaP。其中,反式右旋 7,8-二羟-9,10-环氧 BaP 的化学反应活性最高,可与细胞大分子 DNA 的亲核基团发生不可逆的共价结合,启动致癌过程。体内的谷胱甘肽硫转移酶能催化谷胱甘肽与环氧化物的结合,使环氧化物的水溶性增加,化学活性降低,抑制它们与 DNA 等大分子的结合。

流行病学研究显示,肺癌的死亡率与空气中 BaP 水平呈显著的正相关。采用线性多阶段模型得出,大气中 BaP 的浓度为 1.2、0.12、0.012 ng/m^3 时,终生患呼吸系统癌症的超额危险度分别是 10^{-4}、10^{-5}、10^{-6}。国内经多年研究发现,云南宣威肺癌高发的主要危险因素是燃烧烟煤所致的室内空气 BaP 污染。在调整了人群暴露水平、呼吸率和易感性等因素后,PAH 吸入暴露的肺癌总人群归因分值为 1.6%,大约相当于可导致 2003 年我国居民肺癌发病率上升 0.65/10 万。

流行病学研究还发现,PAH 暴露与低出生体重、宫内发育迟缓等不良生殖结局相关。重庆市铜梁县的一项研究发现,出生前暴露于 PAH 与胎儿及儿童生长发育之间存在显著相关,体内高 PAH-DNA 加合物水平与出生头围减小和儿童 18、24 和 30 个月时体重相对减轻有关($P<0.05$),且暴露时间越长,减少得越显著。

(三) 防制措施

防止并控制大气和室内空气环境的污染,控制吸烟。我国环境空气质量标准中 BaP 的日平均限值是 0.01 $\mu g/m^3$。

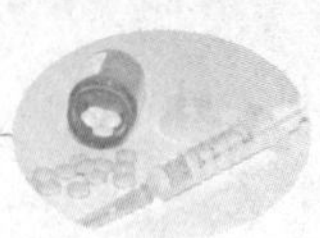

八、二噁英类

二噁英类(dioxins)是一类有机氯化合物，包括多氯二苯并-对-二噁英(polychlorinated dibenzo-p-dioxin，PCDD)和多氯二苯并呋喃(polychlorinated dibenzo furan，PCDF)，共 210 种。一般将一些呈平面分子结构、毒性特征与二噁英类似的多氯联苯，即共面多氯联苯(coplanar polychlorinated biphenyls，Co-PCBs)也包括在二噁英类的范围内。二噁英类的毒性因氯原子的取代位置不同而有差异，故在环境健康危险度评价中用它们的含量乘以等效毒性系数(toxic equivalency factors，TEFs)得到等效毒性量(toxic equivalent，TEQ)。二噁英类中以 2,3,7,8-氯代-对-二噁英(2,3,7,8-tetrachlorodibenzo-p-dioxin，2,3,7,8-TCDD)的毒性最强，研究也最多。

(一) 来源

大气环境中的二噁英类 90%来源于城市和工业垃圾焚烧。含铅汽油、煤、防腐处理过的木材以及石油产品、各种废弃物特别是医疗废弃物在燃烧温度低于 300～400℃时容易产生二噁英类。聚氯乙烯塑料、纸张、氯气以及某些农药的生产环节、钢铁冶炼、催化剂高温氯气活化等过程都可向环境中释放二噁英类。二噁英类还作为杂质存在于一些农药产品如五氯酚、2,4,5-T 等中。城市和工业垃圾焚烧过程中二噁英类的形成机制仍在研究之中。目前认为主要有两种形成途径：①氯乙烯等含氯塑料燃烧后形成氯苯，后者成为二噁英类合成的前体；②其他含氯、含碳物质，如纸张、木制品、食物残渣等经过铜、钴等金属离子的催化作用不经氯苯生成二噁英类。

大气中的二噁英类浓度一般很低。与农村相比，城市、工业区或离污染源较近区域的大气中含有较高浓度的二噁英类。一般人群通过呼吸途径暴露的二噁英类量是很少的，据估计为经消化道摄入量的 1%左右，约为每日 0.03pg TEQ/kg BW。在一些特殊情况下，经呼吸途径暴露的二噁英类量也是不容忽视的。有调查显示，垃圾焚烧从业人员血中的二噁英类含量为 806pgTEQ/L，是正常人群水平的 40 倍左右。排放到大气环境中的二噁英类可以吸附在颗粒物上，沉降到水体和土壤，然后通过食物链的富集作用后进入人体。食物是人体内二噁英类的主要来源。经胎盘和哺乳可以造成胎儿和婴幼儿的二噁英类暴露。

(二) 健康影响

二噁英类是环境内分泌干扰物质的代表。它们能干扰机体的内分泌系统，产生广泛的健康影响。二噁英类能引起雌性动物卵巢功能障碍，抑制雌激素的作用，使雌性动物不孕、胎仔减少、流产等。给予二噁英类的雄性动物会出现精细胞减少、成熟精子退化、雄性动物雌性化等。流行病学研究发现，在生产中接触 2,3,7,8-TCDD 的男性工人血清睾酮水平降低、促卵泡激素和黄体激素增加，提示它可能有抗雄激素和使男性雌性化的作用。

二噁英类有明显的免疫毒性，可引起动物胸腺萎缩、细胞免疫与体液免疫功能降低等。二噁英类还能引起皮肤损害，在暴露的实验动物和人群可观察到皮肤过度角化、色素沉着以及氯痤疮等的发生。二噁英类染毒动物可出现肝大、实质细胞增生与肥大，严重时发生变性和坏死。

2,3,7,8-TCDD 对动物有极强的致癌性。用 2,3,7,8-TCDD 染毒，能在实验动物诱发出多个部位的肿瘤。流行病学研究表明，二噁英类暴露可增加人群患癌症的危险度。根据动物实验与流行病学研究的结果，1997 年国际癌症研究机构(IARC)将 2,3,7,8-TCDD 确定为

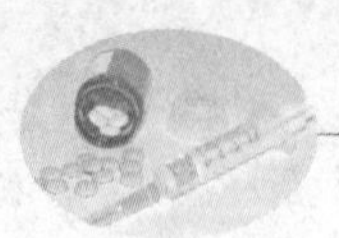

Ⅰ类人类致癌物。

(三) 防制措施

(1) 积极提倡垃圾分类收集和处理。

(2) 控制无组织的垃圾焚烧，通过采用新的焚烧技术，提高燃烧温度(1 200℃以上)，降低二噁英类的排放量。

(3) 制定大气二噁英类的环境质量标准以及每日可耐受的摄入量(tolerable daily intake; TDI)。1998 年，WHO-ECEH/IPCS 重新审议了 2,3,7,8 - TCDD 的 TDI，提议二噁英类的 TDI 设定为 1～4pgTEQ/kg。一些国家根据最新的研究进展，相继制定或修订了 2,3,7,8 - TCDD 或二噁英类的 TDI。美国 EPA 对 2,3,7,8 - TCDD 设定的 TDI 值为 0.006 pg/kg，荷兰、德国对二噁英类设定的 TDI 值为 1 pg TEQ/kg，日本对二噁英类设定的 TDI 值为 4 pg TEQ/kg，加拿大对二噁英类设定的 TDI 值为 10 pg TEQ/kg。我国尚未制定二噁英类的 TDI 值。

第五节　大气卫生标准

一、基本概念

大气卫生标准是为了保护人群健康和生存环境，对大气中有害物质以法律形式做出的限值规定以及实现这些限值所做的有关技术行为规范的规定。包括老、弱、病、幼等易感人群在内的所有人群都长期暴露于大气环境中。因此，大气的卫生标准要比生产车间空气的卫生标准制定得更为严格，空气质量要求更高。

大气卫生标准是以大气卫生基准为主要依据，考虑社会、经济、技术等因素后综合分析制定的。基准(criteria)与标准(standard)是两个不同的概念。基准是根据环境中有害物质和机体之间的剂量反应关系，考虑敏感人群和暴露时间而确定的对健康不会产生直接或间接有害影响的相对安全剂量(浓度)。标准是国家或地方对环境中有害因素提出的限量要求以及实现这些要求所规定的相应措施。基准与标准既有区别又有联系，并且二者的数值不是一成不变的。基准是通过大量科学实验和调查工作而确定的。随着科学技术的发展和人们认识水平的提高，基准的内容必然要随之而修订。标准是以基准为科学依据的，它会随基准的变化而变化，而且也会随政治、社会、经济技术和人们的要求等条件而变化。世界各国主要基于大气污染的健康效应证据，制定环境空气质量标准，因而大气卫生标准又称为环境质量标准。

二、WHO 制定新版空气质量准则的依据

我国和许多其他国家主要参考 WHO 的《空气质量准则》(AQG)，制定适合本国国情的环境空气质量标准。下面介绍 WHO AQG 的 2005 年全球更新版，然后简述我国《环境空气质量标准》(GB 3095—2012)的制定依据。

(一) WHO 在制定新版 AQG 时的科学考虑

(1) 新版 AQG 适用于世界各国。AQG 是基准和科学。1987 年和 2000 年版的 AQG 均针对欧洲国家，但此次更新版 AQG 为各国政府基于本国国情制定大气质量标准提供了可靠的科学依据。

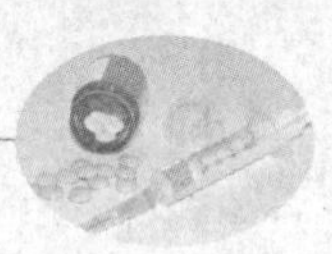

(2) 新版 AQG 并不能完全地保护人群健康。现有的人群流行病学研究几乎均未发现空气污染对健康的危害存在某种阈值，即任何水平的空气污染均能对人群健康造成危害。因而WHO 强调 AQG 并不能绝对完全地保护人体健康。一些敏感人群，如老年人、慢性心肺疾病患者、哮喘患者、儿童、孕妇等，可能对空气污染的健康危害更为敏感。

(3) 新版 AQG 提出了更为严格的指导值。自 2000 年版 AQG 后，世界范围内已出现了大量大气污染与健康影响的科学证据。其中，美国癌症协会(ACS)队列研究发现，$PM_{2.5}$ 的长期暴露能显著增加人群总死亡率、心肺系统疾病死亡率和肺癌死亡率，且这种危害效应均具有独立性。世界各地的数百篇时间序列或病例交叉研究文献，绝大部分报道了即便是短期暴露于低浓度的 PM、SO_2、NO_2、O_3、CO 等空气污染物，也能显著增加人群每日的发病率和死亡率。因此，WHO 首次制定了 PM 的指导值，并增加了 SO_2、O_3 等污染物的指导值。

(4) WHO 考虑到部分国家，特别是发展中国家的部分城市，由于污染情况较严重，在满足经济社会发展的条件下，不可能一步到位达到 AQG 的要求，因此新版 AQG 首次提出了过渡时期目标值(IT)。AQG 的阶段目标既在一定程度上保护人群健康免受严重大气污染的不良影响，又为各国政府制定大气质量标准提出了分阶段实施的具体目标。不过，逐步达到指导值仍是所有地区空气质量管理和降低健康风险的最终目标。

(二) 新版 AQG 中各主要污染物的制定过程

1. $PM_{2.5}$ 和 PM_{10}　PM 年平均标准的制定是基于慢性健康效应的前瞻性队列研究。其中美国“癌症协会队列研究(ACS)”是 WHO 制定大气质量标准的首要依据。WHO 在 ACS 队列研究的基础上提出了 PM 年平均指导值(AQG)和过渡时期目标值(IT)。WHO 推荐 $PM_{2.5}$ 和 PM_{10} 年均 AQG 为 10 $\mu g/m^3$ 和 20 $\mu g/m^3$，是因为 ACS 研究观察到的对死亡产生显著影响的 $PM_{2.5}$ 浓度范围的下限约为 10 $\mu g/m^3$(对应的 PM_{10} 浓度约为 20 $\mu g/m^3$)。也根据 ACS 研究提供的暴露-反应系数($PM_{2.5}$ 每增加 10 $\mu g/m^3$，居民长期死亡风险增加 6%)和可接受的健康风险，WHO 建议了 3 个 IT 值，供各国决策者根据国情自行选用。IT-1($PM_{2.5}$ 35 $\mu g/m^3$，PM_{10} 70 $\mu g/m^3$)对应于 ACS 研究中最高的浓度均值，IT-1 相比 AQG 会增加约 15%的死亡风险；IT-2($PM_{2.5}$ 25 $\mu g/m^3$，PM_{10} 50 $\mu g/m^3$)相比 IT-1 可使死亡风险降低约 6%；IT-3($PM_{2.5}$ 15 $\mu g/m^3$，PM_{10} 30 $\mu g/m^3$)接近于 ACS 研究中 $PM_{2.5}$ 平均浓度，相比 IT-2 可降低约 6%的死亡风险(表 5-5)。

表 5-5　WHO 关于 $PM_{2.5}$ 年均值的指导值和过渡阶段目标值

	$PM_{2.5}$ 年平均浓度($\mu g/m^3$)	依　据
AQG	10	ACS 队列研究观察到的对死亡产生显著影响的 $PM_{2.5}$ 浓度范围的下限
IT-1	35	相比 AQG，增加了 15%的慢性死亡风险：$10+\frac{15\%}{6\%}\times 10=35$
IT-2	25	相比 IT-1，降低了 6%的慢性死亡风险：$35-\frac{6\%}{6\%}\times 10=25$
IT-3	15	相比 IT-2，降低了 6%的慢性死亡风险：$25-\frac{6\%}{6\%}\times 10=15$

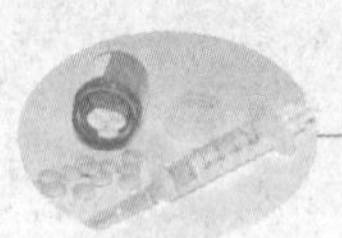

WHO对PM日平均AQG和IT值的制定则基于年平均/日平均关系分析和急性健康效应研究中得出的暴露反应关系系数值。WHO根据日均值和年均值的统计学关系，确定$PM_{2.5}$的日均AQG为25 μg/m³(PM_{10} 50 μg/m³)；根据已发表$PM_{2.5}$急性健康效应研究的暴露-反应系数($PM_{2.5}$每增加10 μg/m³，居民每日死亡风险增加1%)，日均值IT-1($PM_{2.5}$ 75 μg/m³，PM_{10} 150 μg/m³)、IT-2($PM_{2.5}$ 50 μg/m³，PM_{10} 100 μg/m³)、IT-3($PM_{2.5}$ 37.5 μg/m³，PM_{10} 75 μg/m³)较日均AQG分别增加5%、2.5%和1.2%的居民死亡风险(表5-6)。

表5-6 WHO关于$PM_{2.5}$日均值的指导值和过渡阶段目标值

	$PM_{2.5}$日平均浓度(μg/m³)	依　据
AQG	25	AQG年均值(10 μg/m³)对应的日均值
IT-1	75	相比AQG,增加了5%的急性死亡风险：$25+\frac{5\%}{1\%}\times 10=75$
IT-2	50	相比AQG,增加了2.5%的急性死亡风险：$25+\frac{2.5\%}{1\%}\times 10=50$
IT-3	37.5	相比AQG,增加了1.2%的急性死亡风险：$25+\frac{1.2\%}{1\%}\times 10\approx 37.5$

2. O_3　因缺少前瞻性队列研究的证据(截至2005年)，WHO认为目前的科学证据还不足以制定O_3年平均浓度指导值。同时，白天O_3浓度远远高于夜晚，因此也不适合制定日(24小时)平均浓度。WHO对O_3 8小时平均AQG和IT值(只设定了IT-1)的制定是基于急性健康效应研究(即时间序列研究)。以日8小时均值计算，大气中O_3自然背景浓度约为80 μg/m³；在此浓度之上，O_3每增加10 μg/m³，居民每日死亡风险增加0.3%～0.5%。WHO确定O_3 8小时平均的AQG为100 μg/m³，该浓度下居民死亡风险比背景浓度(80 μg/m³)增加1%～2%。O_3 8小时平均IT-1被设定为160 μg/m³，该浓度下居民死亡风险比背景浓度下高3%～5%，同时健康青少年可检测到短暂的肺功能和肺炎症指标改变。WHO同时指出，当O_3 8小时平均浓度达到240 μg/m³，居民死亡风险比与背景浓度下高5%～9%，会产生显著的健康危害，危害大部分的易感人群(如哮喘青少年)。

3. NO_2　WHO认为现有的科学证据尚不足以修改其在2000年制定的AQG，因而指导值维持不变，年平均浓度为40 μg/m³、1小时平均浓度为200 μg/m³。

目前尚没有流行病学研究明确报道NO_2长期暴露与健康效应的暴露反应关系曲线。有研究显示，当室外NO_2或室内NO_2的年平均水平为50～75 μg/m³时，就能引起儿童的呼吸道症状增加和肺功能降低。有鉴于此，WHO的《环境卫生基准》建议将年均值设定在40 μg/m³。人体临床试验显示，375～565 μg/m³是引起敏感个体(哮喘和COPD患者)出现可见的健康效应(气道高反应性和肺功能下降)最低值。WHO在考虑了50%的安全边际后，将NO_2的1小时指导值设定在200 μg/m³。新近的支气管反应性研究也提示，当NO_2浓度＞200 μg/m³即可使哮喘患者支气管反应性增加。

4. SO_2　WHO认为目前的科学证据还不足以制定SO_2年平均浓度指导值，仅制定了日24小时平均浓度和10分钟平均浓度的指导值。有关运动性哮喘的人体临床试验表明，短至10分钟的SO_2暴露就会诱发一定程度的肺功能和呼吸道症状的改变。因此WHO建议SO_2

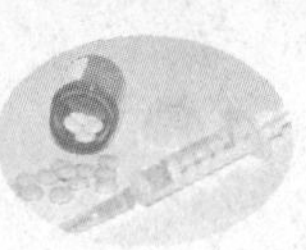

的 10 分钟平均浓度不应超过 500 μg/m^3。

加拿大 12 个城市的时间序列研究发现 $SO_2$24 小时平均浓度与日死亡率显著相关，SO_2 的平均浓度仅为 5 μg/m^3。美国 ACS 队列研究发现 SO_2 与死亡率存在显著关系的城市中，SO_2 平均浓度为 18 μg/m^3。尽管存在各种不确定性，基于谨慎的考虑，WHO 在准则的修订中，将 SO_2 的 24 小时均值指导值降低至 20 μg/m^3，并认为只要每日 SO_2 浓度水平到达了这一水平，就可保证年平均浓度足够低，因而不需要设定年平均浓度指导值。考虑到某些国家难以在短期内实现这一指导值，WHO 推荐了 2 个过渡时期的 24 小时目标值，IT－1 和 IT－2 分别为 125 μg/m^3 和 50 μg/m^3。

5. CO　进入体内的 CO80%～90%与血红蛋白结合生成 COHb，因而 COHb 可作为 CO 暴露的生物标志。在健康个体中，内源性生成的 COHb 水平占 0.4%～0.7%。在非吸烟人群中，COHb 水平一般为 0.5%～1.5%。为保护非吸烟者、中老年冠心病患者和非吸烟孕妇的胎儿，WHO 建议 COHb 的控制目标应该≤2.5%。根据 Coburn-Foster-Kane 指数方程，WHO 将 15 分钟、30 分钟、1 小时和 8 小时的 CO 浓度指导值分别设定为 100 mg/m^3、60 mg/m^3、30 mg/m^3、10 mg/m^3。

6. 铅　基于多项健康研究证据，WHO 将儿童血铅的"最低危害水平"设定为 100 μg/L。根据儿童血铅水平的统计学分布规律，为确保至少 98%的儿童血铅水平<100 μg/L，儿童血铅的中位数则≤54 μg/L。考虑到当前儿童血铅中人为来源的基础水平上限为 30 μg/L，以及 1 μg/m^3 气铅对应于 50 μg/L 的血铅，因此将环境空气中铅的年平均指导值设定为 0.5 μg/m^3。

7. BaP　WHO 总结了煤焦炉工人的职业流行病学调查数据，得出空气中 BaP 每升高 1 ng/m^3，致癌风险将升高 8.7×10^{-5}。据此，WHO 空气中 BaP 浓度分布为 1.2 ng/m^3、0.2 ng/m^3、0.012 ng/m^3 时，对应的超额终身致癌风险分别为 10^{-4}、10^{-5}、10^{-6}。各国在制定本国环境空气 BaP 标准时，可做相应的参考。

三、我国新修订《环境空气质量标准》(GB 3095—2012)的依据

2012 年 2 月 29 日，我国新颁布了《环境空气质量标准》(GB 3095—2012)，并于 2016 年 1 月 1 日起，全国统一执行这一新的标准。部分重点区域和重点城市则提前实施这一标准。自实施之日起，《环境空气质量标准》(GB 3095—1996)废止。

我国主要依据 WHO AQG 的要求，充分考虑我国经济社会发展阶段和环境管理需求，制定了新的国标。

1. 调整了环境空气功能区分类　1982 年我国首次制定发布的《大气环境质量标准》(GB 3095—82)，根据各地区的地理、气候、生态、政治、经济和大气污染程度，将大气环境质量区分为 3 类：一类区为国家规定的自然保护区、风景游览区、名胜古迹和疗养地等；二类区为城市规划中确定的居民区、商业交通居民混合区、文化区、名胜古迹和广大农村等；三类区为大气污染比较严重的城镇和工业区以及城市交通枢纽、干线等。随着我国社会经济得到了长足发展，人民群众生活水平大幅度提升，对环境空气质量的要求不断提高，取消三类区的条件成熟。因此，在本次标准修订过程中，将三类区全部并入二类区，环境空气功能区仅分为两类。其中一类区为自然保护区、风景名胜区和其他需要特殊保护的地区；二类区为除一类区以外的其他地区。与功能区分类相对应，将标准分为两级，一类区执行一级标准，保护自然生态环境及社会物质财富，同时也为达到理想的环境目标；二类区执行二级标准，保护一般公众健康，这与美国等发达国家和地区标准分级方式一致。

2. 调整了污染物项目　参照国际经验，结合我国环境空气质量管理需求，本次修订将污染物项目分为一般项目与特殊项目。一般项目是指在全国范围内实施的污染物项目，特殊项目是指具有区域或地区污染特征，应当在特定区域实施的污染物项目。一般项目包括了 SO_2、NO_2、CO、PM_{10}、$PM_{2.5}$ 和 O_3，其中新增了 $PM_{2.5}$；特殊项目包括 TSP、NO_X、铅和 BaP。此外，根据国家重金属污染防治的有关要求，在资料附录中增加了重金属推荐项目，供地方制定空气质量标准时参考。

3. PM_{10} 和 $PM_{2.5}$　综合考虑我国目前环境空气质量现状和经济技术水平，我国应分阶段逐步改善环境空气质量。上一版《环境空气质量标准》，即 GB 3095—1996 中，$PM_{2.5}$ 一级标准的年平均浓度限值和 24 小时平均浓度与其他国家和地区相比，仍然处于较为严格的水平，本次修订维持不变分别为 40 $\mu g/m^3$ 和 50 $\mu g/m^3$；PM_{10} 二级标准采用 WHO 过渡期第 1 阶段目标值(IT－1)，即年平均浓度限值由目前的 100 $\mu g/m^3$ 调整为 70 $\mu g/m^3$，24 小时平均浓度限值为 150 $\mu g/m^3$。

综合考虑到我国目前环境质量现状和经济技术水平，本次修订 $PM_{2.5}$ 一级标准年和 24 小时平均浓度限值分别为 15 $\mu g/m^3$ 和 35 $\mu g/m^3$，与 WHO 过渡期第 3 阶段目标值(IT－3)基本一致；$PM_{2.5}$ 二级标准按照 $PM_{2.5}$ 与 PM_{10} 的浓度限值之间的比例为 50%确定，年平均浓度和 24 小时平均浓度限值分别为 35 $\mu g/m^3$ 和 75 $\mu g/m^3$，修订后的 $PM_{2.5}$ 二级标准与 WHO 过渡期第 1 阶段目标(IT－1)接轨。

4. NO_2　上一版标准中 NO_2 一级标准年、24 小时和 1 小时平均浓度限值分别为 40 $\mu g/m^3$、80 $\mu g/m^3$ 和 120 $\mu g/m^3$。与各国标准浓度限值和 WHO 指导值相比，现行一级标准年和 24 小时平均浓度限值处于较为严格的水平，1 小时平均浓度限值比 WHO 的指导值要严格得多。本次修订 NO_2 一级标准年和 24 小时平均浓度限值维持不变，1 小时平均浓度限值由 120 $\mu g/m^3$ 调整为 200 $\mu g/m^3$，与国际接轨。

上一版标准中 NO_2 二级标准年、24 小时和 1 小时平均浓度限值分别为 80 $\mu g/m^3$、120 $\mu g/m^3$ 和 240 $\mu g/m^3$，与 WHO 的指导值相比，处于相对较宽的水平。目前，全国所有城市均达到上述二级标准年平均浓度限值，大部分城市年平均浓度限值达到上述一级标准。进一步收紧二级标准，将有利于 NOx 排放控制，促进 $PM_{2.5}$ 和 O_3 污染防治。因此，本次修订年平均浓度限值和 24 小时平均浓度限值分别为 40 $\mu g/m^3$ 和 80 $\mu g/m^3$；1 小时平均浓度限值由 240 $\mu g/m^3$ 调整为 200 $\mu g/m^3$，与 WHO 和欧美等发达国家的浓度限值接轨。

5. O_3　WHO 的 8 小时平均浓度指导值为 100 $\mu g/m^3$，设置的过渡期第 1 阶段目标值为 160 $\mu g/m^3$。本次修订一级标准 8 小时平均浓度限值为 100 $\mu g/m^3$，与 WHO 的指导值一致；二级标准 8 小时平均浓度限值为 160 $\mu g/m^3$，与 WHO 过渡期第 1 阶段目标接轨。WHO 已经在 2000 年废除了 1987 年制定的 1 小时平均浓度指导值(150～200 $\mu g/m^3$)。上一版标准中 O_3 一级和二级标准 1 小时平均浓度限值分别为 160 $\mu g/m^3$ 和 200 $\mu g/m^3$，分别处于国际上限和下限水平。因而，本次修订不做调整。

6. SO_2　上一版标准中 SO_2 一级标准浓度限值年平均、24 小时平均和 1 小时平均分别为 20 $\mu g/m^3$、50 $\mu g/m^3$ 和 150 $\mu g/m^3$，二级标准浓度限值分别为 60 $\mu g/m^3$、150 $\mu g/m^3$、500 $\mu g/m^3$。与美国、欧盟、WHO 等国家、地区和组织相应标准相比，上述一级标准在国际上仍然最为严格，二级标准处于中等偏严水平。本次修订不对 SO_2 浓度限值进行调整。

7. CO　上一版环境空气质量标准中 CO 1 小时和 24 小时平均浓度限值分别为 10 mg/m^3 和 4 mg/m^3，严于当前 WHO 的指导值，也严于美国、欧盟等发达国家的浓度限值。

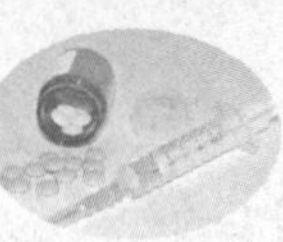

迄今为止，无论 WHO 还是美国等发达国家均未发布新的 CO 基准，也未有新的空气质量标准出现。基于上述情况，本次修订不对 CO 浓度限值进行调整。

8. 铅　我国上一版标准中铅的一级和二级标准年平均浓度限值相同，为 1.0 μg/m³。本次修订调整为 0.5 μg/m³，与 WHO 的指导值相同，与欧盟、英国等大多数发达国家和地区的年平均浓度限值相同。我国现行标准季平均浓度限值为 1.5 μg/m³，本次修订调整为 1.0 μg/m³，介于美国 1978 年(1.5 μg/m³)和 2008 年(0.15 μg/m³)国标限值之间。

9. BaP　对于强致癌物 BaP，WHO 仅制定了不同风险管理水平下的 BaP 浓度指导值以备各国选用。美国没有制定 BaP 的标准。欧盟、法国的年平均浓度限值为 1 ng/m³。经过进一步研究分析后认为，本次修订采用 1 ng/m³，与欧盟、印度等国家、地区相同。上一版标准中 BaP 24 小时平均浓度限值为 10 ng/m³。根据二级标准 PM_{10} 年平均浓度限值与 24 小时平均浓度限值的分布关系，本次修订 24 小时平均浓度限值由 10 ng/m³ 调整为 2.5 ng/m³。

世界范围内不同国家和组织环境空气质量标准或指导值的比较见表 5-7。

表 5-7　不同国家和组织的大气环境质量标准或指导值比较

污染物名称	浓度限值(μg/m³)		
	1 h 平均	日平均	年平均
PM_{10}			
GB 3095—1996	—	150	100
GB 3095—2012	—	150	70
WHO AQG	—	50	20
EU	—	50	40
US	—	150	—
$PM_{2.5}$			
GB 3095—2012	—	75	35
WHO AQG	—	25	10
EU	—	—	25
US	—	35	15
NO_2			
GB 3095—1996	240	120	80
GB 3095—2012	200	80	40
WHO AQG	200	—	40
EU	200	—	40
US	100(ppb)	—	53(ppb)
SO_2			
GB 3095—1996	500	150	60
GB 3095—2012	500	150	60
WHO AQG	500(10 min)	20	—
EU	350	125	—
US	75(ppb)	—	—
O_3			
GB 3095—1996	200	—	—

（续表）

污染物名称	浓度限值(μg/m³)		
	1 h 平均	日平均	年平均
GB 3095—2012	200	160(8 h 平均)	—
WHO AQG	—	100(8 h 平均)	—
EU	—	120(8 h 平均)	—
US	—	75(8 h 平均，ppb)	—
CO			
GB 3095—1996	10 000	4 000	—
GB 3095—2012	10 000	4 000	—
WHO AQG	30 000	10 000(8 h 平均)	—
EU	—	10 000(8 h 平均)	—
US	35(ppm)	9(8 h 平均，ppm)	
Lead			
GB 3095—1996	—	—	季平均：1.5 μg/m³，年平均 1.0 μg/m³
GB 3095—2012	—	—	季平均：1.0 μg/m³，年平均 0.5 μg/m³
WHO AQG	—	—	年平均 0.5 μg/m³
EU	—	—	年平均 0.5 μg/m³
US	—	—	3 个月平均 0.15 μg/m³
BaP			
GB 3095—1996	—	0.01	—
GB 3095—2012	—	0.002 5	0.001
WHO AQG	—	—	0.001 2 时的致癌风险 10^{-4}
EU	—	—	0.001
US	—	—	—

注：由于不同物质分子量不同，ppb 和 ppm 换算到 μg/m³ 时，不同的物质换算不一样，所以无法提供固定的数值。

第六节　大气污染对健康影响的调查和监测

大气污染对健康影响的调查及监测包括查明大气污染来源、污染状况和对居民健康造成的各种危害。

一、污染源的调查

了解并掌握各类大气污染源排放的主要污染物、排放量以及排放特点；检查有关单位执行环境保护法规和废气排放标准的情况及废气回收利用和净化的效果；进一步分析该污染源对大气污染的贡献和对居民健康可能造成的危害。

污染源可分为点源、面源和线源 3 种类型，不同的污染源调查方法也不相同。

(一) 点源污染

即对一个工厂或一座烟囱对周围大气影响的调查，主要内容包括：①地理位置及其与周围居住区及公共建筑物的距离；②生产性质、生产规模、投产年份、排放有害物质的车间和工序、生产工艺过程、操作制度和生产设备等；③废气中污染物的种类、排放量、排放方式、排放

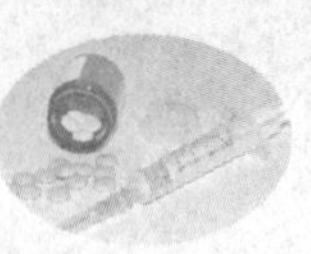

规律、排放高度；④废气净化处理设备以及效果，废气的回收利用情况；⑤锅炉型号，燃料的品种、产地和用量，燃烧方式，烟囱高度和净化设备等；⑥车间内外无组织排放的情况。

（二）面源污染

即对整个城市或工业区的大气污染源进行调查，主要内容包括：①该地区的地形、地理位置和气象条件；②功能分区以及工厂和锅炉烟囱等污染源的分布；③人口密度、建筑密度以及人口构成；④民用燃料种类和用量，炉具的种类和型号，排烟方式，取暖方式等；⑤交通干线分布，机动车种类、流量和使用燃料种类；⑥路面铺设和绿化情况。

（三）线源污染

除上述面源中包括的线源以外，还有许多跨地区的线源，主要应调查该线路上交通工具的种类、流量和行驶状态，燃料的种类和燃烧情况，废气的成分等。

以上资料可以通过城建、规划、环保、工业生产、气象、公安和街道办事处等有关部门收集，也可以进行实际调查获得。

二、污染状况的监测

（一）采样点的选择

采样点的选择和布置与调查监测的目的和污染源的类型有关。一般有以下几种方式。

1. 点源监测　一般以污染源为中心，在其周围不同方位和不同距离的地点设置采样点，主要依据工厂的规模、有害物质的排放量和排放高度、当地风向频率和具体地形，并参考烟波扩散范围、污染源与周围住宅的距离和植物生长情况来布置采样点。可选用的布点方式有以下 3 种。

(1) 四周布点：以污染源为中心，划 8 个方位，在不同距离的同心圆上布点，并在更远的距离或其他方位设置对照点。

(2) 扇形布点：在污染源常年或季节主导方向的下风侧，划 3～5 个方位，在不同距离上设置采样点，在上风侧适当距离设置对照点。

(3) 捕捉烟波布点：随烟波变动的方向，在烟波下方不同距离采样，同时在上风侧适当距离设置对照点。此方法采样点不固定，随烟波方向变动，可以每半天确定一次烟波方向。

2. 区域性污染监测　采样点的设置通常有 3 种方法：①按城市功能分区布点　选择具有代表性的地区布点，每个类型的区域内一般设置 2～3 个采样点，应设置清洁对照点；②几何状布点　将整个监测区划分为若干个方形或三角形小格，在交叉点和小格内布点；③根据污染源和人口分布以及城市地形地貌等因素设置采样点。

（二）采样时间

应结合气象条件的变化特征，尽量在污染物出现高、中、低浓度的时间内采集。日平均浓度的测定，每日至少有 12～18 小时的采样时间，这样测定结果能较好地反映大气污染的实际情况。如果条件不容许，每日也至少应采样 3 次，包括大气稳定的夜间、大气不稳定的中午和大气中等稳定的早晨或黄昏。如计算年平均浓度，每月至少有分布均匀的 5～12 个日均值，每日的采样时间与测定日平均浓度时相同。

一次最大浓度应在污染最严重时采样，即在生产负荷最大、气象条件最不利于污染物扩散时，在污染源的下风侧采样。当风向改变时应停止采样，采样时间一般为 10～20 分钟。

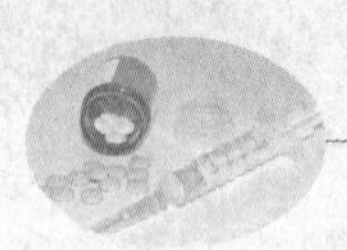

（三）监测指标

对点源进行监测时，选择所排放的主要污染物为监测指标；对一个区域进行监测时，一般常用 SO_2、PM_{10}、TSP 等，有条件可增加 NO_2、CO、PAH 等，还可以选监测区域内的主要污染物。

（四）采样记录

采样时应做好记录，包括采样地点、采样时间、采气量、周围环境，以及天气状况和气象条件（包括采样时的气压和采样点的气温）。

（五）监测结果的分析与评价

（1）分别计算 1 小时平均浓度、日平均浓度和年平均浓度的均值（多计算几何均数）或中位数及标准差或 95%可信限。

（2）分别比较 1 小时平均浓度、日平均浓度和年平均浓度的最大值和最小值，并计算最大值的超标倍数。

（3）分别计算 1 小时平均浓度和日平均浓度的超标率。

（4）运用统计学方法，比较各地区和各个时期的污染状态。

（5）计算大气环境质量指数，对环境质量进行综合评价，找出主要污染源和主要污染物。

（6）查明影响范围和污染规律。

三、人群健康调查

人群健康调查的调查目的可以是为了研究当地某些原因不明疾病或可疑症状与大气污染是否有关从而探讨病因；也可以是为了研究暴露在各种不同类型的大气污染环境中的人群健康受影响的类型和危害程度，从而对大气质量做进一步的评价。根据不同的调查目的和大气质量资料，制定具有针对性的调查计划，包括调查内容，现场要求、研究范围、调查对象、研究方法、测定指标、资料整理和分析方法等。

应根据大气调查监测结果及有关资料来选定调查现场。暴露现场的条件应符合调查目的，尽可能避免各种混杂因素，以保证调查结果的准确性，同时也必须重视对照区的选择。尽可能查实对照区内不存在排放该污染物的大气污染源，也不宜有来自其他环境介质（水、土等）的同类污染物存在。应了解该地区既往存在污染源的情况，以免某些污染物的慢性有害作用干扰调查结果。

应选择暴露机会多的人群作为调查对象，甚至可选择老年人、儿童等易感人群。应避免职业暴露、服用药物、吸烟、饮酒等嗜好、室内空气污染等混杂因子的干扰。对照人群也必须同样按上述要求严格选定，而且在性别、年龄、居住年限、职业种类、生活居住条件、生活习惯、经济水平等均应大致相同。

如果人群调查研究工作涉及伦理学问题，应该在开展工作前获得所在机构或上级伦理委员会的批准。在进行调查时，征得被研究对象的同意也是非常重要的，应该向被研究对象仔细说明研究过程及可能的危害（如果有的话），并获得他们的书面同意，即填写知情同意书。

（一）暴露评价

获得大气污染物暴露的手段很多，如通过当地的大气监测数据、问卷调查、直接测量、个体暴露测定以及生物材料监测等。每种方法都有各自的优缺点，因此在人群健康调查研究中常

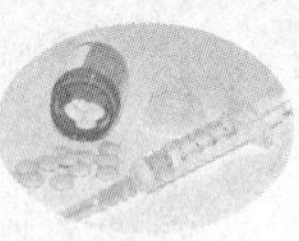

常同时采用多种暴露评价方法。常用暴露评价方法的特点如下。

1. 大气监测资料　大气污染监测在一定程度上能反映出人群的暴露水平,但比较粗略。人的一生有 2/3 以上时间是在室内度过的,而室内空气污染物的浓度和种类与室外不尽相同。因此,大气监测资料不一定能很好地反映人实际对空气污染物的暴露情况。研究显示,人对空气颗粒物的实际暴露程度与大气颗粒物,尤其是 $PM_{2.5}$ 的监测结果有很好的相关关系,而气态污染物的实际暴露与大气监测结果之间的关系则不很一致。

2. 调查问卷　可采用直接询问或被调查者自行填写的方法。直接询问通过面对面的交谈获得研究对象的暴露史。该方法的优点是能够比较直观、快速收集到所需信息,缺点是调查费用比较高。自填式问卷的优点是节约费用,缺点是应答率可能比较低,漏答率较高。自填式调查表的设计很重要,应本着简洁、先易后难、敏感问题放在最后面的原则。

3. 个体暴露测定　近年来该方面的技术手段进步很快。常用徽章式或小管式个体采样器固定在衣领或胸前等靠近鼻孔的部位,以便采集调查对象呼吸带污染物浓度。目前用于 SO_2、NO_2、CO、甲醛、可吸入颗粒物等测定的个体采样器已商品化。这些采样器可以是被动式采样,也可以连接小型抽气泵进行主动式采样。

4. 生物材料监测　污染物在生物材料中的含量可以反映该污染物被吸收到体内的实际含量,即内暴露水平。在实际工作中可测量不同生物材料(如头发、血液、尿液)中污染物的浓度,污染物在该生物材料中代谢转化物的浓度以及人体与该污染物接触后产生的生物学效应等。

生物材料监测比较客观,具有定量测量的特异性与敏感性,但在实际应用时,应考虑到接触的来源可能是多途径的。受试者要提供生物标本(如采血、采尿),须事先做到知情同意。生物材料监测的质量控制非常重要,应建立标准的采样步骤和质量控制程序等。

(二) 健康效应测定

健康效应测定的方法很多,应注意所选方法或指标尽可能地简便易行,适应现场受检人数多工作量大的特点。

1. 疾病资料　包括原始资料和二次资料。前者是指为某些特定研究目的而专门收集的资料,如通过调查问卷或医学检查获得的资料,后者是从现存的记录中得来的资料,包括医院记录、疾病登记、出生缺陷登记、医院出入院患者访问记录、儿童诊所登记等。疾病资料收集的方法是多种多样的,主要包括如下。

(1) 死亡和发病率资料收集:主要通过查阅死亡登记记录、疾病报告和医院病历记录获得。

(2) 调查表:使用调查表获取信息是大气污染健康影响调查的基本手段。通过调查表可以获取环境暴露的信息、人口学信息、遗传学信息、个体和家庭健康信息及其他一些信息。

(3) 体检:针对某一人群的健康检查能获得该人群的相关健康效应信息,体检前要制定方案,规范体检操作程序,并对结果进行认真的核查。研究大气污染对健康影响时,常进行肺功能测定。常用的指标有 FVC、FEV_1、FEV_1%(1 秒率,其值等于 FEV_1 与 FVC 的百分比)、PEF、MMEF(最大呼气中段流速)等。

(4) 生物材料监测:生物材料监测是评价健康效应的重要手段。进行生物学监测时应考虑监测方法能否被受试人群接受以及所获资料的准确性和可信性。大气污染对健康影响的研究中常应用的一些生物效应指标见表 5-8。

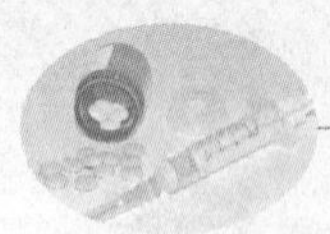

表 5-8 大气污染物的生物效应指标

生物材料	指标	意义
血液	溶菌酶增高	慢性支气管炎
	Ⅱ型原胶原氨基端前肽	肺纤维化
	淋巴细胞染色体畸变、姊妹染色单体交换增加	遗传损伤
	嗜酸性细胞、IgE 增加	哮喘、过敏性炎症
呼出气	NO 增加	哮喘、慢性支气管炎
诱导痰	细胞因子、嗜酸性细胞阳离子蛋白(ECP)、硝酸盐和亚硝酸盐增高	哮喘、COPD
支气管肺泡灌洗液	细胞学改变	各种类型的炎症
	组胺酸增高	过敏性炎症
	细胞因子和自由基分泌增加	肺纤维化
肺组织	细胞间质蛋白的 mRNA 增加	肺纤维化
	TNF 的 mRNA 增加	肺纤维化
DNA	K-ras 激活	细胞转化
	P53 突变	肿瘤抑制活性减弱

(三) 资料统计

可根据卫生统计学和流行病学的方法，比较分析污染区与对照区之间相关指标有无显著性差异，找出大气污染程度与居民健康(各项指标和疾病)调查结果之间相关关系，初步估计目标空气污染物是否有危害健康的可能性，为深入探索和提出防治措施打下基础。当前，多因素分析除经典的逐步回归方法以外，常采用条件或非条件 Logistic 回归模型进行多因素分析，分析暴露与健康结局之间的相关性。例如，探讨大气污染与肺癌、心血管疾病等关系，均可使用此法。在研究大气污染对健康的急性影响时，近年来许多研究使用时间序列分析，把每日的环境监测资料(如大气颗粒物)和死亡(或医院住院)资料联系起来，监测该地区大气污染是否对健康构成危害。

第七节 大气卫生防护措施

大气污染的程度受到能源结构、工业布局、交通管理、人口密度、地形、气象和植被等社会因素和自然因素的影响。因此，针对大气污染必须坚持综合防治的原则。污染物的排放总量是决定一个区域环境质量的根本问题。为了从根本上解决大气污染问题，必须从源头开始控制并实行全过程监控，推行清洁生产。由于大气本身有自净能力，在制定大气卫生防护措施时应坚持大气自净能力与人为措施相结合的原则，这样既可保护环境，又可以节约污染治理的费用。此外，大气污染的防治一定要将技术措施与管理措施相结合。在我国目前财力有限、技术条件比较落后的情况下，加强环境管理显得尤为重要。在城市或区域性大气污染防治中，采取合理的规划措施和工艺措施是十分关键的。

一、规划措施

(一) 合理安排工业布局，调整工业结构

应结合城镇规划，全面考虑工业布局。工业建设应多设在小城镇和工矿区，较大的工业城

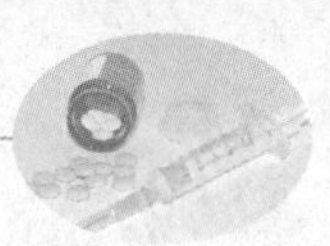

市最好不再新建大型工业企业，特别是污染重的冶炼、石油和化工等企业。如果必须要建，一定要建在远郊区或发展卫星城市。避免在山谷内建立有废气排放的工厂。应考虑当地长期的风向和风速资料，将工业区配置在当地最大风向频率的下风侧，这样工业企业排出的有害物质被风吹向居住区的次数最少。由于风向经常变化，工业企业生产过程中还可能发生事故性排放，因此在工业企业与居民区之间应设置一定的卫生防护距离。

（二）完善城市绿化系统

城市绿化系统是城市生态系统的重要组成部分。它不仅能美化环境，对于改善城市的大气环境质量有重要的作用。完善的城市绿化系统可调节水循环和"碳-氧"循环，调节城市的小气候，阻挡、滤除和吸附风沙和灰尘，吸收有害气体。此外，绿化可以使空气增湿和降温，缓解城市热岛效应。在建设城市绿化系统时，应注意各类绿地的合理比例。绿地的种类包括公共绿地、防护绿地、专用绿地、街道绿地、风景游览和自然保护区绿地以及生产绿地等。

（三）加强居住区内局部污染源的管理

卫生部门应与有关部门配合，对居住区内饭店、公共浴室的烟囱、废品堆放处及垃圾箱等可能污染室内外空气的污染源加强管理。

二、工艺和防护措施

（一）改善能源结构大力节约能耗

在城市应尽量选择使用低硫和低灰分的燃煤。与分散供热相比，集中供热可节约30%～35%的燃煤，而且便于提高除尘效率和采取脱硫措施，减少烟尘和SO_2的排放量。气态燃料燃烧完全，使用方便，是节约能源和减轻大气污染的较好燃料形式。因此，在城市应大力发展和普及天然气、煤气等气态能源。此外，还应因地制宜地开发水电、地热、风能、海洋能、核电以及太阳能等。

（二）控制机动车尾气污染

在建立、健全机动车污染防治的法规体系以及配套管理措施的基础上，采取措施在机动车的生产和使用中达到节能降耗、减少污染物的排放。为达到上述目的，可采取机内净化、机外净化以及燃料的改进与替代等措施。机内净化是指在机动车的设计和生产过程中，通过改进发动机结构和燃烧方式，使新车的污染物排放达到国家的要求。机外净化一般是通过安装尾气催化净化装置，使机动车尾气达标排放。车用燃料的燃烧是产生污染物的主要根源。因此，燃料的改进与替代是减少机动车尾气对大气污染的重要措施之一。

（三）改进生产工艺，减少废气排放

通过改革工艺过程，以无毒或低毒的原料替代毒性大的原料，减少污染物的排出。在生产过程中加强管理，消灭跑、冒、滴、漏和无组织排放，杜绝事故性排放。采用消烟除尘、废气净化措施，减少废气的排放。

三、公共卫生防护

一些国家和地区采用分段线性函数，把每日空气污染浓度指数化，通过计算和发布每日的空气质量指数（AQI），并将指数划分为若干级别，辅以相应的预警等级和健康指南，指导人们采取适当的措施，如减少外出，规避空气污染对人体健康的危害，具有重要的公共卫生意义。

AQI在各个国家和地区名称和计算公式不尽一致。美国和英国采纳AQI、加拿大同时采纳AQI和空气质量健康指数(AQHI)、中国在2012年修订新的《环境空气质量标准》后也开始采纳AQI、新加坡采纳污染物标准指数(PSI)、韩国采纳综合空气质量指数(CAI)。

第八节　大气卫生监督和管理

一、预防性卫生监督

预防性卫生监督实施过程中,卫生部门应与有关部门密切配合,相互协作,通过审阅有关设计图纸,收集相关资料,以环境质量标准等为依据,对未来的大气环境质量进行预测,从而对设计方案进行监督,使整个规划符合卫生要求。

(一) 参与规划

在新建城镇或改建旧城镇的规划阶段,必须掌握该城镇的发展规模。除了解功能分区,街道分区,污染源的种类、数量和布局,居住区的位置,人口密度,建筑密度,绿地分布等情况外,还要掌握当地的气象和地形资料。应尽可能取得当地的大气质量资料,必要时可在冬、夏两个季节各进行一次大气监测,同时收集当地居民的人口资料和健康资料,如呼吸道疾病、心脑血管疾病、肿瘤和出生缺陷等的发病率和死亡率。在日常工作中应建立大气质量和人群健康状况的档案,为日后进行动态观察提供必要的本底资料。

(二) 审查图纸

对于拟新建的工厂,应了解厂址选择与居民区的相对方位和距离是否合适;生产中使用的燃料种类和使用量,原料、副产品和产品的种类,工艺过程;烟气中的有害物质成分和浓度,烟气的排放量、排放方式、排放高度;当地气象条件和地形特点;卫生防护距离的设计方案;净化设备效率等。此外,还应审查各项防护措施是否均能有效落实。对于其他点源,例如垃圾焚烧站、火葬场等,也应按照上述原则予以管理。

对拟新建的交通流量大的线源,要掌握其路线分布、交通运输工具的种类和数量、燃料种类和使用量、沿线两侧建筑物的类型和分布是否有利于废气扩散等。在评价中要尽可能收集沿线的大气质量和人群健康状况的本底资料。

新建居民区的附近,不应有大气污染源和局部的空气污染源。建筑物之间应有适当的间距和绿化面积,有利于净化空气。居住区内的生活炉灶和采暖锅炉,应尽量利用管道煤气和工业余热,以减轻居住区的局部污染。

二、经常性卫生监督

(一) 环境监测

对居民区内的局部污染源应加以管理,例如楼房底层的营业性烟囱(如饭馆的烟囱),应通过建筑物内的排气道排出,不应沿着楼房外墙直接排放。楼房周围的小烟囱群以及居住区内能产生废气和粉尘的小工厂,均应迁出居住区。

对于面源、点源和线源,应定期进行大气质量监测,了解居民的反映。积累各种有关资料,进行动态观察。对于主要污染源,应建立重点档案,并制定出发生紧急事故的处理措施,以防万一。同时,也必须备有现场事故紧急处理所需的个人防护用品。应经常检查居住区内或附

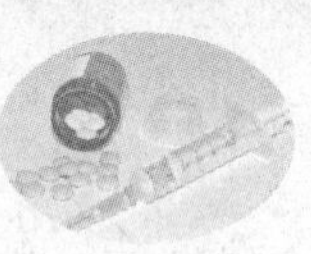

近的水体、土壤的卫生状况以及污水坑、废渣堆、垃圾堆等局部污染源的情况，及时清除，防止从中逸出污染大气的有害气体。

（二）健康监测

对社区居民的健康状况应该定期统计分析，建立健康档案，内容包括社区人口统计资料、个人健康记录、出生登记、死亡登记，传染病、慢性病的发病率和患病率及大气污染记录等。要密切关注空气污染源附近居民的健康状况，保护高危人群。

（三）建立危险品档案

一个单位或一个地区的管理部门，对具有潜在危险的化学品都应该严密监督，采取切实可行的措施消除事故隐患。对可能发生的事故要有所防备，以便能及时、正确地处理。建立危险品档案就是措施之一。危险品档案的内容包括危险化学品的种类、保有量、存放位置、潜在危险性、防范措施、事故处理预案、信息来源等。

（四）信息与决策

要经常收集国内外卫生、环保的科技信息，定期总结工作经验，针对居民和政府部门进行环保和卫生知识的宣传和普及，及时向政府部门通报监督的情况，以便政府及时做出正确的决策。

三、大气污染事故的调查和应急措施

（一）日常准备

平时应注意收集国内外有关危险化学品及其大气污染紧急事故方面的资料，建立危险化学品档案以及事故处理工作网。工作网的人员来自行政部门和技术部门。各级城市应建立事故处理中心，负责平时的咨询和事故时的调查处理。此外，还应准备事故处理所需的调查仪器和设备、急救设备、交通工具等。

（二）现场措施

1. *调查和急救*　发生事故性污染时，应及时赶到现场，调查事故的原因、污染物种类、影响范围、暴露人群、受伤人数、病情及诊断、已经采取的措施及效果、尚需采取的措施等，及时抢救伤员。要尽可能迅速地估计排放量，辨清当时风向，向有关部门及时汇报并请示是否需要组织事故点周围和下风侧居民进行转移。暴露人群可使用湿毛巾等代用品挡住口、鼻部位，减少有害气体的进一步暴露。应尽快收集环境样品和人群的标本（包括伤员和健康人），以便确定污染物的性质、污染程度和在空间和时间的分布，人群健康损伤的情况，以及污染与健康的联系。

2. *控制污染源*　应尽可能地减少当地污染源的废气排放量。紧急时，应建议有关部门下令停止生产、停止排放废气。

3. *保护高危人群*　当出现大气污染事件时，应劝告居民，尤其是老、弱、病、孕、幼人群应尽量在室内活动，关闭门窗，减少室外活动时间。如需外出，应戴上口罩，减少污染物的吸入量。

（三）总结

事故调查处理结束，应对事故的原因、影响、后果、经验、教训等进行分析和评价，并对事故处理中的组织、协调工作加以总结后，写出报告。此外，还应对事故处理所耗费的财力、物资等予以统计。

（阚海东　陈仁杰）

第六章 室内环境与健康及公共场所卫生

随着人民生活水平的提高和对生活质量的关注，室内环境对健康的影响逐渐受到人们的重视。广义的室内环境囊括了住宅、办公场所、公共场所等具有一定维护结构，全封闭或半封闭的室内空间。现有研究表明，人的一生中，大部分时间(有的国家和地区达到了 80%～90%或以上)是在室内环境中度过的，在寒冷和炎热的地区，这一比例可能会增加。我国城乡居民有 80%以上的时间在室内度过。与室外环境相比，人们的真实暴露更密切地体现在了室内环境，对人体健康的影响也更直接地与室内环境相关。因此，关注室内环境质量，维护良好的室内环境，对维护和促进人体的健康等方面，起着非常重要的作用。

然而人们对室内环境与健康的认识和了解，却滞后于对室外环境和污染的认识。自 20 世纪 60～70 年代以来，随着西方能源危机的爆发，为了节约能源，新建的房子增强了密闭性，随之而来的，是减少了室内外的空气流通。随着 60 年代末期研究人员对室内氡污染的认识，70 年代早期对室内甲醛以及 70 年代末期对室内螨虫及不良建筑物综合征的关注，室内环境与人体健康的重要性才逐渐被研究人员和公众所重视。

目前，大量的研究已经表明室内环境可能存在不同种类的污染，有着不同的污染程度以及对健康的不良影响。从全球的角度来看，发达国家和发展中国家的室内污染物的特点和分布又有所不同。目前在室内环境中发现的这些污染物包括化学性、物理性、生物性和辐射性的污染物。受到污染的场所包括住宅、学校、幼儿园、办公场所、医院、交通场所及其他公共场所等室内环境。除此以外，室内的热舒适环境(主要指室内小气候等)也是形成良好室内环境的重要因素，这又与房屋设计和施工建造、能源供给及卫生防护措施等方面有着密切的联系。

限于篇幅，本文主要介绍的室内环境主要为住宅和办公场所，重点介绍住宅的室内环境。

第一节 住宅的卫生学意义和特点

住宅，是人们生活环境的重要组成部分，是人们为了充分利用自然环境和人为环境因素中的有利作用并防止其不良影响而创造的生活居住环境。按照我国《住宅设计规范》(GB 50096—2011)，住宅即指供家庭居住使用的建筑，强调并按照“家庭”的居住使用来进行规定。自 20 世纪 90 年代末期，我国推行住房制度改革和住宅商品化的政策，人们的住宅规模和形式从满足人们基本的居住要求的功能，变为集居住、生活、办公和娱乐、甚至健身等的一体化的多层次生活需求的活动场所。

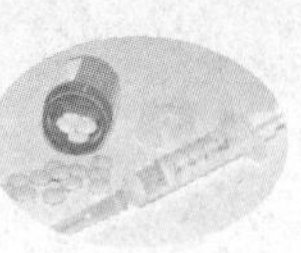

一、住宅的卫生学意义

1. 住宅是人们日常生活最重要的环境之一　住宅作为现代人们生活、居住、休息和多种活动的主要场所，在空间维度上，和人们的生活密不可分，追求健康舒适的住宅环境也是人们生活的目标和内容之一。其次，在时间维度上，随着生产、生活方式的改变，人们更多的时间停留在室内环境中，住宅便是最重要的场所之一。在人的一生中有 2/3 以上的时间是在住宅室内度过的，尤其是婴幼儿、儿童、青少年和老弱病残者在住宅中生活的时间更多。因此，住宅卫生的意义也发生了巨大的变化，不再像过去仅局限于对人们的生活居住方面的影响，而对学习、工作和娱乐等方面都会产生重要影响。

2. 住宅的卫生条件和人类健康密切相关　住宅环境中的各种因素，包括住宅的室内小气候，室内空气质量，室内光环境，室内声环境等各个方面，构成了室内住宅卫生的组成部分。良好的住宅环境，比如安静整洁、明亮宽敞、小气候适宜、空气清洁等方面，对机体是一种良性刺激，使机体精神焕发，提高机体各系统的生理功能，增强机体免疫力，防止疾病的传播，降低人群的患病率和死亡率，达到增强体质、延长寿命的作用。而不良的住宅环境，比如拥挤、寒冷、炎热、潮湿、阴暗、空气污浊、噪声、含有病原体或有毒有害物质的住宅环境，对机体是一种恶性刺激，可使中枢神经系统功能紊乱，降低机体各系统的功能和抵抗力，使居民情绪恶化、生活质量和工作效率下降、患病率和死亡率增高。同时住宅建筑一般使用较长的时间，其卫生状况可影响数代人和众多家庭成员的健康。

二、住宅环境对健康影响的特点

住宅环境对健康的影响具有以下几个方面的特点。

1. 累积性　室内环境是相对封闭的空间，其污染形成的特点是累积性。在通常情况下，室内单一污染物的浓度并不太高，不易在较短的时间内对健康产生影响，因而其对健康的影响往往表现为慢性、潜在性和功能上的不良影响。在通风环境较好的室内环境中，污染物的浓度一般都较低。

2. 长期性　目前由于人们生产、生活方式的改变，停留在室内环境占有较大的时间比例，尽管室内污染物的浓度不是很高，但长期的暴露条件下，对人体的健康也会表现出不良的影响。

3. 多样性　住宅环境中的有害因素种类繁多，包括物理性、生物性、化学性、辐射性等的各种物质，他们常常同时存在，联合作用于人体。室内产生的污染物之间还可能发生各种复杂的物理或化学的作用和反应，产生二次污染，因而它们之间的关系及其与居民健康之间的关系十分复杂。

三、住宅与健康研究的主要内容

住宅与人类健康的重要性和紧密相连的关系，使得人们对住宅环境的健康意识日益增强。对于本领域的研究人员来说，也面临着研究和探讨有关住宅环境与人体健康的诸多方面的课题和内容。

1. 室内空气污染的来源和污染特征　研究和分析室内空气污染物的主要来源、分布及污染物在时间、季节及不同热环境下的释放特征，这为从污染源头的控制，阻断或室内空气污染物的干预等方面采取有效措施提供基础和依据。这其中也包括住宅室内空气有害物质和微生

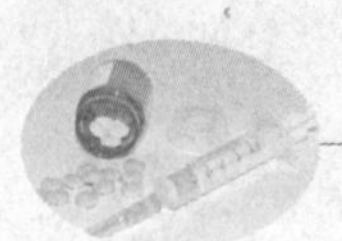

物检测方法的研究,实验室检验分析技术不断改进、测试分析灵敏度不断提高。这对于住宅室内空气有害物质和微生物的快速、准确检测,确定住宅室内空气污染的程度具有重要的意义。

2. 室内空气污染对人体健康的影响　结合环境卫生学、流行病学、毒理学相关科学方法,探讨室内环境下,空气污染或其他有关的室内环境污染对人体健康的效应及其影响程度,这无疑是室内环境与健康研究中关注的重点。通过阐明危害健康的主要因素和特点,从而为提出因地制宜的卫生要求和修订、补充和完善卫生标准提供科学依据。

3. 住宅室内空气污染的控制技术　开展住宅室内空气污染控制方法的研究,包括开发绿色环保建筑、装饰和装修材料和研究室内低浓度污染物净化技术、室内通风技术等,这对于减少住宅室内空气污染、提高住宅室内空气质量将会起到巨大的推动作用。

4. 住宅的有效卫生监督　开展预防性卫生监督和经常性卫生监督,研究并审查和评价住宅是否符合卫生学要求,在此基础上提出进一步改善措施。

第二节　住宅设计的卫生要求

一、住宅的基本卫生要求

保障良好的室内环境,满足基本的卫生学要求,在促进儿童、青少年生长发育和老年人的健康以及为家庭办公、学习等提供良好条件,保障机体各系统的正常功能,防止疾病传播等方面都有积极的意义。住宅的基本卫生学要求如下。①小气候适宜,室内有适宜的小气候,冬暖夏凉,干燥,防止潮湿,必要时应具备通风、采暖、防寒、隔热等设备;②采光照明良好,白天充分利用阳光采光,晚间照明适当;③空气清洁卫生,应避免室内外各种污染源对室内空气的污染,冬季室内也应有适当的换气;④隔音性能良好,应避免室外及相邻居室的噪声污染;⑤卫生设施齐全,应有上、下水道和其他卫生设施,以保持室内清洁卫生;⑥环境安静整洁,应保证休息、睡眠、学习和工作。

二、住宅设计的基本概念

为保障城镇居民基本的住房条件,提高城市住宅功能质量,使住宅设计符合适用、安全、卫生、经济等要求,我国于2011年重新修订了《住宅设计规范》(GB 50096—2011)并适用于全国城镇新建、改建和扩建住宅的建筑设计。从卫生学的角度看,我国对住宅设计的要求提倡以人为本,除应满足一般人群的要求外,还应根据需要满足老年人、残疾人等特殊群体的要求,并应满足居住者所需的日照、天然采光、通风和隔声等的要求,使建筑与周围环境相协调,应合理组织方便、舒适的空间生活。

(一) 住宅的平面配置

住宅的平面配置主要包括住宅的朝向、住宅的间距和住宅中各类房间的配置等,在住宅平面配置中要注意贯彻住宅的卫生标准和要求。

1. 住宅的朝向　住宅朝向是指住宅建筑物主室窗户所面对的方向,受当地不同季节的太阳高度、日照时数、各季节的风向频率和风速,以及地理环境和建筑用地的实际情况等的影响,住宅的最佳朝向会有所不同。住宅的朝向也与室内噪声、太阳能的利用等方面有密切的关系。我国因绝大多数地区处在北纬45°以南,居室最适宜的朝向是南向,使主要的房间朝南,而将辅助房间放在北面为宜。

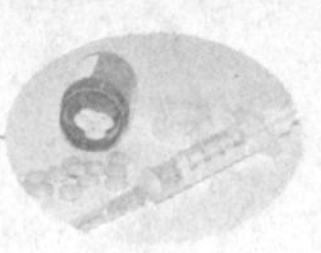

2. *住宅的间距*　根据日照的卫生要求确定住宅的间距，同时要考虑纬度、住宅朝向、建筑物高度和长度及建筑用地的地形等因素。一个是根据满足日照的原则，即室内在冬至日应不少于1小时的满窗日照时间的要求(我国《2000年小康型城乡住宅科技产业工程》项目实施方案)来推算。另外是根据夏季通风的需要来确定间距。主要考虑住宅中的主室要面向炎热季节的主导风向，当建筑物长轴与此主导风向垂直时通风量最大，但也可允许房屋的长轴与主导风向呈不小于30°的角。在住宅群建筑区，使建筑物长轴与主导风向呈60°角时，在相同间距情况下，要比建筑物长轴与主导风向垂直更有利于对其下风向的建筑物的通风。

3. *房间的配置及卫生设施*　在住宅中，一般应设有卧室、起居室(厅)、厨房和卫生间等基本功能空间。房间的各个功能空间设计应合理，满足主要功能空间的采光、通风、日照等的要求，以保证创造整洁、舒适、安静，便于休息和娱乐的空间。

对于室内卫生设施的配置也有要求，比如厨房内应设置洗涤台、案台、炉灶及排油烟机、热水器等设施的预留位置，卫生间配置便器、洗浴器、洗面器3件卫生设施或为其预留位置和条件，卫生间不得布置在下层住户的卧室、起居室(厅)、厨房和餐厅的上层等。

(二) 住宅的卫生规模

1. *居室容积*　居室容积(volume of living room)，是指每个居住者所占有居室的空间容积。居室容积的大小可以影响室内 CO_2 浓度的水平，而 CO_2 浓度水平，作为衡量室内空气质量的指标之一，对人体的健康具有直接的重要意义。空气中 CO_2 浓度达到0.07%时，敏感的居民已有所感觉。据此，居室中 CO_2 浓度的卫生学要求不应超过0.07%，即0.7 L/m^3。以室外空气中二氧化碳浓度为0.04%(即0.4 L/m^3)，每人每小时呼出 CO_2 22.6 L计算，且默认室内 CO_2 浓度的来源主要由人体的呼吸造成，那么每人每小时的换气即为 $22.6/(0.7-0.4)=75.3\ m^3/h$。按照室内自然换气次数每小时2.5～3.0次计算，则居室容积应该为25～30 m^3/人，才能满足室内空气中二氧化碳的卫生学的需求(≤0.7 L/m^3)。我国《住宅居室容积卫生标准》(GBI 1721—89)规定，全国城镇住宅居室容积的卫生标准为每人20 m^3。

2. *层高和室内净高*　层高(storey height)是指上下相邻两层楼面或楼面与地面之间的垂直距离，我国《住宅设计规范》(GB 50096—2011)规定，层高宜为2.80 m。室内净高(interior net storey height)是指楼面或地面至上部楼板底面或吊顶底面之间的垂直距离。在房间面积相同的情况下，居室净高越高，居室容积就越大，越有利于采光、通风和改善室内小气。卧室、起居室(厅)的室内净高不应低于2.40 m，局部净高不应低于2.10 m，且这种局部净高的室内面积不应大于室内使用面积的1/3。

3. *居室面积*　这里的居室面积，指使用面积(usable area)，房间实际能使用的面积，不包括墙、柱等结构构造的面积。我国对使用面积的规定，根据不同的房间功能单元，有不同的使用面积的要求，这是基于既保证居室内空气清洁、安放必要的家具、有足够的活动范围、避免过分拥挤和减少传染病的传播机会，又能够满足经济、方便、安全、适用的原则。

4. *居室进深*　居室进深(depth of living room)指开设窗户的外墙内表面至对面墙壁内表面的距离。居室进深与室内日照、采光、通风和换气有关。一般居室进深与居室宽度之比不宜大于2∶1，以3∶2为宜。居室进深与地板至窗上缘高度之比称为室深系数。室深系数在一侧采光的居室不应超过2～2.5，在两侧采光的居室不应超过4～5。

5. *日照、天然采光和遮阳*　住宅室内的日照、采光和照明与住宅朝向、居室进深、室深系数等有密切的关系。

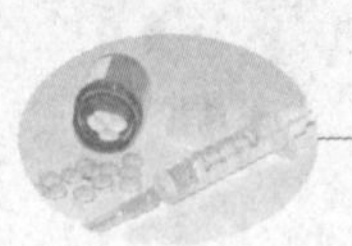

室内日照是指通过门窗进入室内的直接阳光照射。室内阳光的照射，可增强机体的免疫力，组织再生能力和新陈代谢、促进机体发育，并使人有舒适感、精神振奋、心情舒畅、提高劳动能力。阳光中紫外线有抗佝偻病和杀菌作用。一层清洁的玻璃窗可透过波长 318～320 nm 的紫外线，但 60%～65%的紫外线被玻璃反射和吸收。我国《住宅建筑设计规范》(GB 50096—2011)规定要求：每套住宅应至少有一个居住空间能获得冬季日照。需要获得冬季日照的居住空间的窗洞开口宽度不应小于 0.60 m。

室内良好的采光状态，对促进和维护人体健康有重要的意义，居室内的自然照度至少需要 75 lx(勒克斯 lux，简写 lx，光照度单位)才能基本满足视觉功能的生理需要。室内自然的采光状况，常用窗地面积比值、投射角、开角和采光系数来表示。

(1) 窗地面积比值(ratio of glazing to floor area)(也可以 Ac/Ad 表示，Ac，窗户洞口面积，Ad，地板面积)：指直接天然采光口的窗洞口的面积与室内地面面积之比。我国《住宅建筑设计规范》(GB 50096—2011)规定，卧室、起居室(厅)、厨房的采光窗洞口的窗地面积比不应低于 1/7。

(2) 投射角与开角：投射角是指室内工作点与采光口上缘的连线和水平线所成的夹角。投射角不应小于 27°。如果采光口附近有遮光物时，还需规定开角的要求。开角是室内工作点与对侧室外遮光物上端的连线和工作点与采光口上缘连线之间的夹角，开角不应小于 4°。

(3) 采光系数(daylight factor)：是指室内工作水平面上(或距窗 1 m 处)散射光的照度与室外相同时间的空旷无遮光物地方接受整个天空散射光(全阴天，见不到太阳，但不是雾天)的水平面上照度的百分比(%)。采光系数能反映当地光气候、采光口大小、位置、朝向的情况，以及室外遮光物等有关影响因素，所以是比较全面的客观指标。我国《住宅建筑设计规范》(GB 50096—2011)规定，卧室、起居室(厅)、厨房的采光系数不应低于 1%；当楼梯间设置采光窗时，采光系数不应低于 0.5%。

住宅设计的发展方向提倡健康住宅和绿色生态住宅。针对健康住宅，WHO 也有其相应的标准，包括：①尽可能不使用有毒的建筑材料装房屋，如含高挥发性有机物、甲醛、放射性的材料；②室内二氧化碳浓度<0.1%，粉尘浓度<0.15 mg/m^3；③室内气温保持在 17～27℃，湿度全年保持在 40%～70%；④噪声级<50 dB(A)；⑤一天的日照要确保在 3 小时以上；⑥有足够亮度的照明设备，有良好的换气设备；⑦有足够的人均建筑面积；⑧有足够的抗自然灾害的能力；⑨住宅要便于护理老人和残疾人。而针对绿色生态住宅(green ecosystem residence)，我国建设部和国家质量监督检验检疫总局 2006 年 3 月联合发布了国家标准《绿色建筑评价标准》(GB/T 50378—2006)，并于 2006 年 6 月 1 日开始施行。绿色生态住宅是指消耗最少的资源和能源，产生最少废弃物的住宅和居住小区。绿色生态住宅注重人与自然的和谐共存，关注环境保护和废弃物的回收和再利用。贯彻的是节能、节水、节地和治理污染的方针，强调的是可持续发展原则，是宏观的、长期的国策。绿色建筑是指在建筑的全寿命周期内，最大限度地节约资源、保护环境和减少污染，为人们提供健康、适用和高效的使用空间，与自然和谐共生的建筑。

第三节　住宅小气候的要素及其卫生学要求

室内小气候(indoor microclimate)主要是由气温、气湿、气流和热辐射(周围墙壁等物体表面温度)这 4 个气象因素组成。它们同时存在并综合作用于人体，对人体健康产生重要影响。

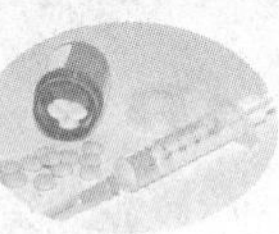

小气候又称微小气候(microclimate),指小范围区域或建筑物内的气候。住宅的室内由于屋顶、地板、门窗和墙壁等围护结构以及室内的人工空气调节设备等综合作用,形成了与室外不同的室内气候,称为室内小气候。本文主要讨论室内小气候的卫生问题。

一、小气候的基本要素

1. 气温　气温主要取决于太阳辐射和大气温度,同时也受生活环境中各种热源影响。微小气候各要素中,气温对体温调节起主导作用。通常气温以干球温度(dry-bulb temperature)表示,在地面高度、穿单衣、静坐、风速很小、无明显辐射热的温度环境中,舒适的气温约为23.5℃±2℃。夏、冬季由于服装隔热和室内外温差作用可使舒适气温分别提高或降低2～2.5℃。

气温变化既是影响体温调节的主要因素,又较易受外界气象因素的影响,所以制定室内小气候标准应以气温为主。由于冬夏两季室内外温差较大,应该以冬夏两季的标准来制定室内的温度范围。住宅室温标准一般指气湿、气流、热辐射在正常范围时,居室中央距地板1.5 m高处的气温。我国《室内空气质量标准》(GB/T 18883—2002)规定:夏季住宅室内温度22～28℃,冬季采暖时室内温度为16～24℃。

室外大气温度可直接影响室内温度。而气温变化对人体健康会造成影响,目前引起社会和研究人员注意的是全球气候变化,包括热浪、寒潮等的发生对人群的呼吸系统疾病、心脑血管系统疾病等的影响都有发生,这些都体现了保持或合理调节室内环境的气温变化对人体健康的重要性。

2. 气湿　气湿即空气中的含水量,通常室内的气湿以相对湿度来表示。相对湿度(relative humidity)是指气体中,水汽的分压除以饱和蒸气压的百分比率,也就是绝对湿度与最高湿度之间的比,它的值显示水蒸气的饱和度有多高。在当前的气温之下,空气里的水分含量达至饱和,相对湿度就是100%。气湿主要影响人体蒸发散热。一般在低温环境下,气湿对人体热平衡影响较小,随气温升高,蒸发散热占人体总散热量的比例增加,气湿的影响也随之增加。

室内气体相对湿度的水平和室内潮湿现象(dampness)与室内微生物等的生长相关,较高的湿度水平可能导致室内的微生物污染和微生物有机化合物的污染,引发或加重人群呼吸系统疾病(如哮喘等)及其相关症状。但过低的气湿水平也会引起鼻道出血等症状。我国《室内空气质量标准》(GB/T 18883—2002)显示:夏季室内相对湿度为40%～80%,冬季采暖时室内相对湿度为30%～60%。

3. 气流　气流(风速)除受大自然风力的影响外,还与局部区域热源及通风设备有关。不同季节气流对人体有不同影响,夏季气流能明显影响机体的对流和蒸发散热。但如气温高于皮肤温度,则气流可促使体表从周围环境中吸收热量而不利于体温调节。冬季,气流可使体热散发加快,尤其是在低温、高湿环境,则更为明显。如气流过大,会带来不舒服的吹风感,使精力分散并影响工作效率。我国《室内空气质量标准》(GB/T 18883—2002)规定:夏季室内空气流速≤0.3 m/s,冬季采暖时室内空气流速≤0.2 m/s。

4. 热辐射　热辐射由太阳辐射及人体与周围环境物体之间通过辐射形式的热交换组成。不同温度的物体之间均有热辐射存在。由温度较高的物体向温度较低的物体辐射散热,直至两物体温度相等为止。物体温度高于人的体表温度时,物体向人体传递热辐射,使人受热,为正辐射,反之为负辐射。人体皮肤对正辐射敏感,而对负辐射的反射性调节不敏感,故寒冷季

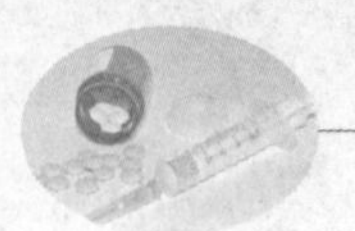

节容易因负辐射丧失热能。

二、小气候的评价指标

小气候的 4 个基本的要素气温、气湿、气流和热辐射，对人体的热平衡都会产生明显的影响。气温对机体的热调节起重要作用，但其他因素对机体的热调节也发挥着相当大的作用。因此，在评价小气候的体系中，传统的以某个单因素来做出评价是不全面的，必须采用包括气温、气湿、气流和热辐射 4 种因素的综合指标来评价。归纳起来，目前有关小气候的综合评价指标可分为以下 3 类。

1. 直接指数　是单纯根据环境因素的测定而制定的，如干球温度、湿球温度、黑球温度等。干球温度(dry-bulb temperature)就是像普通温度计测量给出的结果，湿球温度(wet-bulb temperature)表示气温和气湿综合作用的结果；黑球温度(globe temperature)表示气温、热辐射和气流综合作用的结果。这类指标简单易行，但没有考虑到机体的反应，目前已较少单独使用，而常作为其他综合指标的组成成分之一。

2. 实验指数　是根据主观感觉结合环境因素测定而制定的，如有效温度、校正有效温度、风冷指数等。

(1) 有效温度(effective temperature，ET)：是在不同温度、湿度和风速的综合作用下，人体产生的冷热感觉指标。以风速为 0 m/s，相对湿度为 100%，气温为 17.7℃时产生的温热感作为评价的参考标准，将其他不同气温、气湿和风速组成的小气候与之比较而得出的有效温度值。例如：气温为 22.4℃，相对湿度为 70%，风速为 0.5 m/s 时的热感觉与气温为 17.7℃、相对湿度为 100%、风速为 0 m/s 时的热感觉相同，这时的有效温度就以 17.7℃来表示。有效温度是根据受试者进入各种不同气温、不同相对湿度、不同气流风速的室内环境后立即产生的温热感觉而制定的，可通过查有效温度图获得(图 6-1)。

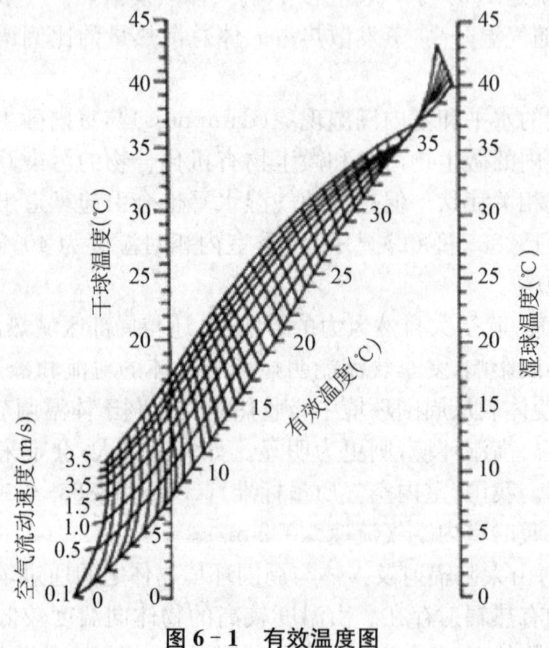

图 6-1　有效温度图

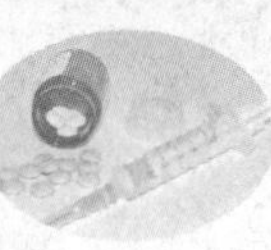

有效温度适用于评价气温适中的气象条件，有效温度不能反映在室内逗留较长时间的温热感。同时，有效温度未考虑热辐射对机体的影响，因此，在有热辐射的情况下不适用。

(2) 校正有效温度：在有效温度基础上，综合考虑热辐射对机体的影响，将干球温度(气温)改用黑球温度，所得的有效温度称为校正有效温度(corrected effective temperature，CET)。

(3) 湿球-黑球温度(wet-bulb globe temperature，WBGT)：综合反映微小气候 4 种物理因素对机体的作用。根据自然(静态)湿球温度、黑球温度(Tg)和干球温度(Tdb)的综合作用(气流影响已包含在 Tg 和 Tdb 中)得出，常用于预测有太阳辐射时或高温环境中人体适应工作的能力、时间和限度。

3. 分析指数　是根据机体与环境之间热交换情况而制定的，如热强度指数、热平衡指数等。

三、住宅小气候对健康的影响

进行室内小气候要素的研究和应用，目的之一在于调节室内的小气候状态，来满足人体对环境气候的舒适需求，达到人体的热平衡状态，以及热舒适状态(热舒适感)。所谓热舒适感，指人在适宜的温度环境下，穿着合适的服装作轻度以下的活动时，产热与散热速率基本相同，体内无明显的热积或热债，无其他温度性的干扰刺激，主观感觉良好，这种状态称为温度性舒适状态(或平衡状态)，习惯上称为热舒适(或热平衡)。良好的小气候是维持机体热平衡，使体温调节处于正常状态的必要条件。相反，不良的小气候则可影响人体热平衡，使人体体温调节处于紧张状态，并可影响机体其他系统的功能，长期处于不良小气候中还可使机体抵抗力下降，引发各种疾病。

(一) 人体与环境的热交换

人体在代谢过程中产生热，同时也不断地通过传导、对流、辐射和蒸发等方式与外界环境进行热交换。通常情况下，身体通过与外界环境的热交换达到热平衡。热交换可用下式表示：$S=M\pm C+R-E$，式中：S(status)为人体蓄热状况；M(metabolism)为代谢产热量；C(conduction)为传导、对流吸收或放散的热量；R(radiation)为辐射散热或吸收的热量，当气温或人体周围物体表面温度高于人体皮温时，C 或 R 为“+”值，反之为“-”值；E(emission)为蒸发散热量，当汗液蒸发时(不是汗珠的滴下)，蒸发汗液 1 g，相当于放出潜热 2.448 kJ(0.585 kcal)，蒸发时 E 为“-”值。当机体产热和散热量相等时 $S=0$；产热多于散热时，$S>0$，造成熟蓄积，体温上升；当散热多于产热时，$S<0$，导致体温下降。

人体对产热和散热的调节根据其机制可分为生理性体温调节和行为性体温调节两大类。生理性体温调节是指机体具有将体内温度稳定在 37℃±0.2℃的狭小范围内的能力。行为性体温调节是通过体外调节来改变外环境对机体生理的应激作用，经常采用的方式有穿衣或应用各种通风采暖设施，从而使体温调节维持在正常范围。

(二) 小气候对人体影响常用的生理指标

反映小气候对人体影响的生理指标，在研究小气候对人体的影响、评价环境作用于机体的热负荷和制定小气候的卫生标准时都是十分必要的。这类人体生理指标要求能灵敏反映机体对小气候的反应，测定方法应方便、准确和重复性好。常用的这类指标如下。

1. 皮肤温度(皮温)　由于皮温测定方法简便，并与人的温热感觉、脉搏变化基本上平行，

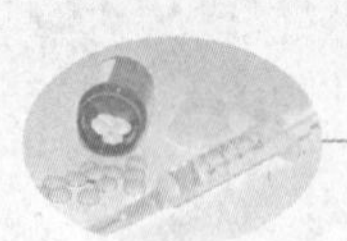

因此是一个评价小气候对人体影响的常用生理指标。人体在轻度活动时，舒适的平均皮温为32～32.5℃。通常可以测定3～8个点的皮肤温度，比如经常采用大腿、手臂等部分测量加权平均皮肤温度。

2. 体温　体温是判断机体热平衡是否受到破坏的最直接的指标。由于人体具有较强的体温调节能力，除在很热或很冷情况下，机体的热平衡一般不易受到破坏，因此体温一般变化不大。

3. 脉搏　气温对机体的热调节起着主要的作用。在气温升高时，机体首先表现的是适应过程，皮肤末梢毛细血管扩张，这时立即增加脉搏以满足血液供应。因此，脉搏在高温条件下是一种简单和灵敏的指标。

4. 出汗量　人体在任何气温下，皮肤表面均有汗液蒸发。但在气温较低时，出汗量少，自己感觉不到，即为不知觉出汗。在安静情况下，若相对湿度为22%时，气温达30℃时，开始知觉出汗。知觉出汗是反映体温调节过程紧张的一项指标。休息时人的最大出汗量为1 800 g/h，劳动时最大出汗量约为3 900 g/h，出汗量可通过观察出汗前后体重变化求得。

5. 温热感　温热感是一种主观感觉，反映机体在小气候作用下皮肤、鼻腔、口腔、咽喉黏膜等外感受器所感受的热和冷的综合感觉。在进行小气候对机体生理影响的测定时，应考虑到有时主观感觉可能与体内发生的客观变化不一致。这与人主观因素有关，而且与皮肤供血变化、中枢神经的反应性、对气象条件的适应能力等个体情况有关。

6. 热平衡测定　是了解机体在小气候作用下生理反应的一种重要方法，但因测量计算烦琐，一般不常使用。

第四节　室内空气污染对健康的影响及其控制对策

在过去的几十年中，人们已注意到室内空气存在严重的污染，某些污染物的浓度甚至高于室外空气。随着生活方式现代化和信息化程度的提高，人们越来越更多地在室内环境中从事多种活动，研究表明，人的一生有80%～90%的时间在室内度过。其次，室内污染物的来源和种类也越来越多，随着经济、生活和生产水平的不断提高，室内用的化学品和新型建筑材料等的种类和数量比以往明显增多；建筑物的密闭程度增加，室内外通风换气次数减少，室内污染物容易累积、不易排出，增加了室内人群与污染物的接触机会。

一、室内空气质量的定义

室内空气质量(indoor air quality, IAQ)，在广义范围内，可以定义为在某个具体的空间内，影响人们或居住者的健康和适宜状态的空气品质。另一个技术角度的定义是指，室内空气满足居住者在以下几个方面需求的程度：①热舒适感；②进入人体呼吸的气体维持在一个正常的浓度范围；③稀释或去除空气污染物，使其低于影响人体健康或不良气味感知的阈值。

室内空气质量不是一个简单的，容易给出各种限定的概念。它反映的是多种因素之间的持续的相互作用。这些因素包括：污染物或气味的来源，建筑及其通风系统的设计，维护和操作，室内水汽或潮湿，居住者对空气品质的感知等。另外，人体的心理或精神层面的因素也会影响室内空气质量的舒适度和人体的感知。

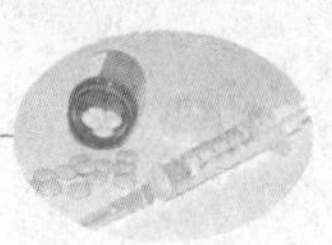

二、室内空气品质定义的发展与不同解释

室内空气品质定义在近 20 年中经历了许多变化。最初,人们把室内空气品质几乎完全等价为一系列污染物浓度指标。近年来,人们认识到这种纯客观的定义不能涵盖室内空气品质的内容。

影响较大的是在 1989 年国际室内空气品质讨论会上,丹麦的 Fanger 教授提出了一种空气品质的主观判断标准:空气品质反映了人们的满意程度。如果人们对空气满意,就是高品质;反之,就是低品质。另有研究认为,如果室内少于 50%的人能察觉到任何气味,少于 20%的人感觉不到,少于 10%的人感觉到黏膜刺激,并且少于 5%的人在不足 2%的时间内感觉到烦躁,则可认为此时的室内空气品质是可接受的。这两种定义的共同点是都将室内空气品质完全变成了人们的主观感受。这种简单和直观的评价,成为国际上对室内空气品质评价的主流。

美国 ASHRAE 颁布的标准《满足可接受室内空气品质的通风》(ASHRAE 62—1989)中兼顾了室内空气品质的主观和客观评价。定义如下:良好的室内空气品质应该是"空气中没有已知的污染物达到公认的权威机构所确定的有害物质浓度指标,且处于这种空气中的绝大多数人(≥80%)对此没有不满意",首次提出了可接受的室内空气品质(acceptable indoor air quality)和感受到的可接受的室内空气品质(acceptable perceived indoor air quality)等概念。其中,可接受的室内空气品质定义:空气房间中绝大多数人没有对室内空气表示不满意,并且空气中没有已知的污染物达到可能对人体健康产生严重威胁的浓度。感受到的可接受的室内空气品质定义:空调空间中绝大多数人没有因为气味或刺激性而表示不满。它是达到可接受的室内空气品质的必要而非充分条件。

2002 年我国制定的《室内空气质量标准》(GB/T 18883—2002)中借鉴了国外相关标准,不但涵盖了 19 项相关检测指标的客观评价内容,还首次采用国际上对室内空气质量可感受的定义,加入了"室内空气应无毒、无害、无异味"主观感受与评价方式,与国际主流室内空气品质的观念相接轨,标志着我国在室内环境质量的理念在加入 WTO 后,开始融入世界上主流室内空气品质研究领域。

三、室内空气污染的来源和特点

(一) 室内空气污染的来源

室内空气污染的来源很多,根据污染物形成的原因和进入室内的途径,主要包括以下几个方面。

1. 室外大气污染对室内空气的影响

(1) 室外大气的污染物通过门窗缝隙或其他管道的缝隙渗入室内,或通过自然通风,或机械通风的方式等途径进入室内,包括工业废气、交通工具燃料废气、生活用燃料燃烧后产生的废气(如邻居家排烟道释放的燃烧产物进入室内)、生活用燃料燃烧后产生的废气、生活有机垃圾以及其他有机物腐败产生的恶臭气体等。

(2) 室外污染物因人为活动带入室内环境造成污染:人的活动会增加室内污染的程度,人们每日进出居室,很容易将室外或工作环境中的污染物带室内。这类污染物主要有大气颗粒物和工作环境中的苯、铅、石棉等。在公共场所如学校环境中,养宠物的儿童可能会将家中宠

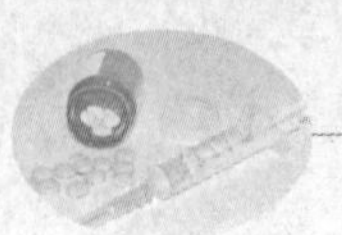

物的皮毛碎屑粘到毛发或衣服上，而带入学校环境中，继而增加学校室内环境的过敏原污染，部分西方国家因此专门设有无过敏原幼儿园（allergen-free day care center）。另外，干洗后带回家的衣服，可释放出残留的干洗剂四氯乙烯和三氯乙烯。

（3）生活用水对室内空气的污染：质量不合格的生活用水，因受到病原体或化学污染物的污染，通过淋浴器、空气加湿器、空调机，以水雾的形式喷入室内空气中。这类污染物主要有军团菌、苯和机油等。

2. 建筑物自身的污染对室内空气的影响　建筑物自身可能含有某些可逸出和可挥发的有害物质，一种是建筑施工过程中加入了化学物质，如北方冬季施工加入的防冻剂，渗出有毒气体氨；一种是地基的地层和建筑物石材、地砖、瓷砖中的放射性氡及其子体。

3. 来自室内的污染

（1）室内燃烧或加热：主要指各种燃料的燃烧及烹调时食油和食物加热后产物。这些燃烧和烹调时产生的污染物都是经过高温反应产生的，不同的燃烧物或相同种类但品种或产地不同，其燃烧产物的成分和数量都会有很大差别。通常发生在室内的燃料燃烧包括天然气、液化气、煤气、煤、木柴/木炭、煤油和香烟的燃烧，并有季节性的蚊香燃烧。部分地区，按照当地的习俗或信仰，家中可能较长时间进行烧香的活动。另外，蜡烛的燃烧也常见于家庭中使用。部分燃烧按照释放相同的能量考虑，不同的燃料给出不同浓度的燃烧产物，且随燃烧释放的成分比例也不同。如：煤的燃烧容易产生更多的 SO_2 或 SOx，而木柴/木炭的燃烧可能释放更多的颗粒物。相比较而言，燃气和用电，作为家庭烹饪和取暖的能源，是比燃煤，燃烧木炭等更为清洁的方式。

目前从全球的角度考虑，室内燃烧或加热，尤其是使用没有任何排烟设备的开放炉灶和火盆等，燃烧固体燃料或生物质燃料包括煤、木柴/木炭、煤油等，多在发展中国家使用，因此产生的室内空气污染以及对人体健康的损害也尤为值得重视，这也是发展中国家室内空气污染的主要特点之一。

（2）建筑或装饰材料：建筑装饰材料是目前造成室内空气污染的主要来源之一。油漆、涂料、胶合板、刨花板、泡沫填料、塑料贴面等材料中均含有甲醛、苯、甲苯、二甲苯、乙醇、氯仿等挥发性有机物；一些新型的地板材料包括 PVC 等的使用等，使得室内挥发性和半挥发性有机化合物（semi volatile organic compounds，sVOC）浓度增加。家中的布艺装饰包括窗帘等，可能因使用的布料含过高的甲醛或其他有机挥发物污染等而增加室内空气污染。地毯也被认为是容易累积室内灰尘和生物性污染的污染源。建筑材料砖块、石板等本身成分中含有镭、钍等氡的母元素较高时，室内氡的浓度会明显增高。这些污染物的致癌性也已经引起人们的重视。

（3）人体活动或个人习惯：人体排出大量代谢废弃物以及谈话时喷出的飞沫等都是室内空气污染物的来源。在炎热季节出汗蒸发出多种气味，在拥挤的室内引起的污染尤为严重。吸烟更是一项重要的有害物来源，吸烟的烟草烟气中至少含有 3 800 种成分，其中致癌物不少于 44 种。此类污染物主要有呼出的 CO_2、水蒸气、氨类化合物等内源性气态物，以及外来物或外来物在体内代谢后的产物。呼吸道传染病患者和带菌者都可将流感病毒、结核杆菌、链球菌等病原体随飞沫喷出，污染室内空气。另外，家养的宠物同样是室内有害物质和致病微生物的重要来源，也是室内过敏原的重要来源。家中养花种草等行为，也可能导致室内花粉过敏原的增加。

（4）家用化学性产品的使用：包括常见的杀虫剂、熏香、空气清新剂、发胶、指甲油、化妆品、胶水、空气消毒剂、油污去除剂、洁厕灵、除臭剂等含有不同化学成分的产品。使用产品时，

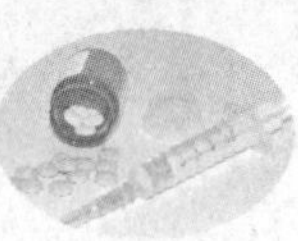

以雾状或溶胶的形式停留在空气中，造成局部室内空气的污染。此外，有研究显示家中的鞋柜，因存放打过鞋油的皮鞋或其他材料的鞋，以及存放的鞋油，会增加室内有机挥发物的浓度。

(5) 室内生物性污染：由于居室密闭性好，室内小气候稳定，温度适宜，湿度大，通风差，为真菌和尘螨等生物性变态反应原提供了良好的孳生环境。螨是家庭室内传播疾病的重要媒介之一，常隐藏在床铺、家具和地毯等处。这些生物性变态反应原可引起人的过敏性反应，还能作用于生物性有机物，产生很多有害气体，如二氧化碳、氨、硫化氢等。蟑螂也是家中常见的生物性污染物，在温暖潮湿的环境中尤为常见。另外，真菌等的污染也是室内生物性污染的来源之一，这与室内的潮湿、通风差等有较大的关联。

(6) 家用电器：电视机、组合音响、微波炉、电热毯、空调机、电脑、网络设施、移动电话等多种家用或个人电器在我国室内环境中非常普遍，由此产生的空气污染、噪声污染、电磁波及静电干扰给人们的身体健康带来不可忽视的影响，现已引起国内外学者的关注。

(二) 室内空气污染的主要特点

室内空气污染来源多、成分复杂。结合室内空气污染物的来源，室内空气污染的主要特点归纳如下。

(1) 污染物主要来自室外时，这类污染物在室内一般都比室外空气中浓度较大衰减。例如，室外大气中最常见的 SO_2 极易为各种建筑物表面的石灰、墙纸等材料所吸收；悬浮颗粒物进入室内过程中，通过门或纱窗时被阻挡了一部分，进入室内后又被墙壁吸附去一部分，因此它们在室内的浓度都低于室外。

(2) 室内外共存同类污染物时，该污染物的浓度往往是室内高于室外。我国现阶段，部分地区家庭使用明炉的，往往室内的二氧化氮、颗粒物质、苯并(a)芘、一氧化碳等浓度均高于室外。尤其做饭和取暖都用煤炉的家庭，室内一氧化碳的浓度可达 10～20 mg/m^3，通风不良时，甚至高达 50～100 mg/m^3。

四、室内空气主要污染物的种类、来源及危害

室内空气污染物的种类很多，包括化学性、物理性、生物性和辐射性四大类。这四大类污染物往往相互有关、共同存在。例如，室内烹调时，既可产生化学性污染物，又可使室温升高或产生电磁波(使用微波炉或电炉时)引起物理性污染；烹调用的食物和水以及使用空调等给室内带来生物性污染物；含镭建筑材料的使用，可造成室内氡污染。常见室内空气污染物和污染源及其危害见表 6-1。

表 6-1　常见室内空气污染物和污染源及其危害

污染物分类	具体污染物	典型的污染来源
无机污染气体	一氧化碳、二氧化碳、二氧化氮、二氧化硫、臭氧等	燃烧，交通尾气污染，与有机化合物发生化学反应产生
有机污染气体	有机挥发物，甲醛等	建筑材料、粘剂、化妆品等
非生物性颗粒物	n/a	燃烧、路面灰尘、工业颗粒物、悬浮的土壤或沙土颗粒等
生物性颗粒物	灰尘、尘螨、真菌、花粉	细菌、真菌等
辐射性污染物	氡	建筑材料、地基等

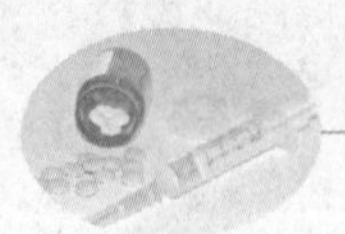

(一) 化学性污染物

1. 二氧化碳

(1) 来源:二氧化碳(CO_2)是正常空气中的组分之一,当前大气中的二氧化碳的含量已经突破了 400 ppm。室内 CO_2 的主要来源包括:①人体呼出的 CO_2;②含碳物质充分燃烧产生的 CO_2;③动植物新陈代谢排出的 CO_2。

(2) 危害:CO_2 在低浓度下没有毒性,但其浓度的升高会对人体的健康产生危害,且随着空气中 CO_2 浓度的增加而表现程度递进的不良影响。不同浓度的 CO_2 对人体的影响见表 6-2。

表 6-2 空气中 CO_2 不同浓度对人体健康的影响

CO_2 浓度	健康效应
<0.07%	人体感觉良好
0.1%	个别敏感者有不舒适感
0.15%	不舒适感明显
1%	人体呼吸程度略有加深
3%	人呼吸程度加深 1 倍
4%	人产生头晕、头痛、耳鸣、眼花、血压上升
5%	停留 30 分钟,人体产生中毒症状,并引起精神抑郁
8%~10%	呼吸困难,脉搏加快,全身无力,肌肉抽搐甚至痉挛,神志丧失或失去知觉
30%	可致死亡

2. 一氧化碳

(1) 特点:一氧化氮(CO)是无色、无臭、无味、无刺激性但有毒的气体。CO 被人体吸入后,经肺泡进入血液循环,与血液中的血红蛋白(Hb)和血液外的其他有某些含铁蛋白质(如肌红蛋白、二价铁的细胞色素等)形成可逆的结合。由于 CO 与血红蛋白的亲和力比氧与血红蛋白的亲和力大 200~300 倍,故当人体内有 CO 存在时,CO 就排挤了氧与血红蛋白的结合,而形成碳氧血红蛋白(COHb)。而且碳氧血红蛋白的离解比养合血红蛋白(HBO_2)慢 3 600 倍,导致低氧血症和组织缺氧。

(2) 来源:①煤、石油、液化气等燃料的不完全燃烧;②室内吸烟是 CO 的主要来源,一支香烟可产生 20~30 ml 的 CO,在人多拥挤的会议室有多人吸烟时,CO 的浓度可达到 40 mg/m^3;③室外交通污染造成室内 CO 浓度的升高,这种污染较多地发生在毗邻交通要道的室内场所。

(3) 危害:当人体吸入 CO 时,可引起 CO 中毒。CO 急性中毒的临床表现可分为 3 级:轻度中毒、中度中毒和重度中毒。①轻度中毒:患者出现剧烈的头痛、头昏、四肢无力、恶心、呕吐,或有轻中度意识障碍,但无昏迷,血液中碳氧血红蛋白高浓度可达 10%以上;②中度中毒:除有轻度中毒的症状以外,还出现意识障碍,表现为浅至中度昏迷,血液中碳氧血红蛋白浓度可达 30%以上;③重度中毒:迅速出现意识障碍,严重者处于深昏迷或去大脑皮质状态,可并发脑水肿、休克或严重的心肌损害、肺水肿等,血液中碳氧血红蛋白浓度可达 50%。

3. 二氧化硫 SO_2 对室内的污染与家庭炊事模式、通风换气情况、污染源强度、燃料种类、室内结构以及室外 SO_2 浓度等因素有关。通常在以煤烟型污染严重的地区,室内的 SO_2

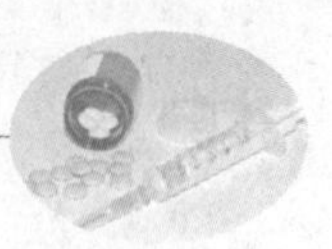

的浓度水平较高。但同时监测室内外二氧化硫的浓度，在没有室内二氧化硫污染来源的情况下，室内的二氧化硫浓度水平显著低于室外的二氧化硫浓度。其中与 SO_2 较强的水溶性有关。SO_2 易溶于水，与水结合形成亚硫酸，并可氧化生成硫酸，刺激眼和鼻黏膜，并具有腐蚀性。SO_2 在组织液中的溶解度高，所以吸入空气中的 SO_2 很快会在上呼吸道溶解，很少进入深部气道。WHO 推荐保护公众健康的指导限值(24 小时平均值)为 0.125 mg/m³。我国《环境空气质量标准》(GB 3095—2012)一级标准规定二氧化硫小时平均浓度为 0.15 mg/m³。

4. *室内有机污染物*　室内空气有机污染物是我国当前室内环境的一类主要的污染物。因大量的新建建筑、装修装饰材料的使用以及家具材料等的使用和更换，其带来的挥发性气体或有机化合物对室内空气造成污染。

当前，国际上所关注的由室内装饰材料及家具所释放的室内有机污染物主要包括：甲醛(formaldehyde, FA)和其他挥发性有机化合物(volatile organic compounds, VOC)。

1989 年 WHO 根据化合物的沸点将室内有机污染物分成 4 类。但是这种根据沸点进行的分类，各类污染物之间并没有严格的界限，见表 6-3。

表 6-3　室内有机污染物的分类

分类	缩写	沸点范围(℃)
高挥发性有机化合物	VVOC*	<0 至 50～100
挥发性有机化合物	VOC	50～100 至 240～260
半挥发性有机化合物	SVOC	240～260 至 380～400
颗粒性有机化合物	POM	>380

*：VVOC，又称气态有机化合物。

(1) 甲醛

1) 特性：甲醛是我国目前最主要的室内空气污染物，它的熔点为－91℃、沸点为－21℃，按 WHO 分类，甲醛属 VVOC 类室内有机污染物，而不属 VOC 类污染物。它是最简单及最常见的醛类化合物。无色、具有强烈嗅味和刺激性。比重为 1.06，略重于空气。易溶于水，其 30%～40%的水溶液统称为福尔马林。新建楼房室内甲醛的污染水平波动于 0.1 mg/m³(WHO 推荐的室内指导限值)上下。

2) 污染来源：室内空气甲醛的来源主要包括建筑和装饰材料，木质和木质产品，油漆，日用产品，化妆品，复印机，激光打印机和室内吸烟。其中，木质和木质产品，因使用尿素-甲醛树脂或苯酚-甲醛树脂作为粘合剂，其中所含有的游离甲醛和降解时产生的甲醛都可以释放出来，造成室内的甲醛污染。

3) 污染特征：室内空气甲醛污染的主要特征如下。①污染范围广：在绝大多数新装修家庭和办公室都存在。②污染时间长：可以持续数年之久。这是因为聚合尿醛树脂的降解是一个长期不间断过程，且甲醛释放量随季节性环境温度和湿度等变化。③污染浓度高：在所有因室内装修引起的有机类空气污染物中(如苯、二甲苯、其他的醛、酮、酚、烷等)，甲醛的污染水平常可以高达 0.1～4 mg/m³，这样的浓度水平不但远远高于其他单个污染物的水平，有时甚至高于其他挥发性有机化合物的总量。所占的比重，其他污染物难以相比。④生物毒性大：现已证实甲醛对大鼠鼻腔有致癌作用，甲醛暴露引起职业人群鼻咽癌也已有确凿证据，2004 年国

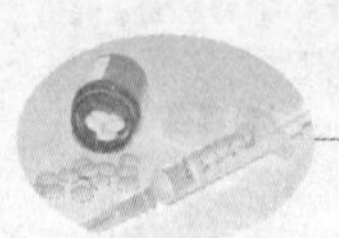

际癌症研究机构(International Agency of Research on Cancer, IARC)将甲醛列为人类确定致癌物(carcinogenicity to humans)。同时根据WHO文件,空气甲醛环境阈限值仅为0.1 mg/m³,二者均说明甲醛有较大的生物毒性。

4) 健康危害:甲醛具有遗传毒性、致敏作用和刺激作用。目前国际上仅对甲醛的遗传毒性作用的分子机制有部分的了解,而对致敏作用(导致过敏性哮喘和过敏性鼻炎等)和刺激作用(导致不良建筑物综合征)的分子机制有待研究,也未能提出合适的反映毒性作用的生物标志。遗传毒性研究发现,甲醛能引起基因突变和染色体损伤。甲醛有刺激性,0.15 mg/m³ 可引起眼红、眼痒、流泪、咽喉干燥发痒、喷嚏、咳嗽、气喘、声音嘶哑、胸闷、皮肤干燥发痒、皮炎等。人的甲醛嗅觉阈为0.06～0.07 mg/m³,但个体差异很大。甲醛还可引起变态反应,主要是过敏性哮喘,大量时可引起过敏性紫癜;长期接触甲醛,能出现神经衰弱症状;有的还可引起肝细胞损伤,肝功能异常,出现肝脏中毒性病变;也可出现呼气性肺功能障碍。

(2) 挥发物性有机化合物

1) 特性:挥发性有机化合物是一类重要的室内空气污染物,VOC按其化学结构,可以进一步分为8类:烷类、芳烃类(包括苯、甲苯、二甲苯)、烯类、卤烃类、酯类、醛类、酮类和其他。它们各自的浓度并不高,但若干种VOCs共存一室时,其联合作用的危害是不容忽视的,由于它们单独的浓度低,但种类多,故总称为VOCs,不予逐个分别表示,以挥发性有机化合物总量(total volatile organic compounds, TVOC)表示其总量。非工业性的室内环境中,可以见到50～300种挥发性有机化合物,它们都以微量和痕量水平出现,每种化合物很少超过50 μg/m³的水平。这样的水平低于这些化合物的职业阈限值(threshold limit values, TLV)100～1 000倍。在正常情况下,室内VOC的总质量浓度<1 mg/m³,而这个水平仅为美国的甲苯职业阈限值180 mg/m³ 的0.55%。

2) 来源:室内VOC污染的来源有多种渠道,包括:①建筑材料、室内装饰材料和生活及办公用品,例如建筑材料(如人造板、泡沫隔热材料、塑料板材等)、室内装饰材料(如壁纸、地毯、挂毯和化纤窗帘)和其他装饰品等,以及有机溶液(如油漆、含水涂料、粘合剂、化妆品、洗涤剂、捻缝胶等)、办公用品(如油墨、复印机、打印机等)。②通风管道系统造成的污染,包括设计和使用不当的空调通风系统等。③家用燃料和烟叶的不完全燃烧,以及人体排泄物等。④室外的工业废气、汽车尾气、光化学烟雾等对室内VOC的污染。

3) 危害:目前认为VOCs有嗅味,有一定刺激作用;能引起机体免疫水平失调;影响中枢神经系统功能,出现头晕、头痛、嗜睡、无力、胸闷、食欲不振、恶心等。以苯系物为代表的一系列有机污染物,其致癌性(如引起急性骨髓性白血病)和遗传毒性是主要的危害。以苯为例,人体的主要暴露途径是呼吸系统,目前针对苯没有发现安全阈值,从健康的角度考虑,环境中苯浓度应保持尽可能低的水平。通常室内空气中苯的浓度水平高于室外空气,足够的通风和换气等措施可以降低室内苯的污染。使用没有苯物质挥发的建筑材料,避免室内吸烟等方面都可以降低人体对苯的暴露。

5. *燃烧产物*

(1) 来源:室内燃烧可以包括各种生活燃料的燃烧,比如固体燃料(煤、焦炭)和气体燃料(煤气、液化石油气、天然气)以及烟草的燃烧。这些物质燃烧后产生的污染物主要有:①燃烧物自身的杂质成分,如煤中含硫、氟、砷、镉、灰分等杂质。②燃烧物经高温后发生热解或合成反应的产物,各种固体燃料在燃烧后会产生大量SO_2和颗粒物,还有CO、CO_2、NO等,此外

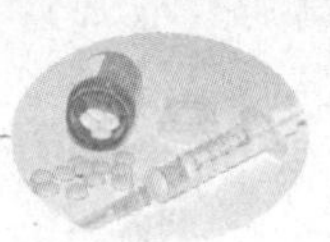

还有很多有机成分，如多环芳烃类物质(polycyclic aromatic hydrocarbons，PAHs)。来自煤层的天然气燃烧产物中有一定量 SO_2；石油天然气燃烧后甲醛和 NOx 含量有时较高；液化石油气燃烧产物中甲醛和 NOx 也较多，产生的颗粒物浓度虽低，但其中可吸入颗粒物占 93%以上；用原煤制出的气体简称煤气，燃烧产物主要是 CO_2 和 CO，如制气过程中脱硫不充分，则燃烧产物中有 SO_2。③吸烟产生的烟草燃烧产物有 3 800 多种。

(2) 危害：由于燃料的种类不同，其燃烧产物的种类、数量和危害性也都不同。对人体产生的危害主要如下。①燃料所含有杂质的污染，如氟、砷含量高的煤燃烧，造成室内空气、食品氟、砷污染，引起氟中毒、砷中毒。②燃烧产物 SO_2、NOx 可对机体皮肤、黏膜产生刺激作用；进入肺组织的颗粒物可引起肺通气功能下降，肺泡换气功能障碍。③烟草燃烧产物对机体呼吸、神经、循环、内分泌、生殖系统以及免疫功能均有明显的损伤作用。大量研究证实，吸烟是引起肺癌的主要原因。除肺癌外，可引起喉癌、咽癌、口腔癌、食管癌、肾癌、胰腺癌、膀胱癌、子宫颈癌等。据 WHO 报道，烟草烟气中的"肯定致癌物"不少于 44 种，主要为苯并(a)芘等 10 多种极强的致癌物。

6. 烹调油烟

(1) 来源：食用油在加热烹调时产生的油烟。烹调油烟是一种混合性污染物，有 200 余种成分。这一类油烟在我国室内污染中十分普遍。

(2) 危害：烹调油烟是肺鳞癌和肺腺癌的危险因素。此外，微核试验、SCE、大鼠气管上皮细胞转化试验、DNA 合成抑制试验等都呈阳性结果。油烟中的致突变物来源于油脂中不饱和脂肪酸的高温氧化和聚合反应。研究表明，中国妇女肺癌发病率高，排除吸烟因素外，烹调油烟是其主要危险因素之一。油烟成分的种类及毒性与油的品种、加工技术、变质程度、加热温度、加热容器的材料和清洁度、燃料种类、烹调物种类和质量等因素有关。

(二) 物理性污染物

1. 噪声(noise) 是指人们主观上不需要的声音。即使是协调优美的乐声在不需要的时候出现，也是噪声。这种声音干扰人们休息、睡眠、学习和工作，达到一定强度时引起听力损害，或使机体出现有害的生理变化，现已成为"水、气、声、渣"环境污染的四大因素之一，是当今城市居民主要环境污染问题。

(1) 来源：①生产噪声，主要来自住宅周围的工矿企业和建筑工地的噪声。②生活(社会)噪声，主要来自人类生活活动产生的噪声。③交通噪声，来自机动车辆、火车、飞机和轮船等交通工具运动中产生的噪声。

(2) 危害：①影响休息和睡眠，30～40 dB(A)的声音是比较安静的正常环境，超过 50 dB(A)就会影响睡眠和休息，脑电图的变化是观察睡眠状况的常用指标。连续噪声可以影响睡眠的生理过程，使入睡时间延长、睡眠深度变浅、缩短醒觉时间、多梦；突然的噪声可使人惊醒。②影响生活质量和工作效率，40 dB(A)的噪声环境一般对生活和工作影响并不大。70 dB(A)的噪声干扰谈话，造成精神不集中、心烦意乱、影响学习和工作效率，以及生活质量下降，容易出现差错或发生事故。③对健康的影响，噪声对健康的危害分特异性危害与非特异性危害两方面，其特异性危害是指噪声对听觉系统的损伤作用。一般情况下 $<$80 dB(A)不会引起神经性听力损失。当噪声 $\geq$85 dB(A)时，可以引起听觉的损伤，按其影响程度可分为听觉适应、听觉疲劳和听力损伤 3 个等级(表 6 - 4)。

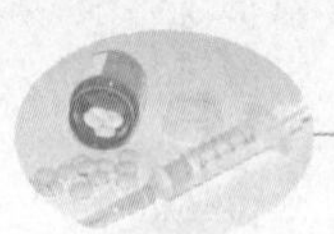

表 6-4　环境噪声对人体听觉系统的损伤等级

	噪声环境	听阈	听力恢复时间		
听觉适应	短期 80 dB(A)以上	提高 10～15 dB(A)	数分钟后完全恢复	保护性生理功能	
听觉疲劳	较长 90 dB(A)以上	提高 10～30 dB(A)	数小时至 20 多小时后	功能性改变	噪声性耳聋的前驱信号
听力损伤和噪声性耳聋	90 dB(A)下继续接触强噪声		不能完全恢复	器质性退行性病变	

而非特异性危害是由于噪声作用于机体，引起听觉以外的反应称为听觉外效应。噪声对机体各系统的影响，首先表现为中枢神经和心血管的损害。大脑皮质兴奋和抑制的平衡失调，导致条件反射异常，脑血管功能紊乱、脑电位改变等，长期接触噪声者常出现神经衰弱综合征，甚至精神异常。噪声导致交感神经紧张度增加，表现为心率加快，血压波动，心电图 ST-T 段改变，呈缺血型改变。脑血流图有异常改变，波幅低、流入时间延长，表现为血管紧张度增加、弹性降低。噪声影响消化系统使胃功能紊乱、胃液分泌减少、蠕动减慢，以致食欲缺乏、消瘦。内分泌系统表现为甲状腺功能亢进，肾上腺皮质功能亢进[70～80 dB(A)]或减弱[≥100 dB(A)]，性功能紊乱，月经失调等。

2. 非电离辐射(non-ionizing radiation)　非电离辐射是指能量比较低，并不能使物质原子或分子产生电离的辐射，例如紫外线、红外线、激光、微波都属于非电离辐射。非电离辐射是区别于电离辐射的，电离辐射是指一切能引起物质电离的辐射总称，包括 α 射线、β 射线、γ 射线、X 射线、中子射线等。非电离辐射是波长>100 nm 的电磁波，其能量<12eV(电子伏)，不能引起水和组织电离。室内的非电离辐射主要与使用家用电器有关。因此，住宅非电离辐射的卫生问题也即家用电器的环境卫生问题。

(1) 来源：室内非电离辐射主要有两个来源。①室外环境的非电离辐射源。这类辐射主要来自调频和电视广播(54～806 MHz)，但不包括短波广播(0.535～1.605 MHz)。其辐射强度在不同地点、不同高度建筑物的室内有很大差别，楼层越高或靠近窗口地点的强度大于低楼层或远离窗口的地点。②室内环境的非电离辐射源。这类辐射主要来自各种家用电器，如家用微波炉、电视机、电冰箱、空调器、移动电话、电脑、网络等。

(2) 危害：非电离辐射对健康的危害具有多样性和非特异性。强度>10 mW/cm^2 时引起机体体温升高，呈现致热效应。强度在 1～10 mW/m^2 作用下，对血液系统外周血象和免疫系统(兴奋或抑制)都有相当程度的影响。流行病学研究发现，长期接触电磁辐射的人群易出现头晕、疲乏、记忆力衰退、食欲减退、烦躁易怒、血压变化、白细胞减少等症状。女性可发生月经不调，个别男性有性功能衰退等。有人认为，手机是一个小型的电器，长期、高频率使用手机，可引起脑细胞损害，视力下降，甚至引起白内障等。尽管有关专家些观点不尽相同，但电磁波对人体是否能产生确定的危害尚未达成共识。

(三) 生物性污染物

室内常见的生物性污染物种类甚多，但却容易被人们所忽视。目前，室内的微生物污染主要包括真菌、细菌、尘螨、蟑螂以及病毒和过敏原等。人们熟悉的许多微生物大都能通过空气或饮用水在室内传播，一些常见的病毒、细菌、真菌等能引起传染性疾病或过敏性疾病等症状

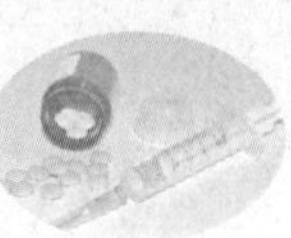

或急性发作。

1. 尘螨(dust mite)　是螨虫的一种,属于节肢动物。世界各地家居灰尘样品中都可检出尘螨,称为屋尘螨。其成虫 0.2～0.3 mm,在潮湿、阴暗、通风条件差的环境中易孳生。生存环境温度为 20～30℃(最适温度为 23～27℃),环境湿度为 75%～85%(最佳环境湿度为 80%)。在干燥、通风条件好的环境中不宜生存。

(1) 来源:尘螨普遍存在于人类居住和工作的环境中,尤其是在室内潮湿、通风不良的情况下,床垫、被褥、枕头、地毯、挂毯、窗帘、沙发罩等纺织物内极易孳生。近年来,某些住宅由于使用空调或封闭式窗户,气流极小,室内温湿度极其适宜尘螨孳生,尤其在床褥和纯毛地毯下面尘螨最多。在装有集中式空调的宾馆客房内,也有可能孳生尘螨。一般情况下,尘螨的检出量为 20 个尘螨/g 尘土,有些地方可检出 500 个尘螨/g 尘土。

(2) 危害:尘螨具有强烈的变态反应原性。变应原不仅存在于尘螨本身,也存在于尘螨的分泌物、排泄物中。尘螨是室内主要的生物性变态反应原,可通过空气传播进入人体,因反复接触而致敏,可引起过敏性哮喘、过敏性鼻炎,也可引起皮肤过敏等。在很多过敏性疾病患者家中,都能检出大量尘螨。

对于室内空气中的生物性(如真菌、螨、植物等)环境抗原,可采集室内灰尘沉降样品,如地面积尘或门框、窗户边框上沿等不常清洁的部位进行灰尘采集。检测的方法包括传统的显微镜计数法,还有借助生物化学的方法如酶联免疫法(ELISA),是针对单个过敏原进行检测,或多通道荧光定量分析方法(如 MARIA 等),可以同时分析一种样品中的多种环境过敏原。针对人体的暴露,可采用血清总 IgE 抗体水平或针对某个特异性抗体(sIGE, specific IgE)的测定,用以评估暴露人群或易感人群的特应性水平。

2. 过敏原污染　室内环境过敏原可以来自尘螨或家中饲养的宠物,如常见的家养宠物猫、犬等,或其他生物性污染,比如蟑螂、老鼠等。目前发现并可以检测的对应的过敏原包括:尘螨(Der f1, *Dermatophagoides farinae*),尘螨 Der p1, Der p2(*Dermatophagoides pteronyssinus*)和动物过敏原包括猫(Fel d1, *Felis domesticus*)、犬(Can f1, *Canis familiaris*)、德国蟑螂(Bla g2, *Blattella germanica*)、老鼠(Mus m1, *Mus musculus*)等。其中,尘螨过敏原最为常见。我国患有过敏性疾病的人群中,相对于其他来源的过敏原说,对尘螨过敏原的阳性反应率居于高位。

此外,室内过敏原还包括来源于植物的花粉过敏原。花粉过敏原的污染除了室内环境内培养种植的以外,还可能受到来自室外大气中花粉过敏原的影响,尤其在春夏季或秋季,根据当地气候的变化,大量的植物开花,开始有花粉的传播时,因室内外空气的流通,易造成室内空气花粉浓度的增加。某些敏感人群可能因此而发生过敏症状,比如眼痒、流泪、打喷嚏、鼻塞甚至引发喘息或哮喘急性发作等症状。

3. 军团菌　20 世纪 70 年代在美国退伍军人大会上暴发了一种以发热、头痛、咳嗽、呼吸困难等肺部感染症状为主要表现的疾病。研究证实该病是由细菌感染引起,但因当时发病原因不明,针对发病者多为退伍军人,因此将引起该病的细菌命名为军团菌,该病命名为军团菌病。军团菌主要是通过空调机冷却塔的冷却水、加湿器、水龙头、淋浴器等污染室内空气。

(四) 辐射性污染物

室内常见的放射性污染物主要指氡的污染。氡有 3 种放射性核素,即铀系中的镭(^{226}Ra)衰变成氡(^{222}Rn);钍系中的镭(^{224}Ra)衰变成氡(^{220}Rn);锕系中的镭(^{223}Ra)衰变成氡(^{219}Rn)。

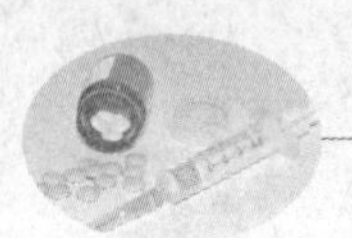

后两种氡的半衰期<1 天,故危及人体健康的机会较少。通常情况下,将^{222}Rn简称为氡(下同)。氡的半衰期为 3.8 天,一旦从镭衰变到氡即成气体,可从附着物中逸出,传播极快。氡接着衰变成钋又成固体,附着于物体上继续衰变为^{218}Po直至^{214}Po,再进一步衰变为^{214}Pb直至^{206}Pb。上述衰变过程中的产物总体,称为氡子体(radon daughters)。室外空气中氡的年平均浓度在 0.1～10 Bq/m^3,室内空气中则在 5～100 Bq/m^3。因其衰变过程中产生可以引起电离的物质,故属于电离辐射。

(1) 来源:居室的氡污染具有普遍性。一般说来,室内的氡若来自地基土壤,则氡的浓度随住房的层数升高而降低,在有些坑道式人防工事内氡的浓度可高达 849 Bq/m^3。如果氡来自建筑材料,则室内氡浓度与层高无相关关系,而是在靠近建筑材料处的氡浓度高,远离建筑材料处则低,与建筑材料的距离有关。我国有些地方以石煤渣制成碳化砖用作建筑材料,以致室内氡浓度高达 300 Bq/m^3 或更多。影响室内氡含量的因素除了污染源的释放量外,室内密闭程度、空气交换率、大气压高低、室内外温差都是重要的影响因素。环境中的^{210}Pb和^{210}Po易沉积在土壤中,通过植物的根、叶而吸收入植物体内,故烟草中可能会含有氡的子体,随吸烟进入人体内。

(2) 危害:氡进入呼吸道后,一部分可随呼吸活动被呼出体外,另一部分黏附在呼吸道上被吸收。少量的氡也可进入消化道。氡及其短寿命子体(^{218}Po～^{214}Po)对人体健康的危害,主要是引起肺癌,其潜伏期为 15～40 年。有人认为,除吸烟外氡比其任何物质都更容易引起肺癌。流行病学和其他研究表明,吸入室内含氡空气引起的肺癌占 4%～12%,美国每年约 2 万例肺癌患者与室内氡的暴露有关。氡的子体次衰变过程都有 α、β、γ 射线,对人体会产生危害。

五、室内空气污染引起的疾病

目前,与室内空气污染紧密相关的健康危害包括不良建筑物综合征(sick building syndrome, SBS)、建筑物相关疾病(building related illness, BRI)和化学物质过敏症(multiple chemical sensitivity, MCS)等 3 种症状或疾病。

(一) 不良建筑物综合征

不良建筑物综合征(SBS),亦称病态建筑物综合征,是近年来国外有关专家提出的某些建筑物内由于室内空气污染、空气交换率低,以致在该建筑物内活动的人群产生了一系列自觉症状,而离开了该建筑物后,症状即可消退。这种建筑物被称为"不良(或病态)建筑物",产生的系列症状被称为"不良建筑物综合征"。不良建筑物综合征是现代住宅室内多种环境因素(如物理因素、化学因素)联合作用对健康产生影响所引起的一种综合征,其确切原因尚不十分清楚。美国环境保护局将不良建筑物综合征归纳出 30 多种症状,主要包括眼、鼻和咽喉、上呼吸道刺激征,头痛、疲劳、精力不足、健忘、嗜睡、全身不适和工作效率低下等。其特点一是发病快;二是患病人数多;三是病因很难鉴别确认;四是患者一旦离开污染的建筑物后,症状即可缓解或消失。

现代建筑物的建筑材料和室内装饰、装修材料、室内的各种家具、家用化学品以及烹调、吸烟等都会产生各种有害物质,造成室内空气污染。由于气候的原因,许多地区为了保暖或防暑降温,节约能源,使建筑物保持良好的密闭性,使得室内通风较差,导致室内空气污染物浓度升高,室内空气质量明显下降。由此可见,这种综合征是由于建筑物内空气污染、空气交换率低,以致在该建筑物内活动的人群产生一系列非特异症状。

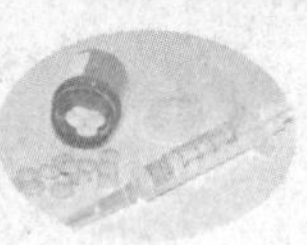

(二) 建筑物相关疾病

建筑物相关疾病是由于人体暴露于建筑物内的有害因素(如细菌、真菌、尘螨、氡、一氧化碳、甲醛等)引起的疾病。这类疾病包括呼吸道感染、哮喘、过敏性皮炎、军团病、心血管疾病、肺癌等。BRI 与 SBS 的明显不同之处主要有 3 个方面: ①患者的症状在临床上可以明确诊断; ②病因可以鉴别确认,可以直接找到致病的空气污染物,乃至污染源; ③患者即使离开发病现场,症状也不会很快消失,必须进行治疗才能恢复健康。军团菌引起的军团菌病、氡及其子体引起的肺癌、室内变应原引起的哮喘等,均属于建筑物相关疾病。

(三) 化学物质过敏症

化学物质过敏症是由于多种化学物质作用于人体多种器官系统,引起多种症状的疾病。在室内,即使仅有微量的化学污染存在,人们长期生活工作在这样的环境中,也可能出现神经系统、呼吸系统、消化系统、循环系统、生殖系统和免疫系统的障碍,出现眼刺激感、鼻咽喉痛、易疲劳、运动失调、失眠、恶心、哮喘、皮炎等症状。

该病具有复发性、症状呈慢性过程、由低浓度化学污染物质引发的特点。患者对某种化学物质过敏,多种器官同时发病,在致病因素排除后症状将会改善或消退。化学物质过敏症的一大特征是很难找到具体单一的对应致病源,且家庭中不同成员虽然居住同一环境中,其症状轻重程度却可以有明显差异,如有的可很快发病,症状很重,而有的却需很长时间才会出现轻度不适。

六、居室空气清洁度的评价及控制对策

室内空气中污染物的种类很多,因此评价居室空气清洁度的指标也非常多。根据目前我国实施的《室内空气质量标准》(GB/T 18883—2002)(表 6-5),对主要的室内空气污染物包括有机或无机气体污染物、颗粒物及生物性和放射性的污染物都有相应的规定和实施标准,成为可以依据的主要评价指标。

表 6-5　我国现行的室内空气质量标准(GB/T 18883—2002)

序号	参数类别	参数	单位	标准值	备注
1	物理性	温度	℃	22～28	夏季空调
				16～24	冬季采暖
2		相对湿度	%	40～80	夏季空调
				30～60	冬季采暖
3		空气流速	m/s	0.3	夏季空调
				0.2	冬季采暖
4		新风量	m^3/(h·人)	30[a]	
5	化学性	二氧化硫(SO_2)	mg/m^3	0.50	1 h 均值
6		二氧化氮(NO_2)	mg/m^3	0.24	1 h 均值
7		一氧化碳(CO)	mg/m^3	10	1 h 均值
8		二氧化碳(CO_2)		0.10	日平均值
9		氨(NH_3)	mg/m^3	0.20	1 h 均值
10		臭氧(O_3)	mg/m^3	0.16	1 h 均值
11		甲醛(HCHO)	mg/m^3	0.10	1 h 均值
12		苯(C6H6)	mg/m^3	0.11	1 h 均值

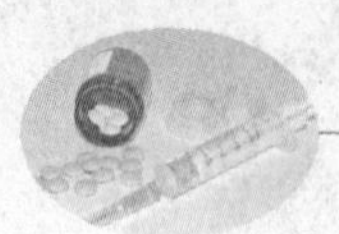

（续表）

序号	参数类别	参数	单位	标准值	备注
13		甲苯（C7H8）	mg/m^3	0.20	1 h 均值
14		二甲苯（C8H10）	mg/m^3	0.20	1 h 均值
15		苯并（a）芘（BaP）	mg/m^3	1.0	日平均值
16		可吸入颗粒物（PM_{10}）	mg/m^3	0.15	日平均值
17		总挥发行有机物（TVOC）	mg/m^3	0.60	8 h 均值
18	生物性	菌落总数	cfu/m^3	2 500	依据仪器定[b]
19	放射性	氡（^{222}Rn）	Bq/m^3	400	年平均值（行动水平[c]）

注：a，新风量要求≥标准值，除温度、相对湿度外的其他参数要求≤标准值；
b，撞击法测定；
c，达到此水平建议采取干预行动以降低室内氡浓度。

（一）保持居室空气清洁度的卫生措施

居室空气中污染物的来源很多，保证居室空气清洁的措施应从多方面考虑，除了立法机构、政府各部门和企业共同努力防治室内外各种空气污染外，还要针对住宅卫生要求考虑以下诸方面的问题。

1. *住宅的地段选择*　住宅应选择在大气清洁、日照通风良好、周围环境无污染源、有绿化地带，与闹市、工业区和交通要道隔离的地段内。

2. *建筑材料和装饰材料选择*　应选择不散发有害物质、不易沾上尘埃和易于清洗的材料。为了减少和避免建筑材料中氡的逸出，除注意选材外，还可在建筑材料表面刷上涂料，阻挡氡的逸出，起到降低室内氡浓度的作用。为了减少室内甲醛及其他挥发性有机物的浓度，要选用低 TVOC 的建筑材料和装饰材料，或者选用已在空旷处释放了甲醛后的出厂产品。为了减少室内积尘和尘螨，在室内尽可能避免使用毛制的地毯或挂毯等装饰品。另外，严格按照《住宅装饰装修工程施工规范（GB 50327—2001）》进行施工，以减少室内空气污染。

3. *合理的住宅平面配置*　住宅的平面配置要防止厨房产生的煤烟和烹饪油烟吹入居室；防止厕所的不良气味进入起居室；避免各室间互相干扰等。

4. *合理的住宅卫生规模*　住宅内各室的容积、层高、面积应足够；朝向要合乎卫生要求，有利于日照、采光和通风换气。

5. *采用改善空气质量的措施*　有条件的地区，厨房应使用煤气或电热烹饪设施；厨房应安装排气扇或排油烟机。厨房使用天然气或煤气时必须注意排气通风，以免致室内氧气不足而使人感到不适乃至昏迷，同时氧气不足还会发生燃烧不完全，从而产生一氧化碳并因此可引发中毒事故。尽量不使用没有任何导烟设备的炉灶或炉具，避免燃烧产物直接向室内大量地释放。

6. *改进个人卫生习惯*　改变烹调习惯，减少油炸、油煎，烹调时减低用油温度，减少油烟逸散。提倡不吸烟，禁止室内吸烟。坚持合理的清扫制度，养成清洁卫生的习惯。

7. *合理使用和保养各种设施*　设有空调装置的室内，应保证空调使用后能进入一定的新风量，空调过滤装置应定期清洗或更换。同样，对排油烟机等各种卫生设施都要定期清洗、及时维修，以保证其效率，保证清洁空气循环进入室内，使室内空气接近室外大气的正常组成。

8. *加强卫生宣传教育和健全卫生法制*　提倡禁止室内吸烟，可通过强制安装烟雾报警器，并设有集中烟雾管理，在保障居民室内空气质量方面，可以逐步考虑纳入住宅卫生管理规

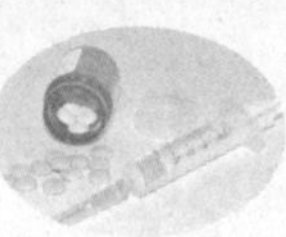

范，以消除室内吸烟和不当燃烧造成的危害。

七、室内空气污染的控制对策

（一）建立健全室内空气质量标准

为了控制室内空气污染，保证室内空气清洁，近年来国家先后制定了《公共场所卫生标准》《室内空气中污染物卫生标准》（表 6-6）、《室内装饰装修材料有害物质限量》标准（表 6-7）、《室内空气质量卫生规范》《民用建筑工程室内环境污染控制规范》，以及《室内空气质量标准（GB/T 18883—2002）》（见表 6-5）等。总体来看，我国目前已基本形成控制室内环境污染的技术标准体系。

表 6-6　室内空气中污染物的卫生标准

标准号	标准名称
GB/T 18883—2002	室内空气质量标准
GB/T 16127—1995	居室空气中甲醛的卫生标准
GB 50325—2001	民用建筑工程室内环境污染控制规范
GB/T 16146—1995	住房内氡浓度控制标准
GB 3095—1996	环境空气质量标准
GB/T 17094—1997	室内空气中二氧化碳卫生标准
GB/T 17097—1997	室内空气中二氧化硫卫生标准
GB/T 17096—1997	室内空气中氮氧化物卫生标准
GB/T 18202—2000	室内空气中臭氧卫生标准
GB/T 17093—1997	室内空气中细菌总数卫生标准
GB/T 17095—1997	室内空气中可吸入颗粒物卫生标准
GB 18054—2000	居住区大气中苯并(a)芘卫生标准
卫法监发[2001]255 号	室内空气质量卫生规范

表 6-7　室内装饰装修材料有害物质标准

国家标准号	国家标准名称	发布日期
GB 18580—2001	室内装饰装修材料人造板及其制品中甲醛释放限量	2001-12-10
GB 18581—2001	室内装饰装修材料溶剂型木器涂料中有害物质限量	2001-12-10
GB 18582—2001	室内装饰装修材料内墙涂料中有害物质限量	2001-12-10
GB 18583—2001	室内装饰装修材料胶粘剂中有害物质限量	2001-12-10
GB 18584—2001	室内装饰装修材料木家具中有害物质限量	2001-12-10
GB 18585—2001	室内装饰装修材料壁纸中有害物质限量	2001-12-10
GB 18586—2001	室内装饰装修材料聚氯乙烯卷材地板中有害物质限量	2001-12-10
GB 18587—2001	室内装饰装修材料地毯、地毯衬垫及地毯胶粘剂中有害物质限量	2001-12-10
GB 18588—2001	混凝土外加剂中释放氨的限量	2001-12-10

（二）加强建筑施工工程室内环境质量管理

在勘察设计和施工过程中严格执行“民用建筑工程室内环境污染控制规范”，并建立民用建筑工程室内环境竣工验收检测制度；加强能源利用的管理，包括改变能源结构，提高居民天

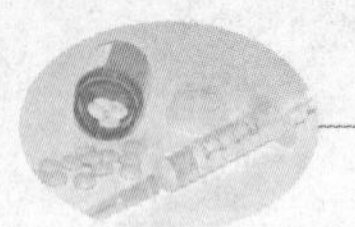

然气、液化石油气的使用比重，大力发展集中供热系统。增加太阳能和风能的利用率。合理选用炉具、灶具、提高抽油烟机的排烟效果等。另外，要合理使用空调设备，保证空调使用后能进入一定的新风量，空调过滤装置应定期清洗或更换，及时维修，以保证其效率，保证清洁空气循环进入室内，使室内空气接近室外大气的正常组成。最后，加强卫生宣传教育，增强卫生意识，纠正个人不良卫生习惯，提倡不吸烟，禁止室内吸烟。坚持合理的清扫制度，养成清洁卫生的习惯。

第五节 住宅的卫生防护措施和监督

一、住宅的卫生防护措施

在住宅设计中，使用符合卫生要求的建筑材料和合理的构筑方式，再通过住宅设计主要的卫生措施，可以使住宅有较好的防寒、防暑、隔热、隔潮和隔声等性能，使室内免受或减轻外界不良的气候条件和噪声等的影响。主要的措施如下。

1. 保温与隔热　应尽可能选择导热系数较小的建筑材料，在冬季寒冷区，如当地的建筑材料导热系数过大，可考虑加大围护结构的厚度。在夏季炎热地，则不宜加厚围护结构，而必须采用导热系数小的建筑材料或在围护结构中间用导热性小的填充层或构成中空的空气层，以加大其热阻值。

2. 遮阳与采暖

(1) 遮阳：采用绿化遮阳或人工的遮阳设置，避免室内过热，避免产生眩光，也有防雨侵入室内的作用。绿化遮阳，即建筑物利用爬墙或攀架植物作为遮阳物，并借植物蒸发等作用减少太阳照射于墙面的射热。遮阳植物：蔷薇、紫藤、爬山虎、葡萄、山葡萄、金银藤、五味子、丝瓜、扁豆等。人工遮阳设施包括不同形式的固定式出檐、悬挂式遮阳竹帘、百叶板、百叶窗等。

(2) 采暖：根据当地的气候条件次采取合理的采暖措施，通常采暖方式和设备主要分两类：①分散式采暖，常用的设备有火炉、炕、火墙。这类采暖应特别注意排气通畅。②集中式采暖，这类采暖便于集中管理、率高、较易调节、室内空气不致污染、占地面积小、可布置在适当地点、室内气温较均匀。我国北方大部分城镇地区都有集中式冬季采暖。

3. 通风换气　足够的通风换气是保证降低室内各种污染物的重要且有效的途径。针对目前我国室外大气污染的程度，在通风换气时，需要适当考虑室外大气的污染，避免室外较高的污染物浓度侵入室内。按通风的动力源可分为依靠风压和温压的自然通风和依靠机械力的机械通风两种。按空气在室内流动的方向可分送入式和吸出式两种。按空气在室内的流动范围可分为局部通风和全面通风两种。按通风的作用或功能可分为一般单纯通风换气、调温调湿的空气调节系统和兼有除去有害物质的净化空气调节系统等3种。

4. 噪声控制　控制住宅噪声的根本性措施在于居住区要与工业区、商业区、交通干线、机场、火车站隔离。主要的措施有两方面：①控制声源和声传播的工艺技术措施；②采用吸声、隔声、隔振等技术以及安装消声器等以控制声源的辐射。

5. 住宅装饰中的主要卫生防护措施　住宅装饰中的主要卫生防护措施分3方面：①材料选择，要注意选用甲醛及其他VOCs、氡及其子体等含量少或无的装饰材料以及不含铅等其他有害物的材料，应选用耐用和表面光滑易于清洁的材料。严格执行国家《室内装饰装修材料有

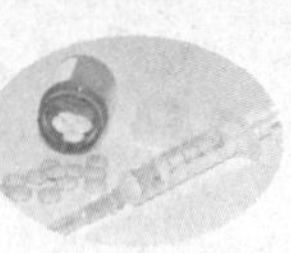

害物质限量》标准，督促生产厂家改进工艺，生产出合格的对居民健康无害的产品。②减少释放，如某些含有氡及其子体的装饰材料表面可涂上涂料，以防止或减少其释放，含甲醛及其他VOCs的装饰材料可选用已在室外放置过一段时间的产品，使进入室内后减少其释放量。③加强排出，即应用上述通风换气措施，以便有效地及时排出有害物质。

二、住宅的卫生监督和管理

（一）住宅的卫生监督

1. 预防性卫生监督　预防性卫生监督是指发生在住宅选址、住宅设计及施工完成后，入住者还没有入住之前的一系列相关的卫生监督或改进等措施的实施。其中包括卫生部门对住宅的地段选择、平面配置、卫生规模、采光照明、围护结构的保温隔热性能、遮阳、通风、采暖、隔声、防潮、供水排水、室内装饰等设计项目，根据国家和地方颁布的有关卫生标准、条例或卫生要求，逐项进行审查，评价其是否符合要求，并针对存在的问题要求设计部门修改设计图纸。修改后的设计资料经卫生机构认后才能进行施工。住宅完工后卫生部门应参加竣工验收，并对未按批准图纸施工的要求限期改正。

2. 经常性卫生监督　经常性卫生监督是指发生在住宅使用过程中，卫生主管部门对相应住宅进行的各种卫生学的评价、测量，并对不符合要求的住宅实施改进等的措施。其中包括对不同类型住宅进行卫生学调查，评价平面配置是否适当，使用是否方便，各类空气质量能否达标，居室小气候是否符合卫生要求，隔声与防潮措施效果能否达标，室内供水的质量是否良好，排水和污物处理是否通畅可行，所用建材和装饰材料是否符合卫生要求等。对住户使用不当造成的卫生质量下降，应对住户进行指导，求得改善。对设计不当造成卫生缺陷，应与住宅主管部门联系，给予适当改造或补充必要的设施。

（二）住宅的卫生管理

目前针对住宅的卫生管理，我国城镇地区主要采取：①住宅的物业管理；②住宅的卫生部门管理。住宅的物业管理应从居住环境的健康性、对自然的亲和性、住区环境保护等方面来进行。保障充足的阳光、自然风、水源和植被保护，避免噪声污染，防止室内空气污染，并有防火救灾措施，从而提高住宅使用效率和管理质量。同时通过地段或住宅小区内居委会等组织开展卫生活动，并对污水、垃圾进行有效的卫生管理。而住宅的卫生部门管理则是通过卫生部门的预防性卫生监督和经常性卫生监督工作参与住宅的卫生管理。

第六节　室内空气污染对健康影响的研究

室内空气污染对健康影响的研究主要包括两个方面：①污染物暴露水平；②人群健康危害。在已知室内暴露因素的情况下，研究其对健康的危害；在未知室内暴露因素的情况下，但人群呈现健康危害，探讨引起健康危害的暴露因素，即病因研究。针对以上内容，本领域的研究主要包括如下：①室内污染源的来源调查；②室内污染物的浓度水平和污染状况；③人群健康调查。

（一）室内空气污染的来源调查

根据住宅、办公场所室内空气污染来源的不同，分为室外污染来源和室内污染来源。

1. 室外污染来源调查　大气污染源排出的污染物不仅对环境空气造成污染，而且污染物

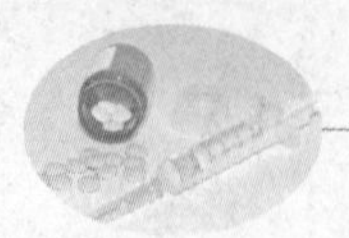

可通过门、窗和管道的缝隙等途径进入室内，造成室内空气污染。在对以室外污染源污染为主的室内空气污染来源调查时，应按照大气污染调查的方法进行。

2. 室内污染来源调查　引起室内空气污染的室内污染来源较多，并且持续存在。因此，在开展室内污染来源调查时，应对污染源的特点，污染物的种类、成分、数量和释放的形式等因素加以综合考虑。可根据之前介绍的室内可能的污染源进行逐步排查，并针对污染物的特点进行针对性的重点调查。

（二）室内空气污染的状况调查

室内空气污染状况调查主要内容包括采样点的选择、采样时间和频率、检测指标、采样方法和仪器、质量保证措施、测试结果和评价。

1. 采样点

(1) 采样点的数量：为了客观反映室内空气污染物的水平，采样点的数量应根据调查室内（住宅和办公建筑物）面积大小和现场情况而确定。采样点确定的基本原则：①室内面积＜50 m^2 的房间，设1～3个采样点；②室内面积在50～100 m^2 的房间，设3～5个采样点；③室内面积≥100 m^2 的房间，至少设5个采样点。

(2) 采样点的分布：采样点设在房间的对角线上或呈梅花式均匀分布，且应避开通风口，距墙壁的距离应＞0.5 m。

(3) 采样点的高度：原则上与人的呼吸带高度相一致。相对高度为0.5～1.5 m。

2. 采样时间和频率

(1) 年平均浓度：至少采样3个月。

(2) 日平均浓度：至少采样18小时。

(3) 8小时平均浓度：至少采样6小时。

(4) 1小时平均浓度：至少采样45分钟。

特别注意：在采样时应包括通风最差的时间段。

3. 检测指标与检验方法

(1) 检测指标：根据住宅、办公场所的地理位置、建筑与装饰装修使用的材料，以及生活习惯等因素，确定检测指标。常见的检测指标如下。①物理指标：温度、相对湿度、空气流速、新风量等；②污染指标：二氧化硫、二氧化氮、一氧化碳、二氧化碳、甲醛、苯、总挥发性有机物、菌落总数、氡（^{222}Rn）等；③特殊污染指标：在燃煤污染型砷、氟中毒病区，应检测空气中的砷、氟含量。

(2) 检验方法：室内空气中各种参数的检验方法（表6-8）。

表6-8　我国室内空气质量检验方法

GB 6921—86	大气飘尘浓度测定方法　重量法
GB 9801—88	空气质量　一氧化碳的测定　非分散红外法
GB 11737—89	居住区大气中苯、甲苯和二甲苯卫生检验标准方法　气相色谱法
GB 12372—90	居住区大气中二氧化氮检验标准方法　改进的Saltzman法
GB/T 14679—93	空气质量　氨的测定　次氯酸钠-水杨酸分光光度法
GB/T 14669—93	空气质量　氨的测定　离子选择电极法
GB/T 14582—93	环境空气中氡的标准测量方法

（续表）

GB 14677—93	空气质量　甲苯、二甲苯、苯乙烯的测定　气相色谱法
GB/T 15262—94	环境空气　二氧化硫的测定　甲醛吸收-副玫瑰苯胺分光光度法
GB/T 15435—1995	环境空气　二氧化氮的测定　Saltzman 法
GB/T 15438—1995	环境空气　臭氧的测定　紫外光度法
GB/T 15439—1995	环境空气　苯并(a)芘测定　高效液相色谱法
GB/T 15516—1995	空气质量　甲醛的测定　乙酰丙酮分光光度法
GB/T 16146—1995	住房内氡浓度控制标准
GB/T 16147—1995	空气中氡浓度的闪烁瓶测量方法

4. 采样方法和采样仪器

(1) 采样方法的要求：根据污染物在室内空气中存在状态和特点，选用合适的采样方法。如筛选法采样：采样前关闭门窗 12 小时，采样时关闭门窗，至少采样 45 分钟。当采用筛选法采样达不到本标准要求时，必须采用累积法采样，即按照年平均、日平均、8 小时平均值的要求采样。具体采样方法应按各个污染物检验方法中定的方法和操作步骤进行。

(2) 采样仪器的要求：用于室内的采样器的噪声应＜50 dB(A)。

5. 质量保证措施

(1) 气密性检查：有动力采样器在采样前应对采样系统气密性进行检查，不得漏气。

(2) 流量校准：采样系统流量要能保持恒定，采样前和采样后要用一级皂膜计校准采样系统进气流量，误差≤5%。

(3) 空白检验：在一批现场采样中，应留有 2 个采样管不采样，并按其他样品管一样对待，作为采样过程中空白检验。若空白检验超过控制范围，则这批样品作废。

(4) 采样仪器：在仪器使用前，应按仪器说明书对仪器进行检验和标定。

(5) 采样体积计算：在计算浓度时，应将实际采样体积换算成标准状态下的采样体积。

(6) 平行样品：每次检测平行样品的测定之差与平均值比较的相对偏差≤20%。

6. 记录

(1) 采样现场记录：在采样时，应对采样日期、时间、地点、布点方式、大气压力、气温、相对湿度、风速以及采样者签字等做出的详细记录，随样品一同报到实验室。特别要记录采样时的压力和气温，以便换算出采样的标准体积。

(2) 样品检验记录：在检验时，应对检验日期、实验室、仪器和编号、分析方法、检验依据、试验条件、原始数据、测试人、校核人等做出详细记录。

7. 检测结果的分析和评价　测试结果以平均值表示，化学性、生物性和放射性指标平均值符合标准值的要求时，为符合本标准。如果有一项检验结果未达到本标准要求时，为不符合本标准。检测指标的年平均、日平均、8 小时平均值的参数，可以先做筛选采样方法检验。若检验结果符合标准值要求，为符合本标准。若筛选采样方法检验结果不符合标准值要求，必须按检测指标的年平均值、日平均值、8 小时平均值的要求，用累积采样方法检验结果评价。

(三) 人群的健康调查

常用人群的健康调查方法，包括问卷调查和人群暴露水平及生物样本的采集，来确定相应的环境暴露和个人暴露水平。问卷调查成本低，可操作性强，并可同时进行较大样本量的人群监测，一项全面完善的问卷调查表格，可以反映较大时间跨度和空间范围的累积暴露。其缺点

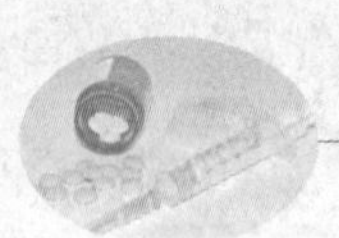

是可能存在一定的回忆偏倚，对环境的污染物水平不能准确定量判定并可能存在以不同语言表述，造成对同一问题的不同理解和误差。环境暴露测量和生物样本采集，可以较好地反映人群的实际暴露程度，但受限于一定的时间和空间范围内，成本较高。

1. 确定调查的环境范围　这里需要确定什么类型或具体的室内环境场所及所关注的环境介质，如是公共室内环境场所还是住宅室内环境，是学校环境还是办公环境等，环境介质包括关注空气污染、水污染还是其他物理或化学的环境介质。

2. 确定调查对象　确定关注的人群，包括其是儿童还是老年人，或是全人群。同时，应避免职业暴露、服用药物、吸烟、饮酒等嗜好，以及非室内空气污染等混杂因素的干扰。另外，在进行调查时，应向被调查对象说明调查的目的、意义，以及调查的内容和方法，并征得被调查对象的同意（填写知情同意书），同时需要向专业的伦理学委员会提出申请。

3. 确定观察指标

(1) 污染物暴露检测：反映人体污染物暴露水平常用的方法有两类。①个体采样：将微型个体采样器（如徽章式或小管式）固定在衣领或胸前等靠近鼻孔的部位，以便采集到较确切的吸入空气量和其中所含的污染物浓度。目前 SO_2、NO_2、CO、甲醛、VOC 等的测定均可以采用该法。②生物材料检测：污染物在生物材料中的含量可以反映该污染物被吸收到体内的实际含量。常用的指标有血液 COHb、血铅，尿铅、尿氟、尿汞，呼出气中的 NO、CO、苯、甲苯、二甲苯等。

(2) 健康效应测定：反映健康效应的指标很多。常用的如下。①疾病资料：死亡率、患病率和发病率。②儿童生长发育资料：最常用的指标有身高、体重、胸围、智商等。③生化指标：可以反映某些代谢酶的活性、代谢产物的生成种类和含量、代谢动力学特性等。④生理功能指标：室内空气污染对健康影响最常用的是肺功能测定，常用的指标有 FVC、FEV_1、FEV1%（1 秒率，其值等于 FEV_1 与 FVC 的百分比）、PEF、MMEF（最大呼气中段流速）等；现在也常用神经行为指标如智能量表、视觉反映时值、视觉保留记忆测试等。还可以测定脑电图、肌电图、指血流图、心电图等指标。⑤免疫指标：常用的有唾液溶菌酶、唾液 SIgA（分泌型免疫球蛋白 A）、总 IgE，血清免疫球蛋白（lgG、lgM/lgA）等含量测定，T 淋巴细胞转化实验等指标。⑥遗传毒性试验：常用外周血淋巴细胞转化试验、外周淋巴细胞 SCE（姊妹染色单体交换）试验、Ames 试验等。

4. 资料统计分析　根据卫生统计学和流行病学的方法对资料进行统计分析。这与研究的设计要匹配，不同的研究设计需要采用不同的分析方法。常见的有横断面调查研究、（巢式）病例—对照研究及交叉病例—对照研究等。根据资料的主要项目按室内污染程度分类进行统计，比较分析室内空气污染组与对照组（非室内空气污染）之间有无显著性差异；要用相关、回归与多因素分析方法找出室内空气污染程度与居民健康（各项指标和疾病）调查结果之间的相关性；甄别室内空气污染对居民健康影响的主因和辅因；初步估计室内空气污染对健康危害的可能性；为人探索和提出防治措施打下基础。

第七节　办公场所卫生

一、办公场所的概念

1. 概念　办公场所（office place）是指管理或专业技术人员处理（或办理）某种特定事务的

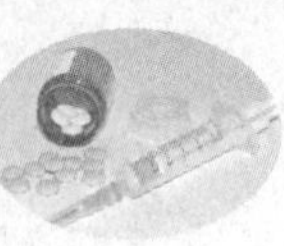

室内工作环境。如公职人员、商务职员和企事业单位专业技术或管理人员履行职责的办公环境。

2. *人员特点*　办公场所是以相对固定人群为主的室内工作环境。在这种环境中，工作人员停留时间长、流动性小。同时有流动的人群进入办公场所，他们停留的时间较短、流动性大。

办公场所卫生，就是应用现代环境卫生学的理论、方法和技术，研究各种办公场所存在的环境卫生问题，阐明其对人群影响的性质、程度和规律；提出利用有利环境因素和控制不利环境因素的对策，为制定办公场所卫生标准和实施卫生监督提供科学依据，创造良好的办公场所卫生条件，预防疾病，保障人群健康。办公场所卫生既是一项专业技术工作，又是一项卫生管理工作。

二、办公场所的分类和卫生要求

(一) 办公场所的分类

办公场所的种类很多，根据办公场所的性质、规模和特点可分为以下5类。

1. *行政管理办公场所*　行政管理公职人员办公室、会议室、接待室、资料档案室等。

2. *商务、律师办公场所(写字楼)*　商务职员、律师办公室，会议室，接待室等。

3. *文化、教育事业办公场所*　文化、教育事业单位管理和专业技术人员办公室，会议室，接待室，资料档案室等。

4. *企业单位办公场所*　企业单位管理和专业技术人员办公室、会议室、接待室、资料档案室等。

5. *商业服务、金融邮电、社区服务等部门办公场所*　商业服务、金融邮电、社区服务等部门工作人员办公室，会议室，接待室，资料档案室等。

(二) 办公场所的基本卫生学要求

1. *办公场所的用地选择*　对新建办公场所选址，必须符合城乡总体规划的要求，合理布局。

2. *采光照明良好*　要充分利用自然光线。在采光不足的办公场所，要保证人工照明的照度，避免眩光。

3. *适宜的小气候*　要充分利用自然或机械通风设备以及冷暖空调、加湿器等装置，调节办公场所的小气候，以保证使其达到适宜的小气候。

4. *空气质量良好*　避免办公场所室内外污染物对室内空气的污染。

5. *宽松的环境*　应保证适宜的办公场所面积(空间)，安放必要的办公室设备，避免拥挤，防止噪声。

三、办公场所卫生学特点

1. *办公人员相对集中，流动性较小*　一般情况下，办公人员主要在各自的办公室(区)工作，工作任务相对独立，业务交流往往是在办公区内完成。表现为办公场所人员较固定，涉外人员流动性较小。接纳的涉外流动人员较少是与公共场所的主要区别点。

2. *办公人员滞留时间长，活动范围小*　办公人员平均每日有1/3的时间是在办公室内度过的，许多职员整天都待在办公室里，有的甚至固定在一个座位上，活动范围很小，连午餐、午

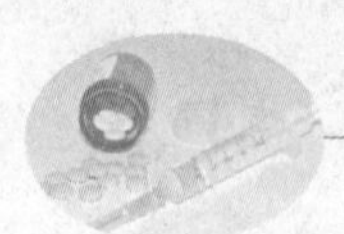

体也“足不出楼”。

3. 办公场所分布范围广泛,基本条件和卫生状况相差较大　行政管理、商务、律师、文化、教育、商业服务、金融邮电、社区服务等办公场所主要集中在城市(或乡镇)的商业区、教育区、居住区等,而企业单位的办公场所则主要集中在工业区,其办公场所室内的空气质量与企业的生产性质、规模等有密切的关系。

4. 办公场所中存在诸多影响人体健康的不利因素　越来越多的现代化办公设备进入办公场所,由此产生的空气污染、噪声污染,电磁波、静电干扰等,以及由建筑材料和装饰装修材料中有害物质造成的污染[如放射性污染物(氡)、化学性污染物(甲醛、苯、甲苯、二甲苯等)]均可对人们的健康造成不可忽视的影响。

四、办公场所污染物的分类和危害

办公场所环境污染物的种类很多,与室内住宅环境的污染物分类一致,按其属性可分为物理性、化学性、生物性和放射性污染物四大类。这些污染物往往相互有关、共同存在,对机体产生不良影响。

(一) 物理性

主要包括气温、气湿、气流、辐射、采光、照明、噪声等环境因素。20 世纪 70 年代能源危机之后,一些发达国家开始首先重视室内空气质量(indoor air quality, IAQ),考虑到节约能源使建筑物的密闭性大大提高,由此造成室内通风率不足,致使室内空气污染事件频繁发生。现代办公场所环境容易出现中新风量不足,室内污染物浓度增加。许多集中空调系统中,虽然部分有补充的新风量通道,但通常也会因集中空调管道的污染造成室内空气的污染。一项调查显示,我国城市写字楼等办公场所的空调,自安装后进行定期清洗的≤20%,大部分存在安装后不能定期清洗,甚至从来不清洗的现象。“空调病”已成为影响人们健康的普遍问题。因此,清除空调通风系统内积存的污垢、灰尘、细菌等污染物,是改善室内空气质量的一项重要措施。“健康空调”是未来空调研究设计发展的方向。

(二) 化学性

办公场所环境中的各种化学性因素不仅污染空气,影响其环境质量,而且能够对人体呼吸、循环、神经、消化等系统造成不良影响。国内外现代办公场所空气质量调查显示,许多办公场所室内甲醛、氨、二氧化碳、臭氧等污染物含量存在明显超标现象。造成甲醛室内浓度超标的原因主要是建筑材料、室内装饰材料和香烟的不完全燃烧。造成室内氨浓度超标的原因主要是室内装饰材料和建筑物施工防冻剂。建筑物冬季施工过程中加入尿素作为防冻剂,在建筑物交工使用后,随着气温、气湿等环境因素的变化,氨从墙体中缓慢释放出来,导致室内空气中氨的浓度升高。造成二氧化碳室内浓度超标的原因是办公场所工作人员比较密集、人均工作使用面积(空间)较小,建筑物密封性好和通风状况较差。造成臭氧室内浓度超标的原因是紫外线的照射和办公设备(如复印机、传真机、电脑等)的使用。

(三) 生物性

主要包括细菌、病毒、真菌、病媒生物(如苍蝇、蚊子、尘螨、蟑螂等)、致敏植物花粉等。办公场所存在的各种生物性致病因素是引发职员疾病的主要因素之一。1997 年在我国某办公写字楼暴发军团菌病,短时间内办公楼内有 108 名工作人员患病。巴黎现代办公场所空气质量与职员健康状况研究发现,急性喉部刺激与空气细菌含量有关,急性偏头痛与金黄色葡萄球

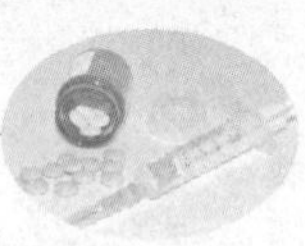

菌含量有关，咽部症状与细菌或金黄色葡萄球菌含量有关，注意力不集中和工作相关的偏头痛与真菌致病原有关。

(四) 放射性

办公场所室内放射性污染主要来自建筑物的建筑材料。建筑材料中可能含有较高的放射性。对人体健康的危害，主要是引起肺癌。有关氡的特点和健康危害，请参见前文。

五、办公场所的卫生管理与卫生监督

(一) 办公场所的卫生管理

办公场所的卫生管理依靠上级卫生管理部门及办公场主管部门和使用单位。加强自身管理，提高主管部门和办公场所使用单位工作人员的素质，增强卫生意识，积极开展卫生质量监督和评价，建立考核评价指标体系，积极开展卫生宣传工作，增强法律、法规意识，将办公场所卫生的行政管理变为办公场所的法制化管理等，都是卫生管理者需要考虑和实施的内容。我国现有的卫生标准，涉及办公场所的很少，2002 年制定的《室内环境质量标准》(GB/T 18883—2002)，适用于住宅和办公场所室内环境质量评价。

(二) 办公场所主管部门的职责

办公场所主管部门应配备专职或兼职卫生管理人员，加强所属单位的卫生管理。根据国家卫生标准对办公场所的卫生要求，结合办公场所的特点，不断研究改变办公环境卫生质量的措施。要坚持对所属单位的办公场所卫生质量，以及工作人员体检、卫生知识培训等情况的检查，及时了解办公场所存在的主要卫生问题，并督促程和协助解决。

(三) 办公场所使用单位的职责

办公场所使用单位负责本单位的卫生管理工作。应配备专职或兼职卫生管理人员，建立卫生管理岗位责任制度；负责组织办公场所工作人员定期健康检查和卫生知识培训，使工作人员充分认识到办公场所环境污染对健康危害的重要性，增强自我保护意识；积极创造条件，改善办公场所的卫生状况，使其达到国家卫生标准的要求，对办公场所发生的危害健康事件应妥善处理，采取有效预防措施，并及时向当地疾病预防控制中心报告。

(四) 办公场所的卫生监督

卫生监督是指卫生监督机构，依照国家有关卫生法规的规定和疾病控制的需要，为消除或减轻影响人体健康的污染负荷，强制推行保障人体健康的卫生防护措施和卫生管理办法的手段。其目的是预防和控制疾病，保护和增进人体健康。

办公场所卫生监督的职责，由国家行政机关认定的卫生监督机构和卫生监督员履行。被监督的办公场所使用单位不得以任何借口和手段妨碍或拖延卫生监督机构和卫生监督员履行卫生监督职责。

办公场所卫生监督的主要内容：①对办公场所进行卫生监督、检查和监测，对发现的卫生问题，责令其制定限期改进措施，并迅速贯彻落实。对情节严重的给予行政处罚。②监督办公场所工作人员进行健康检查。③宣传卫生知识，指导和协助有关部门进行卫生知识教育和培训。④对办公场所发生的危害健康事故进行调查处理。⑤对新建、扩建和改建办公场所的设计和选址进行卫生审查，并参与竣工验收。

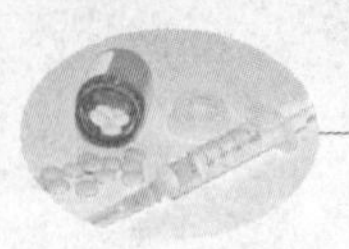

第八节　公共场所卫生

一、概念及其研究内容

公共场所(public place)是根据公众生活活动和社会活动的需要,人工建成的具有多种服务功能的封闭式(如宾馆、展览馆、电影院等)或开放式(如公园、体育场等)或移动式(如一些小型游乐场)的公共建筑设施,供公众进行学习、工作、休息、文体、交流、交际、购物、美容等活动之用。对公众来说,它是人为的生活环境(某些场所如公园、休闲度假胜地等也有自然环境的属性),而对公共场所的从业人员来说,它又属于职业环境。

公共场所卫生涉及环境卫生学的许多领域,包括大气卫生、饮用水卫生、室内空气卫生以及噪声、采暖、采光、照明、公共用品污染等卫生问题。公共场所卫生就是研究自然的或人为的各种公共场所存在的环境卫生问题,阐明其对公众健康产生的影响,制定公共场所的卫生标准和卫生要求、改善公共场所卫生的措施,预防和控制疾病,保障公众健康。

二、公共场所的卫生学特点

与居住、办公等场所比较起来,公共场所特点如下。

(1) 人群密集,流动大:公共场所常在一定的空间和时间内接纳众多人群,不同性别、不同年龄、不同职业、不同身体状况(健康和非健康)的人员密切接触,给疾病传播提供了机会。此外,由于人群多为短期停留,流动性大,保洁意识差,也给卫生管理带来难度。

(2) 公共物品易被污染:由于公共场所的设备和物品供公众长期反复使用,极易造成致病生物污染,如不消毒或消毒不彻底,可通过交叉污染危害人群健康。

(3) 涉及面广:无论城乡,只要是有人群居住的地方,都会有大小不一、数量不等、建筑各异及功能不同的公共场所,因而涉及面广。

(4) 从业人员素质参差不齐:随着市场经济的不断发展,公共场所不断增多,从业人员数量也随之增加,这些人员卫生知识匮乏,素质参差不齐,给卫生制度的落实和卫生监督工作的开展带来一定的困难。

三、公共场所的分类

我国公共场所种类繁多,如按其用途可分为生活服务设施类、文化体育设施类、公共福利设施类及公共交通设施类等4类。根据国务院1987年4月1日发布的《公共场所卫生管理条例》(简称《条例》)规定,目前能依法进行卫生监督的公共场所共7类28种。

1. 住宿与交际场所(8种)　宾馆、饭馆、旅馆、招待所、车马店、咖啡馆、酒吧、茶座。

2. 洗浴与美容场所(3种)　公共浴室、理发店、美容店。

3. 文化娱乐场所(5种)　影剧院、录像厅(室)、游艺厅(室)、舞厅、音乐厅。

4. 体育与游乐场所(3种)　体育场(馆)、游泳场(馆)、公园。

5. 文化交流场所(4种)　展览馆、博物馆、美术馆、图书馆。

6. 购物场所(2种)　商场(店)、书店。

7. 就诊与交通场所(3种)　候诊室、候车(机、船)室、公共交通工具(如汽车、火车、飞机和轮船)。

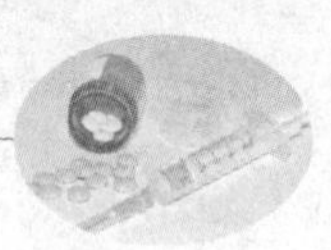

近20年来，由于我国经济和社会的快速发展，公共场所的种类也不断增多，并向多功能综合性发展。除上述7类28种外，银行和邮政营业厅、证券交易厅、会展中心(厅)、照相馆(婚纱影楼)、网吧、KTV包厢、按摩店、足浴室、棋牌室、老年人活动中心、儿童活动中心、殡仪馆、商城(集市)、娱乐城、迪斯尼乐园、旅游景点等也都属于公共场所，在未来的《条例》修订中应当考虑列入依法进行卫生监督的范畴。

此外，我国幅员辽阔、民族风俗习惯各异、社会和经济发展水平参差不齐，即使是同一地区或城市，不同阶层人群的经济收入、消费需求、生活方式也差异很大，各种公共场所的档次也很悬殊，特色和品味各有不同，虽然我国《条例》只列有7类28种公共场所，全国各地还有许多各色各样的民众聚集之地从广义上可被认可为公共场所，也应当逐步列入依法进行卫生监督的范畴。

四、公共场所主要环境因素及对人体健康的影响

1. 公共场所基本环境因素及对人体健康的影响　公共场所同样需要考虑四大类主要的污染物，即物理性，化学性，生物性和放射性污染物。公共场所的流动人群中有健康的人群和不健康的人群，病毒、细菌及其附着的颗粒物等污染物容易发生交叉感染或传播，因此公共场所卫生工作的核心是创造良好、方便、舒适和卫生的环境，预防疾病，保障公众健康。同样，良好的适宜小气候，干净清洁的空气质量，采光、照明良好，使用符合标准的、无挥发性污染物或健康的建筑材料等方面，都有利于维护良好的公共场所环境，保障人群的健康。

2. 不同公共场所中环境因素及对人体健康的影响　公共场所存在许多共性的环境因素，但不同的公共场所又有其特点。除上述空气中环境因素外，还涉及水质、公共用具和设施等方面的卫生问题，不同种类公全共场所因结构不同、功能不同，存在的环境因素也不尽一致，因而产生的健康问题可能多种多样。下文仅介绍《条例》规定的目前能依法进行卫生监督的公共场所中环境因素及其对健康的影响。

(1) 住宿与交际场所：宾馆、旅店、招待所在各类公共场所中可能是人群停留时间相对较长的，客人数量多，流动性大，年龄、性别、职业、民族、生活习惯、健康状况、国籍不同，因此，如果服务质量和卫生水平达不到相应要求，可能对广大顾客身心健康产生影响。在卫生条件不完善的宾馆、旅店存在的主要问题有：空调中不清洁空气引起的军团菌、中央空调系统有可能造成病原微生物播散、发生空调病(如全身不适、易疲乏等)等。北方冬季小型旅店中还常发生火炉取暖所致的CO中毒。有些宾馆、旅店、招待所的卫生间、卧具、拖鞋及其他用具不清洁可传播性病、皮肤病，曾报道有的旅店浴盆检查出致病菌。地毯等不经常清洁可因尘螨导致过敏症。饭店(餐厅)、咖啡馆、酒吧、茶座是为人们提供饮食、交际和娱乐休息的营业性场所，由于经济的发展及人们生活、学习和工作紧张度的提高，在外用餐、交流的机会越来越多，如果这些场所的环境卫生条件差，餐具用具消毒不彻底，饮食和饮水不卫生，不仅影响人们的食欲，而且会导致腹泻、病毒性肝炎、细菌性痢疾、伤寒等疾病。

(2) 洗浴与美容场所：沐浴的目的是保持身体清洁，它同时还具有促进血液循环、增强代谢和消除疲劳等保健功能。沐浴的种类主要有池浴、盆浴、淋浴和蒸汽浴(桑拿浴)。公共浴池易造成污染，引起皮肤癣、阴道滴虫病、肠道传染病、寄生虫病和性病的传播和流行。淋浴是卫生的洗浴方式。蒸汽浴是一种健身型的洗浴方式，但有心脏病、糖尿病、肾脏病、高血压病等的患者不宜进行蒸汽浴。

美容场所的业务主要包括理发、美发和美容。理发除修剪和整理头发外还包括修剪胡须，

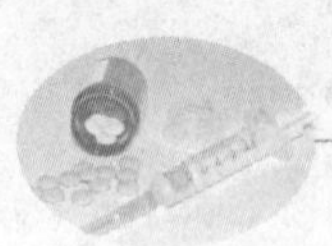

达到仪容端庄、美观、清洁卫生的效果。目前美发的业务也很普遍，包括染发、烫发等。美容可借助外科手术、化学药品和某些物理方法，修理面部某些缺陷（如消除疣症和雀斑），化妆、文眉、文唇线、穿耳以及做双眼皮、隆鼻、隆胸等都是美容的主要项目。理发、美发、美容业造成的不良影响包括化妆品使用不当所致的皮炎、过敏和色素沉着，美容手术不当或材料质量问题引起的各种后遗症，用具不洁交叉污染引起头癣、化脓性球菌感染、急性出血性眼结膜炎，操作不慎造成的创面可能通过交叉污染传播乙型肝炎和艾滋病等。染发剂在使用的过程中极易沾染头皮或皮肤，染发剂的化学成分容易被皮肤吸收，长期使用对健康造成不良影响包括肿瘤的发生。

（3）文化娱乐场所：文化娱乐场所能丰富人们的文化生活，起到调节情绪、消除疲劳、增进友谊、促进身心健康的作用，但这类场所的档次悬殊，既有豪华的舞厅、剧场，也有设备简陋的小剧院和小录像室。档次低的文化娱乐场所建筑条件差，如果管理不好，场内往往拥挤不堪，吸烟普遍，因而空气污染严重，可引起呼吸系统疾病传播。光线过强或过弱、噪声刺耳、视距视角不合理、用具不洁、卫生设施差，可使场内人员感到疲乏、嗜睡、恶心、烦躁、情绪不稳，以及肠道传染病传播。

（4）体育与游乐场所：游泳场所包括人工游泳池（室内、露天）和天然游泳场（江、河、湖、海、水库）两大类。在游泳过程中，游泳者汗液、尿液的排出和皮肤污垢进入池水，导致水质下降，水质污染的程度随着游泳者人数的增多而加重。由于游泳池水质受到污染，可引起游泳池咽炎、流行性出血性眼结膜炎、传染性软疣、中耳炎及一些介水传染病的。游泳者在室外游泳场所游泳后的日光浴可能引起中暑、日光性皮炎。在游泳过程中，由于水温较低易引起肌肉痉挛。游泳场所安全措施不够时，外伤和溺水事件也时有发生。

（5）文化交流场所：图书馆、博物馆、美术馆、展览馆是人们进行学习、文化交流的场所，需要适宜的微小气候、安静的环境、良好的空气质量及台面照度。如果条件不合适，不仅影响人们的观看效果，而且对健康有害。例如照度过低，会使视力下降。图书馆及租借业的图书普遍被微生物污染，有的图书被检出大肠杆菌和致病微生物，可能会引起一些疾病传播。

（6）购物场所：购物场所特别是大型购物场所往往人群聚集，人体释放出的热量、水汽、二氧化碳和臭气，某些商品或其包装散发出的有害气体等都可使空气污染而有害健康。人群中如有传染病患者，通过谈话、触摸商品、柜台和扶手等，极易将病原微生物传给他人。商场（店）内人声嘈杂、试听家电音响等均造成噪声污染，会对顾客的健康产生不利影响。购物场所在冬夏两季室内的小气候，存在夏季温度过低，冬季过暖的现象，对流动人群感受室内外冷热变化过程中引起机体不适外，也存在过多能源消耗的问题。

（7）就诊与交通场所：候诊室是医院门诊部的一个组成部分，它往往是患者在门诊就医过程中停留时间最长的场所，空气质量常可因候诊人数众多而恶化。候诊者大多为患病者，抵抗力低下，加之心理承受能力也较差，再与具有传染性疾病的患者接触，易发生交互感染。候诊室的厕所除供患者便溺外，还供患者留取粪、尿标本，就诊者通过门把手和水龙头受感染的机会较多，易于传播疾病。火车、长途汽车、客轮、飞机是目前长途旅行的主要交通工具。候车（船、机）室内人群密集、往来人员频繁，健康人与患病者混杂，因此等候室具有一般公共场所存在的各种卫生问题。人们远距离旅行，长时间乘坐在火车、长途汽车、飞机或轮船的有限空间内，健康人与患者接触时间较长，加之乘坐者都处于疲劳和饮食生活规律无序状态，抵抗力降低，更易引起身心健康问题和感染疾病。

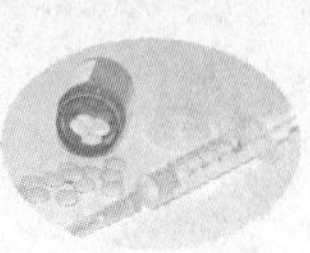

五、公共场所的卫生要求

(一) 公共场所的基本卫生要求

1. *选址和设计的卫生要求*　公共场所的设置，通常应根据市政建设总体规划由市政建设部门统一安排设计。但是，公共场所从选址、设计、施工到竣工验收，根据《条例》规定应在卫生主管部门会同有关部门的监督指导下进行，以防止公共场所建成后，因不符合国家规定的卫生要求而返工，在选址设计时必须接受卫生监督部门预防性设计卫生审查。公共场所的选址，应考虑城市建设部门的统一规划，合理的服务半径，周围地势和环境是否存在污染源，以及交通便利等因素；公共场所的布局上要考虑室内为小气候的调节，室内场地容量和接纳的人群流量等因素；公共场所的内容结构要以利于人群健康为目的，充分考虑各项气候和环境的因素，努力打造成舒适、实用而健康的室内空间结构。

2. *基本卫生要求*　公共场所基本的卫生要求包括：①良好的微小气候；②良好的室内外环境；③器具、用具和各种设施清洁卫生；④从业人员必须身体健康并具备基本卫生知识；⑤做好卫生防疫工作；⑥建立健全的卫生制度。

这里，对健全公共场所的卫生制度的工作方面，我国依照1987年颁布的《条例》为原则；于1991年颁布《公共场所卫生管理条例实施细则》(简称《细则》)，并于2011年2月通过了新修订的《细则》，于2011年5月起实施。新修订的《细则》在监督管理模式、处罚金额、现场监督要求、企业负责人的社会责任和经营者应尽的义务等方面都做了较大调整，体现了法律与时俱进的特色，给卫生监督机构在公共场所卫生监管提供新的依据，同时带来了新的挑战。

(二) 各类公共场所的卫生要求

为加强对公共场所的卫生监督，创造良好的公共场所卫生环境，防止疾病的传播，保障人民健康，卫健委1996年发布了《公共场所卫生标准》。这些标准包括旅店业卫生标准(GB 9663—1996)、文化娱乐场所卫生标准(GB 9664—1996)等共12项，对相应公共场所的经常性卫生要求、设计卫生要求、监测指标及限值都做了具体规定(表6-9、表6-10)。

表6-9　我国各类公共场所卫生标准

标准编号	标准名称
GB 9663—1996	旅店业卫生标准
GB 9664—1996	文化娱乐场所卫生标准
GB 9665—1996	公共浴室卫生标准
GB 9666—1996	理发店、美容店卫生标准
GB 9667—1996	游泳场所卫生标准
GB 9668—1996	体育馆卫生标准
GB 9669—1996	图书馆、博物馆、美术馆、展览馆卫生标准
GB 9670—1996	商场(店)、书店卫生标准
GB 9671—1996	医院候诊室卫生标准
GB 9672—1996	公共交通等候室卫生标准
GB 9673—1996	公共交通工具卫生标准
GB 16153—1996	饭馆(餐厅)卫生标准

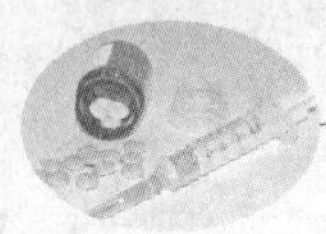

表 6-10 公共场所卫生检测检验标准技术规范及方法

标准编号	标准检验方法
GB/T 17220—1998	公共场所卫生监测技术规范
GB/T 18204.1—2000	公共场所空气微生物检验方法 细菌总数测定
GB/T 18204.13—2000	公共场所空气温度测定方法
GB/T 18204.14—2000	公共场所空气湿度测定方法
GB/T 18204.15—2000	公共场所风速测定方法
GB/T 18204.16—2000	公共场所气压测定方法
GB/T 18204.17—2000	公共场所辐射热测定方法
GB/T 18204.18—2000	公共场所室内新风量测定方法
GB/T 18204.19—2000	公共场所室内换气率测定方法
GB/T 18204.20—2000	公共场所采光系数测定方法
GB/T 18204.21—2000	公共场所照度测定方法
GB/T 18204.22—2000	公共场所噪声测定方法
GB/T 18204.23—2000	公共场所空气中 CO 测定方法
GB/T 18204.24—2000	公共场所空气中 CO_2 测定方法
GB/T 18204.25—2000	公共场所空气中氨测定方法
GB/T 18204.26—2000	公共场所空气中甲醛测定方法
GB/T 18204.27—2000	公共场所空气中 O_3 测定方法

六、公共场所的卫生管理与监督

(一) 公共场所卫生管理

公共场所卫生管理是指公共场所的主管部门、公共场所经营部门和卫生机构依照国家有关卫生法律、法规的规定对公共场所进行的预防疾病、保障健康的卫生管理工作。

1. 公共场所主管部门的卫生管理　公共场所主管部门应建立卫生管理制度,配备专职或兼职的卫生管理人员,加强所属经营单位的卫生管理工作。根据《条例》(2011 年 5 月执行)和《公共场所卫生标准》的卫生要求,结合本部门的工作特点,不断研究改善卫生服务质量的措施。坚持对所属经营单位的卫生量、从业人员健康体检、卫生知识培训的情况进行经常性的检查,及时了解所属单位工作中存在的主要卫生问题,积极创造条件督促和协调解决。

2. 公共场所经营单位自身的卫生管理　新修订的《公共场所卫生管理条例实施细则》从很多环节上对公共场所经营者的责任做了具体规定,明确了公共场所卫生的责任主体,强化了经营者第一责任人的角色,强化了公共场所经营者的责任,明确规定公共场所经营者应当遵守相关法律、法规、卫生标准和规范的要求,为消费者提供良好的卫生环境;《实施细则》对公共场所经营者的责任进行了细化,规定公共场所经营者应当设立卫生管理部门或者配备专(兼)职卫生管理人员;加强规范化管理,建立健全卫生管理制度和卫生管理档案,并对档案的内容进行明确,包括管理制度、检测情况、培训考核情况等九大方面,档案应当有专人管理,分类记录;对培训考核、健康检查等提出了明确要求。《实施细则》针对《公共场所卫生管理条例》第三条规定的 5 项内容:顾客用具和卫生设施,分别提出了具体的卫生要求,并规定了公共场所经营者应当对以上 5 项进行卫生检测或委托检测,每年不得少于一次。《实施细则》将公共场所经营者置于主动地位,充分调动经营者的积极性,同时鼓励和支持公共场所行业组织,推行行业

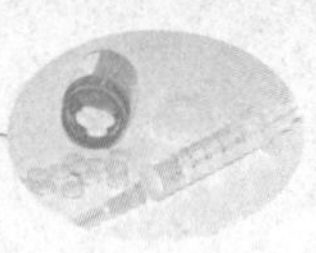

诚信建设。

3. 卫生机构的卫生管理　卫生机构的卫生管理工作主要包括以下5个方面。

(1) 发放“健康合格证”和定期体检：公共场所直接为顾客服务人员，需持有“健康合格证”。公共场所经营单位应将从业人员体检表、首次体检者照片送卫生监督机构，由卫生监督机构按人员名单逐人逐项审核，体检合格者在其健康证上加盖“体检合格”章及公章，并注明发证日期。如有漏检人员、漏检项目或检出阳性者应及时通知经营单位补检或复检。预防性健康检查间隔时限为1～2年，一旦发现患有《条例》中规定的职业禁忌疾病的从业人员应及时调离工作岗位，对可疑传染病患者需随时进行健康检查以明确诊断。由于体检间隔时间较长，使得卫生机构对从业人员的健康状况不能随时掌握，因此，还要进行经常性的卫生监护，这样做无论是从保护顾客还是保护从业人员的健康来说都是十分必要的。经常性的卫生监护可以委托单自己的保健室(卫生室)或当地的医疗机构承担，由本单位的卫生管理人员督促实施，并对从业人员从工作一开始就建立健康档案，进行全面了解和及时处理。

(2) 组织从业人员进行卫生知识培训：公共场所从业人员需取得卫生知识培训合格证方能上岗。该证是卫生行政部门对有关职业人群进行相应的卫生法规和卫生知识培训考核后，对合格人员颁发的证明书。培训由经营单位随时组织实施，由卫生机构通过举办学习班的形式进行。

(3) 发放“卫生许可证”：卫生许可证是卫生行政部门在企业开业之前，依据企业申请进行预防性卫生监督之后，认为所经营的项目符合卫生标准和要求而制发的卫生许可证明书。卫生许可证制度是国家的卫生监督制度之一。拟开业的公共场所经营者应持其主管部门证明、已经开业需要复核卫生许可证的公共场所经营者需携带原卫生许可证件，按卫生行政部门规定的办理期限到所属卫生行政部门办理手续。要按要求认真填写“公共场所卫生许可证申请表”，同时提供经营场所的平面图、建设项目设计卫生审查认可书、竣工卫生验收认可书、设备布局及工艺流程图、从业人员健康检查及卫生知识培训合格证、基本卫生设施和检验设备以及从业人员名单等资料，送卫生行政部门审查。卫生行政部门委派卫生监督员到申请单位按公共场所卫生标准进行审查、监测和验收。根据现场监测结果，对合格者由县级以上卫生行政部门签发“卫生许可证”，并由各级卫生监督机构负责发放管理。经营单位取得“卫生许可证”后，方可向工商行政管理部门申请登记，办理营业执照。

对已经开业需要复核卫生许可证的，如有不合格者，卫生行政部门应给予技术指导并限期改进或停业整顿。对在短期内无法改进或拒不改进者，停发“卫生许可证”，已有工商营业执照的，可通知工商部门吊销其营业执照。整改达标后，重新申领“卫生许可证”。“卫生许可证”每2年复核1次。

(4) 向公众进行健康教育：公共场所是人群密集而又流动性大的场所，因此是向公众进行健康教育的十分重要的场所。卫生机构可与有关部门合作，采用标语、招贴画、板报、实物、标本、口头宣讲、传单散发、大屏幕电视、电影放映等各种形式在各种场所进行卫生宣传教育。

(5) 危害健康事故的处理：公共场所发生的危害健康事故常见如下。①因微小气候或空气质量不符合卫生标准所致的虚脱或休克；②饮水受到污染而发生介水传染病流行或水源性中毒；③放射性物质污染公共设施或场所造成的内照射或外照射健康损害；④公共用具、卫生设施被污染所致的传染性疾病；⑤意外事故造成的一氧化碳、氨气、氯气、消毒杀虫剂等中毒。

公共场所常出现的危害健康事故处理程序是：①迅速使受害者脱离现场，同时组织医护

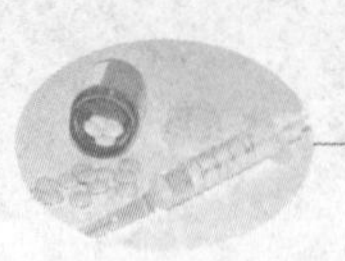

人员进行救治；②立即采取有力措施，控制事故的危害，避免扩大蔓延；③保护好事故现场；④进行卫生学和流行病学等现场调查，形成调查报告，落实处理意见，并上报有关单位存档备案。

（二）公共场所的卫生监督

公共场所的卫生监督是指卫生监督机构依照国家有关卫生法规对公共场所进行的预防疾病、保障健康的卫生监督检查工作。

新修订的《实施细则》增加了公共场所集中空调通风系统卫生监管。规定公共场所采用集中空调通风系统的，应当符合公共场所集中空调通风系统相关卫生规范和规定的要求，未经卫生检测或者评价不合格而投入使用的，责令限期改正；逾期不改的，给予处罚。《实施细则》增加了公共场所室内装修的规定，公共场所室内装饰装修期间不得营业，进行局部装修的，应当采取有效措施，保证空气质量合格。加大了对公共场所卫生违法行为的处罚力度，最大限度地利用《公共场所卫生管理条例》规定的警告、罚款、停业整顿、吊销“卫生许可证”4种行政处罚情形的空间，把处罚力度用到极限，最高罚款3万元。另外，还增加了公共场所禁烟条款，《实施细则》新增了室内公共场所禁止吸烟条款，规定公共场所经营者应当设置醒目的禁止吸烟警语和标志，应当开展吸烟危害健康的宣传、配备专（兼）职人员对吸烟者进行劝阻。《实施细则》将公共场所的禁烟要求由过去的技术层面要求提升到了法律义务层面的要求，但没有针对室内公共场所吸烟者和场所经营者的处罚性条款。

公共场所卫生监督的方式有预防性卫生监督与经常性卫生监督2类。卫生机构根据需要设立公共场所卫生监督员，执行卫生机构交给的任务。公共场所卫生监督员由同级人民政府发放证书。

1. 预防性卫生监督　公共场所预防性卫生监督是指卫生行政机关对新建、改建和扩建公共场所的选址、设计和竣工验收实施的预防性卫生监督活动。其目的是把有害健康的因素消除在建成投入使用之前。它是卫生监督最积极、最有效的预防措施，并为公共场所经常性卫生监督奠定工作基础。预防性卫生监督与建设项目同步进行，即在设计、施工、竣工验收3个阶段，进行公共场所预防性卫生监督。

（1）公共场所设计审查：凡受周围环境质量影响和有职业危害以及对周围人群健康有影响的公共场所建设项目，必须执行建设项目卫生评价报告书制度。

（2）施工监督：在工程建设过程中，卫生监督员应深入施工现场对卫生防护设施的施工情况进行监督。

（3）建设竣工的卫生验收：公共场所建筑项目竣工进行试营业，卫生防护设施须及时投入运行使用。卫生行政部门应根据建设工程的性质和卫生标准进行审查和监测，对工程设计的卫生质量做出全面评价，写出卫生评价报告书。对于符合卫生要求，卫生行政部门应向被监督单位发出“建设项目竣工卫生验收认可书”，该公共场建筑可以交付使用，同时可向卫生行政部门申请“卫生许可证”。

2. 经常性卫生监督　所谓经常性卫生监督是指卫生监督机构对公共场所卫生有计划地进行定期或不定期检查、指导、监督和监测。目的是及时发现问题，对不符合要求的提出改进意见并给予指导，对坚持不改或有严重违法行为的单位和个人给予行政处罚，并且为公共场所预防性卫生监督积累资料、提供科学依据。经常性卫生监督是实施对公共场所卫生监督的重要措施。卫生监督的主要内容包括：卫生组织、卫生制度是否建立、健全及执行；公共场所内外

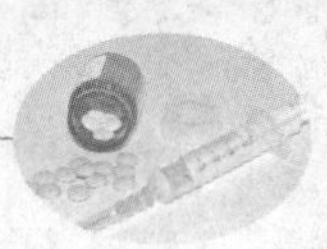

环境卫生状况；基本卫生设施是否具备；消毒制度、消毒设施是否健全、完好及运行情况；有关公共场所卫生标准执行情况、对各项指标要求进行监督；通风换气设施的运行情况、从业人员健康体检、卫生知识培训及患有禁忌证的从业人员调离情况；抽查部分从业人员健康合格证和培训合格证；检查卫生许可证情况，是否获得卫生许可证及卫生许可证是否在有效期内。经常性卫生监督的方法主要有：现场观察、现场询问、现场记录、现场抽样检验和现场监督指导等。

（赵卓慧）

第七章 土壤环境与健康及废弃物处置卫生

土壤是人类赖以生存的自然资源，是环境介质间、无机界和有机界间联系的纽带，在物质循环中具有蓄积、转化和转移的作用。土壤是陆地有害废弃物的主要处置场所，土壤污染物可沿食物链逐级传递，影响人类健康。土壤一旦受到污染将影响空气、水和农作物的质量。

调查显示，我国城乡垃圾排放量日益增加，土壤污染日益严重，并出现大面积土壤退化，土壤资源现状不容乐观。我国约1/5耕地受到污染，土壤资源还受到水土流失及沙漠化的严重威胁。因此，亟须保护土壤环境，控制污染，减少水土流失和沙漠化，创建健康良好的土壤环境，极大限度地保护和促进健康。

第一节 土壤的特征

一、土壤组成

土壤不单纯是矿物颗粒的集合，而是由固相（包括土壤颗粒、有机质等固体物质）、液相（土壤水分）和气相（土壤空气）物质按照一定比例组成的有机整体，三者之间相互联系、相互制约。按容积计，土壤中固相约占50%，余下的一半被土壤水分和空气所占据，二者容积互为消长，各自变化幅度一般为15%～35%。

土壤固相组成包括矿物质颗粒和有机质。矿物质颗粒由地表岩石经风化作用形成，约占土壤固相总重的90%以上，有机质则占10%以下。土壤有机质包被在矿物质颗粒表面，是土壤含碳有机化合物的总称，为重要的固相成分，以腐殖质为主，还包括动植物残体。

土壤液相又称为土壤溶液，包括土壤水分及其水溶物。土壤水分主要来源于雨雪水和灌溉水。地表水分下渗至不透水层上方即可形成地下水层。地下水层表面至地面距离即地下水位可影响地面潮湿程度。地下水位高、地面潮湿，不利于土壤有机物的降解。

土壤气相主要由氮气和氧气组成，并含有高于大气浓度的二氧化碳、有机物厌氧分解产生的甲烷和硫化氢等还原性气体。表层土壤空气组成和含量与大气相似，但随着土壤深度的增加氧气含量下降，二氧化碳含量增加。

二、土壤物理特征

1. 土壤颗粒　土壤固相由大小不同的单个颗粒构成，称为土壤颗粒。土壤颗粒按其组成分为矿物质颗粒、有机质颗粒和有机无机复合颗粒，并以矿物质颗粒为主。土壤颗粒按粒径分

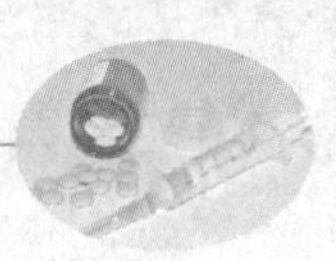

为若干粒级，根据我国的分级标准包括石块（>10 mm）、石砾（1～10 mm）、砂砾（0.05～1 mm）、粉粒（0.005～0.05 mm）和黏粒（<0.005 mm）。同一粒级的颗粒具有相似的性质和组成。

2. 土壤质地　粗细不等的土壤颗粒按照一定比例组合称为土壤的机械组成，亦称作土壤质地（soil texture）。我国将土壤质地分为砂土、黏土和壤土3类。砂土具有良好的透气性和较强的排水能力，有利于有机物的迅速分解，卫生学优点较多；黏土透气性和排水能力均较差，不利于有机物分解；壤土卫生学特性介于砂土与黏土之间。

3. 土壤孔隙度　在单位体积土壤中，空隙所占的体积分数称为土壤孔隙度（soil porosity）。质地细的土壤孔隙度增加。土壤渗水性、容水量和毛细管作用等特性受土壤孔隙度的影响。土壤孔隙度大，则渗水性强、容水量小、毛细管作用弱，有利于保持地面干燥，但是污染物容易渗至地下水。相反，孔隙度小则容易造成建筑物地面和墙壁潮湿、不利于土壤自净。

三、土壤化学特征

土壤的化学组成与地壳各部分的成土母岩成分关系密切，微量元素的含量与土壤母质形成时的风化过程有关。主要由沉积岩形成的土壤含有人体必需元素；而主要由火成岩形成的土壤往往缺少某些必需微量元素。当土壤化学元素的变化超出机体生理调节能力，将对健康产生不利影响，严重时可引起生物地球化学性疾病。

土壤的背景值（background level），又称为本底值，是指该地区未受污染的天然土壤中各种元素的含量。土壤中各元素的背景值是评价土壤化学污染程度的参照值；是制定土壤化学污染物卫生标准、评价土壤化学环境对健康的影响、地方病防治和土地开发利用的重要依据。各地土壤背景值因成土母岩、土壤类型和地形地貌的不同而有很大差异。

土壤对某污染物的环境容量（environmental capacity）是指一定环境单元、一定时间内、在不超过土壤卫生标准的前提下土壤对该污染物能够容纳的最大负荷量，是制定土壤卫生标准和卫生防护措施的重要依据。来自不同地区的土壤环境容量有所不同，这与土壤净化能力有关。

土壤有机质（soil organic matter）指以各种形态存在于土壤中的含碳有机化合物，是土壤的重要组成成分。土壤有机质包括动植物残体、腐殖质和土壤生物。土壤中有机质含量虽然相对较少，但具有重要意义。土壤有机质能够影响土壤的理化和生物学特性，对污染物的污染行为产生影响。此外，土壤有机质对全球碳平衡起着重要作用，对“温室效应”产生影响。

土壤化学特性除了以上特点还包括土壤的吸附性、酸碱性、氧化还原性等，这些特性对土壤中污染物的转归有重要影响。

四、土壤生物特征

土壤生物包括动植物和微生物，是土壤形成、污染物迁移、转化、分解和固定的重要参与者。其中土壤微生物作为重要的土壤分解者，对于土壤自净和固体废弃物的分解转化等具有重要卫生学意义。

1. 土壤动物　土壤动物主要包括原生动物、线虫等土壤微动物类和蚯蚓、昆虫、蜘蛛、田鼠等个体较大的动物。土壤动物对有机质的分解转化和土壤的性质具有一定作用。蚯蚓是一种有益的土壤动物。一方面蚯蚓吞食土壤，利用自身的消化酶分解土壤有机质；另一方面蚯蚓

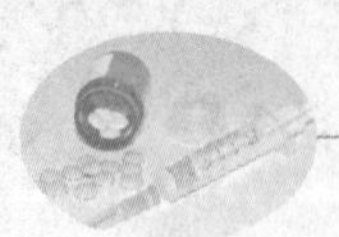

通过搬运混合作用加速土壤有机质的分解和转化。此外，蚯蚓还具有增加土壤通透性、促进土壤团粒形成并提高其稳定性等作用。

2. 土壤微生物　土壤微生物主要包括细菌、真菌和放线菌等，其中细菌数量最多、活力最强，在有机质转化中发挥重要作用。土壤中绝大部分为异养型兼性厌氧细菌，主要靠分解有机物获得能量和养料，在有氧或缺氧条件下也能生存。

土壤中的真菌主要是霉菌。霉菌在酸性土壤中占据优势，是分解酸性土壤中有机残体的主要微生物群。霉菌属于异养型微生物，对于腐殖质和土壤团聚体的形成，霉菌的作用比细菌更为重要。

放线菌比真菌更为细小，在土壤中数量较多，一般约为细菌数量的1/10。放线菌对于土壤有机质的分解和养分的释放具有相当重要的作用。

3. 土壤植物　土壤藻类属于低等植物，主要分布于表层土壤中。绿藻和硅藻是土壤中的主要藻类，其次是黄藻。某些土壤藻类能够释放酸性物质促进岩石分解，还能够增加固氮菌的固氮能力。

第二节　土壤污染、自净及其污染物转归

一、土壤污染

土壤污染是指人类生产和生活活动中产生的污染物进入土壤，引起土壤环境质量恶化或潜在恶化，直接或间接地危害人畜健康的现象。土壤污染有两个条件，一是外源性污染物进入土壤，二是污染物导致土壤环境质量下降，危害生物或人体健康，这是一个由量变到质变的过程。

根据2014年发布的《全国土壤污染状况调查公报》，我国土壤污染现状十分严峻。耕地土壤污染最为严重，工矿业废弃地土壤污染问题突出。从污染类型看，以无机型污染为主。从污染分布看，南方土壤污染比北方严重。引起土壤污染或超标的主要原因是工矿业、农业等人为活动和土壤环境背景值高。

（一）土壤污染的特征

土壤环境(soil pollution)的多介质、多界面、多组分、非均一性以及人类暴露于土壤污染物的途径，决定了土壤环境污染具有不同于大气污染和水污染的特点，具体如下。

1. 隐蔽性和滞后性　土壤污染不像大气污染、水污染那样直观，通过感官就能发现。土壤污染的确定往往需要检测土壤和农作物，甚至需要研究对人畜健康的影响。土壤的健康危害以慢性危害和间接危害为主。因此，从土壤污染发生到问题显现通常存在一段较长时间的滞后期。由于其隐蔽性和滞后性，土壤污染问题很容易被忽视。

2. 累积性　与大气和水体相比，土壤中污染物不易迁移、扩散和稀释，土壤对污染物具有吸附、固定作用，土壤中的植物根系也可以吸收污染物。尤其是重金属和放射性元素能够与土壤有机质或矿物质结合，在土壤中不断积累而超标，土壤污染也因此而具有很强的地域性。

3. 不可逆转性　土壤污染具有不可逆转性。重金属污染土壤基本上是一个不可逆转的过程，至少需要上百年才可能恢复。难降解有机物的污染也需要较长时间才能降至无毒无害水平。

4. 难治理性　土壤污染一旦发生，切断污染源后仅靠自身的净化作用往往很难恢复，大

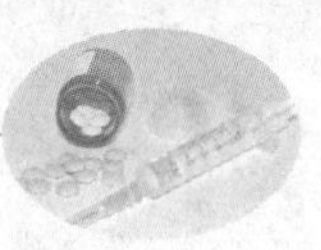

部分治理方法见效较慢，有时需要利用换土、土壤淋洗等方法才能有效解决。因此，土壤污染的治理通常经济成本高、时间周期长。

（二）土壤污染来源和分类

土壤是一个开放体系，污染物质可以通过多种途径进入土壤。土壤污染源可分为天然污染源和人为污染源。天然污染源是指自然界向土壤环境排放有毒有害物质或造成有害影响的场所。例如，正在活动的火山、森林火灾、某些自然矿床和化学元素或化学物富集中心向周围环境的自然扩散。人为污染源是指人类活动所产生的污染源，这是土壤环境污染研究的主要对象。

土壤人为污染主要来自人畜粪便、生活垃圾和生活污水等生活性污染，工业废水、废气、废渣等工业性污染，机动车尾气等交通污染，以农药和化肥为主的农业污染。此外，农用塑料薄膜等塑料制品形成的“白色污染”也已成为我国突出的土壤环境问题之一。

土壤污染物根据其性质分为化学污染物（主要包括重金属和农药）、生物性污染物（各种病原体）和放射性污染物。化学污染物主要来自工业“三废”和农业污染。生物性污染物中的病原菌主要来自人畜粪便、垃圾和医院污水。放射性污染来自核试验、核电站和医疗科研机构的“三废”。

土壤污染物污染土壤的方式有 3 种：①气型污染，是指大气中铅、镉、砷、氟等污染物沉降至地面而污染土壤。大气污染物形成酸雨降至土壤造成土壤酸化。气型污染还包括汽车尾气对土壤的污染。气型污染波及范围受大气污染源性质（如点源与面源及其排放方式的不同等）和气象因素的影响，其污染范围和方向各不相同。②水型污染，主要是指工业废水和生活污水在污水灌田的过程中污染土壤。灌区进水口附近土壤中污染物浓度高于出水口处，污染物多分布于耕作层。当土壤渗水性强，地下水位高时容易污染地下水。污水灌田的农作物易受到污染，甚至引起食用者中毒，如镉米事件。③固体废弃物型污染，是指工业废渣、生活垃圾粪便、农药和化肥等对土壤的污染。与气型污染和水型污染相比，固体废弃物型污染范围比较局限和固定，在风吹雨淋的作用下污染可以扩散；重金属和某些放射性废渣污染土壤，不易自净，影响持久。

二、土壤对污染的净化

土壤自净（soil self-purification）是指土壤污染后在物理、化学和生物学的作用下，病原体死灭，各种有害物质转化到无害的程度，土壤逐渐恢复至未污染的状态，这一过程称为土壤自净。土壤自净与土壤本身的性质和污染物在土壤中的转归关系密切。土壤的净化能力取决于土壤性质及组成的综合作用，也与化学物的种类和性质有关，同时还受气候及其他环境条件的影响。

（一）土壤的净化作用

1. 物理净化　土壤是多相疏松的多孔体。可溶性污染物经土壤水分稀释后毒性降低，也可吸附于土壤颗粒表面。未被吸附的污染物可迁移至地表水或地下水层，引起水污染；难溶性的固态污染物可被土壤颗粒机械阻留；某些具有挥发性的污染物可迁移到大气介质中。

2. 化学净化　污染物进入土壤后，可发生凝聚与沉淀、氧化还原、络合-螯合、酸碱中和、水解、化合和分解反应等一系列化学反应，也可在日光照射下发生光化学降解作用等。通过上述反应，污染物的毒性和有害性通常降低。然而，某些化学性质稳定的化合物，如多氯联苯、塑

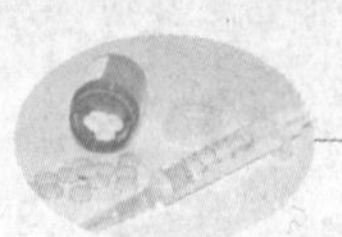

料和橡胶等难以发生上述化学反应，因而极难降解。此外，重金属不能被土壤降解，但其在土壤中的存在形式，可以随发生的化学反应的不同而发生变化。

3. 生物净化　生物净化是土壤最重要的净化途径之一。有机污染物在土壤微生物的作用下分解，最终转化为无毒无害物质。

(1) 病原体的死灭：土壤中的病原体，因日光照射，再加上不适于生存的土壤环境条件，微生物间拮抗作用，噬菌体作用，和由植物根系分泌的杀菌素等诸多不利因素而死亡。

(2) 有机物的净化：在微生物的作用下，土壤中有机物逐步无机化或腐殖质化的过程。

土壤中的含氮有机物在微生物作用下，发生氮素循环。此循环过程主要包括以下 3 种作用。①氨化作用(ammonification)：微生物使含氮有机物分解成氨或氨盐。②硝化作用：在氧气充足的条件下，氨首先被亚硝酸菌氧化成亚硝酸盐，并进一步经硝酸菌的作用氧化成硝酸盐。③反硝化作用：又称反硝化过程，是指在厌氧条件下，硝酸盐在微生物作用下还原为还原态含氮化合物或分子态氮的过程。

土壤微生物的作用也可以使不含氮有机物发生分解。在氧气充足的条件下，含碳有机物最终分解为二氧化碳和水，厌氧条件下产生甲烷。含硫和含磷有机物在氧气充足的条件下终产物分别是硫酸盐和磷酸盐，厌氧条件下则产生恶臭物质(如硫醇、硫化氢或磷化氢等)，与含氮有机物厌氧分解产生的氨和含碳有机物厌氧分解产生的甲烷等一起构成土壤环境恶臭的常见原因。

有机物在土壤微生物的作用下不断发生分解、合成反应，最后形成腐殖质(humus)的过程称为有机物的腐殖质化。腐殖质是成分复杂的混合物，其中含有木质素、蛋白质、碳水化合物、脂肪和腐殖酸等。腐殖质化学性质稳定，病原体死灭，失去疾病传播能力，无不良气味，质地疏松，具有卫生安全性，又是农业上良好的肥料。人工堆肥法就是利用有机污染物在短时间内的腐殖质化进行的。

土壤植物对土壤中污染物的吸收、降解作用和土壤中的蚯蚓等软体动物吞食污染物等也属于土壤环境生物净化作用。

(二) 化学污染物转归

土壤化学污染物的转归过程包括这些污染物在土壤中的迁移、转化、降解和残留。

1. 化学污染物在土壤中的迁移　农药在土壤中的迁移一般指在农田翻耕、地表径流和土壤水渗滤、淋溶等外力作用下，通过流动和扩散作用完成。污染物有两种迁移方式：①直接溶于水；②吸附于土壤颗粒表面，随水分移动机械迁移。通常，农药在吸附能力小的砂性土壤中易于移动，在黏土颗粒或有机质含量高的土壤中不易移动。

2. 化学污染物在土壤中的转化与降解　化学污染物在物理、化学、生物学作用下，化学结构和性质发生改变的过程称为转化。由结构复杂的化合物逐步转变为分子简单的化合物的过程称为降解。

(1) 农药的降解：主要有光化学降解、化学降解和生物降解等作用。

1) 光化学降解是指太阳辐射和紫外线照射土壤表面，引起农药分解的作用，为农药转化和消失的主要途径。大部分农药可发生光化学降解。土壤光化学降解作用受土壤组成和质地、湿度、pH 值和厚度等因素影响。

2) 化学降解主要是指水解和氧化作用。该作用与微生物无关，主要受土壤温度、水分和 pH 值的影响。如有机磷农药马拉硫磷和丁烯磷可发生碱水解，而二嗪磷发生酸水解。

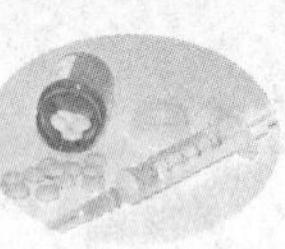

3）生物降解主要是指土壤中的细菌、真菌、放线菌等微生物对有机农药的降解作用。生物降解是各种降解途径中最重要的途径之一，往往是污染物的最终降解途径。研究表明，绝大部分农药都能被微生物降解为无毒化合物。生物降解作用受到土壤 pH 值、有机物、温湿度、通气状况等因素影响。土壤微生物对有机农药主要有脱氯、氧化还原、脱烷基、水解、环裂解等生化作用。

（2）土壤中重金属元素转化的影响因素

1）土壤胶体和腐殖质的吸附、螯合作用：重金属可被土壤颗粒吸附处于非活化状态。土壤腐殖质对于重金属离子具有很强的吸附能力，螯合重金属离子使之稳定地保留于土壤中，不易迁移到水和植物体内，减轻其危害。

2）土壤的 pH 值：酸性环境下，重金属离子易溶于水，可被作物吸收或发生迁移；碱性环境下，重金属离子溶解度下降，难以被作物吸收。例如，利用石灰增加土壤 pH 值可明显降低稻米中的镉含量。

3）土壤的氧化还原状态：重金属在还原条件下易形成不溶于水的硫化物而滞留于土壤中，减少了农作物的吸收。但砷有所不同，处于还原态的三价砷比五价砷更容易被作物吸收，且毒性也更强。

3. *重金属和农药的残留*　土壤中的重金属化学性质不活泼，迁移能力差，再加上土壤的吸附、螯合作用限制了重金属的移动。因此，重金属污染发生后可以长期以不同形式存在于土壤中，同时可在植物体内富集。农药污染土壤后，水溶性农药易随降水下渗至地下水，或经地表径流横向迁移、扩散至地表水体。脂溶性农药易被吸附和被作物根系吸收，通过食物链对高位生物产生慢性危害。半减期和残留期是反映污染物在土壤、农作物中残留情况的重要指标，半减期是指污染物浓度减少 50%需要的时间，残留期表示污染物浓度减少 75%～100%需要的时间。含铅、砷、汞等重金属的农药半减期为 10～30 年，有机氯农药为 2～4 年，有机磷农药较短为 2 周至数周。

第三节　土壤污染对健康的影响

一、重金属污染危害

土壤中重金属或类金属污染通过食物链进入人体危害居民健康。重金属可以通过交通排放、固体废弃物堆放、工业“三废”排放、污水灌田、农药化肥施用等多个途径进入土壤，在土壤中积累得越来越多，造成严重危害。土壤中常见的危害严重的重金属污染有镉、汞、铅、铊、砷、铬等。

（一）镉

重金属镉(cadmium, Cd)与氧、氯、硫等元素形成无机化合物存在于自然界中。镉并非作物和人体必需元素。环境中的镉无法降解，随着工农业污染的日益严重，环境中镉含量逐年上升。镉的土壤环境容量相对较小，只有 1.0 mg/kg，其本底值一般约为 0.06 mg/kg，容易发生污染。土壤镉污染的主要来源是利用含镉废水灌田，此外施用含镉磷肥也使土壤中镉含量不断增加。土壤中镉极易被植物吸收，水稻具有很强的镉富集能力。实验研究表明，其镉含量为水镉的 800 倍。目前，我国镉污染耕地达 1.3 万公顷，涉及 11 个省市，共计 25 个地区。每年“镉米”产量高达数亿千克。一般居民主要通过食物、饮水和烟草暴露于镉。镉对肾脏、骨骼、

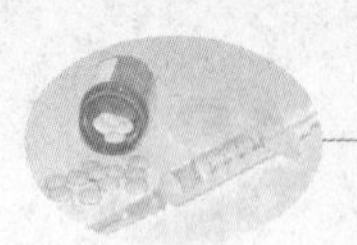

肺、肝脏、脑、睾丸及血液系统均可产生毒性，还具有致畸性和致癌性，被国际癌症研究机构列为Ⅰ类人类致癌物，被美国毒物管理与登记委员会（ATSDR）列为第6位对人体健康有毒的物质。

土壤镉污染可以引起慢性镉中毒，患者以肾脏和骨骼损伤为主要表现。日本痛痛病（itai-itai disease）就是典型的慢性镉中毒。痛痛病发生在日本富山县神通川流域，河水受到上游某矿含镉选矿废水和尾矿渣污染，下游稻田因灌溉受到镉污染，稻米中镉含量增加。当地居民长期食用"镉米"，镉在体内蓄积而引起慢性中毒。因患者全身剧烈疼痛，故又称痛痛病。研究表明，镉经消化道吸收，进入人体后与金属硫蛋白结合，肾皮质分布最多。肾脏是镉中毒的重要靶器官，引起肾小管重吸收功能障碍，尿中低分子蛋白增多，尿糖增高，尿酶改变。同时镉可以直接损伤肠黏膜，减少钙的吸收。镉还可能干扰胶原代谢酶的活性，抑制维生素D的合成，导致钙磷代谢失调、尿钙和尿磷增加，以及骨质疏松或软化。

痛痛病易侵犯40岁以上多胎生育妇女。临床上主要表现为早期腰背和膝关节痛，逐渐发展为遍及全身的刺痛，止痛药对缓解和去除疼痛无效。患者易出现多发性骨折，甚至在平时咳嗽、打喷嚏时也可引发骨折。脊柱受压缩短变形，四肢弯曲变形，出现骨质软化和骨质疏松，行动障碍，甚至长期卧床。该病好发于营养不良的条件下，患者多因极度衰弱和并发症而死亡。痛痛病病程缓慢，镉在体内蓄积达到一定量才发病，最短潜伏期为2～4年。本病无特效药，死亡率非常高。镉的生物半减期为10～30年，是目前已知的最容易在体内蓄积的有毒物质。WHO建议成年人每周镉摄入不应超过500 μg。

镉是一种致癌物。动物实验结果表明，镉能引起肝肾和血液系统等多脏器、系统的癌变。流行病学研究表明，镉污染区居民的恶性肿瘤标化死亡率高于非污染区居民，提示污染区居民的肿瘤高发可能与镉污染有关。1993年国际癌症研究机构将镉确定为明确的人类致癌物。

为实现镉健康危害的早期发现和预防，我国颁布实施了《环境镉污染健康危害区判定标准(GB/T 17221—1998)》。该标准对环境镉污染健康危害区的判定原则、健康危害指标、联合反应率的判定等重要内容进行了规定，适用于环境受到含镉工业废弃物污染，并以食物链为主要接触途径而能导致镉对当地一定数量的定居人群产生肾脏慢性损伤的污染危害区。以尿镉增加为先决条件，排除职业性镉接触，结合靶器官肾脏重吸收功能和肾小管细胞损害等健康危害指标及其达到判定值的联合反应率水平，判断该污染区镉是否已构成当地人群慢性早期健康危害。

(二) 铬

铬（chromium，Cr）广泛存在于自然环境中，土壤中含铬水平受地质条件、土壤性质的影响而存在较大差异，为5～3 000 mg/kg，平均约为100 mg/kg。铬在土壤中主要以三价铬（Cr^{3+}和CrO^{+}）和六价铬（CrO_4^{2-} 和 $Cr_2O_7^{2-}$）形式存在。自然环境中天然存在的铬主要来自岩石风化，多为三价铬，性质较为稳定，危及健康的主要是六价铬。土壤铬污染主要来自铬矿和金属冶炼、电镀、制革等工业"三废"。此外电子垃圾的随意堆放和回收处理过程也会带来铬污染。

生产金属铬和铬盐过程中产生的工业废渣被称为铬渣。我国是世界上铬盐产量最大的国家，占全世界总产量的20%以上。我国已积存数百万吨高毒性铬渣，遍布20多个省市自治区。铬渣中六价铬约占1%，因易溶于水，在长期雨水冲淋作用下溶渗和流失，经土壤进入作物危害健康。调查显示，食物是一般人群最主要的铬摄入途径。控制土壤铬污染对于保障人

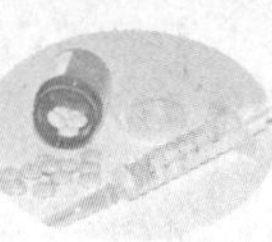

体健康至关重要。

不同价态铬化合物的吸收和毒性差别较大，三价铬经消化道吸收少，毒性不高。六价铬吸收率是三价铬的3～5倍，具有强氧化性和腐蚀性，能透过生物膜，其毒性比三价铬大100倍。三价铬作为人体必需微量元素，是葡萄糖耐量因子的重要构成成分。铬摄取过量，也将对人体造成不良影响。铬具有蓄积性，根据摄入途径的不同主要积聚在肝脏、肾脏、内分泌腺体或肺，影响体内氧化还原和水解。铬与蛋白质结合能抑制酶活性，促进维生素C氧化，使血红蛋白变性，携氧能力下降。研究表明六价铬有明显的致突变作用和致癌性，国际癌症研究机构将六价铬划分为I类致癌物。在铬酸盐生产工人中进行的流行病学调查表明，六价铬长期接触能够增加肺癌发病风险。铬能够通过胎盘屏障，动物实验表明，六价铬具有明显的致畸性和发育毒性。

(三) 铊

铊(thallium，Tl)为稀有金属元素，化学性质活泼，在空气中易氧化，易溶于硝酸和硫酸。在自然界中铊的独立矿床少见，主要以硫化物、少量以硒化物形式存在。全世界土壤中铊浓度范围为0.1～0.8 mg/kg，平均约为0.2 mg/kg。我国土壤铊含量高于世界平均水平，对于34个省(区)、市853个土壤样本铊背景值的调查结果显示，我国土壤铊范围为0.29～1.17 mg/kg，平均约0.58 mg/kg。

铊的用途主要是工业上用于生产光电管、合金、低温温度计、颜料、染料、焰火等。由于铊具有剧毒性，各国已限制其使用，然而矿床开发带来的铊污染已成为重要环境污染源。例如云南南华砷铊矿附近地区植物和水体中铊含量远远高于背景值，出现铊污染。进入水体和土壤的铊，经过食物链中水生和陆地生物的富集作用，危害人体健康。铊为易蓄积高毒物质，为强烈的神经毒物。通常铊对成人的最小致死量约为12 mg/kg，在儿童中更低，为5～7.15 mg/kg。铊在人肾脏中含量最高，其次为肌肉、骨骼、肝脏、心脏、胃和肠、脾脏、神经组织等，皮肤和毛发中也含有一定铊。铊主要由肾脏和肠道排出，损害神经系统，并损害肝肾。

环境铊污染的健康危害以慢性毒作用为主，主要发生于铊矿区、铊矿石选矿厂和冶炼厂、使用含铊煤的发电厂附近。矿坑和冶炼废水中含有大量铊，可造成土壤污染，摄入铊污染土壤种植的果蔬或饮用铊污染的水可导致慢性铊中毒。其突出的表现如下。①毛发脱落：呈斑秃或全秃；②周围神经损害：早期出现双下肢麻木、疼痛过敏，随后迅速出现感觉和运动障碍；③视力下降或失明：出现视网膜炎、球后视神经炎和视神经萎缩；④致畸性和致突变性。此外，铊具有生殖毒性，可降低男性性欲，引起睾丸萎缩和精子生成障碍。由于铊具有蓄积性，往往发病滞后，因此慢性铊中毒早期诊断难度大，容易被忽视。

铊的早期发现可利用实验室神经-肌电图检查，尿铊检测有助于诊断。铊的毒作用机制尚未完全清楚，一般认为铊与蛋白质或酶巯基结合导致细胞病变，其病变主要发生在脑部、脊髓前角细胞和周围神经细胞。铊干扰钾离子相关酶的活性，抑制钾离子生理功能，导致中毒症状。至今，尚无理想的铊中毒治疗药物，重度铊中毒患者，往往患有不同程度的后遗症。2003年，美国食品药品监督管理局正式批准普鲁士蓝用于铊中毒的治疗。总体来说，铊中毒的治疗原则在于：迅速脱离接触，其中包括利用催吐、洗胃、导泻等措施阻止消化道的继续吸收，加快毒物排泄，将高毒化合物转变为低毒化合物。

二、农药污染危害

据统计，植株上所喷洒农药中只有一小部分起作用，50%以上残留于土壤。土壤中的农药

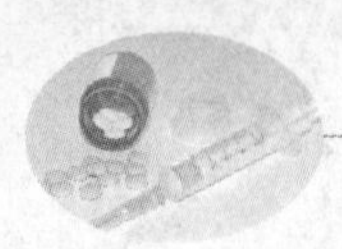

不断积累至一定程度，将对土壤生态环境造成一定程度的危害。土壤中农药不仅可以挥发、扩散、迁移至大气或水体，更重要的是，还可以通过生物富集作用和食物链，危及人体健康。

农药种类繁多，据统计，全世界已开发农药原药 1 200 余种，其中常用的有 200 种以上。化学农药主要有有机氯类、有机磷类、有机砷类、有机汞类、氨基甲酸酯类等。世界上发达国家均为农药使用和生产大国。我国 1.3 亿公顷耕地使用农药，居世界第 2 位，其中约 10%以上耕地受到农药污染。食物链及生物富集作用可导致农药在人体内的浓度比所接触土壤中的浓度提高几千倍，甚至几万倍。农药污染土壤后往往产生间接的慢性危害。

1. *急性中毒*　食用高农残食物可引起急性中毒。例如，有机磷农药不稳定，挥发性强，易分解，在食物中残留时间短，因此引起的慢性中毒少，而急性中毒多。有机磷是神经毒物，急性中毒可引起肌肉震颤痉挛、心跳加快、血压升高等症状，甚至出现昏迷死亡。

2. *影响免疫功能*　脾脏和胸腺在机体免疫中起重要作用。农药对免疫器官产生毒作用。如对硫磷能够引起小鼠脾脏和胸腺重量下降。二嗪农能够使小鼠脾脏、胸腺、淋巴细胞发生病理性损坏。农药具有细胞免疫毒性，能够抑制人类淋巴细胞的增殖与转化。出生前暴露于氯氰菊酯的仔鼠在出生后 1 个月内，各亚群 T 淋巴细胞数减少。农药具有体液免疫毒性，乐果等农药可引起实验动物的抗体形成细胞和血清免疫球蛋白、IgM 等显著下降。大量使用农药的地区，当地居民肠道传染病和呼吸系统感染发病率增加。流行病学调查发现，农药可以导致过敏性和自身免疫性疾病发生率的上升，如农药导致哮喘和过敏性皮肤病病例增加。

3. *影响内分泌和生殖系统*　DDT、硫丹等有机氯农药，其作用与 17β-雌二醇等内源雌激素作用类似。其机制可能是直接结合激素受体，或与其他受体结合后共同作用于激素受体，影响生殖系统；还可能与内源性雌激素竞争结合雌激素受体，引发抗雌激素作用，导致雄性化。DDE 等还可直接结合雄激素受体，阻碍内源性雄激素与受体结合，具有抗雄激素作用，导致雌性化改变。此外，研究表明二硫代氨基甲酸酯类和多卤芳烃类农药具有甲状腺干扰作用。

4. *“三致”作用*　国际癌症研究机构证实，广泛使用的农药中 18 种具有明显致癌性，16 种具有潜在致癌性。20 世纪 60 年代初到 70 年代中期越南战争期间，美军在越南北部喷洒了大量含二噁英的脱叶剂，导致美越双方暴露人员及其后代出现癌症、出生缺陷及其疾病等诸多健康问题。DDT 导致的体内雌激素水平偏高是引发乳腺癌的一大诱因。流行病学调查表明，长期接触农药的农民肝癌发生率显著增加。尽管有机氯农药的生产和在农田的使用已被禁止或受到限制，但其深远影响仍将持续相当长一段时间。

三、持久性有机污染物危害

持久性有机污染物(persistent organic pollutants, POPs)是一类对环境和人类健康影响深远的化学物质，已引起全世界广泛关注。自 1962 年 Rachel Carson 在《寂静的春天》一书中揭露了有机氯农药 DDT 等的广泛使用引起鸟类和其他动物种群数量锐减的问题后，人们逐渐意识到持久性有机污染物对环境可能造成的污染及对生物体的极大危害。

2001 年 5 月 23 日，来自 126 个国家的代表在瑞典通过了《关于持久性有机污染物的斯德哥尔摩公约》(简称“公约”)，并开放供各国签署，此后又有数十个国家和地区签署了公约。2004 年 5 月 17 日，公约正式生效，全球削减和淘汰 POPs 进入实质性开展阶段。该公约确定优先消除的 12 种 POPs 为：艾氏剂、狄氏剂、异狄氏剂、DDT、七氯、氯丹、灭蚁灵、毒杀芬、六氯苯 9 种杀虫剂，多氯联苯、二噁英和呋喃 3 种工业化学物及其副产品。这 12 种 POPs 被称为“肮脏的一打(dirty dozen)”，受到了各缔约方的严格控制与削减。

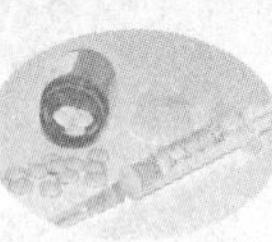

2009年在日内瓦召开的《关于持久性有机污染物的斯德哥尔摩公约》第四次缔约方大会上，9种新型POPs增列入公约。这些物质包括：α-六氯环己烷、β-六氯环己烷、林丹、六溴联苯醚和七溴联苯醚、四溴联苯醚和五溴联苯醚、六溴联苯、十氯酮、五氯苯以及全氟辛磺酸及其盐类和全氟辛基磺酰氟，此后又增补了硫丹及其异构体、六溴环十二烷、五氯苯酚及其盐和酯类、多氯萘、六氯丁二烯、十溴二苯醚、短链氯化石蜡7种物质。至2017年底，"公约"中禁止生产和使用的POPs数量扩大至28种，已有180多个缔约方。

(一) 我国持久性有机污染物污染概况

我国土壤中的POPs污染主要来自以下几个方面：①生产过程产生或使用POPs的厂区及其周边区域；②有机氯农药的残留；③POPs在堆放、填埋过程中发生泄漏；④工农业生产过程中出现的新问题(垃圾焚烧产生的二噁英，石化、交通产生的多环芳烃污染等)。

我国是世界上最大的农药消费国和第二大农药生产国，20世纪60～80年代有机氯农药DDT、七氯、氯丹、毒杀芬和六氯苯等曾在我国进行过大规模生产和施用。30多年间，我国累计施用DDT40余万吨，占全球用量的20%以上。

据统计，1965～1974年10年间，我国生产多氯联苯约1万吨，其中三氯联苯约9 000吨，全部用作电力电容的浸渍剂。20世纪80年代初，我国还曾进口过大量含有多氯联苯的电容器。全国多氯联苯污染状况调查结果表明，我国多氯联苯污染物存量为2万吨左右。由于我国多氯联苯处置技术不成熟，曾发生过由废弃电力设备造成的严重污染事件。如20世纪80年代末，浙江温州、台州一带随意拆弃的多氯联苯电容器，造成了严重的土壤多氯联苯污染。

多溴联苯醚(polybrominated diphenyl ethers，PBDEs)是全世界用量最大的溴系阻燃剂，于20世纪70年代作为多氯联苯替代物开始应用于电器制造，20世纪70年代末检测到土壤等环境中存在PBDEs污染，随后其环境污染水平逐年升高。欧盟于2003年颁布了《关于在电气电子设备中限制使用某些有害物质指令》(即"RoHS指令")，该指令于2006年7月1日起生效，规定了电子产品中PBDEs的限值。2009年5月，四溴联苯醚、五溴联苯醚、六溴联苯醚和七溴联苯醚正式增补到《关于持久性有机污染物的斯德哥尔摩公约》的持久性有机污染物名单中。由于目前在全球范围内某些多溴联苯醚仍然作为阻燃剂继续使用，环境中PBDEs污染还将呈增长趋势。

二噁英类是工业化生产过程出现的副产物。我国环境二噁英污染主要来源于城市生活垃圾和含氯废物的不完全燃烧，氯碱化工、染料化工等精细化工业。汽车尾气也是二噁英来源之一。此外，预防血吸虫的灭钉螺剂五氯酚(钠)中含二噁英杂质。据统计，我国五氯酚及其钠盐年产量约占世界年产量的1/5，其中杂质二噁英的年产生量超过90 kg。更为严重的是，五氯酚及其钠盐生产过程产生的废渣含有更高浓度的二噁英。

此外，全氟辛烷磺酸盐(perfluorooctane sulphonate，PFOS)是广泛使用的表面活性剂，广泛用于纺织、皮革、农药、涂料等行业，世界诸多大公司曾规模化生产了数十年。然而随着对PFOS危害性的认识深入，各国对PFOS污染的关注逐渐增加，对其使用限制日益严格。

经调查和监测，我国的环境介质和生物体内均有POPs检出。长江黄石段检出上百种POPs，太湖检出74种。主要河流市区段沉积物中多氯联苯含量为10.5～22.5 μg/kg。某典型污染区附近农田土壤多氯联苯含量达778 μg/kg，附近河道表层底泥多氯联苯达430 μg/kg。某些水库底泥和水生生物体内仍可检出有机氯农药六六六、DDT及其同系物。在我国一些区域可食用水产品中已检测到较高含量的PBDEs，南方污染水平高于北方，电子垃圾拆卸区附

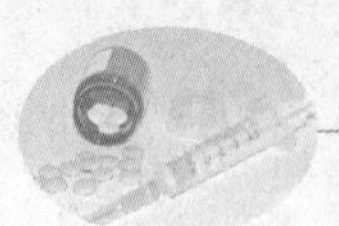

近水域及水产品污染尤其严重。我国环境中 PFOS 的污染在经济发达地区已相当严重。珠江和长江水系中的 PFOS 浓度分别为 0.90～99 ng/L 和 <0.01～14 ng/L，黄浦江段 PFOS 平均浓度可达 20.46 ng/L。我国人体血液样本中 PFOS 含量要明显高于日韩、波兰等国家。

（二）持久性有机污染物的特性

POPs 是指能够持久存在于环境中，并可经由大气、水、生物体等环境介质进行远距离迁移，通过食物链富集，对环境和人类健康造成严重危害的天然或人工合成的有机污染物。POPs 具有以下 4 大特性。

1. 环境持久性　POPs 因具有抵抗光降解、化学分解和生物降解的特性，能够在水体、底泥和土壤等环境介质中存在数年至数百年。

2. 生物蓄积性　POPs 具有高亲脂性和疏水性，易蓄积于人类等生物体的脂肪组织，在脂肪组织中的浓度可高达背景浓度的 7 万倍，通过食物链危及人类健康。

3. 远距离迁移　POPs 可经由土壤、水，尤其是空气参与的自然过程广泛扩散至整个环境。POPs 由土壤或水中挥发至大气或附着在大气颗粒上，通过大气环流进行远距离迁移，并因半挥发性重新沉降至地表。POPs 也可随着食物链中处于高位营养级的鱼类、鸟类、哺乳动物和人类的迁移而迁移。正是因为 POPs 的这种远距离迁移性，在全球范围内，包括两极地区等远离 POPs 源、从未使用过 POPs 的地区均可检测到一定浓度的 POPs。

4. 高毒性　POPs 是对人类和动物具有高毒性的物质，多具有“三致”效应，在低浓度即可对生物体造成伤害，二噁英类物质毒性最强。环境介质中低浓度的 POPs 可经食物链的生物放大作用在人体内达到高浓度，产生危害。

（三）持久性有机污染物的健康危害

POPs 通过多种途径进入机体，并能够在脂肪组织、肝脏和胚胎中累积。研究表明，POPs 可对肝脏、肾脏及内分泌系统、生殖系统、神经系统和免疫系统等产生急性和慢性毒性，具有明显的“三致”作用，并可导致糖尿病、肥胖等代谢性疾病。

许多 POPs 具有内分泌干扰效应，干扰体内天然激素的功能，影响免疫和内分泌等系统，导致女性乳腺癌、子宫内膜异位等，男性睾丸癌、前列腺癌、性功能异常、精子数量下降和生育障碍等。

POPs 干扰机体正常生殖内分泌功能，导致雌性动物卵巢功能障碍、不孕、胎仔数减少、流产等，引起胚胎发育异常和出生缺陷；某些 POPs 可导致雄性实验动物精细胞数量下降、成熟精子退化、雄性动物雌性化等；POPs 可通过胎盘和乳汁传递，影响子代发育。

四、生物性污染危害

土壤的生物性污染仍然是当前土壤污染的重要危害，引起各种传染病和寄生虫病，波及面非常广。

1. 肠道传染病和寄生虫病　人体排出含病原体或寄生虫卵的粪便污染土壤，经某种途径（如吃生蔬菜、瓜果等）而经口进入人体引起传染病（人→土壤→人）。一些肠道传染病菌和寄生虫能够在土壤中长期存活，如痢疾杆菌 25～100 天，伤寒沙门菌 100～400 天，肠道病毒 100～170 天，蛔虫卵可达 7 年。

2. 钩端螺旋体病和炭疽病　含病原体的动物粪便污染了土壤后通过人的皮肤或黏膜进入体内而引起的疾病（动物→土壤→人）。牛、羊、猪、鼠等动物可携带钩端螺旋体。炭疽杆菌

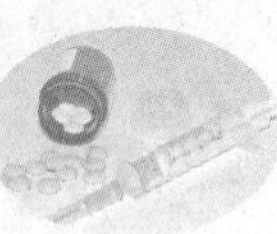

芽孢抵抗力强，可长期存活于土壤中，家畜被感染污染土壤后会造成当地相当长时期内炭疽病的传播。

3. 破伤风和肉毒中毒　天然土壤中常存在破伤风梭菌和肉毒梭菌，人因接触土壤而感染（土壤→人）。破伤风梭菌和肉毒梭菌抵抗力强，能长期存活于土壤中。

第四节　土壤质量标准和固体废物污染控制标准

为了能够有效防止和控制土壤污染，保障居民健康，我国不同机构分别制定并颁布实施了土壤环境质量标准和固体废物污染控制相关法律和系列标准。

一、土壤环境质量标准

土壤环境质量标准是我国为防止土壤污染、保护生态和人群健康，对土壤污染物在一定时间、空间内的容许含量作出的规定。土壤环境质量标准的制定远比空气、地表水等环境质量标准复杂。这一方面是由土壤自身的复杂性决定的，土壤的酸碱性、有机质含量、质地、氧化还原状态等理化性质存在差异，影响土壤与污染物间的相互作用，导致不同土壤中同一污染物的活性差异和对相同受体影响的差异；另一方面还取决于受体的复杂性，受体接触土壤中同一污染物后所发生的反应是不同的，并且受体存在地区间差别。此外，不同的土地利用方式使土壤污染物暴露途径存在差异，从而导致危害程度的差异。土壤环境质量标准的制定遵循两个基本原则：一是保护陆地生态安全，二是保护人体健康。

（一）《土壤环境质量标准》(GB 15618—1995)

由国家环境保护局于 1995 年发布的《土壤环境质量标准》(GB 15618—1995)已颁布实施 20 余年，推动了我国土壤环境保护和监督管理工作。该标准在土壤背景值和环境容量等研究的基础上制定，根据应用功能和保护目标将土壤环境质量划分为 3 类，各类土壤执行相应标准。其中，Ⅰ类主要适用于国家规定的自然保护区（原有背景重金属含量高的除外）、集中式生活饮用水水源地、茶园、牧场和其他保护地区的土壤，执行一级标准，为保护区域自然生态，维持自然背景的土壤环境质量的限制值；Ⅱ类主要适用于一般农田、蔬菜地、茶园、果园、牧场等土壤，执行二级标准，为保障农业生产，维护人体健康的土壤限制值；Ⅲ类主要适用于林地土壤及污染物容量较大的高背景值土壤和矿产附近等地的农田土壤（蔬菜地除外），执行三级标准，为保障农业生产和植物正常生长的土壤临界值。当地辖区内土壤环境质量类别的划分，应由环境保护部门与卫生等有关部门根据土壤应用功能和保护目标研究划定。

自《土壤环境质量标准》(GB 15618—1995)颁布以来，我国土壤中主要污染物的种类和含量发生了很大变化，原有标准已不能满足新国情、新形势下保护土壤环境质量的要求。该版本的《土壤环境质量标准》主要考虑了对农业用地的保护，而未考虑建设用地等其他土地利用方式的土壤环境质量评价指标；标准中的控制项目少，包括 8 项重金属指标和 2 项农药指标，主要为无机物指标，有机物指标较少；一级标准依据国家"七五"期间土壤背景值调查结果，采用统一的土壤背景值，忽视了土壤的区域性差异；缺乏超标土壤处置的相关规定，实施效果不理想；二、三级标准部分指标限值存在偏严或偏宽的争议，部分地区存在土壤环境质量评价结果与农产品质量评价结果相差较大的问题；标准制定采用地球化学法和生态效应法，而不是国际上基于风险评估的方法，存在一定局限性；相关基准的研制缺乏系统的基础研究。因此，迫切

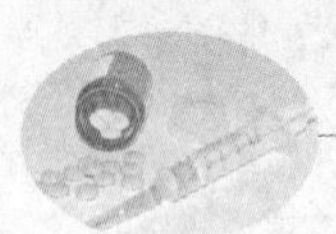

需要借鉴国外先进经验，并结合我国土壤污染调查结果和近年的科研成果，制定符合我国国情的、科学的、切实可行的土壤环境质量标准，以最大限度地保护土壤环境和保障居民健康。

（二）土壤环境质量标准的修订

2006年国家环境保护部着手组织《土壤环境质量标准》(GB 15618—1995)的修订工作。经多次修订和公开征求意见，2018年6月22日生态环境部与国家市场监督管理总局联合发布了《土壤环境质量 农用地土壤污染风险管控标准（试行）》(GB 15618—2018)（简称《农用地标准》）代替1995年发布的土壤环境质量标准。同时还首次发布了《土壤环境质量 建设用地土壤污染风险管控标准（试行）》(GB 36600—2018)（简称《建设用地标准》）。这两项标准分别考虑了对农用地和建设用地的保护，二者互为补充，均于2018年8月1日实施，《土壤环境质量标准》(GB 15618—1995)同时废止。

《农用地标准》和《建设用地标准》在汲取国外先进经验的基础上，充分体现《土壤污染防治行动计划》（亦称"土十条"）风险管控的思路，采用了"土壤污染风险管控标准"的名称。新标准分别规定了基于保护人体健康的农用地和建设用地的土壤污染风险筛选值和管制值，以及监测、实施与监督要求。农用地土壤污染风险指因土壤污染导致食用农产品质量安全、农作物生长或土壤生态环境受到不利影响。而建设用地土壤污染风险指建设用地上居住、工作人群长期暴露于土壤中污染物，因慢性毒性效应或致癌效应而对健康产生的不利影响。农用地土壤污染风险筛选值包括基本项目和其他项目，基本项目即必测项目包括镉、汞、砷、铅、铬、铜、镍、锌，并按不同pH值分档级制定标准，对重金属的生物有效性进行了适当考虑；其他项目即选测项目包括六六六、滴滴涕、苯并(a)芘。农用地土壤污染风险管制项目包括镉、汞、砷、铅、铬。《建设用地标准》中城市建设用地根据保护对象暴露情况的不同划分为儿童和成人均存在长期暴露风险的第一类用地和成人存在长期暴露风险的第二类用地，标准中共85项指标，其中基本项目45项，其他项目40项，主要为重点行业污染地块中检出率高、毒性强的污染物。

二、固体废物污染控制标准

随着社会经济的发展，工农业生产和居民生活产生的固体废物量迅速增加，相应管理和处置工作面临严峻挑战。固体废物污染控制标准主要是为了防止土壤、农作物、水体受到固体废物的污染，维护生态平衡，保障人体健康。

《中华人民共和国固体废物污染环境防治法》（简称《固废法》）是我国固体废物管理领域的一部综合性法律，它于1995年10月30日在第八届全国人民代表大会常务委员会第十六次会议上通过，并于1996年4月1日开始实施，截至2016年底已进行了3次修正，其实施奠定了我国固体废物管理体系的法律基础。根据《固废法》，固体废物是指在生产、生活和其他活动中产生的丧失原有利用价值或者虽未丧失利用价值但被抛弃或者放弃的固态、半固态和置于容器中的气态的物品、物质以及法律、行政法规规定纳入固体废物管理的物品、物质。工业固体废物是指在工业生产活动中产生的固体废物。生活垃圾是指在日常生活中或者为日常生活提供服务的活动中产生的固体废物以及法律、行政法规中规定视为生活垃圾的固体废物。危险废物是指列入国家危险废物名录或者根据国家规定的危险废物鉴别标准和鉴别方法认定的具有危险特性的固体废物。《固废法》在总则中确立了我国固体废物污染环境的防治原则，即减量化、资源化和无害化的"三化"原则；规定了固体废物污染环境防治的监督管理办法、一般规定，工业固体废物、生活垃圾污染环境的防治规定，并特别规定了危险废物污染环境的防治

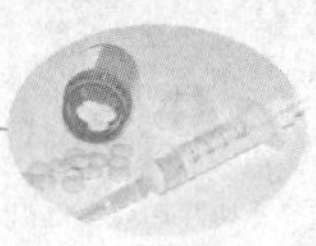

办法。

我国的固体废物污染控制标准体系主要包括固体废物污染控制标准、危险废物鉴别方法标准、固体废物鉴别方法标准以及其他相关标准。如:《生活垃圾焚烧污染控制标准》(GB 18485—2014)、《生活垃圾填埋场污染控制标准》(GB 16889—2008)、《进口可用作原料的固体废物环境保护控制系列标准》(GB 16487.1～GB 16487.13)、《一般工业固体废物贮存、处置场污染控制标准》(GB 18599—2001)、《危险废物鉴别标准》(GB 5085.1～7)、《危险废物贮存污染控制标准》(GB 18597—2001)、《危险废物焚烧污染控制标准》(GB 18484—2001)、《危险废物填埋污染控制标准》(GB 18598—2001)等。

土壤固体废物排放相关标准应在满足大气、水相关污染物排放标准的基础上制定。同时选择在土壤中易残留或对生物危害较大的污染物为检测指标。

危险废物对人体和环境的危害较大,其鉴别标准不同于一般固体废物。我国现行危险废物鉴别标准由《危险废物鉴别标准》(GB 5085.1—2007)～《危险废物鉴别标准:通则》(GB 5085.7—2007)7个标准组成,分别涵盖了危险废物鉴别标准通则、腐蚀性鉴别、急性毒性初筛、浸出毒性鉴别、易燃性鉴别、反应性鉴别和毒性物质含量鉴别。通则中指出凡列入《国家危险废物名录》的,属于危险废物,不需要进行危险特性鉴别;未列入《国家危险废物名录》的,应依据《危险废物鉴别标准:腐蚀性鉴别》(GB 5085.1—2007)～《危险废物鉴别标准:毒性物质含量鉴别》(GB 5085.6—2007)鉴别标准进行鉴别,凡具有腐蚀性、毒性、易燃性、反应性等一种或一种以上危险特性的,属于危险废物。对未列入《国家危险废物名录》或根据危险废物鉴别标准无法鉴别,但可能对人体健康或生态环境造成有害影响的固体废物,由国务院环境保护行政主管部门组织专家认定。

此外,为防止固体废物对农田和农作物的污染,我国从20世纪80年代开始,相继制定了《农用污泥中污染物控制标准》(GB 4284—1984)、《农用污泥污染物控制标准》(GB 4284—2018)、《城镇垃圾农用控制标准(GB 8172—1987)》(已废止)和《农用粉煤灰中污染物控制标准(GB 8173—1987)》(已废止)等。

20世纪90年代,日本和欧洲等一些发达国家提出了"实现经济活动生态化"的全新思路,制定了环境战略,由以污染物末端处理为主的污染控制转向污染预防,积极推进"绿色管理",实现固体废物减量化、资源化、无害化,使人类生活生产活动与自然生态系统的物质循环过程和谐共生。国际上一些先进的固体废物管理立法体系,对我国构建和完善固体废物管理体系、建立资源节约型和环境友好型社会,具有重要的指导和借鉴作用。

第五节　土壤废弃物处置卫生

土壤废弃物的正确处置和利用,可有效防止土壤污染和保护人体健康,并实现固体废物的可持续性发展和促进循环经济的发展。土壤废弃物的处置应本着减量化、资源化和无害化的原则。固体废物的减量化是指通过一定手段,减少固体废物的数量和容积。固体废物资源化是指采取适当的管理和工艺措施回收利用固体废物中的有用物质和能源。固体废物无害化是固体废物经物理、化学或生物学技术的处理,达到不污染原生和次生环境,不损害人体健康的目的。其中,无害化是固体废物处置的最终目标,减量化和资源化服从、服务于无害化,是固体废物无害化处置的重要手段。在土壤废弃物的处置领域还应大力发展"资源→生产→产品→资源"的循环经济发展模式,通过运用减量化、再利用、再循环原则("3R"原则)实现物质的循

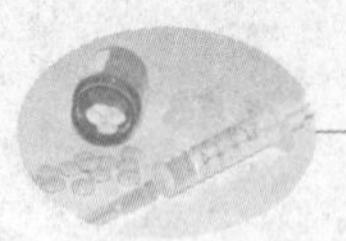

环流动。

一、土壤废弃物处置

(一) 粪便无害化处理与利用

粪便无害化处理有利于控制肠道传染病,增加农业肥料和土壤肥力。粪便收集处理系统分为流出系统和运出系统。流出系统是指粪便由下水道流入城市污水系统并处理。运出系统主要见于农村,是指无下水道地区,用运输工具运出后处理。

1. 厕所卫生学要求　厕所作为收集和贮存粪便的场所,须符合相应卫生学要求。①位置适当:坑式厕所应选土质干燥,坑底应距地下水位 2 m 以上,距集中式给水点、饮食行业和托幼机构 30 m 以外的地方。②粪池应高出地面,防止雨雪水流入,防渗漏,避免污染地下水。③安装防蝇、防蛆、防鼠、防臭、防溢设施。④采光、照明、通风良好,使用方便,便于保洁。⑤农村户厕使用无害化卫生厕所。城市公共厕所应符合《城市公共厕所卫生标准》(GB/T 17217—1998),农村户厕应符合《农村户厕卫生规范》(GB 19379—2012)。

2. 粪便的无害化处理和利用　我国《粪便无害化卫生要求》(GB 7959—2012)中规定了城乡粪便无害化处理的一般卫生要求和各种无害化处理方法的具体卫生要求。要求粪便处理应遵循卫生安全、资源利用和保护生态环境的原则;严禁未经无害化处理的粪便用于农业和直接排放;固液分离-絮凝脱水法的上清液应进行污水处理,污泥须经高温堆肥等方法处理后满足相关标准;应有效控制蚊蝇孳生,无活蛆、蛹和新羽化成蝇;粪渣、沉渣和处理设施的污泥须采用高温堆肥无害化处理合格后用于农业施肥;肠道传染病发生时,应对粪便、贮粪池及周边进行消毒;经各种方法处理后的粪便产物应符合本标准的具体要求。

随着我国畜禽养殖业的快速增长,畜禽粪便产生量也不断增长。目前,我国畜禽粪污产生总量约 38 亿吨,约有 40%未得到有效处理和利用,以致大量畜禽粪便直接排入自然环境。解决畜禽粪便污染的关键是:去臭、杀菌、分解有机物等。有机物和氮磷等营养元素可成为农作物肥料。目前畜禽粪便废弃物主要有 3 种处理方式:①肥料化处理;②能源化处理;③饲料化处理。然而畜禽粪便同时又是病原微生物、真菌毒素、杀虫剂、重金属、药物和激素等有害物质的潜在来源,因此,其作为饲料的安全性有待进一步考量。

(二) 垃圾无害化处理与利用

20 世纪 70～80 年代起全球各国城市生活垃圾产量开始增长,目前,全球垃圾产量年增长率逐年递增。城市生活垃圾产量在发达国家仍呈增长态势,但增速明显放缓,在我国等发展中国家则呈明显增长趋势。据统计,2015 年,我国城市垃圾清运量达 1.92 亿吨,无害化处理率从 1990 年的 2.3%上升到 93.7%。

城市垃圾成分复杂,其组成主要受城市规模、地理气候条件、居民生活习惯、经济水平、民用燃料结构等影响。一般来说,发达国家城市生活垃圾中有机物多、无机物少,不发达国家则相反。我国不同地区城市间差异较大,南方地区城市垃圾中有机物含量较高,而北方地区城市垃圾中无机物含量高,多为煤渣和土砂等。总体上来说,我国城市垃圾热值较低,可燃垃圾含水率较高。

1. 城市垃圾处理方法

(1) 收集和运出:垃圾收集和运出是城市垃圾处理中的第一个环节,该过程工作量大、耗资多、操作复杂。城市生活垃圾收运的原则:首先满足环境卫生要求,其次保证收运费用最低,

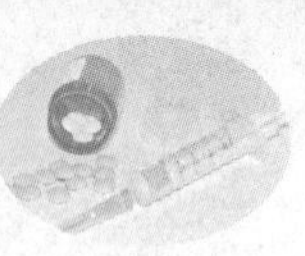

并有利于后续处理。垃圾的收集方法分为混合收集和分类收集。分类存放可减少垃圾带来的环境污染，减轻后续工作量，提高回收纯度和回收率，降低处理成本，在发达国家普遍应用。在我国，垃圾分类收集工作已在北京、上海、广州、深圳等全国垃圾分类收集试点城市逐步推进，2017 年在政府工作报告中提出了“普遍推行垃圾分类制度”的要求。

(2) 压缩、粉碎和分选：垃圾压缩，减少容积，便于运输和处理。粉碎后便于堆肥、燃烧或填埋。通过分选以便进行分别处理和利用。

(3) 卫生填埋：为最常用的垃圾处理方法，安全卫生，成本较低，填埋场地可以做绿化地、公园、游乐场等。发展中国家城市生活垃圾的热值一般都比较低，达不到焚烧要求，废物处置主要依靠填埋技术。填埋也是危险废物的主要处置手段。2015 年，我国 63.9%的城市垃圾经卫生填埋进行处理。垃圾填埋应遵守《生活垃圾填埋场污染控制标准》(GB 16889—2008)等标准的规定。卫生填埋的局限性是对土地资源的大量消耗；渗滤液对地下水及土壤的污染，垃圾堆放产生的臭气对周围空气质量的影响；填埋场气体甲烷带来火灾和爆炸隐患，同时在大气中又会产生温室效应。

(4) 焚烧：焚烧法是将垃圾置于高温炉内，使其可燃成分充分氧化的一种方法，可实现减量化、无害化和资源化。生活垃圾中有机物具有潜在的热能，可用于供热和发电。经焚烧处理，固体废物一般可减容 80%～90%。在一些发达的国家已投入相当一部分的资金开展生活垃圾焚烧处理技术。

我国垃圾焚烧处理起步较晚，1985 年在深圳建成我国第一个垃圾焚烧厂，2015 年，我国 33.9%的城市垃圾通过焚烧处理。此法优点很多，占地面积小，产生热能，消灭病原体，经济效益好。但如果焚烧不充分，会产生多种有害物质包括一氧化碳、剧毒物质如二噁英等，污染空气，同时产生大量残渣。垃圾焚烧应遵守《生活垃圾焚烧污染控制标准》(GB 18485—2014)等有关标准的规定。

2. *城市垃圾的回收利用*　大约 80%的城市垃圾为潜在的原料资源，可以回收有用成分进行再生利用，节省自然资源，避免环境污染。例如，废纸可作为造纸的再生原料，以有效降低森林砍伐面积；利用废弃食物加工饲料，可大大节省饲料用粮食。

发达国家已开展大量垃圾回收利用工作。例如，可把城市垃圾分为纸类、塑料、有机物、黑色金属、有色金属、不可燃物(主要是建筑垃圾)等类别，利用不同颜色容器进行收集，提高处理和利用效率，降低处理成本。根据所回收城市垃圾的性质，选择回收再利用、焚烧法、堆肥等处理方式。对于放射性物质等无法处理的物质可进行固化深埋等处理。对于垃圾渗滤液和排放的气体，进行污水净化或经洗气塔、除尘器处理之后，除掉其中的有毒有害成分，达到污水灌田或无害排放的标准。这在国内尚需进一步推广和完善。

3. *电子垃圾回收*　电子垃圾又称电子废物，是指废弃的电子电器设备及其零部件，包括生产过程中的不合格设备及其零部件；维修过程中的报废品及零部件；消费者所废弃的设备；根据相关法律法规，被视为电子电器废物的。电子垃圾作为全球范围内增长最为迅速的固体废物，具有以下特点：①数量庞大，统计数据显示，全球每年产生的电子垃圾高达 2 000～5 000 万吨，并呈逐年增长的趋势，其中计算机是电子废物中所占比重最大的一类。②危害严重，电子垃圾含有 1 000 多种物质，其中很多为有毒成分，包括多氯联苯、多溴联苯、多环芳烃、溴化阻燃剂，以及铅、汞、六价铬、镉等重金属，对环境和人体健康存在严重危害。③回收价值高，从电子废物中可回收有色金属、贵金属、塑料等。

废旧家用电子垃圾回收再利用过程包括收集、拆解(手工拆解和机械拆解)、再提炼、破碎和

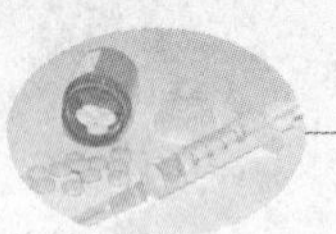

分选。我国的《电子废物污染环境防治管理办法》重点规范了电子废物的拆解、利用和处置行为。

(三) 工业废渣处理

工业废渣产量大、种类多、成分复杂,有害成分含量高(约占 10%)。近年来我国工业固废产生量每年超过 30 亿吨,综合利用率超过 60%。未经处理或处理不当的工业废渣将带来环境污染和生态平衡的破坏,危及人畜健康。其处理措施主要如下。

1. *安全土地填埋* 是对卫生填埋方法的改进,对场地的建造技术要求更加严格。要求衬里渗透系数<8～10 cm/s,收集和处理浸出液,控制地面径流,并对产生的气体进行控制和处理。该法是一种完全的终末处理,最经济,不受废渣种类所限,适用于大量工业废渣的处理,填埋后的土地可用于绿化用地和停车场等。要求场址远离居民区。

2. *焚烧法* 焚烧过程发生高温分解和深度氧化。焚烧使可燃性工业废渣氧化分解,有效降低容积和去除毒性,能量及副产品得以回收。焚烧法适用于有机性工业废渣和有机废渣是有毒有害物质的有机无机混合性工业废渣的处理。本法可实现减少可燃性工业废渣体积、杀灭病原微生物或解毒的目的,还能产生热能可用于供热和发电。需防止焚烧过程中所产生大量酸性气体、未充分燃烧的有机组分及炉渣的二次污染。

3. *固化法* 固化法是将凝固剂(如水泥、塑料、水玻璃、沥青等)与有害工业废渣混合进行固化。它能降低工业废渣的渗透性,制成具有高应变能力的最终产品,使有害废物无害化。在我国固化法主要用于放射性废物的处理。

4. *化学法* 是利用有害工业废渣的化学性质,通过酸碱中和、氧化还原等化学反应将有害工业废渣无害化的一种方法。

5. *生物法* 许多有害工业废渣的毒性可以通过生物作用得以降解。常用的生物法有活性污泥法、气化池法、氧化塘法等。

6. *有毒工业废渣的回收处理与利用* 化工行业产生的许多有毒废渣可经资源化处理进行回收利用,如砷矿一般与有色金属矿共生,利用含砷矿废渣可以提取砷和回收有色金属。

(四) 污水灌溉的卫生防护

污水灌溉主要是考虑到土壤具有自净能力,利用处理后的污水灌溉农田、草地园林或者回灌地下水,使污水资源化的一种方式。污水灌田的好处在于一方面能够缓解日趋严峻的水资源危机,另一方面污水中丰富的营养元素,具有一定的土壤增肥增产作用。然而,直接利用未经处理的污水或处理后仍未达标的污水灌溉农田,将带来严重的环境污染,主要表现为土壤中污染物的残留、累积、农作物的污染和对地下水的污染等方面。各国多城市的历史实践经验表明,污水灌溉的实施必须采取必要的、有效的卫生防护措施。

1. *灌田污水达标* 要求用于灌溉的城市污水或工业废水经预先处理后,能够达到《农田灌溉水质标准》(GB 5084—2005)的要求。

2. *防止污染水源* 为防止水源受到污染,应做好污水沟渠和灌田土壤防渗漏措施,要求污水灌田区距离水源地 200 m 以上。集中式供水水源地上游 1 000 m 至下游 100 m 范围内禁止污水灌田。

3. *防止污染农作物* 提倡采用污水沟灌,不采用漫灌和浇灌,尽量减少污水与蔬菜和农作物的直接接触,提倡种植可食用部分不与土壤接触的蔬菜。污水灌田禁止用于生食蔬菜和瓜果。严格限制使用含有强蓄积性物质的污水进行灌田。

4. *防止污染大气* 污水灌田区应位于居民区下风侧,距居民区 500 m 以上,以防止厌氧

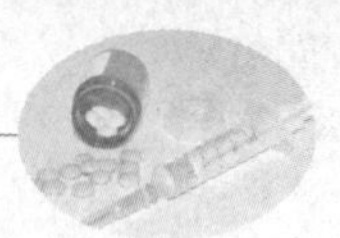

分解和腐败产生的恶臭。

5. 防止蚊蝇孳生　灌区应土地平整，无积水和杂草，以防止有机物堆积腐败，减少蚊蝇孳生。

二、污染土壤的修复

随着工农业生产的发展，土壤污染形势日益严峻，由土壤污染导致的环境和健康问题已不容忽视。迫切需要开展污染土壤修复工作，阻断污染物进入食物链，避免对健康造成危害。20世纪70年代末的"拉夫运河事件"，促使美国于80年代建立了"超级基金"，拉开了美国污染土壤修复的序幕。自20世纪80年代以来，许多国家开展了污染土壤治理与修复工作。污染土壤的修复成为环境科学领域的研究前沿。我国的污染土壤修复工作起步晚，技术储备不足，2004年的北京"宋家庄中毒事件"标志着我国污染场地修复工作的起步。目前已经成功完成了一些实际修复工作，积累了一定经验。

1. 污染土壤修复的技术原理　污染土壤修复的两个技术原理为：通过土壤污染物存在形式或与土壤结合方式的改变，降低其迁移性和生物可利用性；降低土壤有害污染物的浓度。

2. 污染土壤修复的技术体系　污染土壤修复方法根据原理可划分为物理、化学和生物方法3类。物理修复方法包括物理分离法、溶液淋洗法、固化稳定法、冻融法和电动力法等。化学修复方法包括溶剂萃取法、氧化法、还原法和土壤改良剂投加技术等。生物修复方法是土壤污染修复的主要技术，包括植物修复、微生物修复和动物修复，其中植物修复和微生物修复的应用最广泛。生物修复具有基本不改变土壤的理化性质、完全降解污染物、成本低和应用广泛等优点。

第六节　土壤卫生监督与监测

与水和大气污染防治领域相比，我国土壤污染防治领域的立法工作相对落后，《土壤污染防治法》尚处于草案征求意见阶段。2016年5月31日国务院发布的《土壤污染防治行动计划》（又称"土十条"）成为我国土壤治污领域的纲领性文件。日益严峻的土壤污染形势，亟需加强土壤卫生监督、监测工作和相关法律法规的建设。

一、预防性卫生监督

存在土壤污染可能的工程项目和设施的实施须获得相关卫生主管部门的审查批准。土壤预防性卫生监督包括以下几方面内容。

1. 场址选择的审查　可能污染土壤的工程项目，其场址选择的审查须有卫生部门参加，符合卫生要求后，才能实施。

2. 土壤污染的预测　若工业企业已对土壤造成污染，可预测污染物在土壤中的蓄积趋势，提出限制其排放量的需求。以某工厂土壤气型污染预测为例，首先按照公式（7-1）计算土壤中污染物的蓄积：

$$Q=\frac{C-C_b}{W_1 T_1} \qquad \text{公式(7-1)}$$

式中：W_1，某工厂每年通过向大气排放某污染物的量，t/a；

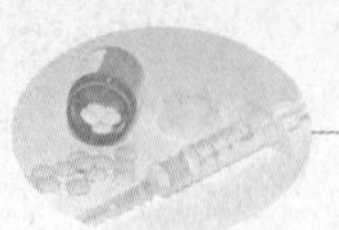

T_1,该工厂已排放污染物的年数,a;

C,该厂周围某采样点土壤中该污染物含量目前的实测值,mg/kg;

C_b,当地土壤中该污染物背景值,mg/kg;

Q,T_1 年中该厂每排放 1t 污染物,使该采样点土壤中污染物含量增加量,mg/kg。

然后,按照公式(7-2)预测土壤中污染物含量达最高容许限值的期限:

$$T_2=\frac{S-C}{W_2Q}=\frac{W_1}{W_2}\times\frac{S-C}{C-C_b}\times T_1 \qquad \text{公式(7-2)}$$

S,土壤中该污染物的最高容许限值,即土壤标准值,mg/kg;

W_2,今后每年排放该污染物的数量,t/a;

T_2,该采样点土壤中此污染物含量达到土壤卫生标准(S)的期限,a;

其他符号意义同公式(7-1)。

可在该厂周围不同方向和不同距离增设采样点,计算不同采样点 Q 值。

3. *验收工作* 污染土壤建设项目建成后的验收工作必须有卫生部门参加,评估是否符合卫生要求和是否会造成土壤污染,并提出相应改进措施和要求。

二、经常性卫生监督

土壤经常性卫生监督是国家卫生部门依照国家法规,对辖区内废弃物堆放、处理场地和周围土壤进行经常性监督和管理,使之达到卫生法规的要求。土壤环境经常性卫生监督包括以下内容。

(1) 定期调查与监督管理居民区内或附近土壤卫生状况和垃圾、废渣堆放处,公共厕所等的污染情况。

(2) 对废弃物的土地处置,重点防止渗出物对水体的污染,避免气态污染物的危害。定期监测、监督有害成分,检查管理和运行记录制度等。

(3) 定期监督监测污水灌田区域的土壤、地下水、空气和农作物,了解居民反映的问题,积累资料,动态分析。防止污水灌田危及生态环境和人群健康。

三、土壤卫生监测

土壤卫生监测包括污染源调查、土壤污染状况调查与监测,土壤污染对居民健康影响的调查。

(一) 污染源的调查

应查清污染来源和特点,包括污染源的性质、数量、生产过程、净化设施、污染物的排放规律及影响因素等。随时掌握各污染源的变化和新出现的土壤污染来源,弄清污染性质、范围和危害,为治理指明方向。

(二) 土壤污染现状调查与监测

土壤环境监测主要包括 4 种类型:区域土壤环境背景监测、农田土壤环境质量监测、建设项目土壤环境评价监测和土壤污染事故监测。

1. *采样点的选择和采样方法* 根据土壤污染特点布设监测点。对于点源污染,以污染源为中心在不同方向设置采样点;对于面源污染,采用网格法,每个格子内采集一个土壤样品。详细调查时每 2.5~25 公顷设置一个采样点,粗略调查时可以每 1 000 公顷设置一个采样点。

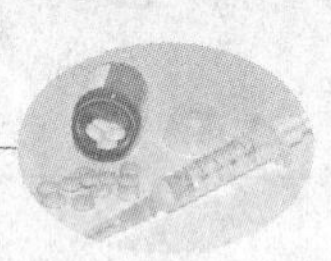

关于采样深度,表层采样采用金属采样筒,可取 0～20 cm 深的土样。深层采样采用土钻,深度为 1.0 m。

2. 土壤环境背景调查监测　土壤背景资料是土壤污染状况评价的基础。主要监测各种化学元素和放射性物质的背景值。样品采自当地未受污染的天然土壤,同时应包括当地各种类型的土壤。

3. 化学污染的调查监测　除了调查监测化学物在土壤中的含量,还要监测其在当地各种农作物中的含量,以明确农作物对土壤中化学污染物的富集情况。另外,必须监测化学污染物渗入土壤的深度,在地下水和空气中的浓度等,估计对周围环境的影响。

4. 生物性污染的调查监测　常用的监测指标包括大肠菌值、产气荚膜杆菌值和蛔虫卵数。大肠菌值是指发现大肠菌的最少土壤克数,是反映人畜粪便污染和肠道传染病危险性的主要指标。反映粪便污染的指标还有产气荚膜杆菌值,其芽胞在土壤中存活时间比大肠菌长。通过两种细菌在土壤中的消长可判定粪便污染土壤的时间长短。蛔虫卵数可以直接说明在流行病学上是否对人体健康有威胁,对判定土壤污染有重要意义。根据土壤中蛔虫卵所处的发育阶段和活卵所占百分比可判断土壤自净程度。

(三) 土壤污染对居民健康影响的调查

土壤污染对健康的影响较为隐蔽,表现为间接的、长期的慢性危害,需开展大规模人群流行病学调查,其调查范围应与土壤污染调查与监测范围一致,还应设对照人群作比较分析。

1. 患病率和死亡率调查　分别调查污染区、对照区居民与土壤污染有关的疾病患病率和死亡率,或收集和利用现有死亡和疾病资料。比较污染区和对照区居民的健康状况,分析土壤污染与居民健康的关系。

2. 居民询问调查　了解居民对土壤污染的主观感受及对生活条件影响的反映,并进行统计分析。

3. 居民健康检查　选择一定数量有代表性的居民进行临床检查、生理、生化和免疫功能指标的检测,发现居民健康状况的变化与土壤污染的关系。

4. 有害物质在居民体内蓄积水平的调查　根据污染物选择头发、血、尿、乳汁、唾液等生物材料,判定其在体内的蓄积水平和危险程度。

（王　霞）

第八章
环境化学物健康风险评价及政策应用

危险度是机体对某化学物在一定暴露条件下所产生的不良效应的概率。健康危险度评价(health risk assessment，HRA)是利用现有的毒理学、流行病学及实验研究等最新成果，按一定准则，对有害环境因素作用于特定人群的有害健康效应(伤、残、病、出生缺陷、死亡等)进行综合定性与定量评价的过程。危险度评价可为决策者提供降低该危险度的科学依据。换句话说，危险度评价是科学研究和决策措施之间的桥梁。

危险度评价过程通常包括危害认定、暴露评价、剂量-反应关系评价及危险度特征分析 4 个步骤。危害认定包括对现有的资料进行充分分析，以确认所评价化学物所致健康危害的特性；暴露评价涉及评价人群暴露于化学物的时间、频率以及暴露量的大小，它包括确定环境中(如空气、水、土等)有害物的浓度、暴露途径、有害物在环境中的转变，以及确定受影响的人群；剂量-反应关系评定是对化学品暴露量和健康相关终点发生频率关系的分析；危险度特征分析从危害认定、暴露评价和剂量-反应关系评定所获得的信息确定人群暴露的危险度。本综述将着重阐述剂量-反应关系评定在非致癌毒性的危险度评价中的最新进展。

化学品的大量使用对人类社会发展和经济需求具有重要意义，但是化学物的不安全使用却将造成环境污染和影响人体健康。必须对有毒化学物进行健全的环境管理，才能保证可持续发展和改善人类的生活质量。1992 年在巴西里约热内卢召开的联合国环境和发展大会通过了“21 世纪议程”，该议程第 19 章专门阐述了有毒化学品的管理。为了开展化学品的危险度评价工作，联合国环境和发展大会认为，有两个关键问题必须解决：①目前缺乏足够资料对现有大量化学物进行危险度评价；②即使有了资料还没有足够的人力和财力开展危险度评价工作。这两个问题在发展中国家尤为突出。为此，大会建议，首先必须加强和加速化学品危险度的国际评价工作，同时应该加强各国对化学品危险度管理的能力和力度。

为解决化学物污染环境的问题，必须经过危险度评价和危险度管理两个阶段(图 8 - 1)。危险度评价为危险度管理的决策和执行提供了科学基础。对化学物污染问题危险度管理的结果可返回进入再一轮的危险度评价，不断改进。在这个过程中，人们对化学物的危险度感知(危险度意识)可对决策者进行危险度管理的优先选择产生一定影响。同时在危险度评价和危险度管理两个阶段中均应进行专家和决策者以及专家和公众对危险度认识的交流。

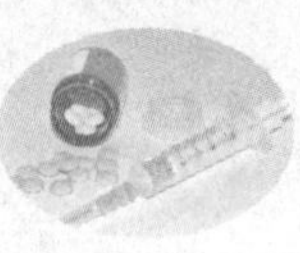

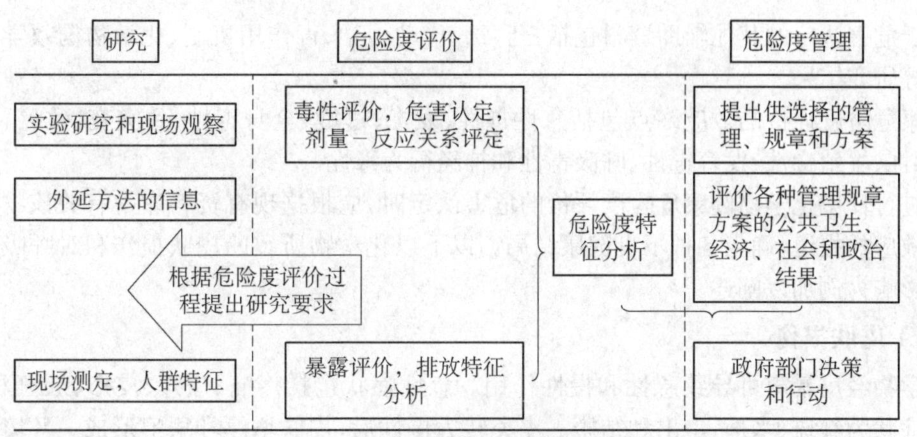

图 8-1　危险度评价和危险度管理的要素

(引自:NRC. 危险度评价的科学和判断. 1994a.)

第一节　危险度评价的基本要素

危险度评价(risk assessment),在国内也被译为风险评价。

对有毒有害化学物的危险度评价,包括两部分:化学物对健康影响的危险度评价(health-based risk assessment)(又称健康危险度评价)和化学物对环境生态系统影响的危险度评价(environment-based risk assessment)。本章只讨论健康危险度评价。

危险度是某化学物在一定暴露条件下所产生的不良效应的概率。健康危险度评价包括危害认定,暴露-效应或暴露-反应关系评定,暴露评定,以及危险度特征分析。

危险度评价按照一定的工作程序和技术路线,在现有科学研究资料总和的基础上,作出危险度特征分析,为决策者提供降低该危险度的科学依据。美国国家科学委员会(National Research Council, NRC)在 20 世纪 80 年代初就提出了科学研究-危险度评价-危险度管理的框架图;1994 年 NRC 再次肯定了这一框架的正确性,并做了少量修改,特别增加了根据危险度评价的结果对科研工作提出进一步要求的反馈(见图 8-1)。

一、危害认定

危害是由于化学物的内在属性在暴露条件下可能对人和环境产生的不良效应,既取决于化学物本身的特征,也与个体的特征有关。危害认定(hazard identification)是确定某不良效应是否由该化学物(或混合物)的固有特征所造成的。确定化学物的各种危害时,除了考虑其对总人群的不良健康作用,还要考虑对高危人群的有害作用。需要考虑的宿主因素包括:年龄、种族、生活方式和行为、遗传特征、饮食卫生习惯、健康状况和已有疾病等。危害认定的资料主要来源于流行病学和动物毒理学研究。判断流行病学研究资料是否适用于危险度评价,考虑因果关系的依据是:对暴露组和对照组的恰当选择;有暴露浓度(剂量);适当的观察期和随访的质量;对混杂因素和偏倚的考虑;对患病和死亡原因的有效确认及测定特异反应(效应)的能力。判断动物资料是否适用于危险度评价的依据是:各组所用动物数是否足够;是否用两种性别的动物;组距选择是否适于确定剂量-反应关系;观察和分析方法的可靠性;病理变化的性质和范围;药(毒)代动力学的考虑;暴露途径和期限与人类暴露的相关性。

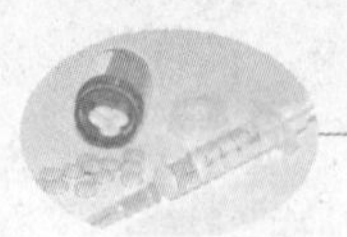

用于危害认定的其他辅助资料包括：药(毒)代动力学、毒作用机制、化学物构效学以及体外实验等研究结果。

健康危险度评价的效应终点包括急性毒性、发炎、过敏、全身毒性、致突变、致癌、免疫毒性、肾毒性、生殖毒性、发育毒性、呼吸毒性和神经行为毒性。

在进行环境化学物健康危险度评价的危害认定时，应根据现有资料库中有关该物质的不良健康效应的报道，确定各种不良健康结局。以下以化学物所致的皮肤损伤和对呼吸道和消化道的影响为例加以阐述。

(一) 皮肤损伤

化学物经皮暴露可导致急性和慢性作用。急性症状包括疼痛、瘙痒、皮疹、红斑和水疱。皮炎的症状为红斑、水疱、渗出和结痂。皮炎转为慢性后，皮肤增厚和瘢痕形成。环境化学物还可引起皮肤色素变化。接触环境抗原物质可导致皮炎。常见的环境抗原物质有金属(如镍、汞、铬)、染料、树脂和粘合剂等。可根据接触的化学物质确定皮肤损伤的健康结局。

(二) 呼吸系统

进入呼吸系统的有毒物质包括颗粒物(如 PM_{10}、沙尘颗粒物)、气体(如 CO、O_3、NO_2)、挥发性液体(如苯、四氯化碳)和气溶胶。

呼吸系统既是环境毒物进入机体的途径，也是多种毒物作用的靶器官。吸入环境毒物后对呼吸道的影响范围很广，从非特异性的症状如气急、胸闷等，到特异性的疾病如支气管哮喘、肺气肿、矽肺、肺癌乃至对全身其他系统的影响。表 8-1 举例说明环境毒物经呼吸道暴露后的健康结局。

表 8-1　环境毒物对呼吸系统的有害作用

暴露物质	健康效应
易溶刺激性气体如 SO_2	急性上呼吸道炎症
不溶性气体，如氮氧化物(NO_x)、氯气	急性肺损伤(如肺水肿)
生物性(花粉)和化学性过敏原(镍)	哮喘
慢性吸入刺激性气体，香烟烟气	慢性阻塞性肺疾病(COPD)
城市大气中可吸入颗粒物	对总死亡率、呼吸系统和心血管系统疾病死亡率、住院率、门急诊人数的影响
香烟烟气(包括被动吸烟、环境香烟烟气)、氡	肺癌

从表 8-1 可以看出，环境毒物对呼吸道的毒作用与其理化特性有密切关系，如 SO_2 易溶于水，易被呼吸道黏膜的黏液层吸收而作用于上呼吸道，而 NO_2 因不溶于水而可深入肺泡，主要作用部位为下呼吸道。

经呼吸道进入的毒物多为混合物，大气可吸入颗粒物就是多种物质的混合物。因此，在进行大气污染物的健康危险度评价、确定其健康效应终点时，必须注意到混合物这一特点。此外，也要注意由于呼吸系统受影响后的全身反应。

(三) 消化系统

消化系统不仅吸收经消化道摄入的环境毒物，还可能吸收经其他途径摄入的毒物。但有关消化道作为环境毒物作用靶器官的研究报道较少。外来物质对消化道的作用包括急性、亚

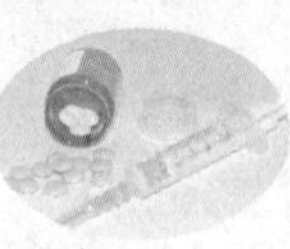

急性和慢性。急性作用如恶心、呕吐、腹泻等，主要由病原微生物和生物毒素引起。饮水中铜含量过高，也可引起恶心和呕吐。慢性作用如食管癌、结肠癌和肝癌等可能和长期暴露于黄曲霉毒素和微囊藻毒素有关。

所有经肠道吸收的物质都要经过肝脏代谢。经各种途径摄入机体并被机体吸收的物质都在肝脏代谢。肝脏是环境化学物对机体作用的重要靶器官。各种实验室分析测试是反映肝脏受损的指标。常规测试包括肝功能的血清酶学活性（如天冬氨酸转氨酶，丙氨酸转氨酶，谷丙转氨酶）、白蛋白、前凝血酶时间、胆红素水平。多氯联苯类化合物可引起 P450 酶活性变化。

危害认定是定性地确定可能由某一物质引起的不良健康结局（health outcome）或效应终点（endpoint），然后进一步定量地进行剂量-反应评价，结合暴露评价，最终作出健康危险度评价。

二、剂量-反应关系评定

危害认定通过对现有资料进行周密评审后确认各种潜在的危害，剂量-反应关系的评定进一步对化学物质的暴露和相关健康结局之间的关系作出定量分析。换句话说，剂量-反应关系评定是对暴露水平（剂量）和所产生的效应发生率和严重程度之间关系的评定，它是对暴露量和不良健康效应的定量分析。

根据剂量-反应关系可将化学物分为两大类：有阈化学物质（threshold chemicals）和无阈化学物质（non-threshold chemicals）。有阈化学物质的剂量反应曲线常为非线性的“S”形曲线。在阈值以下将不致产生有害效应或不能测得有害效应。非遗传毒性的致癌物同样存在阈值。无阈化学物质是指在任何低的暴露水平下，仍存在一定的有害作用发生的概率，即不存在阈值。这类物质包括具有遗传毒性的致癌物质和性细胞致突变物质。

评定剂量-反应关系的资料来源于人群流行病学研究和动物实验、构效关系（structure-activity relationship，SAR）和体外测试系统，优先选用人群流行病学资料。

（一）有阈化学物

剂量-反应关系评定的目的是在确定该物质关键健康效应（critical health effect）阈值的基础上，确定“安全剂量（safety dose）”。

$$安全剂量 = \frac{\mathrm{NOAEL}}{\mathrm{UF}}$$

许多国际组织和国家对有阈化学物质剂量-反应关系的评定都采用了“安全剂量”这一概念，具体名称则不尽相同。如 WHO/IPCS 采用 TDI/ADI（每日耐受摄入量，tolerable daily intake，TDI）；每日可容许摄入量（acceptable daily intake，ADI）；美国 EPA 采用 RfD/RfC（参考剂量/参考浓度，reference dose/reference concentration）；美国有毒物质及疾病登记署（Agency for Toxic Substance and Disease Registry，ATSDR）采用最低危险水平（minimum risk level，MRL）；而欧共体则采用安全界限（margin of safety），即估计的暴露浓度与产生健康效应浓度的比值。

1. 确定阈值，低于此值时不会产生或不能观察到有害作用

（1）未观察到有害效应的剂量（no-observed-adverse-effect level，NOAEL）是指通过实验和观察结果，机体终生暴露于该物质后，未能发现对其形态学、功能、生长和发育产生有害作用的最大剂量。从 NOAEL 求得安全剂量，是相当长期的一种传统方法，现在仍继续被采用。

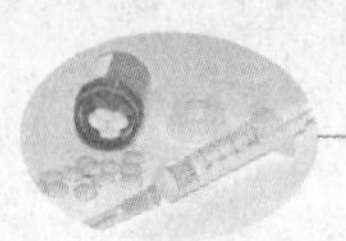

但是,采用 NOAEL 有一定的局限性。首先,NOAEL 是根据动物实验或人群流行病学调查的结果得到的未观察到不良健康效应的最大剂量,仅选用了一个点的数据,而忽略了剂量-反应曲线的斜率。显而易见,对具有同样的 NOAEL 值,但剂量-反应曲线斜率不同的两种物质,进行危险度评价时,对坡度陡的物质应更为严格。其次,NOAEL 值是根据统计学的检验与对照组无统计学差异而确定的数值,这就与样本量的大小有关。第三,有的研究(包括动物实验和流行病学研究),未能得出 NOAEL 值,只得到最低有害效应剂量(lowest observed adverse effect level, LOAEL)值。只能根据 LOAEL 值再给予一个不确定系数(uncertainty factor, UF)来外推 NOAEL 值。通常采用的 UF 值为 10。有时对于某些重要的环境化学物质,为了尽量准确地获得安全剂量,需要重新设计剂量分组再次进行实验,以求获得 NOAEL 值。例如,WHO 在 1997 年对邻苯二甲酸二丁酯(di-butyl phthalate, DBP)进行危险度评价时,只有 LOAEL(66 mg/kg 体重)的资料;最近文献报道了 DBP 的 NOAEL 研究结果为 50 mg/kg 体重。

(2) 基准剂量(benchmark dose, BMD):在传统的非肿瘤剂量-反应关系评定过程中,关键效应的 NOAEL 通常被用作估计安全剂量或阈下剂量的起始点值。但是,剂量-反应关系评定过程中采用 NOAEL 有许多缺陷,这些缺陷包括:由于 NOAEL/LOAEL 是实验过程中采用的剂量或浓度之一,所以 NOAEL 或 LOAEL 的结果依赖于实验剂量的选择;NOAEL/LOAEL 高度依赖于样本量的大小。随着样本量的减少,显著性差异的统计检验效率也在降低,结果导致每个剂量组实验动物数较少的实验会倾向于产生较大的 NOAEL/LOAEL 值,因为只有足够大的反应差别才能被判断为具有统计学意义,而设计较好的实验(具有较小的实验误差)将导致较小的具有统计学意义 NOAEL/LOAEL 值。这恰恰与期望的结果相反,即统计检验效率低的实验应产生较小的估计安全或阈下剂量的起始点值以避免因实验设计不足所导致的误差;NOAEL 是基于一个点的数据,它未考虑到剂量-反应关系曲线的斜率;当一个实验未能发现 NOAEL 时,安全或阈下剂量的估计只能基于 LOAEL,然后再采用 10 倍的不确定系数加以外推。

由于不同实验 NOAEL/LOAEL 未必提供对同一反应水平上的作用剂量,因此,NOAEL 方法总存在着可比性方面的问题。

近年来,采用基准剂量(BMD)的方法也被采用来确定安全剂量。WHO/IPCS(1999 年)出版的《人体化学品暴露健康危险度评价》一书中,同时推荐了 NOAEL 和 BMD 两种方法来确定安全剂量。

BMD 是指与对照组相比,暴露组产生某种不良健康作用的反应率时剂量的可信限下限(见图 8-2)。计算 BMD 值时,采用的是各剂量组的结果,而不是没有不良反应的某一点的数值,因此就解决了曲线斜率、样本量大小的问题。如果实验结果中只得到 LOAEL 而没有 NOAEL,也不妨碍 BMD 结果的计算。在进行 BMD 值计算时,首先选定反应率(如选 1%、5% 或 10% 为反应率),再选定可信限(如 90% 或 95% *CI*)。

有作者对多种化学物质的 NOAEL 和 BMD 值进行了比较,发现二者相差不大。

在以 BMD 值求安全剂量时,同样需要考虑一定的不确定系数,即:

$$安全剂量 = \frac{BMD}{UF}$$

由于 BMD 考虑了全部实验数据的剂量-反应关系,因此,即使实验结果未获得 NOAEL,

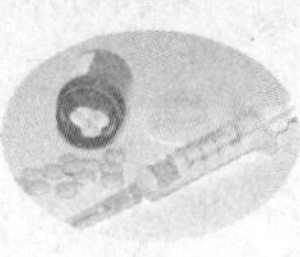

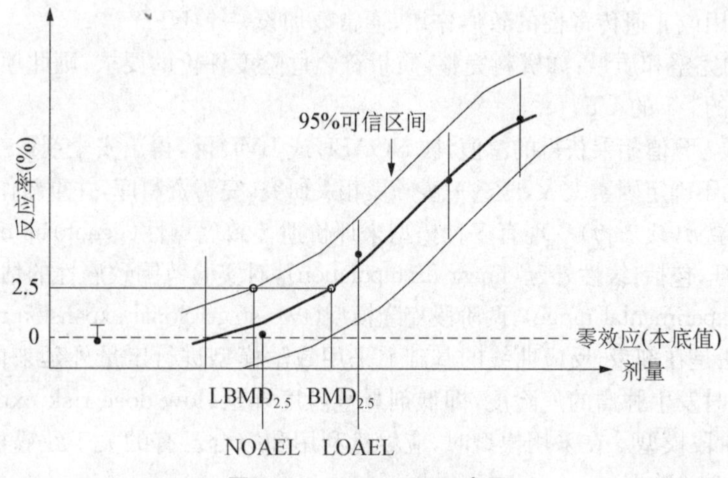

图 8－2　Benchmark 示意图

也不再需要设置由 LOAEL 外延至 NOAEL 的 UF 值。

已有各种软件包计算定量的、连续的和巢式资料的 BMD 值。软件可在美国 EPA 的下列网址免费下载：http://cfpub.epa.gov/ncea/cfm/nceahome.cfm。

2. 不确定系数(uncertainty factor, UF)　不确定系数包括变异性(variability)和不确定性(uncertainty)两方面。主要包括由动物实验结果向人群外推的不确定性和人群的个体差异。传统上选用 UF 值为 100，即种间差异和个体差异各为 10。不确定系数共包括如下几点。

(1) 种间差异：一般选用 UF 值为 10。但如采用的是人群资料，种间差异的 UF 值为 1。Renwick 提出根据毒代动力学和毒效动力学的结果将此值分为 2.5 和 4(默认值)，见图 8－3。如有由"以生理学为基础的药代动力学模型(physiologically-based pharmacokinetic model, PBPK)"获得实验数据，则可根据实验结果取代默认值。

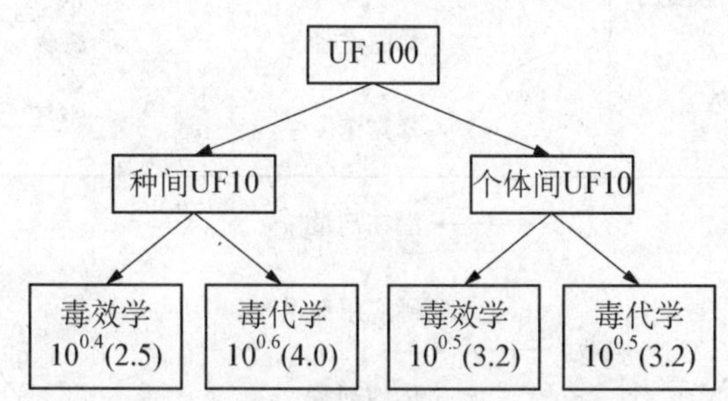

图 8－3　按毒代动力学和毒效动力学对种间和个体间不确定系数的进一步划分

(注：可根据实验所得的实际数据取代上述方格内的默认值.)

(2) 个体间差异：一般选用 UF 值为 10。Renwick 提出根据毒代动力学和毒效学的结果将此值分为 3.2 和 3.2(见图 8－3)。如有实验资料，可根据实验结果来取代默认值。

(3) LOAEL 向 NOAEL 的外延：如所评价的关键健康效应只有 LOAEL 而没有 NOAEL，则需加一个 UF 值。根据剂量-反应的结果，此值可为 3～10。如采用 BMD 计算安全剂量，即使实验结果未获得 NOAEL，也不必包括此项 UF 值。

(4) 关键有毒作用的性质：如果确定安全剂量的关键健康效应的性质比较严重且是不可

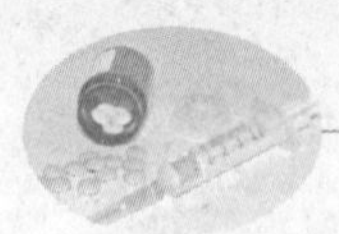

逆的,如致畸作用或非遗传毒性的致癌作用,通常要加设一个 UF。

(5) 资料的完整和质量:如资料完整,质量符合危险度评价的要求,则此项 UF 值为 1。反之,要给予一定的>1 的 UF。

将以上各项 UF 值相乘获得的总值,被 NOAEL 或 BMD 除,得出安全剂量。如 UF 值过大,表明所获结果的不确定因素太大,应进一步开展相关研究,完善资料库,并重新作危险度评价。

3. 无阈化学物(致癌物) 现有多种模型来评价遗传致癌毒性(genotoxic neoplastic effects)的剂量-反应特征,包括:线性外延(linear extrapolation),对实验范围致癌性的估计(estimation of potency in the experimental range),两阶段克隆模型(two-stage clonal expansion model)等。

经典的方法是在剂量-反应曲线的基础上采用数学模型进行定量外延来估计人群在可能的摄入/暴露量时发生肿瘤的危险度,即低剂量危险度外延(low-dose risk extrapolation)。通常采用线性多阶段模型。在采用模型时,应尽量利用和综合已有的关于致癌机制的研究结果和各种剂量-反应的数据。

三、暴露评价

(一) 概述

暴露(exposure)是指人体对外界可能有直接接触的部位(如皮肤、口腔和鼻腔)对环境中生物、化学或物理因子的接触。暴露浓度(exposure concentration)是指环境介质(如空气、土壤、水和食物)中环境因子与机体可能发生接触时的浓度,常以 mg/L, mg/kg, mg/m^3, $\mu g/m^3$ 表示。摄入(intake)是指经口或经呼吸摄入环境介质中的化学物质。吸收(uptake)是环境介质中的化学物质经口、经呼吸或经皮肤摄入后通过消化道、呼吸道和皮肤的屏障而被吸收。环境化学物一旦被机体摄入或吸收,就构成了剂量(dose)。环境污染源-暴露-健康效应的关系见图 8-4。

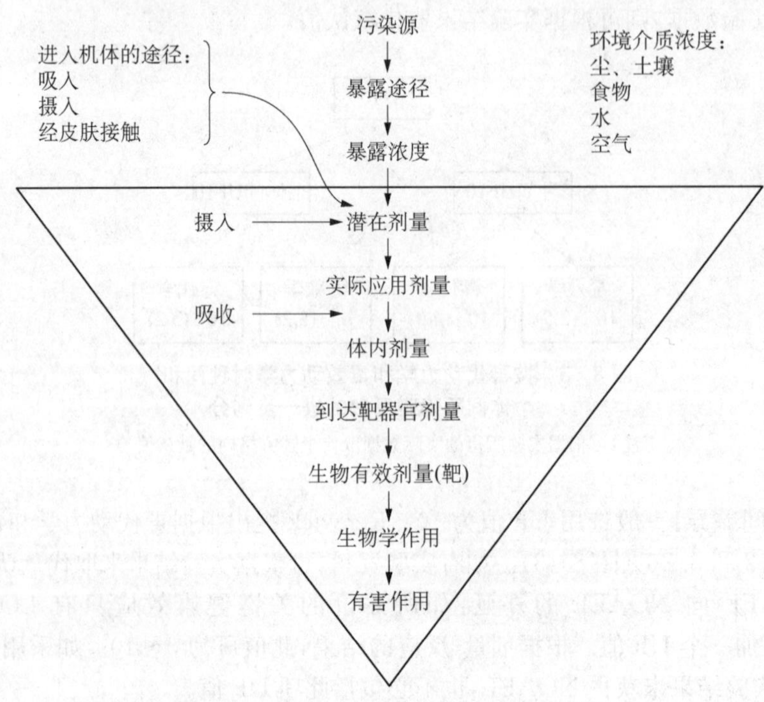

图 8-4 污染源暴露对健康影响的路线图

[据 Sexton 等(1995)和 IPCS(1993)改编.]

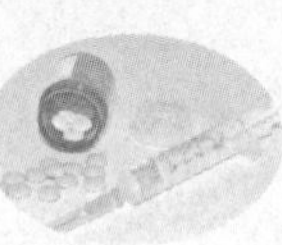

暴露评价(exposure assessment)是关于人体对某物质现有的和潜在的暴露量、暴露频率和期限及可能暴露途径的评价。暴露评价确定人群中已经发生的对某物质的暴露量。暴露评价是危险度评价的重要组成部分。确定总人群和亚人群(不同年龄和性别等)的暴露是进行暴露-反应关系分析的前提,是流行病学研究中一致公认的重要因素和难点。人群对环境污染物的暴露评价也是制定环境和公共卫生政策的基础和检验改进措施环境效果的手段。必须看到,环境污染物的扩散和转运不受地理和政治的限制,是没有国界的。全球化(globalization)和城市化(urbanization)更促进了环境污染从局部地域向更大区域以至全球的扩散。

(二) 环境暴露的时间趋势和空间分布

暴露评价必须考虑暴露和健康效应之间的时间先后关系。每一种化学物质都有其特定的暴露和产生效应之间的时间间隔(潜伏期)。宿主因素如年龄、性别和免疫状态等会对暴露后的效应发作时间产生一定的影响。有的健康效应发作较快,是急性的,而有些要经过很长时间才显示。如刺激性气体很快引起黏膜刺激、发炎和呼吸道症状。而镉暴露则要经过多年的蓄积后才引起肾小管损伤。绝大部分肿瘤在暴露于环境致癌物多年后才发展形成。在进行环境中某化学物的暴露评价时要充分了解该物质的特性和生物学作用机制。

化学物环境浓度的时间变化趋势可能对健康效应产生影响。志愿者试验表明,在一定时间范围内,不稳定浓度的 O_3 染毒所产生的不良健康效应要比稳定浓度的 O_3 染毒浓度的效应大。

大气污染物的环境浓度有明显的随时间变化的趋势。所以需要有小时平均浓度、日平均浓度和年平均浓度,并记录峰值。源强变化、气象条件、人类活动都是重要的影响因素。

环境污染物浓度的空间变化也很重要,环境污染物的扩散不受国界限制,结合地理信息系统(geographical information system, GIS)和环境检测结果和人口分布获得人口加权的暴露浓度可更为精确地进行城市总人群的暴露评价。

(三) 总暴露量

为评价环境污染物暴露的健康效应,必须确定人体经不同途径对该物质的总暴露量。有的物质如 SO_2 只有单一暴露途径,即100%经空气暴露。有的物质如氟化物,可通过空气(大气和室内空气)、水和食物等多种途径暴露。即使是通过单一途径暴露(如CO),由于人们活动时所在环境中浓度的不同,也应计算个体总暴露量(integrated personal exposure),见公式8-1。

$$E_i = \sum_j C_{ij} T_{ij} \qquad \text{公式(8-1)}$$

式中:E_i,个体总暴露量;

C_{ij},各微小环境中该化学物的浓度;

T_{ij},各微小环境中停留时间的比例。

参照此式可计算经不同途径的总暴露量。

(四) 测定暴露水平的技术和方法

尽量精确地测定环境污染水平和估计人体暴露量是建立暴露(剂量)-反应关系的前提,也是健康危险度评价的关键和难点。基本技术路线如下。

1. 监测环境污染水平　要有分布合理的监测点,选用适当的监测方法,并有质量控制。环境监测通常采用先进的仪器设备,大流量连续采样。但是监测点不可能太多,其结果不一定能够代表个体暴露的实际水平。

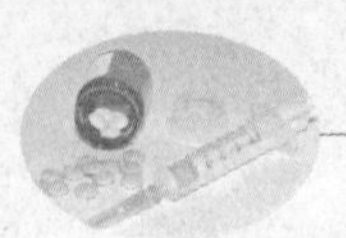

2. 采用模型估计环境暴露水平　暴露模型技术(exposure modeling technique)的发展有利于宏观地估计环境暴露状况及地域分布(如估计区域的大气污染水平和变化)。各种模型的比较见表 8-2。

表 8-2　各种暴露模型的比较

参数	暴露模型类型		
	定数论型(自然法则和理化生物属性)	随机型(统计的或经验的)	二者综合型
方法形成	依据自然法则和理化生物属性	对假定的测定(经验统计)	自然法则、理化生物属性和统计结果
输入数据	重要参数的资料及其在模型中的价值	人群暴露资料	重要参数的资料及其在模型系统中的分布
优点	根据各项重要参数的价值演绎模型	采用实测数据,建立模型	根据各项参数演绎模型,采用数据的统计结果可使某些不确定性也纳入模型
缺点	包含设计者的偏倚,需进一步论证	建立模型时需要数据,在所建模型的数据库外进行外延时需慎重	需要很多有关模型系统的知识,需进一步论证

(资料来源:Sexton & Ryan,Sexton K & Ryan PB. Assessment of human exposure to air pollution: methods, measurements and models. In: Watson AY, et al. ed. Air pollution, the automobile and public health. Washington DC: National Academy Press, 1988.)

3. 个体采样器　个体采样器的测定结果最能反映个人的暴露情况,但在实际应用时有很多限制:采样量小,采样器不能太重,不可能连续和大规模采样等。个体采样器包括需要动力的主动采样器和不需动力的被动采样器。

4. 暴露生物标志　暴露生物标志(biomarker of exposure)是指对人体组织、体液或呼出气中环境污染物和(或)其代谢产物含量的测定。测定结果反映了这些污染物进入人体,表示人体获得的剂量。显然,暴露生物标志与健康效应的关系(剂量-效应关系)要比环境污染物浓度与健康效应的关系(暴露-效应关系)更为直接。暴露生物标志反映了各环境介质中某物质通过各种摄入途径进入机体的总和。根据化学物的特性和人体的反应,不同暴露生物标志所反映的暴露时间不一。例如,呼出气中 CO 含量反映了测定前数小时对 CO 的暴露,因此呼出气中 CO 的含量应该用于对 CO 急性效应的剂量-效应分析。相反,骨和牙齿中铅含量代表了数年来对铅暴露的结果,适用于对铅慢性效应的剂量-效应分析(如神经毒性和肾损伤)。暴露生物标志的测定可相对精确地获得个体的暴露水平。

四、危险度特征分析

危险度特征分析系综合以上 3 个阶段,即危害认定、剂量-反应评价和暴露评价的结果而作出关于某物质危险度的评价。从而向决策者提供根据现有资料作出的危险度分析并指出在分析过程中的各种不确定因素,为进一步进行危险度管理提供科学依据。

在对化学品进行危险度评价的基础上可提出该物质的每日耐受摄入量(tolerable daily intake, TDI)或每日可容许摄入量(acceptable daily intake, ADI),并进一步制定环境介质中各有害物质的卫生标准。

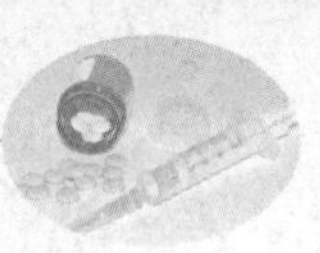

化学物危险度评价在保持环境可持续发展中的重要性已纳入联合国环境和发展大会的“21世纪议程”。危险度评价是遵循日趋完善的技术路线，对现有资料的分析和专家判断。危险度评价包括对各单项化学物（混合物）的评价和方法学研究。

危险度评价是进行危险度管理的重要基础，必须充分说明危险度评价过程中的不确定因素和定量评价所受到的限制。通过危险度评价所获得的结论必须高度透明和保持一致，以便决策者作出决定。危险度评价是一个不断展开和进展的过程。方法学的改进和发展将提高危险度评价的质量，从而有利于其后的危险度管理。

世界卫生组织国际化学品安全规划司（WHO/IPCS）自1980年起开展了对化学品危险度的国际评价工作，已对200多种化学物进行了危险度评价，评价结果见WHO《环境卫生基准系列》（*Environmental Health Criteria*）。

第二节　危险度管理、危险度感知和危险度交流

化学物危险度评价、危险度感知、危险度交流和危险度管理在防治环境污染、以人为本、保持可持续发展中的制约关系如图8-5所示。

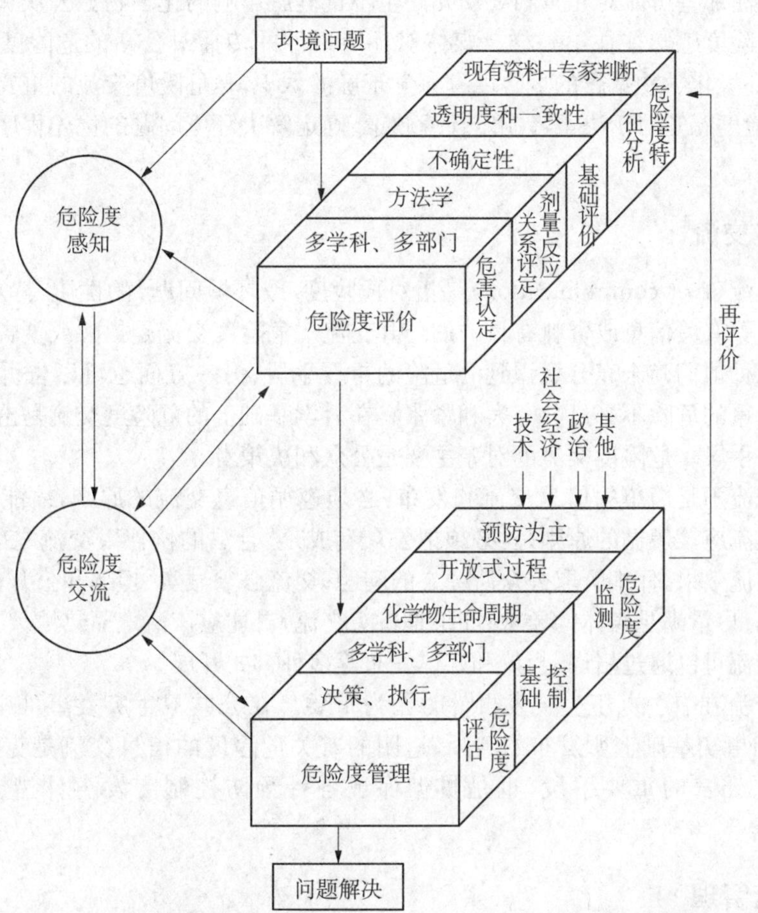

图8-5　化学物的危险度评价、危险度感知、危险度交流和危险度管理

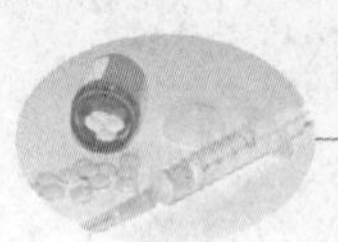

一、危险度感知

危险度感知(risk perception)是公众对客观的危险度的认知及对危险度大小的主观判断。危险度感知因人而异。人们用不同的标准和方法来评价他们的个人危险和环境危险,通常对那些非自愿的或新遇到的危险要比对自愿接受的或传统的危险更为关注,对危险度的感知也常随时间的变化而改变,即并非一成不变的。具有不同文化教育背景和环境意识的人,不同年龄、职业以及既往对化学品暴露的经验,对化学品的危险度感知都可能有不同的结果。

危险产生的来源和性质也对人们的危险度感知有影响。环境化学物所产生的危险多半不是人们自愿造成的。那些由于人们自愿活动所造成的危险,例如吸烟和驾驶汽车,往往被低估。另一方面,由于化学物暴露所造成的危险则往往被多数人所过高估计。每日吸烟一包,年超额死亡率为 5×10^{-3},即每 200 人中有 1 人超额死亡;饮水中砷的浓度为 0.01 mg/L 时,终身暴露年皮肤癌超额死亡率为 6×10^{-4},即每 1 666 人中有 1 人为超额死亡。但是,吸烟者往往低估吸烟的危害,而公众对环境污染的危害则往往高估。

对于那些具有远期延迟效应的化学物质,有些人认为其危险度大于那些可立即危害健康的物质,而有些人的判断则相反。对危险度的感知还和该物质作用于哪些高敏人群有关。人们通常高度关注那些可能对儿童和婴幼儿产生不良健康影响的化学物。公众和科学家对同一环境污染的危险度感知往往不一样。媒体对环境事件的传播对公众的危险度感知有重要影响,使公众对环境化学物暴露的危险度有科学正确的认识,是危险度交流的重要任务之一。此外,公众的危险度感知对于决策者制定环境政策、确定解决环境问题的优先程序等也都有一定影响。

二、危险度交流

危险度交流(risk communication)是指对危险度(或环境问题)的性质、特点、严重性以及可能接受程度等有关信息或资料有目的的公开交流。危险度交流是提醒或警告公众或决策者注意现存的某种他们尚未充分意识到的危险的重要手段;另一方面也可以告诉公众和决策者对某种并不严重的危险不必过分夸大和紧张。在科学基础上的危险度交流是击破谣言和不正确传闻的重要手段。危险度交流的对象主要是公众和决策者。

危险度交流不是简单的信息交流和发布,必须遵循信息交流的原则,才能收到良好的效果。危险度交流应该遵循的原则是:必须把公众看成是“合法的伙伴”;交流之前做好计划,交流之后评定交流效果;仔细听取公众所关心的问题;交流必须诚实、坦率和公开;和其他有关单位配合和协作;尽量满足媒体的要求;如果是口头交流,讲述应该清楚而热情。

危险度交流可以通过培训、会议和媒体发布等多种方式开展。

危险度交流在有公共卫生突发事件时尤为重要。在公共卫生突发事件中,由政府权威机构在科学和事实基础上所发布的清晰、透明的有关危险度的信息交流是克服不必要的惊惶失措和防止谣言的重要手段,也是贯彻保证各种预防控制突发事件措施的重要环节之一。

三、危险度管理

危险度管理(risk management)是在危险度评价的基础上结合政治、社会、经济和技术等多方面因素后对危险因素的管理决策并付诸实行。危险度评价是进行危险度管理的重要基

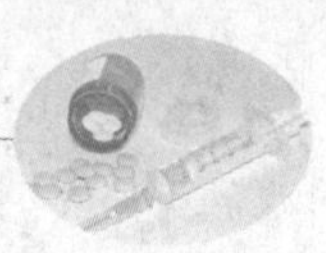

础。危险度管理涉及科学、技术和立法等复杂过程,在这过程中还应该注意科学和技术基础上的危险度感知与公众危险度感知可能存在的不同。必须通过危险度交流向决策者反映根据现有资料作出的危险度评价,并向公众说明决策的依据和由来。危险度管理的原则如下。

(1) 预防第一:我们的环境和资源不是无限的。从环境索取任何东西都不是免费而是要付出代价的。如果我们这一代不付清环境"账单",这笔账就留给了我们的后代。社会作为一个整体最终将成为账单的付款人,因此我们应该保护环境而不是污染和破坏环境。

(2) 对化学物危险度的管理要考虑化学品的整个生命周期:化学物从研制、生产、贮存和运输、消费以至最终处理的各个环节都可能污染环境,影响人们健康。危险度管理必须包括化学物生命周期的各个环节特别是薄弱环节。

(3) 危险度管理必须由多学科、多部门、各责任承担者参加和协调。

(4) 危险度管理应是一个开放的、重复的而又不断提高上升的过程:一项决策的执行往往并不能彻底解决某项危害,同时在解决某些危害的过程中,还可能产生另一些危害。因此,应该对危险度管理执行的结果进行再评价,最终达到最大限度地降低危险度的目的。

有关立法、法规和规章制度的制定是进行危险度管理的法律依据。各部门、机构之间的分工和协作是开展此项工作的必要条件。危险度管理决策的选择应有充分科学依据,能够保护环境和健康,技术上可行,经济上可承受,同时具有法律和立法的依据。健全的危险度管理将使化学物的使用更为安全,保护环境和生态系统,保护人民健康,达到以人为本,可持续发展的目的。

第三节 环境化学物健康危险度评价的应用

以大气污染的健康危险度评价为例。大气污染对健康的影响是国内外环境卫生研究的热点之一。国内外已有大量大气污染对人体健康影响的文献资料。但是,如何在一个城市的范围内对大气污染的健康影响作出定量评价,制定和采用相关政策,改善大气污染尚待探讨。陈秉衡、阚海东等以健康危险度评价的方法为基础,提出了综合评价城市大气污染对人群健康影响、相应经济损失及改善控制决策的框架图(图 8-6)。

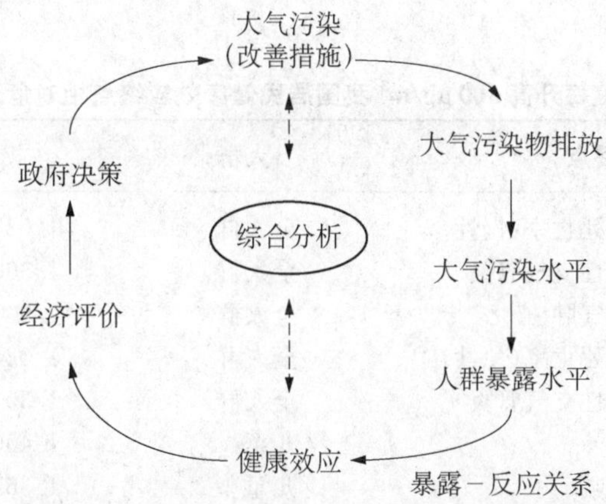

图 8-6 综合评价城市大气污染对人群健康影响、相应经济损失及改善控制决策的框架图

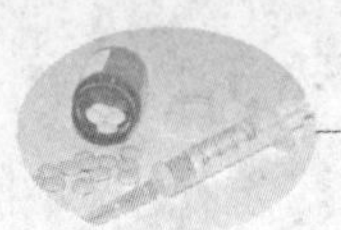

一、确定大气污染源和排放量

煤是我国过去、现在和将来的主要燃料，我国大部分城市的大气污染目前仍以煤烟型为主。随着城市机动车辆的迅速增加和燃料结构的改变，我国一些大城市的大气污染正在向燃煤型和汽车废气型并存的混合型转化。我国目前城市中大气主要污染物为颗粒物、二氧化硫、氮氧化物和臭氧等。

二、暴露评价

暴露水平：大气污染物浓度数据应来自国控点或市控点，包括城区和对照区，日平均浓度和年平均浓度。

评价某一城市大气污染对全体居民健康的定量影响时，暴露人群为居住于城区的总人口。如有不同城区大气污染物浓度水平的资料，可相应确定居住于不同污染区的人口数。根据人口年龄构成资料，求得相应高危人群的暴露人口数（如老人、婴幼儿和儿童）。

三、暴露-反应关系

首先确定大气污染物所致不良健康效应的关键效应终点。我国城市大气污染基本上仍属煤烟型。一些大城市的中心城区逐渐出现兼有煤烟型污染和机动车辆污染的特征。针对城市主要污染物悬浮颗粒物、二氧化硫和氮氧化物，进行大气污染对健康危险度评价时采用的健康效应终点应包括总死亡率，呼吸道疾病、心血管疾病、脑血管疾病死亡率，门诊人次特别是内科、呼吸科和儿科门诊人次，以及急诊人次（除外意外事故和外科）。呼吸道症状和肺功能改变也是应该考虑的健康效应终点。

其次应确定大气污染和各效应终点的暴露（剂量）-反应关系。根据国内外医学文献，随着大气质量的恶化，居民的死亡率和患病率上升，呼吸道症状增加，肺功能指标变化并出现一定的剂量-反应关系。利用现有资料库中流行病学暴露-反应关系资料时，应优先选用本国资料，如没有本国资料，可选用适当的国外资料。同一健康效应终点有多篇流行病学报告时，可将结果进行 Meta 分析后采用。表 8－3 为 TSP 每升高 100 $\mu g/m^3$ 各健康效应终点相对危险度的 Meta 分析结果。

表 8－3　TSP 浓度每升高 100 $\mu g/m^3$ 我国居民健康效应终点相对危险度的 Meta 分析

健康效应终点		人群	相对危险度(95%*CI*)
慢性健康效应	总死亡率(慢性)	全人群	1.080(1.020,1.140)
	慢性支气管炎	全人群	1.300(1.100,1.500)
	肺气肿	全人群	1.590
急性健康效应	总死亡率(急性)	全人群	1.024(1.007,1.042)
	急性支气管炎	全人群	1.300(1.000,1.600)
		儿童	1.406
	哮喘	儿童	1.361
	内科门诊人数	全人群	1.022(1.013,1.032)
	儿科门诊人数	全人群	1.025(1.009,1.041)

［资料来源：阚海东，陈秉衡. 我国大气颗粒物暴露与人群健康关系的 Meta 分析. 环境与健康杂志，2002，19(6)：422～424.］

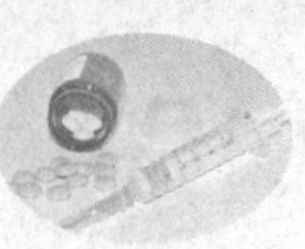

四、大气污染所致超死亡数(可避免死亡数)或超患病数(可避免患病数)的估计

以健康危险度评价为基础，结合大气污染物每增高一单位所产生的健康损失，可按以下公式估计由大气污染造成的超死亡数(可避免死亡数)或超患病数(可避免患病数)。

$$X_O = \frac{X}{(1 + R_L \text{ 或 } R_U)} \qquad \text{公式(8-2)}$$

或者：$X = X_0 \times (1 + R_L \text{ 或 } R_U)$

式中：X，是一个社区中的实际死亡数或病例数；

X_0，是该社区中设若没有大气污染影响或大气质量达到国家标准时的死亡数或病例数；

R_L 或 R_U，是在一定大气污染暴露水平下总死亡数或某种疾病死亡数或病例数增加的下限或上限。

在某时间段内的超死亡数或超病例数(或可以预防的死亡数或病例数)可按公式 8-2 进行估算：

超死亡数或超病例数 $= X - X_O$

$=$［(该时间内的总死亡率或疾病死亡专率或患病率)×(社区中暴露人口数)］$- X_O$

公式(8-3)

上述评估大气污染物健康损失的方法，是在国际上通用的危险度评价方法的基础上，结合大气污染物每增高一单位所产生的健康损失，对城区人口暴露大气污染后健康效应的定量评价。我国各大城市都有大气污染物(TSP、SO_2 和 NO_x)的监测资料，也有死亡率、门诊和急诊数的卫生资料。我国目前正处于经济快速发展时期，城市规划、工业布局、道路交通、能源结构、环境政策等方面均有很大举措。这些举措对改善城市大气污染将发挥很大作用。可以用该法对我国各城市大气污染的健康危险度进行分析，从而给出我国各城市大气污染危害的总貌和严重程度分布，也可获得同一城市(地区)健康危险度的时间变化趋势，对已有环境决策和措施作出评价，为政府环境决策的优先选择提供依据。在本项健康危险度评价的基础上，可进一步作出健康效应终点的成本-效益分析和经济评估。

(阚海东　陈仁杰)

第九章 家用化学品卫生

家用化学品是指用于家庭日常生活和居住环境的化工产品，包括用于办公室和公共场所的化学制品。广义的家用化学品包括除职业环境以外用于人们的日常生活、学习、办公等活动过程的各种化学产品，包括化妆品、洗涤剂、化学消毒剂、粘合剂、涂料、家用杀(驱)虫剂和生活中使用的化学纤维制品、汽车护理产品等。

家用化学品在日常生活中已广泛渗透到人们的衣、食、住、行之中，遍及生活的方方面面，具有使用分散、需求量大、暴露人群广泛和暴露时间长等特点。各种家用化学品因其使用的目的、方式、范围的不同，可通过不同途径与人体接触而对健康造成危害，因此对家用化学品的卫生管理与监督是环境卫生工作的重要内容之一。

第一节 家用化学品与健康

家用化学品根据使用目的不同可分为：化妆品、洗涤剂、消毒剂、粘合剂、涂料、家用杀(驱)虫剂等。家用化学品的使用者由于是非专业人员，通常只注重使用的效果，而对产品本身的特性、不良影响等了解不多。当家用化学品存在卫生质量问题、使用不当或使用者为特应性体质时，就可能对人体健康产生不良影响。

一、化妆品

化妆品(cosmetic)是指以涂抹、喷洒或其他类似方法，施于人体表面任何部位(皮肤、毛发、指甲、口唇、口腔黏膜等)，以达到清洁、消除不良气味、护肤、美容和修饰目的的产品。凡内服或经呼吸道吸入方式进入人体的药品，即使有美容作用也不属化妆品。化妆品使用目的在于清洁人体、增加美感，而不是为了治疗，对象是健康人而非患者，方法仅限于外用，且没有剂量和时间的限制。

化妆品成分由基质和辅料组成。基质组成化妆品的主体，是具有主要功能的物质，常用的有油脂、蜡、粉类、胶质类、溶剂类(水、醇、酯、酮等)。辅料赋予化妆品成型、稳定或色香和其他特定作用，如表面活性剂、香料和香精、色素、防腐剂、抗氧化剂、生化制品和其他添加剂(保湿剂、收敛剂、特殊功效添加剂)等。

(一) 化妆品的种类

化妆品按剂型可分为水性剂、乳状剂、合剂、胶冻剂、膏状剂、锭状剂、块状剂、笔状剂和气

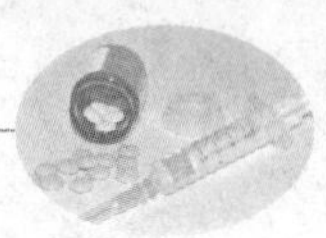

溶胶剂等;按使用部位可分为皮肤用、毛发用、指甲用和口腔用化妆品。

1. 按作用功能分类

(1) 一般用途化妆品

1) 护肤类化妆品:清洁皮肤用品如洗面奶、沐浴露、洗手液等,润肤用品如面霜、乳液、润肤防裂霜、护肤面膜等,营养皮肤用品如珍珠霜、人参护肤霜、银耳霜、维生素 E 膏等。

2) 益发类化妆品:洗发类化妆品如洗发香波、洗发露,护发用品如发油、发乳、护发素等,营养毛发用品如防脱发剂、生发剂。

3) 美容修饰类化妆品:如脸部美容(粉饼、粉底、口红、美白霜)、眼部美容(眼线笔、眉笔、睫毛膏、眼影膏)、指甲用(指甲油、指甲抛光剂)化妆品。

4) 芳香类化妆品:指以酒精溶液为基质,以香精、定香剂、色素为辅料的透明液体化妆品,如香水、花露水等。

5) 口腔卫生用品:牙膏、牙粉、牙线、漱口水等。

(2) 特殊用途化妆品:指用于育发、染发、烫发、脱毛、美乳、除臭、祛斑和防晒的化妆品。这类化妆品为获得某种特殊功能,以弥补体表局部缺陷而达到美化的目的,常需加入某些活性物质,这类物质常有一定的毒性作用而在化妆品中被限制使用,如染发剂中所含的着色剂(二氨基酚类)、抑汗剂中的氯化羟锆铝配合物等。

2. 按化妆品的剂型分类

(1) 膏霜乳液类:乳液、蜜、粉底霜、润肤霜、护肤霜、洗面奶、发乳等。

(2) 液体类:香水、洗发水、紧肤水、保湿露、花露水、洗手液等。

(3) 粉类:痱子粉、香粉、胭脂、粉饼、眼影、足粉、爽身粉等。

(4) 棒状类:唇膏、眉笔、眼线笔、唇线笔、除臭锭、润唇膏等。

(二) 化妆品对健康的不良影响

正确选择和使用化妆品可使人体皮肤、毛发保持健康,减少外界理化因素对皮肤的刺激,达到清洁皮肤、促进皮肤血液循环和新陈代谢的护肤、洁肤作用。化妆品直接与使用部位接触,在发挥功效的同时可能产生一些不良反应,其影响因素包括:①化妆品组分的化学特性、浓度、所含的溶剂;②化妆品中含有的有毒化学物、杂质和微生物;③外部环境因素如温度、湿度;④个体因素如皮肤的敏感性、过敏体质等;⑤是否正确使用及使用频率等。

1997 年国家质量监督检验检疫总局发布的中华人民共和国国家标准《化妆品皮肤病诊断标准及处理原则》(GB 17149—1997)(简称《标准》),对化妆品引起的各类型皮肤和附属器的病变做了明确的定义,提出了诊断原则、诊断标准(GB 17149 - 2 - 7)和处理原则。“标准”将化妆品皮肤病定义为:人们日常生活中使用化妆品引起的皮肤及其附属器的病变。该标准对 6 种常见化妆品皮肤病分别以国家强制性标准的形式,对诊断的具体要求和方法做出了规定。

1. 化妆品对皮肤的不良影响

(1) 刺激性接触性皮炎(irritant contact dermatitis, ICD):ICD 是化妆品引起皮肤损伤中最常见的病变。ICD 的发生与化妆品原料含有的原发性刺激性物、pH 值、产品因污染变质、使用者自身皮肤的敏感性有关。如直发剂因含有氢氧化锂而 pH 值>9,易引起皮肤通透性增加而产生刺激作用。指甲油含有机溶剂,可溶解皮肤脂肪层,增加皮肤的敏感性。祛斑美白类化妆品可含有刺激性较强的氢醌类物质,易产生皮肤刺激。患有特应性皮炎、干性湿疹或神经性皮炎者,其皮肤角质层受损,更易因接触化妆品而引起刺激性接触性皮炎。

化妆品引起的刺激性接触性皮炎，皮损限于接触部位，边界清楚。皮炎呈急性或亚急性，以红斑、丘疹、水肿、水疱为主，水疱溃破后可有糜烂、渗液、结痂，自觉病变部位有瘙痒、灼热或疼痛感。

(2) 变应性接触性皮炎(allergic contact dermatitis, ACD)：ACD是化妆品中含有变应原物质经机体免疫系统，产生以T细胞介导的皮肤迟发型变态反应性组织损伤。许多化妆品含有变应原物质，或作为半抗原与表皮细胞蛋白结合形成抗原，因此变应性接触性皮炎是仅次于刺激性接触性皮炎的一类常见化妆品皮肤病。

ACD一般在初次使用或多次使用含过敏原的化妆品后，经一段潜伏期再次接触该化妆品时出现。主要表现为瘙痒、皮损形态多样，丘疹边界不清、红斑鳞屑、局部红肿等。再次接触时出现症状的时间大为缩短，皮损更严重。

ICD与ACD临床上有时不易区分，临床上可从发病过程的快慢、皮损特点、病程长短、接触史等方面加以鉴别。ICD与ACD的临床鉴别要点见表9-1。

表9-1　刺激性接触性皮炎与变应性接触性皮炎的临床鉴别

鉴别点	刺激性接触性皮炎	变应性接触性皮炎
发病	急，使用后短期内出现	慢，使用数天后缓慢出现
病程	短，避免接触后皮损减轻	长，停止接触后皮损可持续
病因	化妆品含有的刺激物	化妆品中含有的变应原
多发人群	以常施用者为多见	多为过敏体质
临床表现	皮疹边界清；常局限于接触部位；呈红斑、丘疹或疱疹；皮肤烧灼或痛感	皮疹边界不清；可超出接触部位；呈湿疹样变，形态多样；瘙痒明显

最常引起变应性接触性皮炎的化妆品组分依次为香料、防腐剂、乳化剂以及羊毛脂等含变应原的化妆品原料。染发剂中含有苯胺类染料，其毒性较大和具致敏性，并可与多种化合物如偶氮染料、蓝光酸性紫、水溶性苯胺黑、碳酸铵等发生交叉反应。因此染发剂是仅次于护肤膏霜类引起ACD的化妆品。随着精细化工的发展，更多的生物化学活性物质应用于化妆品，如细胞生长因子、胶原蛋白、透明质酸等，意味着含变应原化妆品的增加。

特应性体质是发生变应性接触性皮炎的主要原因，此外诱发变应性接触性皮炎及其发病的严重程度与机体本身的因素(如年龄、接触部位、皮肤状态、健康状况、服用药物等)有关，化妆品所含变应原的浓度以及化妆品组分中的表面活性剂种类和含量、酸碱度也是促发因素。

(3) 化妆品光感性皮炎(photosensitive dermatitis induced by cosmetics)：是指使用化妆品后，化妆品中光感物质经过光照而引起的皮肤黏膜的炎症性反应，又分为光变应反应和光毒反应。

1) 光变应性接触性皮炎(photoallergic contact dermatitis, PCD)：指使用含有光变应原物质的化妆品后，在接触日光的部位出现皮肤炎症反应，而在不接触光的皮肤则不出现此种反应。这种反应属T细胞介导的湿疹样反应，故大多数光变应性反应以湿疹为特征。表现为在接触日光的部位出现小疱疹，继而发展为大疱疹，并有脱屑、结痂，慢性阶段则可出现苔藓样皮肤增厚。

含有光变应原的化妆品主要是防晒剂、染料和香水类，如防晒剂中的对氨基甲酸及其酯类物质，香科中的葵子麝香、肉桂醛以及煤焦油染料类物质等。香料中，葵子麝香是重要的光变

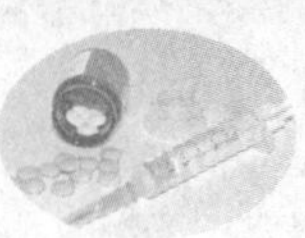

应原物质，有不少男性病例是由于施用含有该物质的剃须后润肤香乳而引发光变应性皮炎，个别病例甚至可发展为持久性光敏反应。后者表现为即使不再接触光变应原物质，仍持续出现光敏感性湿疹样皮炎，皮肤光斑贴试验阳性。接触含煤焦油染料的化妆品引起的光变应性皮炎的患者，皮炎后期可出现皮肤色素沉着称为色素性化妆品皮炎。

2）光毒性皮炎（phototoxic dermatitis）：指化妆品中某些物质能增加皮肤对光的敏感性，而产生光毒性反应导致皮肤损伤。其临床特点为皮肤的红斑反应及消退后的色素沉着。光毒性反应与光变应性反应的主要区别在于：前者只要接触了引起光毒性反应的物质，经一定波长和强度的紫外线（UVB、UVA）或可见光照射，人人均可能发生；而后者是由于接触者机体具有的特应性。

（4）化妆品痤疮（acne induced by cosmetics）：是由化妆品引起的面部痤疮样皮疹，是仅次于接触性皮炎的常见化妆品皮肤病。易引起痤疮的化妆品包括护肤类的面脂、面霜，美容修饰类的粉底、油彩，含粉质较多的增白霜等。主要是由这类化妆品的基质，如凡士林、液状石蜡、矿物油等石油产品诱发痤疮的能力较强，羊毛脂也有轻到中度的致痤疮性，常见于经常施用膏霜类化妆品者。由于化妆品堵塞皮脂腺汗腺毛囊口，或在患者皮脂腺分泌旺盛的情况下不当使用，增加毛囊堵塞的机会，皮脂不能顺畅排出，积聚而形成。皮疹表现在接触部位出现与毛孔一致的黑头粉刺、炎性丘疹及脓疱，或在原有痤疮的基础上接触后症状明显加重。

（5）化妆品皮肤色素异常（skin discolouration）：指应用化妆品引起的皮肤色素沉着或色素脱失，其中以色素沉着为多见。化妆品色素异常包括：①化妆品直接染色；②化妆品刺激皮肤色素增生；③继发于化妆品接触性皮炎或光感性皮炎，在皮损过程黑色素细胞的结构和分布改变引起的沉着。色素异常大多局限于施用化妆品的涂抹区，主要表现为不规则斑片状或点状色素沉着，尤以眼睑和颧颈部最常见。化妆品中香料、颜料、防腐剂、表面活性剂等也可以促进该病发生。色素斑多继发于皮炎之后，光照可使病情加重，少数色素斑发生前无皮炎发作史。

2. *化妆品毛发损害*　指使用化妆品后引起的毛发损伤。可引起毛发损害的化妆品包括洗发护发剂、染发剂、生发水、发胶、眉笔、眉胶、睫毛油等，是由这些化妆品中的成分如染料、去污剂、表面活性剂及其添加剂引起的。毛发损害的表现包括：毛发脱色、变脆、分叉、断裂、失去光泽和脱落等。一般停止使用后可逐渐恢复。

3. *化妆品甲损害*　指由使用甲化妆品所致的指（趾）甲本身及甲周围组织的病变。常见引起甲损伤的化妆品有甲油和甲清洁剂，其中的有机溶剂可致甲板脱脂而引起甲损害，如甲板粗糙、变形、软化剥离、脆裂、失去光泽、增厚等。甲油和清洁剂中含有的染料或有机溶剂可引起甲周皮炎，如指（趾）甲周围皮肤红肿、疼痛甚至化脓。

4. *化妆品眼损害*　眼部皮肤和黏膜是特别敏感部位，一些在皮肤不引起损害的化妆品，在眼部可引起不同程度的损害。据眼科临床统计，洗发剂、染发剂、发胶、香水、香粉等非眼部化妆品误入眼内，导致的眼部损伤在化妆品眼损伤中占较大比例。主要是由含有去污剂或表面活性剂等化学物质的刺激，或眼部化妆品如睫毛油、眼影膏、眼线膏等的碎片、细颗粒或纤维等落入眼内刺激引起。一些眼部化妆品中含有的变应原物质可引起眼睑或眼结膜部位的变应性炎症，表现为眼睑或结膜红肿、充血、局部丘疹、水疱、自觉瘙痒和烧灼感、流泪等。一般眼区的刺激性接触性皮炎和变应性接触性皮炎较难鉴别。此外，使用眼线膏可引起睑板结膜色素沉着，眼部化妆品接触性皮炎发生后亦可遗留色素沉着。

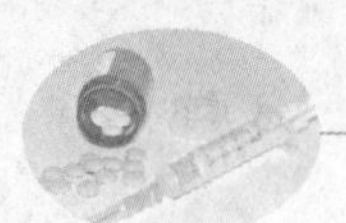

5. *化妆品的全身性损害* 使用染发剂，尤其是使用劣质的染发剂，可增加人群患血液病的机会。一些化妆品中含浓度不等的亚硝酸盐类物质，这些物质可被皮肤、黏膜吸收后进入血液，损害肝脏。还有一些化妆品在使用后，妇女可出现月经异常、自发流产、早产等病症。据国内的研究报道，化学烫发剂对接触者有致突变作用和致畸作用，长期使用可能与新生儿出生缺陷率增高有关。

6. *其他不良影响* 由于化妆品中含有许多营养物质，这就使得化妆品易被细菌、病毒污染。当一些具有传染性的病原微生物污染化妆品后，人们使用这样的化妆品就会导致相应疾病的流行。据报道，在一些化妆品中检测出铜绿假单胞菌（绿脓杆菌）、破伤风杆菌、金黄色葡萄球菌、大肠埃希菌等，有引发传染性疾病的风险。

（三）化妆品微生物污染的危害

化妆品中的微生物污染是除原料固有成分以外，影响其安全性的另一主要因素。一般可将化妆品在生产过程中的污染称为一级污染，化妆品在使用过程中受到的污染称为二级污染。

1. *一级污染* 化妆品中的微生物可源于原料本身，亦可在生产过程中被污染。因此原材料本身的理化性质、含水量、生产环境和设备卫生状况、生产工人的健康状况等均与化妆品产品的卫生质量有关。

化妆品生产过程中使用的原料、容器和制作过程中均可受微生物污染，尤其在冷却灌装过程中更易受污染。化妆品各种原料都有被微生物污染的可能，其中尤以天然动植物成分、矿产粉剂、色素、离子交换水等原料易受微生物污染。某些类型化妆品富含水分和营养成分，如膏霜类化妆品多属“营养型”，其中因加入各种氨基酸、蛋白质或胎盘提取液、人参、甘草提取液等成分而有利于微生物生长繁殖。近年来，生物制品中的活性物质在化妆品中的应用日趋广泛，不少功能性化妆品（如高保湿、抗衰老、美白、祛斑等）均通过添加生物活性物质或天然动植物提取物而达到功效。而这类物质又都是有利于微生物生长的营养物质，因此控制化妆品微生物污染问题是确保化妆品质量和安全的关键之一。

2. *二级污染* 是指化妆品启封后，使用或存放过程中发生的污染，包括手部接触化妆品后将微生物带入，空气中的微生物落入而被污染。一些美容美发店的化妆品是共用的，更可造成交叉感染。尽管化妆品中的防腐剂可抑制微生物的繁殖，但其作用有限。因此防止化妆品的二级污染对于预防化妆品的不良反应同样有重要的意义。

被微生物污染的化妆品可出现变色、异味、霉变、酸败、膏体液化分层等。微生物污染除可引起化妆品腐败变质外，还可在其代谢过程中产生毒素或代谢产物，这些异物可作为变应原或刺激原对施用部位产生致敏或刺激作用。由于组成成分发生变化，正常组分可因变质而产生新的变应原、刺激原或微生物代谢产物的毒性而引起各类型的化妆品皮肤病。此外，化妆品被致病菌污染可能引起局部甚至全身感染。

化妆品中添加的动物提取物，如用于护肤品的牛羊胎盘提取液，用于护发素、夜霜、剃须膏的牛血清蛋白，用于抗皱霜的牛脑组织提取的表皮细胞生长因子、羊胎素等。如果从感染了疯牛病病原体的动物体中提取这些成分，就有可能含有致病的朊病毒，导致克雅病（Creutzfeldt-Jakob disease，CJD）的发生。

（四）化妆品所含化学物质的毒性作用

一般用途化妆品的毒性很低，然而特殊用途化妆品对人体健康可能产生不良影响。部分特殊用途化妆品中含有毒性化合物组分，如冷烫液中的硫代甘醇酸，染发剂中的对苯二

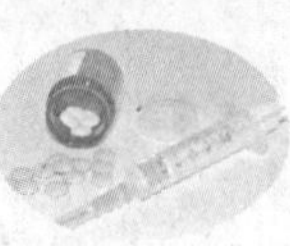

胺、2,4-氨基苯甲醚等属高毒类化合物。某些特殊用途化妆品还可能含致癌物，如亚硝基二乙醇胺。另外，化妆品在生产或流通过程中也可被有毒化学物质污染，尤其是有毒重金属污染。

化妆品中的溶剂，如乙氧基二醇醚、二甲亚砜、异丙醇等，其在化妆品中的作用主要是保持化妆品的物理性能，如乳状或膏状、保持组分的均匀分布等。通常这类有机溶剂是低毒的，但大面积长期使用，溶剂经皮肤吸收，有可能引起不良反应。例如，志愿者使用乙二醇甲基醚或二甲替甲酰胺进行人体涂抹实验，观察到受试者转氨酶活性升高。

化妆品中的重金属大多源于污染，除醋酸铅用于染发剂和苯基汞盐作为防腐剂允许限量使用外，其他金属及其化合物均已禁止在化妆品中使用。化妆品中常见的污染重金属有铅、汞、砷等，污染可来源于原料或生产过程，一些劣质化妆品的重金属污染是影响化妆品卫生质量的主要原因，调查表明长期使用重金属含量高的化妆品，可使机体污染负荷增加。

铅一般不被完整的皮肤吸收，但可经受损的皮肤、发生病变的皮肤或毛囊吸收。而金属汞、有机汞的氧化物和盐类及有机砷均可经完整皮肤吸收。体内重金属蓄积量增加，存在着慢性中毒的潜在危险，金属毒物还可通过胎盘、乳汁传递而影响下一代健康。

一些化妆品中含有的变应原，可刺激变应性体质个体诱发全身性的变态反应，如染发剂中的对苯二胺、甲油中的有机溶剂、爽身粉中的滑石粉、发胶中的推进剂等，其在使用过程中也可经呼吸道进入人体而引起全身不良反应。

化妆品组分中可含有致癌、致突变和致畸物质或在生产及运输过程中受这些化学物的污染。美国对127种化妆品毒性分析表明，其中有一半产品含过量的致癌物质亚硝基二乙醇胺。染发剂组分中二硝基对苯二胺、4-硝基邻苯二胺能损害动物细胞染色体。此外，化妆品中含有的某些特殊成分如雌性激素类物质，可能会引起儿童假性性早熟症状。

二、洗涤剂

近年来，随着科学技术的发展，各种功多用广的合成洗涤剂陆续进入百姓家。洗涤剂(detergent)是指能够去除物体表面污垢的一类专门配方制品的总称，主要通过洗涤过程来达到去污保洁的目的。家庭常用的有肥皂、洗衣粉、洗涤(洁)精，以及各类物体或材料去污用的清洁剂。它们所用的原料，虽然是无毒的或低刺激性的，但使用中仍须注意可能引起的不良后果。

(一) 洗涤剂种类

据我国环境保护部2009年发布实施的《环境标志产品技术要求》(HJ 454—2009)，洗涤剂分为以下几种。①织物洗涤剂：由表面活性剂、助洗剂和添加剂等配制而成的用于洗涤纺织品的洗涤剂(包括粉状、膏状和液态)；②餐具洗涤剂：由表面活性剂和某些助剂配制而成的用于洗涤蔬菜、水果、餐具等的餐具洗涤剂；③工业用净洗剂：由表面活性剂和各种添加剂组成，用于清洗硬表面材料和通用水基金属净洗剂。

家用洗涤剂主要由织物洗涤剂和餐具洗涤剂组成，按其用途或洗涤对象表面性质的不同，通常又可分为纤维织物洗涤剂、硬表面洗涤剂、个人清洁洗涤剂和特殊用途洗涤剂。

1. 纤维织物洗涤剂　用于衣服、被褥、羽毛、地毯、毛皮等的洗涤剂。

2. 硬表面洗涤剂　用于金属、玻璃、餐具、卫生器具、汽车美容等的洗涤剂。

3. 个人清洁洗涤剂　香皂、洗发香波、沐浴剂、洗手液、清洁霜和剃须剂等，还有口腔卫生

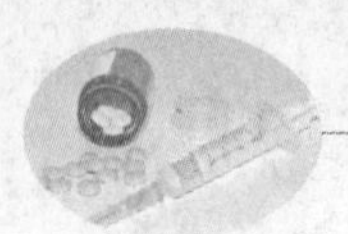

用品和除臭剂。

4. *特殊用途洗涤剂*　全功能液体清洁剂、地板蜡清洁剂、低泡清洁剂、墙壁清洁剂、水泥墙清洁剂、酸性洗涤剂(用于抽水马桶和厨房洗涤槽)、家用长效除臭剂和空气清新剂。值得注意的是,空气清新剂只能掩盖臭气,却无法祛除空气中的臭气物质,甚至有的反而会造成室内空气污染。

(二) 洗涤剂的组成

洗涤剂主要由表面活性剂(surfactant)和添加剂(additive)两部分组成。

1. *表面活性剂*　具有亲水、亲油特性,可将污垢润湿、渗透,并借助于搓捏刷洗使污垢乳化、扩散至洗涤剂溶液中,从而达到去污目的。表面活性剂含量的高低是反映餐具洗涤剂去污力大小的关键因素,也是洗涤剂产生危害的主要因素。

2. *添加剂*　①助洗剂,如磷酸盐、焦磷酸盐、三聚磷酸盐等,具有软化水、提高碱度、增强湿润能力和洗涤能力。这也是洗涤剂造成环境磷污染、引起水体富营养化的主要原因。②络合剂,如EDTA及其钠盐,具有与金属离子结合形成可溶性复合物的作用,漂洗时可以将其去除。③腐蚀抑制剂,如二氧化硅、氧化钠等,可以防止碱性洗涤剂腐蚀铝、陶瓷和瓷器釉等硬表面。④酶,如枯草杆菌和地衣形芽胞杆菌的代谢酶,通过其特异催化作用去除织物上蛋白和碳水化合物污渍。⑤其他,如泡沫改良剂、抗再沉淀剂、光亮剂、杀菌剂、香料和色素等。

(三) 洗涤剂对健康的影响

洗涤剂对健康的影响主要来自合成洗涤剂,合成洗涤剂的毒性主要取决于其表面活性剂。阳离子型表面活性剂毒性较大,非离子型毒性较小,而阴离子型毒性介于二者之间。目前最普遍的家用洗涤剂是阴离子型合成洗涤剂,表面活性剂为烷基苯磺酸钠(alkyl benzene sulphonate sodium, ABS)。ABS分为硬型(有支链)和软型(无支链或仅一个支链),相对而言,前者对水体污染或对人类和水中动植物的危害比较大。

1. *对实验动物的影响*　动物实验结果表明洗涤剂基本属于低毒或微毒化学物质(表9-2)。表面活性剂对大鼠经口LD_{50}范围一般为1 000~15 000 rag/kg。动物急性毒性试验以中枢神经系统和胃肠道中毒症状为主。大鼠慢性毒性实验结果显示,ABS有抑制精子生长、引起输卵管硬化甚至胎鼠畸形。不仅如此,ABS对小鼠致癌物4-硝基喹啉-1-氧化物有促癌作用,增加小鼠胃癌的发生率。ABS对动物各系统与器官的其他毒性主要包括:①影响肝功能,可引起脂代谢紊乱,表现为血清胆固醇和磷脂增高,甘油三酸酯降低;磷脂中棕榈酸、油酸廿碳六烯酸组分降低而花生四烯酸升高。②影响肾上腺功能,可对肾上腺髓质和皮质产生影响,可见髓质核酸含量增加,非特异性脂酶和细胞色素氧化酶活性增强,异柠檬酸脱氢酶和琥珀酸脱氢酶活性增加等。肾上腺皮质受到影响,球状带中性脂肪减少,而在束状带和网状带则增加。③影响免疫系统,抑制体液免疫功能,表现为小鼠体内抗体形成和分泌降低,也可引起免疫反应增高而出现变应性反应。④具有皮肤毒性,可致皮肤损害。动物实验发现即使是浓度很低的阳离子和阴离子洗涤剂溶液亦会产生皮肤损害,最初表现为促进脱屑和去除角质细胞间的物质。低浓度ABS引起皮肤角化过度,高浓度引起表皮坏死、瘢痕形成、腐肉形成和断裂。此外,表面活性剂能穿透家兔角膜,可在眼组织内蓄积且幼年兔比成年兔明显(表9-2)。

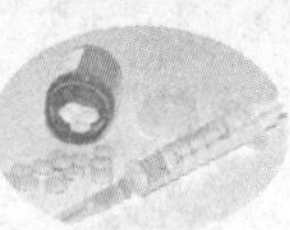

表 9－2　几种表面活性剂的大鼠经口急性毒性

阳离子型表面活性剂		阴离子型表面活性剂		非离子型表面活性剂	
种类	LD_{50} (mg/kg)	种类	LD_{50} (mg/kg)	种类	LD_{50} (mg/kg)
氯化烷基(C_{8-18})二甲基二氯苯基铵	730	棕榈酸肥皂	＞10 000	去水山梨醇单硬脂酸酯	37 000
溴化烯基二甲基乙基铵	500	肉豆蔻酸肥皂	＞10 000	聚氧乙烯-(40)-单硬脂酸酯	＞20 000
氯化四癸基甲基吡啶	250	烷基硫酸盐(C_{12})	2 640	聚氧乙烯-(8)-单硬脂酸酯	12 000(兔)
氯化烷基二甲基苄铵	234	十二烷基醚硫酸盐	1 820	聚氧乙烯十二烷基醚	4 150
溴化十二烷基异喹啉	230	十二烷基苯磺酸盐	1 260	聚氧乙烯壬基苯基醚	2 600
		四丙烯苯磺酸盐	1 220		

2. 对人体健康的影响　洗涤剂可通过皮肤、呼吸道和消化道 3 种途径进入人体。尽管洗涤剂属低毒物质，但对人体健康的损害日益受到人们的关注，其中主要是皮肤损害，全身中毒也有报道。

(1) 皮肤损害：可将表面活性剂引起的皮肤损害概括为 4 个方面：①原发性刺激；②变应性反应；③局部或全身出现皮疹；④继发细菌或真菌感染。

局部皮肤有损伤或皮肤渗透性改变时，表面活性剂更容易对皮肤产生刺激作用，引起皮肤湿疹，突出特点是治愈困难。低浓度引起皮肤角化过度，高浓度可致细胞坏死。家庭生活中，洗涤液所含的碱性助洗剂，可引起皮肤腐蚀性损伤。阴离子型表面活性剂月桂基硫酸钠 0.1％液体浓度，对皮肤就有明显的刺激性。洗发香波中的某些成分，如硫氯酚（硫双二氯酚）可引起光变应性接触性皮炎。国内曾报道一例使用某品牌香波而引起头面部和手部皮肤的严重损伤，被诊断为接触性皮炎，同时患者出现头发和眉毛全部脱落。

洗衣粉主要采用 ABS 加上增白剂等助洗剂制成。洗衣粉活性很强，泡沫和去污力都很好，在碱性、酸性、硬水和冷水中，均有较好的溶解度和去污力。用洗衣粉的浓度不能太浓，与洗衣粉接触时间也不能过长，否则，轻者损伤皮肤皮脂膜，影响皮肤角质层安全；重者易发生接触性皮炎、红肿、充血，浸润或脱皮等症状。据国外报道，如用洗衣粉洗婴儿尿布，只要残留物超过 15 mg，则会引起婴儿皮炎，甚至影响呼吸器官及肝脏功能。

加酶洗衣粉是一种新型洗涤剂，由于洗衣粉内加有蛋白酶，能分解衣服污垢中的蛋白质成分。然而，使用加酶洗衣粉对人体也会产生有害的影响。因为蛋白酶既可以分解污垢中的蛋白质，也同样可以分解人体蛋白质，如果皮肤直接与蛋白酶接触，就会使皮肤的屏障功能下降，这对皮肤病患者更为不利。此外，个别特异性过敏体质的人还可能在穿上没有漂洗干净的衣服后，出现过敏性皮疹、湿疹、鼻腔或咽部黏膜过敏性水肿，或呕吐，或哮喘发作，甚至发生过敏性休克。

洗洁精的主要原料是 ABS、脂肪醇聚氧乙烯醚硫酸钠、发泡剂、增溶剂、香精及水。其去油能力强，易过水，对人体毒害轻，作为洗碗碟、蔬菜、水果的去污剂十分理想，已成为家庭卫生的必备用品。洗洁精的碱性较高（pH 值在 10 以上），有较强的脱脂力，对皮肤有损伤作用，故不宜在洗洁精内操作过长时间，一般每次≤40 分钟。皮肤有破损时不宜使用洗洁精，否则易

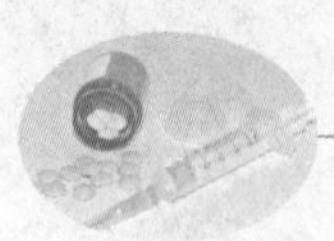

渗入皮肤内影响健康。

肥皂作为天然洗涤剂，本身很少对皮肤有不良影响，但其中加入的化学物质(如香料、羊毛脂、松香和杀菌剂)可致皮肤变应性反应。如使用含有卤素水杨酰替苯胺、氯苯胺的肥皂会引发光变应性皮炎。

牙膏是人们日常生活离不开的口腔卫生用品。牙膏主要含有磨蚀剂、香味剂、色素、防腐剂、抗菌剂和氟化物等，其中香味剂可能是牙膏中主要的变应原，能引起接触性变应性反应，如口腔炎、唇炎和持牙刷的手出现湿疹等损害。另外，含氟牙膏的斑贴实验呈阳性反应，提示氟可能是变应原物质。

(2) 全身中毒：含有硫化硒的洗发香波可致全身性中毒。据报道，用此类香波连续洗发 8 个月可导致全身性震颤、腹痛、嗜睡、食欲减退等症状。用含有三氯碳酰替苯胺的香皂洗涤尿布和被褥，致使婴幼儿皮肤可能吸收其残留物的裂解产物苯胺，引起变性血红蛋白血症。国外报道 5 岁以下儿童误服洗涤剂，引起腹痛、腹泻、恶心、呕吐、呕血、黑便、咽喉灼伤、喉痛和胃炎等，且儿童误服洗涤剂中毒死亡率达 5%。

洗衣粉中除了主要成分是 ABS 外，还加入了一些添加剂，如磷酸盐、硫酸盐和硅酸盐等；同时，为了提高洗衣粉的漂白能力，还常常加入一种荧光增白剂，这些物质具有潜在致癌性。洗衣粉不宜用来洗涤内衣、内裤，以免对皮肤有脱脂性，引起皮肤燥裂粗糙。洗涤剂还可影响免疫和生殖功能，例如 ABS 能影响生殖腺、抑制精子生长、使卵巢出现异常，其接触也与人胸腺损害有关。

壬基酚(nonylphenol, NP)是十分重要的非离子型表面活性剂，应用于洗涤剂中。NP 具有生物蓄积性，可在环境中存在很长时间，而且它可以进入食物链，并且通过食物链逐级放大。同时，它还具有模拟雌激素的作用，一旦进入生物体内后，会影响生物体正常的生殖和发育，可以导致精子数量的减少。

一般来讲，洗涤剂不能任意混用，否则会降低洗涤效果。尤其将以盐酸为主要成分的洗涤剂与含氯消毒剂混合使用，二者发生化学反应会产生对人体有害的氯气，可引起人体中毒甚至死亡。

3. 其他　合成洗涤剂不仅可以直接危害人体健康，而且可以污染环境，尤其水环境，从而对人体造成间接危害。具体表现在：①合成洗涤剂是水体环境的主要污染物之一。可形成泡沫覆盖水面，降低水体的复氧速度和程度，影响水体的自净过程。助洗剂如三聚磷酸钠污染水体可使水体富营养化，对水体感官性状产生不良影响。水中较高浓度的表面活性剂可增加某些致癌物质的溶解度，促进水中石油产品和其他物质乳化，增加污染物在水中的浓度，使水质进一步恶化，增加对人体健康的危险性。②洗涤剂对水生生物也会产生危害。藻类毒性实验表明，表面活性剂毒性大小顺序为阳离子＞非离子型＞阴离子型。水体中 ABS 浓度达到 1 mg/L 时，就能抑制水生动物卵的孵化和浮游生物的光合作用。③某些表面活性剂还是环境内分泌干扰物，能造成鱼类畸形。非离子型表面活性剂对鱼类还有麻醉作用，使鱼感受能力降低而失去回避反应能力。④污水灌溉农田时可使土壤环境受到污染，能降低植物对营养物质的吸收率，减少植物中蛋白质含量以及促进重金属如铅、锶、镍等向植物的转移，通过食物链间接对人体健康产生影响。

(四) 绿色洗涤剂

要减少或消除洗涤剂对人体健康的影响，根本的措施在于研发、生产和使用对人体安全、

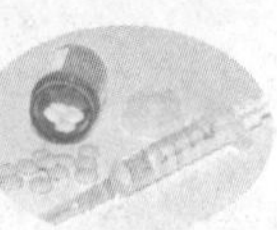

不污染环境、有可靠的去污效果且经济实用的洗涤用品和洗涤方式，前者体现在洗涤剂今后发展的3个主要方向，即无磷洗涤剂、液体洗涤剂和含新型表面活性剂的洗涤剂。而磁化技术洗衣机、超声波洗衣机、臭氧洗衣机和变频技术洗衣机等新型洗涤设备的研发与使用，也将为预防洗涤剂污染对环境和人体健康的影响开辟新的有效途径。

三、化学消毒剂

化学消毒剂(chemical disinfectant)是指用于杀灭病原微生物的化学药物。使用化学消毒剂进行消毒的方法称为化学消毒法。有的化学消毒剂杀灭微生物的能力强，可以达到灭菌效果，称为灭菌剂。只能抑制微生物生长而不能将其杀灭的化学消毒剂称为抑菌剂。对家庭环境和许多公共场所进行消毒，是预防和控制传染病流行的关键措施。化学方法灭菌常被用于不能用热力灭菌的情况，如皮肤、组织、某些塑料制品等。

(一) 常用化学消毒剂种类

根据消毒剂的化学成分与性质，可分为8类。①含氯消毒剂；②过氧化物类消毒剂；③醛类消毒剂；④杂环类气体消毒剂；⑤醇类消毒剂；⑥酚类消毒剂；⑦季铵盐类消毒剂；⑧其他类消毒剂。

按照常用消毒剂杀菌作用大小可分为3大类。①高效消毒剂：如过氧乙酸、戊二醛和含氯消毒剂等，可以杀灭一切微生物，包括抵抗力最强的细菌芽胞(如炭疽杆菌芽胞、破伤风杆菌芽胞、肉毒杆菌芽胞等)的消毒剂。甲肝、乙肝、丙肝病毒对消毒剂的抵抗力较强，一般采用高效消毒剂才能将其彻底灭活。②中效消毒剂：如乙醇、碘伏、碘酊和煤酚皂液(来苏儿)等，可以杀灭抵抗力较强细菌(结核杆菌等)、真菌和大多数病毒。③低效消毒剂：只能杀灭除结核杆菌以外的抵抗力较弱的细菌，如链球菌、痢疾杆菌、伤寒杆菌、葡萄球菌、绿脓杆菌等，以及抵抗力较弱的真菌(如念珠菌)和病毒(如流感病毒、脊髓灰质炎病毒、艾滋病病毒等)。这类消毒剂有氯己定(洗必泰)、苯扎溴胺(新洁尔灭)、玉洁新(三氯散)和高锰酸钾等。

杀菌能力越强的消毒剂，其刺激性、毒性和腐蚀性往往也越大。家庭中一般使用中效和低效的消毒剂较为适宜。

(二) 常用化学消毒剂对健康的影响

家庭常用的化学消毒剂主要有次氯酸钙、过氧乙酸和环氧乙烷，还有苯扎溴胺、乙醇和碘酒等。由于许多消毒剂易燃、易爆、易分解，并有药物残留、毒性、刺激性和腐蚀性，如果使用不当，即可引起火灾、爆炸事故，又会产生危及生命与健康的毒副作用。

1. 次氯酸钙(calcium hypochlorite)　又称漂白粉，对物品有漂白与腐蚀作用。稳定性差，受热、遇酸或日光照射会分解产生有毒的氯气，属强氧化剂。可杀灭各种微生物，包括细菌繁殖体、病毒、真菌、结核杆菌和细菌芽胞。皮肤长期接触可引起中、重度皮肤损害，高浓度溶液可引起皮肤的强烈刺激和腐蚀。其粉尘对眼结膜和呼吸道有刺激作用，低剂量长期反复吸入可导致慢性支气管炎，过量吸入可引起肺水肿甚至死亡。

与次氯酸钙有相似消毒原理、消毒效果和健康危害的常用含氯消毒剂，还有次氯酸钠(sodium hypochlorite)和二氧化氯(chlorine dioxide)。另外，含氯消毒剂与含酸洗涤剂混合使用时产生的氯气，会引起氯气中毒。

2. 过氧乙酸(peracetic acid)　又称过醋酸，有漂白作用。含量＞45％的高浓度溶液，经剧烈碰撞或加热可引起爆炸。我国市售消毒用过氧乙酸浓度多在20％左右，一般无此危险。过

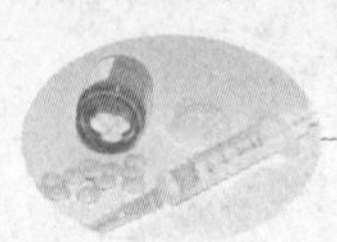

氧乙酸是一种普遍使用的高效消毒剂，可迅速杀灭各种微生物，包括细菌、病毒、真菌和细菌芽胞。它对皮肤、眼睛和上呼吸道黏膜有强烈的刺激作用，可引起烧灼感、咳嗽、喘息、气短、头痛、恶心和呕吐。吸入可引起咽喉及支气管的炎症、水肿和痉挛，甚至发生肺炎和肺水肿。过氧乙酸是一种可疑致肿瘤物，可能与皮肤肿瘤有关。

3. 环氧乙烷(epoxyethane) 又称氧化乙烯，空气中浓度达3%以上即有爆炸危险。环氧乙烷属于高效消毒剂，可杀灭细菌芽胞、病毒和真菌等所有微生物。它是一种致癌物和中枢神经抑制剂、刺激剂和原浆毒物，具有致敏作用。皮肤反复接触，会发生水肿，数小时后起疱。如其液体溅入眼内，可致角膜灼伤。急性中毒时，患者有剧烈的搏动性头痛、头晕、恶心和呕吐，以及流泪、呛咳、胸闷和呼吸困难等症状；重者全身肌肉颤动、语言功能障碍、共济失调、神志不清以致昏迷。中毒后，患者可出现心肌损害和肝功能异常，且在抢救恢复后，可出现短暂精神失常、迟发功能性失声或中枢性偏瘫。

四、粘合剂

粘合剂(adhesive)又称胶粘剂或粘结剂，指用于粘合两种或两种以上相同或不同材料的物质，即按照规定程序，把纸、布、皮革、木、金属、玻璃、橡皮或塑料之类的材料粘合在一起的物质，具有应用广、使用简便、经济效益高等特点，正在越来越多地代替机械联结，可简化工艺、节约能源、降低成本、提高经济效益。目前，我国胶粘剂的应用领域不断拓宽，已经主要从木材加工、建筑和包装等行业扩展到了人们生活领域的各个方面。各种粘合剂通过不同途径(主要包括建筑装修材料、家具及有关日常生活用品等)进入家庭环境，成为人们生活中不可缺少日用化学品。但粘合剂，尤其是合成粘合剂，可产生以挥发性有机物(volatile organic compounds, VOCs)为主的污染物，如酚、甲醛、乙醛、苯乙烯、甲苯、乙苯、丙酮、二异氰酸盐、乙烯醋酸酯及环氧氯丙烷等，直接或间接危害居民健康。

(一) 粘合剂种类

按其来源主要可分为以下两大类。

1. 天然粘合剂 指用动物的骨、蹄、皮等熬制而成的动物胶水、天然橡胶胶水、阿拉伯树胶、酪蛋白粘合剂、大豆粘合剂、粘胶和糊精等。

2. 合成粘合剂 指合成橡胶乳胶及胶水、环氧树脂、酚醛树脂、脲醛树脂、密胺甲醛树脂、聚氨基甲酸酯、醋酸乙烯酯和氰基丙烯酸酯(瞬干粘合剂)等。

按产品形态又可将粘合剂分为6类，即水基、膜状、溶剂型、乳液型和乳胶型、无溶剂型和热溶型等。

虽然粘合剂的种类多种多样，但是粘合剂的组成却是相近的，其中的化学成分主要是：①胶合剂；②溶剂和稀释剂；③浓缩剂；④塑化剂；⑤填充剂；⑥防腐剂和其他添加剂。

(二) 粘合剂对健康的影响

由于粘合剂的组分或者溶剂多是有机化学物，对环境的污染和对使用者的健康危害十分严重。另外，粘合剂对居住环境也可产生影响，居室综合征的发生可能与其产生的甲醛、甲苯、二甲苯等有关。

家用粘合剂对人体健康的影响主要有两个方面：一方面因用手操作与皮肤密切接触，其中某些成分可直接引起皮肤反应(刺激作用和过敏反应)；另一方面因居室内家具、建筑装修材料等所含粘合剂中有害成分的持续挥发，加重室内空气污染，引起呼吸系统损害。另外，如接触

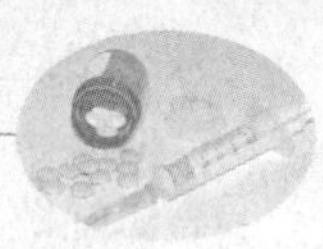

浓度高或误入口中，还可引起全身性不良反应。居室环境中常见粘合剂对人体健康的主要影响见表9－3。

表9－3　家庭常用粘合剂毒性成分及主要危害

种类	毒性成分	主要危害
合成粘合剂		
环氧树脂粘合剂	环氧树脂液体、固化剂及相关辅助材料如聚乙烯胺、乙二胺等	皮肤刺激和致敏作用，眼、口腔及呼吸道黏膜的刺激作用，如皮疹、皮肤红肿、黏膜烧灼感、流涕、流泪、恶心呕吐、甚至神经衰弱综合征
酚醛树脂粘合剂	酚醛树脂、酚和甲醛	主要是刺激和致敏作用，如皮肤瘙痒、变应性皮炎、结膜及角膜刺激灼伤引起流泪、产生臭味等
聚氨酯粘合剂	二异氰酸甲苯酯	皮肤、黏膜及上呼吸道的刺激和致敏作用，如咽部干燥、发痒、咳嗽、眼刺痛、流泪、暂时性视力模糊，甚至引起过敏性哮喘
聚醋酸乙酰粘合剂	醋酸乙烯酯单体	皮肤、黏膜的刺激作用，热熔胶的热解产物如一氧化碳和氨等对人体产生的有害影响
氰基丙烯酸酯粘合剂(瞬干粘合剂)	α-氰基丙烯酸单体及固化过程中瞬干胶形成的固体细小微粒	可引起变应性皮炎、眼睑炎、甲周炎及湿疹，误入口中可累及呼吸道功能甚至引起呼吸道阻塞
氯丁橡胶粘合剂	氯丁二烯	较强的黏膜刺激作用和催泪作用，可引起皮炎、皮疹且局部色素沉着，可引起毛发脱落甚至秃发，且被怀疑有致癌作用
天然粘合剂		
骨胶、明胶、血朊胶和植物胶等	蛋白质 防腐剂	轻微的致敏作用、皮肤刺激和过度角化

1. *皮肤黏膜损害*　①天然粘合剂往往含有蛋白质，致使其具有轻微致敏作用。含有防腐剂(甲醛溶液)的粘合剂，如淀粉糨糊可使长时间接触的手指发生肿胀。②合成粘合剂中，合成橡胶胶水能引起接触性皮炎，如含有变应性的树脂催化剂的附加剂时，会增强这种接触性皮炎反应。环氧树脂是家庭中较常用的粘合剂，能够引起接触性皮炎和变应性皮炎，同时可见眼黏膜刺激反应，长期接触环氧树脂还可引起皮肤干裂。此外，酚醛树脂在使用过程中能产生酚和甲醛，对皮肤有致敏作用和黏膜刺激作用。脲醛树脂在使用时能够释出甲醛、氨等有害物质，而聚氨酯含有对人体有害的二异氰酸甲苯酯，这些有害物质均可刺激皮肤、眼睛和呼吸道黏膜，引起皮肤、黏膜反应。居室中常用的瞬干粘合剂属氰基丙烯酸酯类粘合剂，如污染皮肤或黏膜，可迅速粘结引起污染部位刺激作用。

2. *呼吸系统损害*　含有挥发性有害成分的合成粘合剂如合成橡胶胶水，在使用时或使用后缓慢挥发的有害成分可经呼吸道进入人体，从而导致急性或慢性中毒，表现为诱发哮喘性支气管炎和支气管哮喘或致使其病情加重。

3. *神经系统影响*　吸入丙烯腈、环己烷、甲苯、二甲苯、1,1,1-三氯乙烷和三氯乙烯，会对中枢神经系统产生抑制，可能发生头痛、眩晕、动作失调、麻木和昏迷；正己烷能引起多神经病变。

4. *其他*　①在刷胶过程中，摄入少量各种胶可引起胃肠功能失调；②接触有机卤溶剂的

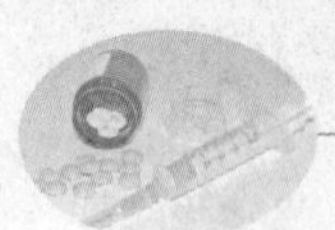

孕妇,可能发生流产或胎儿损害;③二甲基甲酰胺、四氢呋喃、氯乙烯可引起肝损害;④二甲基甲酰胺能引起血压升高;⑤苯可引起白细胞减少,再生障碍性贫血,甚至白血病;⑥苯可致白血病;丙烯腈和丙烯酸乙酯为可疑的人致癌物;丙烯酰胺、氯仿、二硝基甲苯、表氯醇、六氯乙烷、二氯甲烷、2-硝基丙烷为动物致癌物。

在居家的天花板、墙壁贴面使用的塑料、隔热材料及塑料家具中一般都含有甲醛,它除具有较强的粘合性能外,还具有加强板材的硬度及防虫、防腐功能。调查发现,装饰程度较高的居室中甲醛浓度为室外的46倍。长期接触低剂量甲醛可引起慢性呼吸道疾病、女性月经紊乱、妊娠综合征,引起新生儿体质降低、染色体异常,甚至引起鼻咽癌。

五、涂料

涂料(paint)指涂布于物体表面能形成坚韧的薄膜,起保护、装潢或其他特殊作用(绝缘、防锈、防霉、抛光、耐热等)的物质。我国传统的油漆是植物油(桐油等)和大(生)漆。现在的油漆品种繁多,成分也比较复杂。大部分涂料的主要成分为树脂类有机高分子化合物,在使用时(刷或喷涂),需用稀释剂调成合适黏度以方便施工。其主要成分包括如下。①成膜物质:包括油脂及其加工产品、天然树脂与合成树脂、纤维素衍生物,是涂料的主要成分。②次要成膜物质:包括增塑剂、催干剂、防霉剂、防污剂、颜料分散剂等。③溶剂:包括醇类、醚类、酮类、酯类和烃类溶剂(矿油精、煤油、汽油、苯、甲苯、二甲苯等)。④颜料:包括含铬、铅、镉颜料和有机颜料等。

(一) 涂料种类

家居涂料是造成家庭环境污染的重要原因,其产生的污染物对人体健康危害最大,日益引起人们的关注。按用途可将涂料分为地板用涂料、墙壁用涂料、家具用涂料、木材和金属底漆、防锈涂料、木材抛光剂、汽车抛光剂,还包括日常用的涂字灵、鞋油等。按涂料中成膜物质成分可将涂料分为油性涂料、纤维涂料、无机涂料和合成树脂涂料。按涂料产品形态可分为溶液、乳胶、粉末、有光、消光和多彩美术涂料等。按不同作用和不同涂布时序,又可分为面漆、中层漆、底漆3种类型。

涂料中常见的污染物质如下。①甲醛:具有强刺激性,属窒息性气味,对人的眼、鼻等有刺激作用。吸入甲醛蒸汽会引起恶心、鼻炎、支气管炎和结膜炎等;接触皮肤会引起灼伤。②苯类物质:包括苯、甲苯、二甲苯。其中,二甲苯的大鼠经口最低致死量4 000 mg/kg。人体长期吸入浓度超标的蒸气,会出现疲惫、恶心、全身无力等症状,一般经治疗可愈。大量的研究报道认为,苯可能与白血病的发病有关。③甲苯二异氰酸酯:即“固化剂”,产品中的成分是经过低度聚合的,毒性较小,但部分未经聚合的游离甲苯二异氰酸酯,对皮肤、眼睛和黏膜有强烈的刺激作用,长期接触可引起支气管炎,少数病例呈哮喘性支气管扩张甚至肺心病等。人体吸入0.000 5 mg/L后,即发生严重咳嗽,空气中最高容许浓度为0.14 mg/m^3。④漆酚:大漆中含有大量的漆酚,毒性很大,常会引起皮肤过敏。

(二) 涂料对健康的影响

家用涂料使用的过程中可能接触有毒有害物质:①对需涂饰物体表面的前处理过程;②使用涂料的过程;③使用涂料后涂料的干燥过程。因此,应该对这些可能引起健康危害的环节加以注意,避免家庭使用涂料不当而对人体健康造成的影响。

少数敏感个体接触极少量的天然生漆和某些合成涂料,可引起变应性皮炎,因为这些涂料

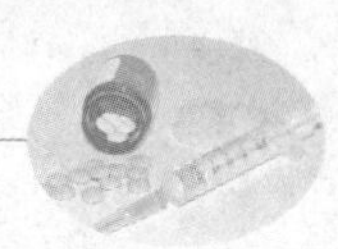

中含有漆酚这种变应原物质。含有机溶剂的涂料在使用时产生挥发性有机化合物(VOCs)如苯、甲苯、二甲苯、汽油和酯类等,不仅对皮肤黏膜(眼和鼻)有一定的刺激作用,而且经呼吸道吸入可对神经系统产生有害作用,出现眩晕、头痛和恶心等症状,严重时引起气喘、神志不清、呕吐和支气管炎。有报道,室内使用涂料后1年内,儿童最易发生支气管哮喘,并认为与所用涂料中VOCs有关。苯、甲苯、二甲苯对人体的毒性表现为神经系统先兴奋后抑制的作用,对皮肤黏膜有刺激性,急性中毒后出现头痛、头晕、心动过速,重者出现意识障碍、抽搐,可发生脑水肿、呼吸衰竭直至死亡。长期接触低浓度苯即可慢性中毒,导致再生障碍性贫血以及白血病。甲苯和二甲苯对心、肾也会产生损害,而苯的危害最大,它不仅具有麻醉和刺激作用,而且长期接触能在骨髓中蓄积,破坏造血功能(红细胞、白细胞和血小板减少),诱发人染色体畸变,严重的能诱发癌症甚至直接引起死亡。涂料中的防霉剂如双三丁锡氧化物能引发鼻出血、恶心、呕吐等全身中毒反应。含有重金属铅、镉、铬、汞等的涂料(颜料)可造成居室环境的重金属污染,引起易感人群特别是儿童的重金属中毒。另外,某些有机颜料如偶氮类、油溶橙等,动物实验显示有致癌性。

(三) 绿色涂料

绿色涂料(green paint)又称环保涂料、健康涂料、生态涂料等,是绿色环保产品中的新成员。绿色涂料是指无毒害、无污染、无放射性、有利于环境保护和人体健康的涂料。有资料显示,当今世界涂料工业技术发展的主流正围绕5个方面进行开发和研究,即高涂膜的质量、方便施工、节省资源、节省能源和适应环境。

绿色涂料具有兼顾人体健康和环境保护的特点,能满足人们环保与健康两方面的要求。其特点为:①绿色涂料无毒,对环境不会造成污染,也不会危害人们的身体健康。②绿色涂料使用寿命一般长达15～20年,远远高于传统涂料5年左右的使用寿命期。③绿色涂料具有多种功能,如防虫、防霉、防辐射、防紫外线、隔音阻燃等;而传统涂料功能则较为单一,一般只能作为单纯的装饰材料。④绿色涂料的各项性能指标更趋合理,如防潮透气性能、耐湿、耐擦性能、耐热性能、附着力、抗冻性、光洁度、硬度等,这些性能指标都比传统涂料有了很大的提高。

随着人们对生活质量和环境问题的日益关注,涂料的品种结构应向着减少VOCs含量,向着绿色产品、环保化发展。2005年,国家环境保护总局修订并发布了《环境标志产品认证技术要求——水性涂料》(HJ/T 201—2005),为涂料行业维护和营造健康、发展水性涂料奠定了基础。传统的溶剂型涂料比重应逐步下降,提高水性涂料的质量和技术水平,开发新的品种,是巩固和发展水性涂料的重要环节,在研究和开发以丙烯酸系列为基料的乳胶涂料的基础上,对于环氧乳液、水性聚氨酯的水性基料等应继续研究。

六、家用杀(驱)虫剂

家用的杀(驱)虫剂(insecticide)种类较多,成分也较复杂。主要针对危害家庭生活、传播疾病、影响人体健康的蚊子、苍蝇、蟑螂、臭虫、老鼠、跳蚤和虱子等,将其驱除或杀灭而使用的一类化学药品。

第二次世界大战期间,穆勒发明了农药滴滴涕,曾经帮助人类克服了很多自然灾害和疾病的蔓延,然而因其高毒性、高残留性,在生物圈中循环,破坏生态平衡,影响人的神经系统,诱发多种病变,且与癌症发生有关,成为人类健康和生态系统的重大隐患。现今使用的杀虫剂并非绝对安全,常含有镉、铅、砷、汞等重金属元素和有机氯、苯等有毒物,这些污染物可在体内富

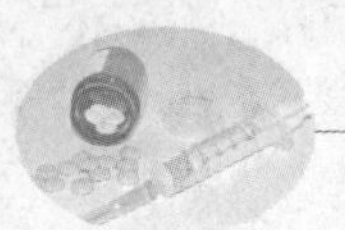

集，严重损害居住者的健康。特别是在密闭的室内，对人体的危害更大。

（一）家用杀（驱）虫剂种类

家庭常用的防蚊驱蚊剂有驱蚊灵、酞酸酊酯、甲苯二乙胺等。灭蚊灭蝇药如拟除虫菊酯、氨基甲酸酯类杀虫药等；消灭蟑螂用的硼砂、倍硫磷等；灭鼠用的安妥、磷化锌、氟乙酰胺等。目前家庭中普遍使用的各种气雾杀虫剂，以及灭蚊片、蚊香和灭蟑片等产品，大都采用菊酯类的溴氰菊酯作为杀虫的有效成分。

（二）家用杀（驱）虫剂对健康的影响

家用杀（驱）虫剂是家庭中常用的化学药品。据统计，以拟除虫菊酯类产品为主，其活性成分包括胺菊酯、氯菊酯、丙烯菊酯、氯氰菊酯和溴氰菊酯。这一类杀（驱）虫剂属低毒或中等毒性。无论使用杀（驱）虫剂的方式怎样，都会造成一定程度的环境污染，尤其是喷洒时杀虫剂的雾滴很容易留在墙壁、家具、地板和衣物上，并通过呼吸道吸入和皮肤接触，对人体造成危害。人体接触暴露后，可引起神经行为功能改变和皮肤黏膜刺激征如流泪、打喷嚏、面部发痒或烧灼感、面部蚁走感或刺痛感等。

驱蚊剂中所含有的合成香料，可能具有变应原的作用，如除虫菊精中含 7-内酯基团是主要的致敏成分。属芳香烃氨基化合物的主谱驱蚊剂 N，N-二乙基间甲苯甲酰胺，易通过皮肤吸收，可导致体内高铁血红蛋白形成，使血液降低或失去携氧能力。

灭蟑螂剂和灭鼠剂如使用不当造成食品（具）污染或误服，能够引起中毒。卫生球即萘球使用不当时，萘易升华，挥发到空气中被吸入后，可以引起头痛、乏力、食欲减退、恶心、皮肤过敏等反应。婴幼儿穿的衣服上有萘味时，易引起皮疹等。

七、其他家用化学品

（一）衣服染料和染整助剂与健康

人们为了提高纺织品质量、改善加工效果、简化工艺过程、提高生产效率、降低生产成本，同时使纺织产品色彩靓丽、具有优异的使用性能，衣服用料尤其是纯棉衣服面料，从纺丝、纺纱、织布、印染至成品的各加工工序，都要用到各种染料和染整助剂。某些染料和染整助剂对皮肤有刺激和致敏作用，而且有报道被褥的挥发性化合物能够引起哺乳类动物的急性呼吸道毒性。衣服面料所含有的染料与染整助剂，可能对人体健康有严重的潜在影响，近年来越来越引起人们的关注。

1. 染料污染与健康　接触使用品红、金胺和萘胺等染料的人群是膀胱癌、白血病的高危人群。德国卫生学专家研究发现，由芳香胺生产的偶氮染料进入肠道后，在细菌和酶的作用下极易还原或分解、转化为具有致癌性的芳香胺类。有害染料通过纺织品、防护品、再生纤维（包括男女内衣裤、床单、鞋袜等的棉、人造棉、麻、丝等织物以及皮革制品）等方式沾染消费者皮肤或进入人体，造成皮肤过敏或刺激性皮炎甚至有致癌的潜在影响，尤其婴幼儿咬嚼衣服而随唾液吞入体内。

2. 染整助剂污染与健康　衣服面料染色时，除了使用染料外，还需要使用染整助剂，即织物整理时使用的各种整理剂、洗涤剂和添加剂等，如用甲醛树脂处理以防止织物缩水，用荧光增白剂处理使织物增白。使用杀虫剂和消毒剂是为了衣服面料的防虫、防蛀、防霉。染整助剂一般分为两类：一类为无机盐类，有食盐、盐酸、保险粉（低亚硫酸钠或连二亚硫酸钠）等；另一类为有机溶剂类，有草酸、酒精、甘油及表面活性剂等。衣服面料加工生产工序中所用的各种

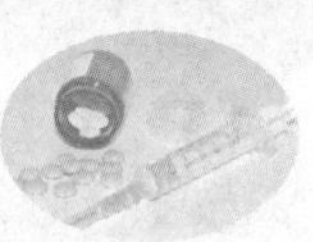

金属络合剂等均是影响人体健康和污染环境的有害物质。其次，环境污染物如铅、镉、汞等还可在棉花中富集沾染纤维。许多染整助剂除了具有潜在的致癌作用外，如甲醛、有机汞等还是皮肤过敏原。

干洗店使用的干洗剂是三氯乙烯或四氯乙烯，这种溶剂能被衣服纤维吸附，待衣服干燥时可从衣服内释放出来，污染居室内空气。这是一种对人体有毒性的溶剂，过量吸入后，可引起呼吸困难和心律不齐等症状。有关研究表明这种干洗剂可能具有致癌性，而且对婴幼儿危害更大。因此，刚从干洗店取回来的衣物必须放在干燥通风处，使其含有的干洗剂完全挥发后，才能存放在衣柜或穿戴，减少或避免对人体健康影响。

（二）日用合成高分子产品与健康

1. 塑料制品　主要包括聚乙烯（polyethylene，PE）注塑产品和聚氯乙烯（polyvinylchloride，PVC）制品。

PE注塑产品广泛用于日常生活，如盆、碗、勺、瓶等。其本身没有毒性，但其制品往往加入染料、防老剂等。染料一般为酞菁，都是脂溶性的非食性染料。所以带色PE容器不能用来盛装食物，尤其是含油脂的食物如肉、油炸食品等。另外，人们日常生活中几乎每日都能接触到各种各样的塑料袋，以及各种塑料玩具、文具等，引起人们注意的不仅有塑料颜料、增塑剂及所携带的污染物等方面的健康问题，而且许多塑料制品在受热的状态下，散发出的氯氟烃类化合物、石油醚、苯乙烯等污染物也是潜在的健康隐患。

PVC制品一般要加入毒性较低的邻苯二甲酸二丁酯、邻苯二甲酸二辛酯增塑剂、填料、润滑剂、硬脂酸钙，还有毒性较大的硬脂酸锌、硬脂酸铝以及防老剂、N-苯基-2-萘胺、1-硫醇基苯并噻唑等。一般的PVC袋不能用来包装或盛装食品。燃烧PVC塑料会产生大量的环境毒物如二噁英（dioxins）。此外，聚苯乙烯（polystyrene，PS）制作的饭盒等塑料制品接触热水和某些溶剂后，发现有少量双酚A等环境激素类物质析出，会对人体生殖系统和内分泌系统产生潜在危害。因此，人们不要将塑料容器放在微波炉中加热，可能是减少环境激素污染的措施之一。

进入人们工作和生活中的光盘，所造成的环境污染及其对人体健康的危害，已引起人们的关注。一般来说，光盘表面的涂层是一种与油漆类似的有机涂料，含有苯和重金属等有害物质，会发出刺鼻的气味。澳大利亚的研究报道显示，家中存放的大量光盘可能对儿童智力发育产生潜在危害。尽管制作每张光盘所使用的涂料量很少，但是如果把大量光盘放在一起就会对人的健康造成危害。因为苯属于剧毒溶剂，即使吸入少量也会对儿童造成长期损害，且它能在人体内蓄积，使神经系统和造血组织受到损害。如果重金属的摄入量过多，也会使人慢性中毒，尤其会给处于智力发育阶段的儿童带来很大的危害。另外，光盘涂料中的挥发性有机化合物对儿童健康的影响也引起了人们的关注。

2. 合成纤维　主要包括：①尼龙，又称锦纶，结实耐磨；②聚酯，又称涤纶，挺括不皱；③腈纶，又称人造羊毛，蓬松保暖；④丙纶，轻盈坚牢；⑤氯纶，耐腐耐磨；⑥维尼纶，又称人造棉，舒适结实。

与天然纤维相比，合成纤维具有优良应用性能如强度、挺括等。但是对人体健康的影响也比较突出。①天然纤维分子上有许多羟基可与皮肤分泌的汗水形成氢键而使汗水被吸收，人体有舒适感。合成纤维不吸汗，所以穿着不如天然纤维感觉好。而且，化纤内衣透气性差，容易使细菌生长繁殖，引发尿道炎和膀胱炎。②化纤衣服直接与皮肤接触会容易引起皮炎。③穿着化纤衣服，静电感应严重。有人认为静电干扰可改变体表电位差，使心脏电传导改变，

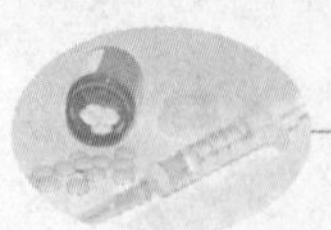

可引起心律失常。国外证实对合成纤维过敏的人，其体内释放出组胺类物质，会引起心律失常，发生心脏期前收缩。

（三）家用汽车内污染与健康

随着汽车进入千家万户，家用汽车内环境污染逐渐引起了人们的关注。一般来说，车内污染的形成原因是多方面的。家用汽车内的污染有两大来源，一是汽车本身，新出厂的车内人造革和纺织品两类内饰件，含有大量甲醛、苯、二甲苯等有害物质，像地毯、车顶毡、坐垫、胶粘剂等，都可能产生有害物质；二是人呼出的气体和身体产生的气味与皮屑等，在封闭的车内累积，得不到散发或清除。而等新车异味消除，新的污染源也悄悄产生。车用空调蒸发器若长时间不进行清洗护理，就会产生胺、烟碱、细菌等有害物质，导致车内空气质量差甚至缺氧。而汽车发动机产生的一氧化碳、汽油气味，也会使车内空气质量下降。中国室内装饰协会室内空气监测中心曾对200辆车进行检测，参照室内空气质量标准，发现有近90%的汽车都存在车内空气甲醛或苯含量超标问题，而且大部分车辆甲醛超标都在5倍以上，其中新车内的空气质量最差。国外一项研究测试发现，新车出厂后，车内有害气体浓度很高且挥发时间可持续6个月以上，在这期间开车的驾驶员有的会感觉身体不适，甚至因此酿成车祸。

（四）其他新现化学物

新现化学物（emerging chemicals），又称为新现污染物（emerging contaminants），是一个新出现的名词。美国对其的定义为该类物质可以是天然的或人工合成的化学物、非常规监测的环境化学物，但其可进入环境中，并对生态或人类健康产生危害。

有些新现化学物早就存在于环境中，但由于检测方法和技术的限制而未被检测到，如今随着新的检测技术的发展而被人们所识别。而另一些则为新合成的化学物，或者是已经存在的化学物，但由于其使用和处理方式的改变而成了新的环境污染物。该类物质可来源于家庭、商业和工业废弃物。包括兽用和人类抗生素、药物（处方或非处方药）、工业和家庭废水排放物以及激素。对人体具有持续生物累积毒性和内分泌干扰作用。

药物是人类接触到的最主要的环境化学物质。WHO公布的资料表明，世界上有1/3因病死亡者，其实并不是疾病本身所致，而是死于不合理用药。除了使用药品过程中，出现与治疗无关的有害反应包括药品的毒性和不良反应、过敏反应、成瘾性等外，家庭药物的使用不当，甚至滥用、误用，对健康的损害和潜在影响，药物作为家庭中一种特殊的化学品，在一定程度上，比其他家用化学品的危害更具广泛性和隐蔽性，值得人们关注。

第二节　家用化学品的卫生监督与管理

一、化妆品的卫生监督与管理

（一）化妆品卫生规范与标准

化妆品的卫生监督与管理，需要一个准则或评价依据，用以判定化妆品产品卫生质量乃至产品的安全与否。1987年国家卫生部颁布了中华人民共和国《化妆品卫生标准》（GB 7916—1987），对化妆品的化学、微生物学的卫生质量进行了规定；对化妆品组分中的禁用物质、限制使用的色素、防腐剂、紫外线吸收剂等也做了规定。同时颁布的还有与化妆品卫生标准的实施相对应的微生物和有毒有害物质的标准检验方法。1989年卫健委颁布了中华人民共和国《化

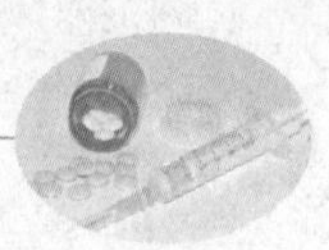

妆品卫生监督条例》，并于1991年颁布实施中华人民共和国《化妆品卫生监督条例实施细则》。至此我国化妆品的卫生监督和管理形成了体系。

2007年卫健委再次根据欧盟化妆品规程的最新版本(Dir. 76/768/EEC 2005年修订内容，The Cosmetics Directive of the Council European Communities, Dir. 76/768/EEC, 21 November 2005 amending)对规范进行了修订，颁布了《化妆品卫生规范》2007年版。该规范共分5个部分，包括总则、毒理学试验方法、化妆品卫生化学检验方法、化妆品微生物检验方法、人体安全性和功效评价检验方法。

毒理学试验方法规定了化妆品原料及其产品安全性评价的毒理学检测项目和要求。

1. *对化妆品原料的检测*　化妆品新原料，一般需进行10项毒理学试验。包括：急性经口和急性经皮毒性试验、皮肤和急性眼刺激/腐蚀性试验、皮肤变态反应试验、皮肤光毒性和光敏感试验(原料具有紫外线吸收特性需做该项试验)、致突变实验(至少应包括一项基因突变试验和一项染色体畸变试验)、亚慢性经口和经皮毒性试验、致畸试验、慢性毒性/致癌性结合试验、毒物代谢及动力学试验。同时，根据新原料的特性和用途，考虑其他必要的试验。当新原料与已用于化妆品的原料化学结构及特性相似时，可考虑减少某些试验。

2. *对化妆品产品的检测*　规定了新开发的化妆品产品在投放市场前，应根据产品的用途和类别进行相应的试验，以评价其安全性。

化妆品微生物检验方法规定了化妆品样品的采集、保存、供检样品的制备。具体规定了菌落总数、粪大肠菌群、铜绿假单胞菌(绿脓杆菌)、金黄色葡萄球菌、真菌和酵母菌的检验方法。

人体安全性和功效评价检验方法规定了化妆品安全性和功效评价的人体检验的项目和要求。

化妆品人体检验包括：人体斑贴试验、人体试用试验安全性评价。防晒化妆品防晒效果人体试验，包括防晒指数(sun protection factor, SPF)、防晒化妆品防水性能测定方法、长波紫外线防护指数的测定方法。

化妆品通用标签标准(GB 5296.3—2008)中规定了化妆品标签的形式、基本原则、标签标注内容等的要求。

化妆品的卫生质量仅是化妆品质量的一部分，而化妆品的产品质量对使用者安全是同样重要的，如化妆品的pH值、产品包装、有效物比重、耐寒热等。由于化妆品与人体直接接触，其产品质量与健康直接相关。

(二) 化妆品生产经营的卫生监督与管理

为加强化妆品卫生管理，保证化妆品卫生质量和使用安全，经国务院批准，卫健委于1989年颁布并于1990年1月1日起实施《化妆品卫生监督条例》(以下简称《条例》)。《条例》的实施，标志着我国化妆品卫生监督工作进入法制管理阶段。

为保证《条例》的实施，国家卫生部1991年3月又颁布《化妆品卫生监督条例实施细则》(以下简称《实施细则》)。《实施细则》在化妆品生产企业卫生许可证的审批、化妆品卫生质量和使用安全监督、进口化妆品的审批、化妆品生产经营的经常性卫生监督及化妆品卫生监督机构与职责作出了具体规定，同时明确生产、经营和监督三方违反《条例》和《实施细则》的具体处罚。

化妆品的卫生质量与生产企业的生产过程直接相关。2007年卫健委新颁布了《化妆品生

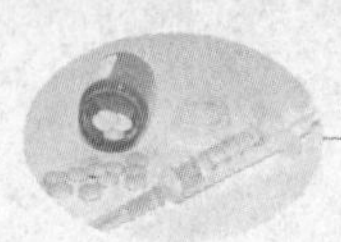

产企业卫生规范》。该规范是对化妆品生产企业进行卫生监督的重要依据，同时也是化妆品生产企业设计规划和质量控制的依据。

1. 化妆品生产的卫生监督与管理　《条例》规定，使用化妆品新原料、特殊用途化妆品在投放市场前均须进行安全性评价。对首次进口到我国的化妆品，应由国外厂商或代理商提供化妆品的名称、种类、产品成分、限用物质含量、质量标准及检验方法、出口国批准生产的证明文件。此外，还须提供卫生安全性评价资料或卫生质量检验报告等有关资料。

目前国外一些国家和组织出于对动物保护的考虑，对用动物进行化妆品的安全性评价进行了限制或禁止。如欧共体要求成员国修订现行的化妆品试验的法规，自 2000 年 7 月 1 日起禁止用动物进行化妆品的试验及进口化妆品的检验，并作为进入世界贸易组织(WTO)签订双边协议的条件。

化妆品生产使用安全的原料，是保证化妆品卫生质量的根本措施。生产化妆品所用的原料、辅料必须符合国家化妆品卫生规范中禁用和限量使用物质的规定。采用化妆品新原料时，应按我国《化妆品卫生规范》和《卫生部化妆品检验规定》进行安全性评价，并按有关审批程序报批，获准后方可投产。

化妆品容器和包装材料应符合化妆品卫生规范的要求，即化妆品的直接容器材料必须无毒，不得含有或释放可能对使用者造成伤害的有毒物质。

2. 化妆品经营的卫生监督与管理　卫生监督部门必须切实加强对化妆品经营单位的卫生监督。《化妆品卫生监督条例》规定化妆品经营单位和个人不得销售以下产品：①无《化妆品生产企业卫生许可证》企业生产的化妆品；②无质量合格标记的化妆品；③标签(说明)不符合规定的化妆品；④未取得批准文号的特殊用途化妆品；⑤超过使用期限的化妆品。

对于进口化妆品的经营，自 2004 年 8 月起我国对进口的非特殊用途化妆品实施备案管理。按规定化妆品的广告宣传不得有虚假夸大化妆品名称、制法、效用或性能，不得使用他人名义保证或以暗示方法使人误解其效用，不得宣传医疗作用。

(三) 对化妆品使用者不良反应的预防措施

对化妆品使用者引起不良反应的预防措施应包括：①建立病例报告制度，对使用化妆品引起不良反应的病例，各医疗单位应当向当地卫生行政部门报告，以便及时发现存在卫生质量问题的化妆品。②强化化妆品使用者的自我保护意识，正确选择和使用化妆品对于预防化妆品引起的不良反应具有重要意义。使用一种新化妆品时，可通过简单的测试评估个体对化妆品的适应性。皮肤斑贴试验是目前最普遍使用的方法。③化妆品的广告标签和说明书，应按国家工商管理部门的《化妆品广告管理办法》及《条例》的规定，给出正确的适用范围、使用方法、注意事项、使用期限等，避免误导消费者。

(四) 我国的化妆品卫生监督体系

1. 国务院卫生行政机构的卫生监督职责　审批化妆品新原料的使用、审批特殊用途化妆品的生产、审批首次进口的化妆品、化妆品安全性评价单位的资格认证。2006 年 6 月 1 日起正式实施的《健康相关产品卫生行政许可程序》规定拟申请卫生行政许可的国产特殊化妆品直接向卫健委审评机构提出申请，由省级卫生监督机构对申报产品的生产企业卫生条件进行审核。

2. 省、自治区、直辖市卫生行政部门的卫生监督职责　化妆品生产的预防性卫生监督、化妆品生产企业卫生许可证发放、特殊用途化妆品生产的初审。

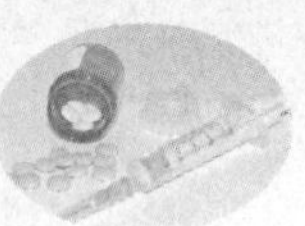

3. 县以上卫生行政部门的卫生监督工作　对取得化妆品生产许可证的企业，以及化妆品经营者组织定期和不定期检查、指定化妆品卫生检验机构、聘任各级化妆品卫生监督员对化妆品生产人员的健康检查。

2003 年 4 月国家食品药品监督管理局成立，目前化妆品监督管理的职责已由国家食品药品监督管理局接管，全面负责化妆品安全管理方面的法律及行政法规的起草、化妆品安全管理的综合监督政策、工作规划及监督的实施、化妆品安全的检测和评价。

(五) 我国化妆品管理与其他国家的化妆品管理的差别

对比美国、欧盟和日本对化妆品的管理，可发现国际上对化妆品管理的统一化的趋势。美国的化妆品管理归属食品药品监督管理局(Food and Drug Administration, FDA)。此外，对化妆品生产的良好操作规范(good manufacturing practice, GMP)作了规定。欧盟的化妆品管理同样以企业自律为原则，实施备案制的管理模式。生产和代理商负责其安全性，产品信息须报各成员国政府主管部门备案，仅进行上市后的监督，各成员国之间使用统一的标准。而日本的化妆品管理，2001 年采取与美国和欧盟相同的审查方式，产品标识用全成分标识，但仍坚持生产企业和进口化妆品的许可证制度。20 世纪末，东南亚国家联盟制定了与欧共体相似的化妆品管理原则，主体是销售者对化妆品使用的安全负责、统一标签和命名，生产商承担保证产品的安全。

二、其他家用化学品的卫生监督与管理

(一) 安全性评价

家用化学品可根据化学品安全评价方法，收集以下 3 个方面的资料，对其毒性和潜在危害进行安全性评价。

1. 基本资料　家用化学品的名称、规格、基本成分、杂质含量，以及用途、使用方式、可能接触途径和程度，过度接触及误用、滥用的可能性，在生产、配制、包装、运输、贮存和销售过程中可能发生的变化等。

2. 动物实验资料　根据被测家用化学品与人体接触情况，从接触途径、剂量、使用期限等不同情况进行动物实验设计，收集动物毒性实验资料。

3. 人体接触资料　即收集人群使用或接触家用化学品的反应资料。不仅要观察人体试用时出现的各种不良反应资料，而且也要注意人体可能的潜在危害。

完整的安全性评价，通常分 5 个阶段进行，即新产品合成设计阶段(毒性初步评估)、急性毒性试验阶段(急性毒性评价)、新产品中间试验阶段(亚急性毒性、慢性毒性、三致毒性等)、新产品正式投产阶段(中毒机制、早期诊断与治疗方案)和新产品推广使用阶段(接触人群健康状况调查)。

(二) 卫生标准

各种家用化学品已经成为家庭环境的主要卫生问题之一。除化妆品外，其他家用化学品主要引起室内有机化合物污染，尤其是粘合剂、涂料等产生的挥发性有机污染物(表 9 - 4)，人们最关注这些污染物对人体健康的危害。我国卫生、环保和建筑等相关部门正在着手研究制定和完善室内空气污染相应的环境质量标准，而且发布了一系列我国室内空气环境质量标准。但家庭中的洗涤剂、涂料等许多家用化学品，我国目前尚未制定相应的卫生标准。

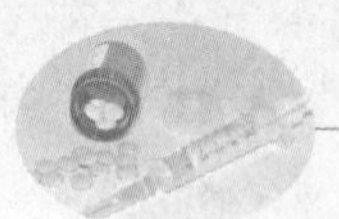

表 9-4 我国家庭日常用品中所含的有机化合物

名称	来源	名称	来源
甲醛	建筑装修、家具、烹调	三氯乙烯	清洁干洗剂、地板蜡
烷、烯烃	汽油、溶剂、烹调、油漆	氯苯	油漆、清漆、杀虫剂
苯	装修、家具、粘合剂、油漆	多氯联苯	电器、塑料、纸张
二甲苯	装修、家具、粘合剂	杀虫剂	家用杀虫剂
甲苯	油漆、装修、家具、粘合剂	氯氟烃类化合物（CFC_S）	化妆品、空调
乙苯	油漆、装修、家具、粘合剂	三氯乙烷	化妆品、杀虫剂
对二氯苯	去臭剂、衣服防虫药	四氯化碳	杀真菌剂
萜烯(苎烯、蒎烯)	化妆品、杀虫剂、擦光剂、臭气掩盖剂、织物柔软剂		

1. 洗涤剂　针对食品用洗涤剂，我国制定了《餐具洗涤剂标准》(GB 9985—2000)。适用于食具、餐具、食品容器和蔬菜、水果表面的卫生要求。这类洗涤剂包括脂肪酸聚氧乙烯醚盐类复合物、十二烷基磺酸钠、三聚磷酸钠、碳酸钠、氢氧化钠等。

此外，为保护大气臭氧层，国家环境保护总局要求从 2003 年 6 月 1 日起在全国范围内禁止使用四氯化碳作为清洗剂。

2. 化学消毒剂　在确保消毒效果的前提下，要减少或避免消毒剂对人体健康的不利影响。①应根据消毒对象不同，选择最合适的消毒方法，掌握好所使用消毒剂浓度与消毒时间。②消毒剂的包装密封性良好，标签要标明用法、注意事项、生产日期和有效期，按其要求合理使用。③消毒过程结束后，及时清洗或通风换气，减少乃至清除残留消毒剂。

3. 涂料与粘合剂　我国制定了一系列用于食品容器内壁涂料的卫生标准(GB 9680—88～GB 9693—88)，规定了其涂料和助剂必须是国家规定允许使用的原料，包括环氧酚醛涂料、过氯乙烯树脂漆、聚四氟乙烯涂料、聚酰胺环氧树脂涂料等。

国家环境保护总局宣布，根据《中华人民共和国环境保护法》，为减少水性涂料在生产和使用过程中对环境和人体健康的影响，改善环境质量，促进水性涂料及相关产品的出口贸易发展，2006 年 1 月 1 日《环境标志产品技术要求—水性涂料(HJ/T 201—2005)》开始生效。

4. 衣服面料等纺织品　我国在纺织品和服装产品标准中也制定了控制甲醛含量的指标，并于 2003 年 3 月 1 日开始执行强制性国家标准《纺织品甲醛含量的限定》(GB 18401—2001)。

(三) 卫生监督与管理

为了预防家用化学品污染环境、危害人体健康，我国参照国外的经验，结合本国的实际情况，将陆续制定和完善相应的管理法规。对家用的各类化学品进行从生产到销售过程的卫生监督与管理。在此介绍除化妆品外的主要家用化学品的情况。

1. 洗涤剂　主要加强对其配方的监督管理，保证洗涤剂成品的质量。目前各国对洗涤剂(表面活性剂)的生物降解率要求＞80%，用量大的国家甚至要求达到 90%以上。不仅如此，洗涤剂中磷酸盐含量要求＜9%。我国轻工系统的相关规定是，所用表面活性剂 7 天生物降解率必须＞80%。《生活饮用水卫生标准》(GB 5749—2006)要求阴离子合成洗涤剂含量≤0.3 mg/L，以防饮用水中出现泡沫，影响水质感官性状。

2. 化学消毒剂　我国卫健委于 2001 年 1 月 1 日颁布并实施了《消毒产品生产企业卫生规范》。家庭在使用化学消毒剂的过程中，应严格按照使用说明书要求，储存、合理使用消毒

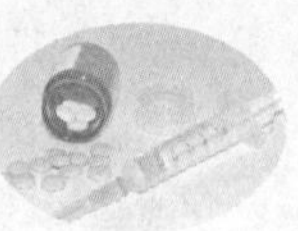

剂，消毒过程中要严格执行操作规程，应将消毒剂放在小孩接触不到的地方。

3. 涂料与粘合剂　要求生产者对卫生标准中规定的生产所使用的原料、配方、成品等进行检验，合格后方可生产出厂销售。采用新原料、新工艺时，应由生产单位或主管部门向当地卫生有关部门提供产品配方及卫生评价所需的资料如毒理学评价、检验方法和相关标准等。卫生部门还应对生产、供应部门加强经常性卫生监督。

4. 其他　加强纺织品生产销售的卫生监督与管理，关键在于所含染料、染整助剂、重金属及甲醛含量等符合相关法规的要求。由于甲醛易溶于水，因此衣服面料在使用之前通过洗涤可以减少甚至排除甲醛对机体的不利影响。防止新车空气中的化学性污染措施如下。①要考证汽车制造商安装的塑料件、车顶毡、座椅、脚垫等装饰材料是否达到环保标准；②消费者不要随意对车内进行装饰；③经常开窗通风、不依赖汽车空调也可减轻车内环境的二次污染。

当家庭中大量使用某些有害作用较大的化学品如消毒剂、油漆及粘合剂等时，必须加强居室通风，冬季更应如此，这是防止家庭环境污染对人体健康影响的关键措施。另外，我国亟待制定和完善相关家用化学品的卫生标准，为家用化学品的预防性与经常性卫生监督与管理提供法律保障；同时，利用当今科技发展的新技术、新方法和新材料，提倡清洁生产、绿色化学等理念，为家庭提供更多实用无害的“绿色家用化学品”，如绿色住宅、绿色包装材料、绿色涂料、绿色食品等，确保居室环境清洁，提高人们的生活质量和健康水平。

（张蕴晖）

第十章 环境卫生标准和环境质量评价

第一节 环境质量标准

一、概述

环境质量标准(environmental quality standard, EQS)是国家的强制性标准,属于技术法规范畴,是为保障人群健康和保证生活环境质量,对影响人群健康的各种因素(包括物理因素、化学因素和生物因素)以法律形式做出的量值规定,以及为实现量值规定所做出的技术行为规定。环境质量标准也是衡量和评价生活环境质量对健康影响的依据。

我国自20世纪50年代后由卫生部等颁布环境卫生标准(environmental health standard, EHS),是为保障人群健康和保证生活环境质量,对大气、地面水、饮用水和土壤等环境介质中影响人群健康的各种有害物质制定的最高容许浓度。到20世纪80年代以后对环境中污染物限值开始由国家生态环境部依据《中华人民共和国环境保护法》及相应的《中华人民共和国污染防治法》颁布,称为环境质量标准,如环境空气质量标准、室内空气质量标准和土壤环境质量标准等。目前国内专业解读已逐渐从环境卫生标准过渡到环境质量标准。其他国家和组织(如WHO/IPCS、EPA、EU等)在健康危险度评价的基础上,结合本国具体情况(经济、科学技术及人群暴露特定、暴露评价)也制定了相应的环境质量标准。

根据环境因素的不同环境标准可以分为:大气环境保护标准、水环境保护标准、土壤环境保护标准、环境噪声与振动标准、固体废物与化学品环境污染控制标准、核辐射与电磁辐射环境保护标准、生态环境保护标准及其他。而这些大类标准中按照介质又可分为若干质量标准,如大气环境保护标准中包括大气环境质量标准、大气固定源污染物排放标准等。水环境保护标准中又包括水环境质量标准、水污染物排放标准及其他相关标准。

在制定各种环境质量标准过程中,一些专业的名词、术语、代号等均有标准化规定。同时制定环境质量标准过程中的采样方法、测定方法、实验方法、实验设备、危害评定标准及评价原则都有相应的标准规定与程序。如毒理学评价程序一般包括一般毒性、遗传毒性、毒物动力学等。

二、环境质量标准的制定原则

由于环境质量影响人群是所有生活在该地区的人群,所以应充分考虑不同身体素质、对于

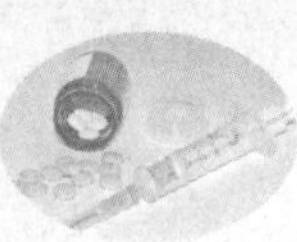

环境介质有不同易感性的人群，如老、弱、病、幼、孕、敏感体质等人群，因此环境质量标准是从全人群角度考虑人体对生活环境中接触环境有害因素的方式、健康效应来制定其限值。具体要考虑以下几个方面。

1. 健康效应　在该标准限值下，不具有明显的异臭、异味、异色和刺激，对主观感觉和感官性状无不良影响，不应引起眼睛、咽喉等黏膜的刺激作用。对机体不应引起急性和慢性中毒，也不引起潜在的远期效应（如致突变、致畸形和致癌作用等），同时对人健康无间接危害，如生活条件恶化，增加经济负担及增加机体对外源化学物的负荷。

2. 环境保护　在该标准限值下，不应造成环境的逐步恶化，保证环境的可持续发展。

3. 阈浓度　根据现有资料，确定各种健康效应的阈浓度值，从中选出关键健康效应的阈浓度值，作为制定环境质量限值的依据。如选出的关键健康效应终点为一种以上时，取其中最敏感指标作为制定环境卫生限值的依据。如果该种物质无阈浓度时，也就是即使浓度非常低时，仍然对健康有危害作用，如大气颗粒物，可以依据现有的污染状况、经济技术条件制定质量标准，以便最大限度地保护人群健康。

4. 不同物质的质量标准区别对待　目前无法制定该物质的质量标准时，如现有资料不够充分和完善，经济技术达不到控制污染浓度的要求，为了保护人群健康，可提出暂行标准，待具备新资料时再修订环境质量标准；或者综合考虑现有条件和未来条件，先制定质量标准，待具备经济技术条件时，再正式实施，如 2012 年我国制定的大气 $PM_{2.5}$ 质量标准，于 2016 年 1 月才正式在全国范围内实施。

5. 制定质量标准，要采用标准的方法　制定环境质量标准时，要保持测定和研究方法的一致性，既要评审和利用现有相关资料和研究进展，也要考虑方法的连贯性和一致性。

6. 增加透明度　对标准的制定过程和依据要有明确交代，增加透明度。一般可在标准编制说明中加以阐明。

7. 阐明不确定性　制定环境卫生标准时，还存在着一些不确定性（uncertainty），因而设置了不确定系数（uncertainty factor）。不确定性包括变异性（variability）和不确定性（uncertainty）两方面。前者是客观存在，如个体之间存在的差异；后者如因缺乏 NOAEL，而由 LOAEL 向 NOAEL 外推所设置的不确定系数。

8. 经济和技术的可行性　考虑经济和技术水平与保护环境和人群健康之间的平衡。标准过严会给社会经济技术造成过量负担，同时也可能因无法达标而降低了标准的权威性。技术可行性在于各地区经济的不平衡，所以要使各地区能够同时采用一致的技术手段检测和评价污染物。

此外，制定环境质量标准，还应充分利用国际组织和其他国家已有的环境卫生限值，特别是制定限值时所选用的关键健康效应终点、剂量-反应曲线和由此确定的“安全剂量”，结合现有的环境浓度和人群暴露情况，进行暴露评价，确定适用于本国环境及人群的质量标准。

三、环境卫生标准制定方法

环境质量标准的制定，过去多以环境卫生基准（environmental health criteria，EHC）为主要依据，并综合考虑社会、经济、技术可行性而制定环境质量标准。环境卫生基准是根据有害物质与机体间的剂量-反应关系确定的一个对机体不产生直接或间接有害作用的限量或浓度，通常又称最高容许浓度。环境质量标准的制定直接通过综合科学研究资料，以这些研究中对人群不产生有害或不良影响的最大浓度为考虑限值，同时考虑社会、经济、技术等因素，进而制

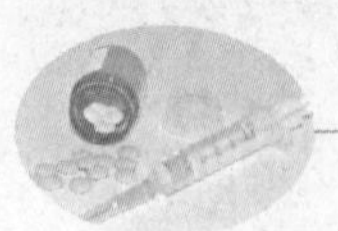

定标准。

(一) 环境质量标准的研究方法

环境质量标准的制定首先要查阅资料，一般包括人群资料(如人群暴露状况、案例报告、志愿者试验、临床实验研究和人群流行病学资料)、动物实验资料(如急性和慢性毒作用及远期效应)、体外测试系统以及构效学关系研究等4方面。常采用的研究方法是健康危险度评价、毒理学试验、人群流行病研究、志愿者实验、感官性状测试、一般卫生状况研究和构效关系数学预测等方法。

1. *毒理学研究*　一般说来，绝大多数化学物都没有非常完美的人群流行病学资料。因此，首先采用动物毒理学实验对化学物的毒性特征和健康效应进行研究就非常重要。动物实验的设计、实施、结果分析和报告都十分重要。根据可靠的动物实验结果可推测估计对人群健康的可能影响。动物实验应尽量遵循国际公认的标准实验指南并按"良好实验室操作规范"(good laboratory practice, GLP)要求进行。经济合作和发展组织(organization of economic cooperation & development, OECD)通过国际专家合作发布了一系列有关急性、短期、亚慢性、慢性、发育和生殖毒性、免疫毒性和致癌毒性的实验指南。

毒理学实验时，一方面要阐明不同剂量的毒性作用，包括 NOAEL、LOAEL、LD01、LD50 和 MTD 等。毒理学研究在于阐明拟制定标准的环境因素的一般毒性作用、特殊毒性作用(如致畸、致突变和致癌等)以及对感官性状的影响。在此基础上，最重要的确定其作用的 NOAEL 或 LOAEL，为制定该环境因素的质量标准提供依据。

在进行毒理学实验设计时应按照标准的毒理学设计方法进行，同时考虑环境因素的自身特点进行动物、细胞、暴露手段及健康效应的选择，以便最大限度地评估环境因素的健康效应。其中主要的要素包括：环境因素的理化特性，动物实验和细胞实验的选择，实验动物的选择，实验分组(包括对照组的设立)和每组动物数，暴露途径和暴露时间，有害健康影响的效应指标的确定，资料的统计分析方法，以及后期的健康效应评价。

2. *人群流行病研究*　人群流行病学研究有描述性研究、分析性研究(如生态研究、队列研究、病例-对照研究、横断面研究等)和实验研究(如现场实验、干预研究)等。不同的流行病学研究方法各有其优缺点。分析流行病学研究(如队列研究和病例-对照研究)的结果更适用于制定环境卫生基准。暴露-反应关系分析的前提是要确定总人群和亚人群(不同年龄和性别等)的暴露。这是流行病学研究中一致公认的重要因素和难点。在流行病学研究要确定实际暴露剂量，进行暴露分组，以及控制混杂因素。在人群健康效应上，要确定该因素所致不良健康效应的关键效应终点。譬如，总死亡率、呼吸道疾病、心血管疾病、脑血管疾病死亡率等。最后通过分析人群暴露程度与健康效应的关系，得到该因素与所引起的健康效应的关联性和剂量-反应关系，为环境卫生基准的制定提供依据。

3. *志愿者试验*　志愿者试验一般用于观察短期暴露后暂时的、轻微的、可迅速恢复的健康效应。例如，血压、神经行为和一些急性生化改变。志愿者试验在人数上也受到限制。这类试验的优点是由研究者确定暴露组和调查组，能很好地控制数量和质量，并能较好地控制混杂因素，同时可以通过多次暴露观察不同剂量或不同时间暴露对健康的效应。志愿者试验能帮助我们更好地了解化学物的毒代动力学(如吸收、分布、转运和排泄)等过程。

我国环境保护部门、美国 EPA 和 WHO 都曾通过招募志愿者观察大气污染物(如 $PM_{2.5}$、SO_2、NOx、CO、O_3 等)对受试者短期暴露的影响，了解这些污染物对健康的急性效应及可

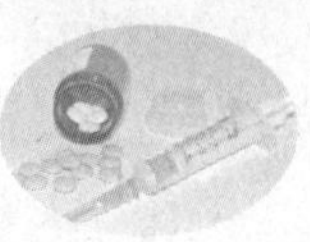

能的剂量-反应关系，这些都为制定环境大气质量标准提供了可靠的数据。

4. 健康危险度评价　危险度评价是对暴露于有害物质产生有害影响概率的科学估计。健康危险度评价的目的在于确定该环境因素的可接受的健康危险度。因此，通过健康危险度评价得到可接受的健康危险度为环境质量标准的制定提供了依据。

对于有阈值化学物通过危险度评价要在确定该物质关键健康效应安全剂量的基础上，通过危险度特征分析得到环境中该物质的可接受水平。对于无阈值化学物（如遗传毒性化学物、致癌物等）是在剂量-反应曲线的基础上采用数学模型进行定量外延来估计人群在可能的摄入或暴露量时发生效应（如肿瘤）的危险度，即低剂量危险度外延（low-dose risk extrapolation）。通常采用线性多阶段模型。

5. 结构活性关系（structure-activity relationship，SAR）　在没有关于某化学物的流行病学和毒理学资料时，可以考虑通过结构-活性关系估计其可能的毒性。结构-活性关系假设化学物质的结构和性质相似时可能对机体靶器官有相似的毒作用机制。目前，SAR 技术用于定量评定化学物对哺乳动物的毒性尚未得到充分发展。它们的主要价值在于预估化学物质的毒代动力学特性，以及在确定优先研究项目和危险度评价时选择优先物质。

（二）我国环境质量标准的制定程序

我国环境卫生质量标准的制定是在生态环境部领导下进行科学研究，并由专家委员会审定，其制定和审批程序一般是生态环境部牵头设立承担单位，承担单位通过查阅文献，掌握环境因素基本特征及毒性，然后结合专家组的毒理学研究资料和流行病学研究资料，提出标准草案（征求意见稿）及其说明书，经全国该领域专家进行审核，然后汇总意见并复核修改，提出标准草案（送审稿）、编制说明及意见处理汇总表，最后再经生态环境部批准。

（三）我国环境质量标准

目前我国不同环境介质的质量标准都经过了几次的修订，空气质量标准目前执行的是于 2012 年修订并于 2016 年 1 月 1 日正式实施的环境空气质量标准（GB 3095—2012）；地下水质量标准执行的是 2017 年制定的地下水质量标准（GB/T 14848—2017）；土壤环境质量标准执行的是 2018 年修订的《土壤环境质量标准　农用地土壤污染风险管理标准》（GB 15618—2018）。近年来，生态环境部拟推行新的地下水、地面水和土壤环境质量标准。

第二节　环境质量评价

环境质量是以人为中心的各种环境要素客观存在的一种本质属性。从环境与健康的观点出发，环境质量是以健康为准绳评价环境各要素优劣程度的指标。环境质量是存在于大气、水、土壤等环境介质中的感官性状、物理、化学及生物学的质量。环境质量通常是用环境要素中物质的含量加以表征的。因此，环境质量既是环境的总体质量，也是体现各环境要素中的环境质量，如水环境质量和空气环境质量。环境质量评价（environmental quality assessment，EQA）是从环境卫生学角度按照一定的评价标准和方法对一定区域范围内的环境质量进行客观的定性和定量调查分析、描述、评价和预测。环境质量评价的目的是掌握和比较环境质量状况及其变化趋势；寻找污染治理重点；为环境综合整治和城市规划及环境规划提供依据；研究环境质量与人群健康的关系；预测和评价拟建的工业或其他建设项目对周围环境可能产生的影响，即环境影响评价。环境质量评价的过程包括环境要素的确定、评价因子的确定、环境监

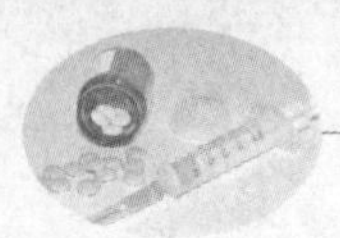

测、评价标准、评价方法、环境识别,因此环境质量评价的正确性体现在这些环节中的科学性和客观性。

环境质量评价类型可以按评价因素分为单要素环境质量评价和综合环境质量评价,前者反映大气、水、土壤等各单项环境因素的质量,如大气质量评价、水质量评价、土壤质量评价和噪声质量评价等;后者反映整个环境中的环境质量,通过综合大气、水、土壤等一切环境要素评价环境的综合质量,即综合环境质量评价,环境质量评价是一项多学科、多部门参加的较为复杂的系统工程,要对大气、地表水、地下水、土壤、生物、噪声等多项环境要素,以及人群健康效应和社会经济等做出评价。对单项环境因素进行质量评价,通常都用污染物浓度或通过计算污染物参数来表达其质量。评价单个环境因素的质量时,一般需要考虑几个污染物的综合影响,如评价空气质量指数,要同时考虑 $PM_{2.5}$、PM_{10}、SO_2、NO_X、O_3 和 CO 的综合影响。

环境质量调查评价是城市区域环境质量评价的核心内容。环境质量调查评价的方法是先进行污染源调查,再对环境因素和污染物进行监测,收集足够的监测数据,在此基础上进行环境质量评价,同时开展环境对健康、生态等危害的调查分析,做出环境效应的评价,并分析和评价其经济损失等,采用数理统计方法对监测数据作分析整理,然后以环境卫生标准或环境质量标准进行评价,根据上述调查评价结果,写出报告,最后编制区域环境质量综合评价总体报告。

一、环境质量现状评价

(一) 污染源的调查评价

污染源是向环境排放或释放对环境和人体有害物质的场所、仪器设备和装置。对污染源调查评价的目的是筛选出主要污染源和主要污染物,以此作为该区域环境治理的重点对象,同时还可评价污染防治的措施和治理的效果。污染源评价的主要内容是对评价区域内污染源的规模、位置、数量、类型、分布以及污染物种类、理化及生物学特征、排放方式、排放规律、排放强度、排放量等特征进行评价。

污染物排放量可以采用实地调查监测和物料平衡推算两种方法。①实地调查监测是对污染物浓度进行实地测量或采集样品后进行实验室分析;②物料平衡推算则是根据其生产过程中使用的燃料种类及单位时间内消耗的量,以及产物和副产物中的有关成分的含量,推算出最后产生污染物的量。这两种方法可同时采用,互为补充,更能准确地确定污染物的排放量。

1. 对单一污染物的评价　采用污染物排放的相对含量(排放浓度)、绝对含量(排放体积和质量)、超标率(超过排放标准率)、超标倍数、检出率、标准差值等来评价污染物和污染源的强度。超标率(超过排放标准率)、超标倍数、检出率都可通过相应的公式进行计算数值以评价污染物。标准差值指标可以反映污染源排放强度,当实测浓度大于排放标准时,其值越大,表示排放越严重。标准差值的计算如公式 10-1 所示。

$$\delta=\sqrt{\frac{\sum(\rho_i-\rho_{oi})^2}{n-1}} \qquad 公式(10-1)$$

δ,实测值离排放标准的标准差;

ρ_i,污染物排放实测浓度(mg/m^3 或 mg/L);

ρ_{oi},污染物排放浓度标准(mg/m^3 或 mg/L);

n,某污染物排放浓度的监测次数。

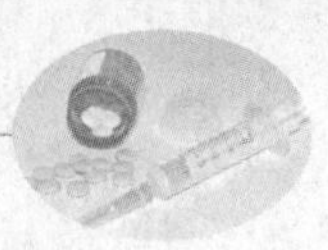

2. 污染源综合评价 对污染源综合评价一般可采用等标污染负荷、排毒系数等方法。

(1) 等标污染负荷：等标污染负荷的物理概念是：把 i 污染物的排放量稀释到其相应排放标准时所需的介质量。用以评价各污染源和各污染物的相对危害程度，其计算公式如下。

$$P_i = \frac{m_i}{C_i} \qquad \text{公式(10-2)}$$

式中：P_i，i 污染物的等标污染负荷；

m_i，i 污染物的排放量(kg/d)；

C，i 污染物浓度的排放标准(mg/L 或 mg/m^3)。

某工厂几种污染物的等标污染负荷之和即为该厂的总等标污染负荷。同理，若评价区域内有若干个污染源(工厂等)，则该区域总等标污染负荷为所有污染源的等标污染负荷之和。

此外，还可以计算污染物或污染源的等标污染负荷比。污染物等标污染负荷比是某污染物的等标污染负荷占该厂或该区域所有污染物总等标污染负荷的百分比。等标污染负荷比值最高的一种污染物，即为最主要的污染物。

(2) “排毒系数”法：“排毒系数”是表示各种污染物的排放量及其毒性对人群健康潜在危害程度的相对指标，其计算公式如下。

$$F_i = \frac{m_i}{d_i} \qquad \text{公式(10-3)}$$

式中：F_i，i 污染物的排毒系数；

m_i，i 污染物的排放量(kg/d)；

d_i，i 污染物对健康危害的评价标准。

许多污染物对人体健康的危害可呈现为慢性中毒，故污染物对健康危害的评价标准的计算可选用污染物慢性毒作用的阈剂量(或阈浓度)：

对废水 d_i = i 污染物的慢性毒作用阈剂量(mg/kg) × 成人平均体重(55 kg)

对废气 d_i = i 污染物的慢性毒作用阈浓度(mg/m^3) × 成人每日呼吸空气量(10 m^3/d)

排毒系数计算时所用的评价标准与等标污染负荷评价标准不同，根据计算式，排毒系数可解释为：假设每日排放的 i 污染物数量长期内全部被人们吸入或摄入时，可引起呈现慢性中毒效应的人数。采用排毒系数同样可以计算区域内各污染源或各污染物的排毒系数及其占全区域总排毒系数的分担率，其计算原理与等标污染负荷比的计算相似。通过分担率大小的排序也可以确定应列为环境污染治理重点对象的主要污染源和主要污染物。

(二) 环境质量评价方法

国内外目前常用的评价方法有数理统计法、环境质量指数法、模糊综合评判法、灰色聚类法、密切值法等。其中，最常用的、最经典的是数理统计法和环境质量指数法。

环境质量评价方法基本原理是选择一定数量的评价参数，在环境监测和调查的基础上，对监测资料进行统计分析后，按照一定的评价标准进行评价，或在综合加权的基础上转换成环境质量指数进行评价。

1. 环境质量评价方法的基本要素 环境质量的评价方法一般需具备监测数据、评价参数、评价标准、评价权重以及评价模式等。

(1) 监测数据：监测数据是环境质量评价的基础。要取得准确、足够而有代表性的监测数

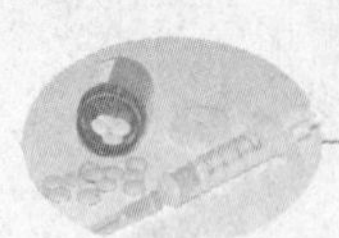

据，必须通过周密的计划和布点对环境要素中有代表性的监测指标进行监测。

(2) 评价参数：评价参数即监测指标，环境要素是通过各种监测指标来反映的。在环境质量综合评价方法中应该根据评价目的选择最常见、有代表性、常规监测的污染物作为评价参数。实际工作中除了考虑评价参数的代表性、全面性、危害性外，也要考虑监测技术、工作量及监测费用等问题。一般除了常规监测指标外，可针对评价区域的污染源和污染物的实际排放情况，增加某些评价参数。此外，还要考虑评价参数的可比性，如不同时间、不同地点所选用的评价参数和监测技术应该尽量一致。

(3) 评价标准：评价标准是评判环境质量优劣程度的依据，也是评价环境质量对健康影响的依据。通常采用环境卫生标准或环境质量标准作为评价标准，然后将环境实测浓度与相应的标准进行比较或计算相应的指数进行评价。

(4) 评价权重：由于各评价参数或评价的环境要素对健康影响程度、对环境质量的影响程度以及对社会产生的反应均不相同，因此在评价中需要对各评价参数或环境要素给予不同的权重以体现其在环境质量中的重要性。可以采用评价标准的倒数、权重系数等加权方法，权重大小还可以根据公众意见或专家建议等。

(5) 评价模型：评价模型可以分为指数模型、分级模型等。指数模型可以通过对某一环境因子的监测指标计算得到，也可以由多个环境因子的监测指标综合算出。环境质量的分级模型是对观察和分析所得到的定量数值综合归类，明确其所赋予的环境质量等级，以此来反映该环境的健康效应或生态效应。

2. *数理统计法* 数理统计方法是环境质量评价的最基本方法。通过其对原始监测数据的整理分析，可以获得环境质量的空间分布及其变化趋势，所得到的统计值可作为其他评价方法的基础资料。因此，一般来讲其作用是不可取代的。数理统计方法是对环境监测数据进行统计分析，求出有代表性的统计值，如污染物的平均水平及其离散程度、超标的倍数和频率、浓度的时空变化等，然后对照卫生标准或环境质量标准，做出环境质量评价。

平均值表示一组监测数据的平均水平，是常用的统计值之一。当监测数据呈正态分布时，采用算术均数较合理。如监测数据呈对数正态分布，则宜用几何均数表示。当监测数据呈偏态分布，则宜用中位数表示。此外，还可计算算术标准差或几何标准差、各百分位数，以及监测浓度超过卫生标准的倍数(超标倍数)、频率(超标样品百分率)等统计指标。监测数据经统计整理后可绘制监测浓度频数分布直方图，各季、各月或一天中各小时浓度变化曲线图，各城市(或各监测点)各时期(年、季、月、日)的监测数据统计值的比较图等。

上述用数理统计法评价大气环境质量的原理，同样适用于评价水质、土壤等其他环境因素中污染物的环境质量。

3. *环境质量指数法* 环境质量指数(environmental quality index, EQI)的概念是将大量监测数据经统计处理后求得其代表值，以环境卫生标准(或环境质量标准)作为评价标准，把它们代入专门设计的计算式，换算成定量和客观地评价环境质量的无量纲数值，这种数量指标称为“环境质量指数”，又称“环境污染指数”(environmental pollution index, EPI)。

环境质量指数的设计原则是计算出的指数应与待评价的对象(因素)相关，使不同时间、不同地点的某环境因素是可量化的、可比的，且直观易懂的数值。

环境质量指数可分为单要素的环境质量指数和总环境质量指数两大类。单要素的环境质量指数是指某一环境要素的环境质量，例如空气质量指数(air quality index)、水质指数(water quality index)、土壤质量指数(soil quality index)等。单要素的环境质量指数可以是由若干个

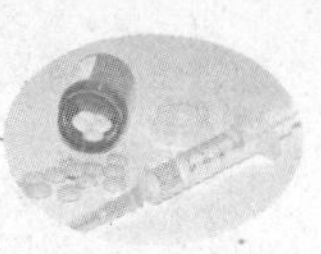

单独污染物的环境质量的“分指数”反映，如大气 $PM_{2.5}$ 环境质量分指数；也可以由该要素中若干污染物或参数按一定原理合并构成反映环境质量的“综合质量指数”。整个环境中，所有的单要素综合起来反映环境的称为“总环境质量”。

环境质量指数法的特点，是能适应综合评价某个环境因素乃至几个环境因素的总环境质量的需要。此外，大量监测数据经过简单的数学公式加以综合整理，计算成几个环境质量指数后，可提纲挈领地表达环境质量的总体水平，既综合概括，又简明扼要。环境质量指数可用于评价区域环境质量时间和空间的变化情况和比较环境治理前后环境质量的改变即考核治理效果。也可通过依据各分指数(污染物指标)大小进行排序，确定主要污染物。同时也适用于向管理部门和社会公众提供关于环境质量状况的信息。

在建立综合环境质量指数时，要按照各污染物对人体健康或环境的危害性对各参数加权。最简单和常用的加权方法，是将 i 污染物平均监测浓度 C_i 除以 i 污染物的评价标准(环境卫生标准或环境质量标准)S_i，这样把 S_i 的倒数看作权重系数。这种无量纲的 C_i/S_i 比值，可称为 i 污染物的分指数，它是多种环境质量指数计算式的基本构成单元。如果要综合评价环境质量，那么不同污染物所占的权重系数，可通过专家判断、征询较多学者和群众意见、或用更复杂的数学计算来确定。

环境质量指数的计算主要有比值法和评分法两种。比值法如前所述是以 C_i/S_i 的形式作为各污染物的分指数。评分法是将各污染物参数按其监测值大小定出评分，应用时根据污染物实测的数据就可求得其评分。从比值法和评分法得到的若干个分指数可以构成一个综合质量指数，常用的构成方法有简单叠加法，即将各分指数叠加成一个综合指数。此外，还有算术均数和加权平均等方法。

(三) 环境质量评价方法应用

1. 大气质量评价　目前评价大气质量应用最多的方法是空气质量指数法，下面介绍几种空气质量指数。

(1) 比值算术均数型大气质量指数：该类指数是在比值简单叠加的基础上加以平均。其特点是计算简便，消除了选用参数个数的影响，但由于它是各分指数的平均值，故当只有某个分指数很高或很低，其余各分指数较低或较高时，得出的综合质量指数值可能偏低或偏高，从而掩盖了高浓度或低浓度那个参数的影响。所以，该种方法目前使用较少。

(2) I_1 大气质量指数：该指数是兼顾最高分指数和平均分指数的环境质量指数。它是由原上海医科大学姚志麒教授推导的(1979)。他认为，在计算大气综合质量时，仅考虑平均分指数是不够的，因为大气中某种高浓度的污染物可能会对环境和健康产生较大危害，因此要适当兼顾最高分指数的影响。其计算式如下。

$$I_1=\sqrt{\left(\max\left|\frac{C_1}{S_1},\frac{C_2}{S_2},\cdots\cdots\frac{Cn}{Sn}\right|\right)\cdot\left(\frac{1}{n}\sum_{i=1}^{n}\frac{C_i}{S_i}\right)} \qquad \text{公式(10-4)}$$

或

$$I_1=\sqrt{x\cdot y} \qquad \text{公式(10-5)}$$

式中：I_1，大气质量指数；

x，最高分指数即各个 C_i/S_i 值中的最高值；

y，平均分指数即各个 C_i/S_i 比值中的平均值。

这种大气质量指数的特点是除了简单、便于计算外，它适当兼顾了最高分指数的影响，且

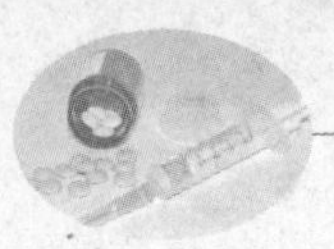

保持一定的含义：当各分指数都等于 1 时，I_1 等于 1；当各分指数都等于 2 时，I_1 等于 2，余类推。根据大气质量指数 I_1 的值，一般可将大气质量分为 5 级(表 10－1)。

表 10－1　按大气质量指数(I_1)划分的大气质量级别

大气质量指数(I_1)	大气质量分级	大气质量评语
≤0.49	Ⅰ	清洁
0.50～0.99	Ⅱ	尚清洁
1.00～1.49	Ⅲ	轻污染
1.50～1.99	Ⅳ	中污染
≥2.00	Ⅴ	重污染

注：这个空气质量指数(I_1)曾被用于评价上海市历年大气质量变化的趋势。

(3) 大气污染超标指数：大气污染超标指数该指数也是由原上海医科大学姚志麒教授设计(1979)的。它反映了监测期内若干种污染物屡次出现超标高浓度的总状况。污染超标指数由若干个超标分指数综合而成。其超标分指数是以历次超标浓度总和的数量，除以相应卫生标准，并乘上修正系数(未完成监测的次数与计划完成次数的相对比例)加以计算的。计算公式如下。

$$I_2=\sqrt{E_1^2+E_2^2+\cdots\cdots+E_n^2}=\sqrt{\sum_{i=1}^{n}E_1^2} \qquad \text{公式(10－6)}$$

$$E_i=\alpha\frac{A_i}{S_i} \qquad \text{公式(10－7)}$$

式中：I_2，污染超标指数；

E，i 污染物的超标分指数；

A_i，i 污染物全年监测数据中超过或等于 S_i(日平均或一次最高容许浓度)的历次高浓度的累计总和；

S_i，i 污染物的卫生标准(日平均或一次最高容许浓度)；

α，修正系数，由于全年实际取得的有效实测数据有可能不满原来监测计划规定的次数要求，故引入修正系数 α，分为 $\alpha_1=N_1/N_1'$，或 $\alpha_2=N_2/N_2'$；

N_1、N_2 分别为按监测计划规定全年应有的日平均和一次实测数据的个数；N_1'和 N_2'分别为全年实际取得的日平均和一次实测有效数据的个数($N_1'\leqslant N_1$；$N_2'\leqslant N_2$)。

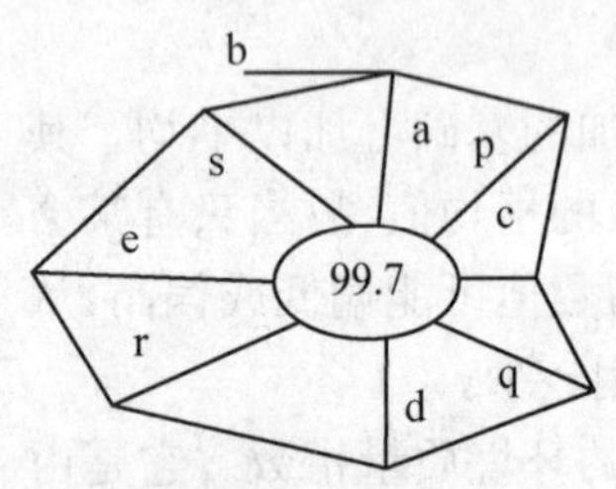

图 10－1　大气质量玫瑰图 7 例

(引自：杨克敌主编. 环境卫生学. 第 6 版.)

说明：圆的直径表示大气质量指数 I_1；圆内数字表示大气污染超标指数 I_2；a，b，c，d，e 长度依次代表 SO_2(一次浓度)、SO_2(日平均浓度)、NO_2(一次浓度)铅(日平均浓度)总悬浮颗粒(日平均浓度)的超标分指数；p，q，r，s 长度依次代表 SO_2，NO_2，铅和总悬浮颗粒的 I_1 分指数比例尺。1 cm＝1.0 单位 I_1 及其分指数；1 cm＝20.00 单位 I_2 及其分指数。

假设某市大气监测项目包括 SO_2、NO_2、总悬浮颗粒和铅四种污染物，则大气污染超标指数如下。

$$I_2=\sqrt{E_S^2+E_N^2+E_P^2+E_L^2} \qquad \text{公式(10－8)}$$

式中：E_s、E_N、E_P、E_L，依次分别代表 SO_2、NO_2、总悬浮颗粒和铅 4 个超标分指数。

城市中设有若干个监测点时，可用地图表示出各监测点的位置，并可采用原上海医科大学姚志麒教授设计的“大气质量玫瑰

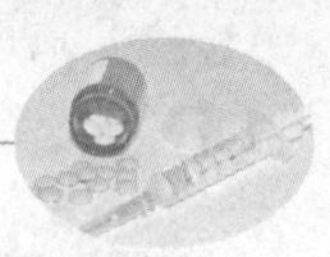

图”(图 10-1),将每个监测点的大气质量指数 I_1 和大气污染超标指数 I_2 及它们的各分指数用作图方法标在全市各监测点位置上,使人一目了然地看出全市大气质量的分布和各点差异状况。

(4) 分段线性函数型空气质量指数:这类指数计算的原理在于各污染物的空气质量分指数与其实测浓度呈分段线性函数关系,通过实测浓度可换算出其相应的分指数。计算出的分指数对应其级别的上限或下限,赋予上限或下限健康效应含义和应采取的措施。最早报道、最有代表性的是 1976 年美国的“污染物标准指数(PSI)”。美国自 1979 年起将其作为大气质量评价的统一方法。PSI 指数的参数包含 SO_2、NO_2、CO、O_3、颗粒物,以及颗粒物与 SO_2 的乘积。各分指数与其实测浓度呈分段线性函数关系,该指数的不同限值分为 100、200、300、400、500 等界限面(即各分段线形函数的折点)分别代表以美国当时的大气质量标准、大气污染事件基准值(分为警戒、警报和紧急 3 级水平),以及显著危害等不同大气污染水平。界限面之间各污染物的 PSI 值与其实测浓度呈线形函数关系,可绘制各污染物浓度与其 PSI 分段线性关系图,并建立分段的线性函数。我国目前使用的空气质量指数(air quality index, AQI)也是按照 PSI 原理建立的。

(5) 空气质量指数:我国在 2012 年之前评价空气污染状况使用的是空气污染指数(air pollution index, API),在 2012 年新的空气质量标准实施后,开始使用 AQI 来定量描述空气质量状况。AQI 的计算原理也是基于美国 PSI 的原理建立的。是以空气污染物 SO_2、NO_2、PM_{10}、$PM_{2.5}$、CO、O_3 作为参数,将其监测数据统计处理后求得其代表值,以环境卫生标准(或环境质量标准)作为评价标准,把它们代入专门的计算式,换算成定量和客观地评价环境质量的无量纲数值,即空气质量指数。该指数是与待评价的对象(因素)相关,是可比的、可加和的,而且是直观易懂的。

AQI 分指数的计算方法是应用选定的参数 SO_2、NO_2、CO 的 1 小时平均及 SO_2、NO_2、CO、PM_{10}、$PM_{2.5}$、$O_3$24 小时平均,以及 $O_3$8 小时滑动平均,计算各参数的 AQI 即为空气质量分指数。AQI 各分指数(AQI_i)的计算方法是将污染物实测浓度的日均值或小时均值代入分段线形方程进行计算,AQI 空气污染指数分为 8 段,每段间为一个折点,如表 10-2 中的 AQI(0～500)。对应于每个折点均有各污染物相应的浓度限值。对于第 i 种污染物的第 j 个折点($I_{i,j}$, $C_{i,j}$)的分指数值和相应的浓度限值,可查表 10-2 确定。污染物项目 P 的空气质量分指数按公式(10-9)计算。

$$IAQI_P = \frac{IAQI_{Hi} - IAQI_{Lo}}{BP_{Hi} - BP_{Lo}}(C_P - BP_{Lo}) + IAQI_{Lo} \qquad \text{公式(10-9)}$$

式中:$IAQI_P$,污染物项目 P 的空气质量分指数;

C_P,污染物项目 P 的质量浓度值;

BP_{Hi},与 C_P 相近的污染物浓度限值的高位值;

BP_{Lo},与 C_P 相近的污染物浓度限值的低位值;

$IAQI_{Hi}$,与 BP_{Hi} 对应的空气质量分指数;

$IAQI_{Lo}$,与 BP_{Lo} 对应的空气质量分指数。

空气污染分指数及对应的污染物项目浓度限值见表 10-2。

表 10-2　空气质量分指数及对应的污染物项目浓度限值

空气质量分指数(IAQI)	污染物项目浓度限值									
	二氧化硫(SO_2)24 小时平均/($\mu g/m^3$)	二氧化硫(SO_2)1 小时平均/($\mu g/m^3$)①	二氧化氮(NO_2)24 小时平均/($\mu g/m^3$)	二氧化氮(NO_2)1 小时平均/($\mu g/m^3$)①	颗粒物(粒径小于等于 10 μm)24 小时平均/($\mu g/m^3$)	一氧化碳(CO)24 小时平均/(mg/m^3)	一氧化碳(CO)1 小时平均/(mg/m^3)(1)	臭氧(O_3)1 小时平均/($\mu g/m^3$)	臭氧(O_3)8 小时滑动平均/($\mu g/m^3$)	颗粒物(粒径小于等于 2.5 μm)24 小时平均/($\mu g/m^3$)
0	0	0	0	0	0	0	0	0	0	0
50	50	150	40	100	50	2	5	160	100	35
100	150	500	80	200	150	4	10	200	160	75
150	475	650	180	700	250	14	35	300	215	115
200	800	800	280	1 200	350	24	60	400	265	150
300	1 600	(2)	565	2 340	420	36	90	800	800	250
400	2 100	(2)	750	3 090	500	48	120	1 000	(3)	350
500	2 620	(2)	940	3 840	600	60	150	1 200	(3)	500

说明　① 二氧化硫(SO_2)、二氧化氮(NO_2)和一氧化碳(CO)的 1 小时平均浓度限值仅用于实时报，在日报中需使用相应污染物的 24 小时平均浓度限值。

② 二氧化硫(SO_2)1 小时平均浓度值高于 800 $\mu g/m^3$ 的，不再进行其空气质量分指数计算，二氧化硫(SO_2)空气质量分指数按 24 小时平均浓度计算的分指数报告。

③ 臭氧(O_3)8 小时平均浓度值高于 800 $\mu g/m^3$ 的。不再进行其空气质量分指数计算，臭氧(O_3)空气质量分指数按 1 小时平均浓度计算的分指数报告。

(引自：中华人民共和国国家环境保护标准(HJ 633—2012). 环境空气质量指数技术规定.)

以上是空气质量分指数的计算方法，而作为代表整个空气质量状况的空气质量指数，其计算方法实质上就是取所有空气质量分指数中的最大值作为空气质量指数。当 AQI＞50 时，IAQI 最大的污染物为首要污染物。若 IAQI 最大的污染物为 2 项或 2 项以上时，并列为首要污染物。IAQI＞100 的污染物为超标污染物。

空气质量级别根据表 10-3 的规定进行划分，表中列出了空气质量级别及其所反映的空气质量状况以及可能对健康的影响和建议采取的措施。

表 10-3　空气污染指数范围及相应的空气质量类别

空气质量指数 AQI	空气质量指数级别	空气质量指数类别及表示颜色		对健康影响情况	建议采取的措施
0～50	一级	优	绿色	空气质量令人满意，基本无空气污染	各类人群可正常活动
51～100	二级	良	黄色	空气质量可接受，但某些污染物可能对极少数异常敏感人群健康有较弱影响	极少数异常敏感人群应减少户外活动
101～150	三级	轻度污染	橙色	易感人群症状有轻度加剧，健康人群出现刺激症状	儿童、老年人及心脏病、呼吸系统疾病患者应减少长时间、高强度的户外锻炼

（续表）

空气质量指数 AQI	空气质量指数级别	空气质量指数类别及表示颜色		对健康影响情况	建议采取的措施
151～200	四级	中度污染	红色	进一步加剧易感人群症状，可能对健康人群心脏、呼吸系统有影响。	儿童、老年人及心脏病、呼吸系统疾病患者避免长时间、高强度的户外锻炼，一般人群适量减少户外运动
201～300	五级	重度污染	紫色	心脏病和肺病患者症状显著加剧，运动耐受力降低，健康人群普遍出现症状	儿童、老年人和心脏病、肺病患者应停留在室内，停止户外运动，一般人群减少户外运动
＞300	六级	严重污染	褐红色	健康人运动耐受力降低，有明显强烈症状，提前出现某些疾病	儿童、老年人和患者应当留在室内，避免体力消耗，一般人群避免户外活动

（引自：中华人民共和国国家环境保护标准（HJ633—2012）. 环境空气质量指数技术规定.）

AQI 和 API 的主要异同点如下：两者的相同之处在于均是对空气污染进行描述的无量纲指数，其计算原理均是基于美国 PSI 的原理。不同之处在于以下几个方面。

1）依据的空气质量标准：API 是依据 1996 年制定的《环境空气质量标准》（GB 3095—1996）（2015 年 12 月 31 日起废止）将常规检测的空气污染物浓度计算成无量纲指数来表征空气污染程度和空气质量状况。AQI 是依据 2012 年修订的《环境空气质量标准》（GB 3095—2012）计算的无量纲指数来表征空气污染程度和空气质量状况。

2）参评指标：API 技术规定中空气质量日报指标为 7 项，SO_2、NO_2、PM_{10}、$PM_{2.5}$、CO 的 24 小时平均，以及 O_3 的日最大 1 小时平均、日最大 8 小时平均。API 技术规定中要求日报的评价指标为 SO_2、NO_2、PM_{10} 日均浓度。AQI 技术规定中空气质量实时报指标为 9 项：SO_2、NO_2、PM_{10}、$PM_{2.5}$、CO、O_3 的 1 小时平均，以及 $O_3$8 小时滑动平均和 PM_{10}、$PM_{2.5}$ 的 24 h 滑动平均。

3）发布内容与形式：AQI 在对外公布数据时分为日报和实时报两种方式，要求的发布内容包括评价时段、监测点位置、各污染物浓度、空气质量分指数、空气质量指数、首要污染物、空气质量级别 7 个方面的信息；API 在对外公布数据时各城市发布的日报一般具备时间周期、区域范围、污染指数、首要污染物、空气质量级别 5 个方面的信息。

4）统计时间：AQI 规定日报时间周期为 24 小时，时段为当日零点前 24 小时；实时报则以 1 小时为间隔，滚动发布前 24 小时空气质量状况。API 技术规定日报时间周期为 24 小时，时段为前日 12:00 至当日 12:00。

5）指数类别及表征颜色：AQI 分段指数分为 6 级，分别是优（绿色）、良（黄色）、轻度污染（橙色）、中度污染（红色）、重污染（紫色）和严重污染（褐红色）。每个污染物的分指数超过某一分段指数的下限而又低于某一分段指数的上限时，按上限报告。

API 指数分为 5 级，分别是优（浅蓝）、良（海绿）、轻度污染（浅黄）、中度污染（红色）和重污染（褐色）。每个污染物的分指数超过某一分段指数的下限而又低于某一分段指数的上限时，按上限报告。

（6）空气质量预报：空气质量预报是对未来某一区域空气质量的预测，它是建立在区域内目前的环境空气质量状况和未来该区域的污染物排放状况、地形条件、气象因子以及周边地区

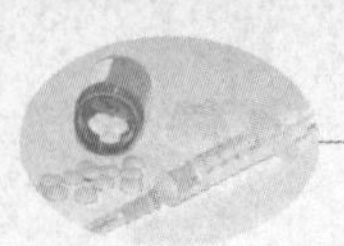

有关影响区域内空气质量因素分析基础上的。所谓预报，一般是对未来 24～36 小时污染物浓度的定量预报。城市空气污染预报一般在对 200 km 以内空气污染的时空分布预报。其水平影响范围可大于 3 000 km，其垂直尺度必须考虑到整个对流层。空气污染预报是一项复杂和昂贵的系统工程，是以完善的大气质量模式作为其理论基础。该模式应当较全面地考虑污染物在大气中的物理、化学和生态过程，反映污染物在大气中的演变规律。大气质量模式一般包括气象模式和化学物质浓度模式。对于前者，需要建立一个能正确预报复杂条件下的风场、温度场、湿度场及其降水量的气象模式；对于后者，则需要掌握区域内及周围地区污染物排放量、主要污染物及其浓度，并全面整理分析历年监测资料，掌握其变化规律。目前国内外作预报的污染物项目一般为 SO_2、NO_2、CO、O_3、PM_{10} 和 $PM_{2.5}$。

我国上海自 1999 年 6 月 5 日起每日发布空气质量预报。该空气质量预报是根据综合当日的污染物实际浓度和次日的气象条件，经计算机综合分析后产生的。它将空气质量按 API 指数分成优、良、轻度污染、中度污染和重度污染 5 个级别。目前，空气质量是按 AQI 指数进行分类，分为优、良、轻度污染、中度污染、重度污染和严重污染 6 个级别。有关部门可根据空气质量预报，来控制大气污染物的排放以减轻空气污染，居民可采取少出门或避开重污染区域等自我防护措施以减少其危害。

2. 水环境质量评价

(1) 比值简单叠加型的水质指数：上海市在评价黄浦江有机污染程度时，采用“有机污染综合评价值(A)”(1981)，计算公式如下。

$$A=\frac{BOD_i}{BOD_0}+\frac{COD_i}{COD_0}+\frac{(NH_3-N)_i}{(NH_3-N)_0}+\frac{DO_s-DO_i}{DO_s-DO_{0i}} \qquad \text{公式(10-10)}$$

式中：BOD、COD、NH_3-N、DO 代表生化需氧量、化学耗氧量、氨氮、溶解氧 4 项参数；下角 i 表示实测值，下角 0 代表评价标准。DO_s 表示某温度时水中溶解氧饱和含量；4 项参数均以 mg/L 为单位。

(2) 算术均数型的水质指数：水质综合污染指数是一种算术均数型的水质指数，选用高锰酸盐指数、BOD_5、COD、氨氮、石油类、挥发性酚、总磷、总汞八种指标为参数。对于评价标准为定值的水质因子，其标准指数计算方法见公式(10-11)。水质综合污染指数是所有水质参数的均数，其计算如公式(10-12)。

$$P_i=\frac{C_i}{S_i} \qquad \text{公式(10-11)}$$

$$P=\frac{1}{n}\sum_{i=1}^{n}P_i \qquad \text{公式(10-12)}$$

式中：P_i，某污染物的分指数；

P，水质综合污染指数；

C_i，污染物实测浓度的平均值；

Si，评价标准。

根据水质综合指数来判别水体污染程度是相对的，即对应其水体功能要求评价其污染程度，这种方法目前在我国广泛用于评价地下水水质现状，是我国《环境影响评价技术导则——地下水环境》(HJ 610—2016)中评价地下水的标准方法。P≤0.8 为合格，表明水质指标基本

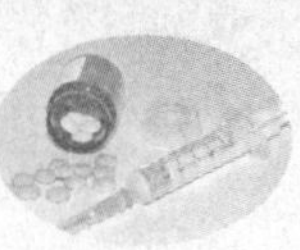

上能达到相应的功能标准，个别超标（1 倍以内）。0.8＜P≤1.0 为基本合格，少数指标超过相应类别标准，但水体功能没有明显损害；1.0＜P≤2.0 为污染，多数指标超过相应的标准，水体功能受到制约。P＞2.0 为重污染，各项的总体均数已超过标准 1 倍以上，部分指标超过数倍，水体功能受到严重危害。

（3）水质类别判定：目前我国水质评价除了综合污染指数外，还有采用水质类别判定方法。该方法是采用实测值与国家环境水质标准相比较，从而确定水质的类别。其内涵是当水体中有一项污染指标的浓度超过水质标准值时，就表明不支持该水质类别的使用。最后，以水体中达到某一类别的监测指标占所有监测指标的百分比，来判定该水质状况。

（4）评分加权征询法：评分加权征询法是由美国学者 R. M. Brown 建立的。他通过征询专家意见在 35 项水质参数中选定 9 项水质评价参数。并且征求每位专家对各参数的评分尺度。评分范围从 0～100 分，以 0 分代表最差水质，100 分代表最佳水质。然后，收集所有专家的评分曲线加以统计，整理成平均的评分曲线。所有的专家一致认为，当水中存在的任何一种毒物（不属于表 10－4 中的 9 项参数）其浓度超过饮水标准时，Brown 水质指数就等于 0。当水中各种农药浓度超过 0.1 mg/L 时，此水质指数也等于 0。

表 10－4　Brown 水质指数各项参数的权重

水质参数	初步权重	相对权重	最后权重
溶解氧	1.4	1.0	0.17
粪大肠菌群数	1.5	0.9	0.15
pH 值	2.1	0.7	0.12
BOD_5	2.3	0.6	0.10
硝酸盐	2.4	0.6	0.10
磷酸盐	2.4	0.6	0.10
温度	2.4	0.6	0.10
浑浊度	2.9	0.5	0.08
总固体	3.2	0.4	0.08
		$\sum = 5.9$	$\sum = 1.00$

（引自：杨克敌主编. 环境卫生学. 第 7 版.）

确定各参数的权重时，先由专家按各人对参数重要性的判断提出各个参数的初步权重（按重要性由大到小，权重依次为 1～5），并加以整理，计算出各个参数平均的初步权重，以最小初步权重（即溶解氧的平均初步权重 1.4）除以各参数的平均初步权重，得相对权重，再加以标化成最后权重（见表 10－4）。

实测值经查评分曲线得到质量评分，再乘以权重得到该参数得分指数，再将各分指数叠加后得到某环境要素的综合指数。这种指数较为客观地避免了由少数学者评定的主观性。

Brown 水质参数计算式如下。

$$WQI = \sum_{i=1}^{9} w_i q_i \qquad \text{公式(10－13)}$$

式中：w_i，i 参数的权重（$\sum w_i = 1$）；

q_i，根据 i 参数的实测值从该参数评分曲线查得的水质评分（$0 \leq q_i \leq 100$）。

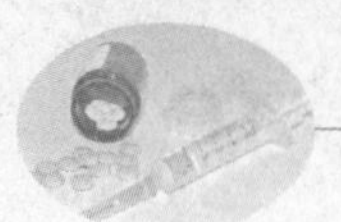

最后算出的水质指数 WQI 在 0～100 之间，0 代表最差水质，100 代表最佳水质。

(5) 综合营养指数：反映淡水水体(主要为湖泊和水库)水质富营养化指标常见有叶绿素、总磷、总氮、氨态氮、溶解氧、化学耗氧量和透明度等，单一指标的高低所反映的是富营养化的某种表现的程度，缺乏对富营养化状况和程度的总体评价。我国生态环境部于 2004 年提出的湖泊(水库)富营养化评价方法及分级技术规定的湖泊(水库)富营养化状况评价方法，综合了叶绿素、总氮、总磷、透明度和化学耗氧量 5 种常见参数的综合评价指数。该指数采用修正的卡尔森指数方法，计算见公式(10－14)和公式(10－15)。

$$TLI(\sum) = \sum_{j=1}^{m} W_j \cdot TLI(j) \qquad 公式(10-14)$$

$$W_j = \frac{r_{ij}^2}{\sum_{j=1}^{m} r_{ij}^2} \qquad 公式(10-15)$$

式中：TLI(Σ)，综合营养状态指数；

Wi，第 i 种参数的营养状态指数的相关权重；

TLI(j)，第 j 种参数的营养状态指数。

以 Chl－a 作为基准参数，则第 j 种参数的归一化 Wj 计算式如公式(10－15)。

式中：r_{ij}，第 j 种参数与基准参数 Chl－a 的相关系数；m，评价参数的个数。

营养状态指数计算公式如下。

$$TLI(Chl-a) = 10(2.5 + 1.086 \ In \ Chl-a)$$
$$TLI(TP) = 10(9.436 + 1.624 \ In \ TP)$$
$$TLI(TN) = 10(5.453 + 1.694 \ In \ TN)$$
$$TLI(SD) = 10(5.118 + 1.94 \ In \ SD)$$
$$TLI(COD_{m_n}) = 10(0.109 + 2.661 \ In \ COD_{m_n}) \qquad 公式(10-16)$$

式中：Chl－a，叶绿素 a(mg/m^3)；

SD，透明度(m)；

其他指标单位均为 mg/L。

采用 0～100 的一系列连续数字对湖泊(水库)营养状态进行分级，包括：贫营养、中营养、富营养、轻度富营养、中度富营养和重度富营养(表 10－5)。

表 10－5 综合营养状态指数及分级

综合营养状态指数	营养状态分级	综合营养状态指数	营养状态分级
$TLI(\sum) < 30$	贫营养(oligotropher)	$50 < TLI(\sum) \leqslant 60$	轻度富营养(light eutropher)
$30 \leqslant TLI(\sum) \leqslant 50$	中营养(mesotropher)	$60 < TLI(\sum) \leqslant 70$	中度富营养(middle eutropher)
$TLI(\sum) > 50$	富营养(eutropher)	$TLI(\sum) > 70$	重度富营养(hyper eutropher)

(引自：杨克敌主编. 环境卫生学. 第 7 版.)

3. 土壤环境质量评价　土壤环境质量评价设计评价因子、评价标准和评价模式。土壤环境质量的评价所选择评价因子数量与项目类型取决于监测的目的和现实的经济和技术条件，评价标准采用国家土壤环境质量标准、区域土壤背景值或部门土壤质量标准。不同土壤用地

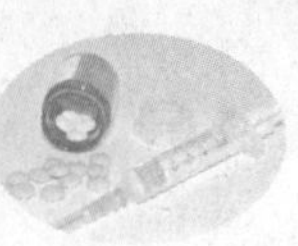

采用不同的土壤环境质量评价标准进行评价，如温室蔬菜产地环境质量标准、食用农产品用地环境质量评价标准、展览会用地土壤环境质量评价标准等。一般土壤的评价因子有重金属类毒物包括汞、镉、铅、铜、铬、镍、砷等。有机毒物有氰、酚、DDT、六六六、B(a)P、多氯联苯等。土壤环境质量评价方法常用污染指数法、生物法或毒理学评价法。生物法即根据土壤中的生物反应评价土壤污染，比如用植物叶片、长势和产品来判断土壤污染状况。毒理评价法即根据土壤、作物以及人体摄入量的关系来评价土壤污染。如当水田土壤的 HCl 浸提液中镉浓度为 3.08 mg/kg 时，大米中镉为 1.09 mg/kg，人体镉摄入量为 0.3 mg/d 时为重污染区。污染指数法常用于综合评价土壤环境质量，其思路与大气和水质指数的思路非常相似。

(1) 分级污染指数、超标率(倍数)：分级污染指数是根据土壤中污染物浓度及作物污染程度的关系分级计算污染指数。可以有单项污染指数和综合污染指数。计算该指数先要确定污染等级，划分污染指数范围。

根据土壤污染程度不同将指数分成：①土壤显著受污染起始值(X_a)，表示土壤中污染物浓度(C_i)超过评价标准数值；②土壤轻度污染起始值(X_c)，表示作物中污染物浓度超过其背景值；③土壤重度污染起始值(X_p)，表示作物中污染物浓度达到食品卫生标准。

按 X_a、X_c、X_p 确定污染等级和污染指数范围：①非污染 $C_i \leqslant X_a$，$P_i \leqslant 1$；②轻污染 $X_a < C_i < X_c$，$1 < P_i < 2$；③中度污染 $X_c < C_i < X_p$，$2 < P_i < 3$；④重度污染 $C_i \geqslant X_p$，$P_i > 3$。

分级污染指数可按照上述指数范围，采用下列相应的公式计算。

土壤单项污染指数计算方法如下。

$$P_i = \frac{C_i}{X_a} \quad C_i \leqslant X_a \qquad \text{公式(10-17)}$$

$$P_i = 1 + \frac{C_i - X_a}{X_c - X_a} \quad X_a < C_i < X_c \qquad \text{公式(10-18)}$$

$$P_i = 2 + \frac{C_i - X_c}{X_p - X_c} \quad X_c < C_i < X_p \qquad \text{公式(10-19)}$$

$$P_i = 3 + \frac{C_i - X_p}{X_p - X_p} \quad C_i > X_p \qquad \text{公式(10-20)}$$

土壤污染累积指数＝土壤污染物实测值 / 污染物背景值

土壤污染物分担率(%)＝(土壤某项污染指数 / 各项污染指数之和)×100%

土壤污染超标倍数＝(土壤某污染物实测值－污染物质量标准)/ 污染物质量标准

土壤污染样本超标率(%)＝(土壤样本超标综述 / 监测样本总数)×100%

(2) 内梅罗污染指数评价：内梅罗污染指数如下。

$$(P_N) = \{[(PI_{均}^2) + (PI_{最大}^2)]/2\}^{1/2} \qquad \text{公式(10-21)}$$

式中：$PI_{均}$ 和 $PI_{最大}$ 分别是平均单项污染指数和最大单项污染指数。

内梅罗指数是 1974 年由美国 Nemeron 提出，反映了各污染物对土壤质量的综合影响，同时突出了高浓度污染废物对土壤环境质量的影响，可按内梅罗污染指数，划定污染等级。

(3) 背景值及标准偏差评价：用土壤环境背景值(x)95%置信度的范围(x±2s)来评价：

若土壤某元素检测值 $x_i < x - 2s$，则该元素缺乏或属于低背景土壤。

若土壤某元素检测值 x±2s，则该元素含量正常。

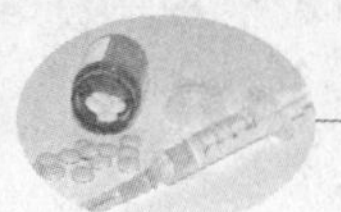

若土壤某元素检测值 $x_i > x+2s$,则该元素污染土壤或属于高背景土壤。

(4) 综合污染指数法:综合污染指数(CPI)包含了土壤元素背景值、土壤元素标准尺度因素和价态效应综合影响。其表达式如下。

$$CPI = X \cdot (1 + RPE) + Y \cdot DDMB/(Z \cdot DDSB) \qquad \text{公式(10-22)}$$

式中:CPI,综合污染指数;X、Y 分别为测量值超过标准值和背景值的数目;RPE,相对污染当量;DDMB,元素测定浓度偏离背景值的程度;DDSB,土壤标准偏离背景值的程度;Z,用作标准元素的数目。主要有下列计算过程。

1) 计算相对污染当量(RPE)

$$RPE = [\sum_{i=1}^{N} (C_i/C_{is})^{1/n}]/N \qquad \text{公式(10-23)}$$

式中:N,测定元素的数目;Ci,测定元素 i 的浓度;Cis,测定元素 i 的土壤标准值;n,测定元素 i 的氧化数。对于变价元素,应考虑价态与毒性的关系,在不同价态共存并同时用于评价时,应在计算中注意高低毒性价态的相互转换,以体现由价态不同所构成的风险差异性。

2) 计算元素测定浓度偏离背景值的程度(DDMB)

$$DDMB = [\sum_{i=1}^{N} (C_i/C_{iB})^{1/n}]/N \qquad \text{公式(10-24)}$$

式中:CiB,元素 i 的背景值;其余符号同上。

3) 计算土壤标准偏离背景值的程度(DDSB)

$$DDSB = [\sum_{i=1}^{Z} (C_{is}/C_{iB})^{1/n}]/Z \qquad \text{公式(10-25)}$$

式中:Z,用于评价元素的个数;其余符号的意义同上。

4) 综合污染指数计算(CPI)

5) 评价用 CPI 评价土壤环境质量指标体系:见表 10-6。

表 10-6 综合污染指数(CPI)评价表

X	Y	CPI	评价
0	0	0	背景状态
0	≥1	0<CPI>1	未污染状态,数值大小表示偏离背景值相对程度
≥1	≥1	≥1	污染状态,数值越大表示污染程度相对越严重

4. **生态环境质量评价** 生态环境质量评价是对生态环境优劣度及动态变化状况进行评价。由国家环保总局 2006 年 3 月 9 日批准试行的生态环境状况评价技术规范在 2015 年 3 月进行了修订并获得批准,目前施行的是《生态环境状况评价技术规范》(HJ/T 192—2006),该规范充分发挥环保部门统一监督管理的职能,从综合评价我国生态环境状况及变化趋势目的出发,对评价内容和评价方法作了明确的阐述规定,为生态环境保护做了重要指示。

生态环境质量的评价流程包括区域生态特征分析和生态管理需求分析,通过确定生态评价目标,选择评价方法,评价生态功能区生态功能状况、城市生态环境质量和自然保护区保护状况,最后形成对生态环境状况的综合分析。

生态环境状况评价利用一个综合指数(生态环境状况指数,EI)反应生态环境的整体状态,

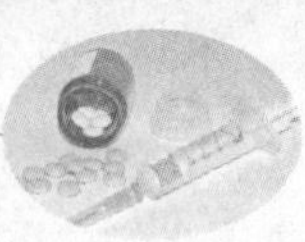

指标体系包括生物丰度指数、植被覆盖指数、水网密度指数、土地退化指数和环境质量指数这5个分指数。即5个指数分别反映被评价区域内生物多样性的丰贫程度，植被覆盖（评价区域内林地、草地及农田3种类型的面积占被评价区域面积的比重等）的高低，水网密度，被评价区域内河流总长度、水域面积和水资源量，及其占被评价区域面积的比重等，遭受的退化强度（土地退化情况，如风蚀、水蚀、重力侵蚀、冻融侵蚀和工程侵蚀的面积），承载的污染物压力（单位面积上担负的污染物的量等）。环境质量指数是约束性指标，指根据区域内出现的严重影响人居生产生活安全的生态破坏和环境污染事项对生态环境状况进行限制和调节。

（1）生物丰度指数计算方法

生物丰度指数＝A_{bio}×（0.35×林地＋0.21×草地＋0.28×水域湿地＋0.11×耕地＋0.04×建设用地＋0.01×未利用地）/区域面积　　公式（10－26）

式中：A_{bio}，生物丰度指数的归一化系数，参考值为511.264 213 106 7。

归一化系数＝100/A最大值。A最大值指某指数归一化处理前的最大值，以下类同。

（2）植被覆盖指数

植被覆盖指数＝A_{veg}×（0.38×林地＋0.34×草地＋0.19×耕地＋0.07×建设用地＋0.02×未利用地）/区域面积　　公式（10－27）

式中：A_{veg}，植被覆盖指数的归一化系数。

（3）水网密度指数计算方法

水网密度指数＝A_{riv}×河流长度/区域面积＋A_{lak}×湖库（近海）面积/区域面积水域面积（湖泊、水库、河渠和近海）＋A_{res}×水资源量/区域面积　　公式（10－28）

式中：A_{riv}，河流长度的归一化系数；

A_{lak}，水域面积的归一化系数；

A_{res}，水资源量的归一化系数。

（4）土地退化指数的计算：不同土地退化类型在土地退化指数中的分权重也不同，轻度侵蚀的权重为0.05，中度侵蚀的权重为0.25，重度侵蚀的权重为0.7。

土地退化指数的计算方法如下。

土地退化指数＝A_{ero}×（0.05×轻度侵蚀面积＋0.025×中度侵蚀面积＋0.7×重度侵蚀面积）/区域面积　　公式（10－29）

式中：A_{ero}，土地退化指数的归一化系数。

（5）环境质量指数的计算方法：环境质量指数的计算中，二氧化硫（SO_2）的权重为0.4，化学需氧量（COD）的权重为0.4，固体废物的权重为0.2。

环境质量指数＝0.4×（100－A_{SO_2}×SO_2排放量/区域面积）＋0.4×（100－A_{COD}×COD排放量/区域年均降雨量）＋0.2×（100－A_{SOL}×固体废物排放量/区域面积）　　公式（10－30）

式中：A_{SO_2}，SO_2的归一化系数；

A_{COD}，COD的归一化系数；

A_{SOL}，A_{SOL}的归一化系数。

（6）生态环境状况指数：生态环境状况指数是依据生物丰度指数、植被覆盖指数、水网密度指数、土地退化指数和环境质量指数等计算而来的。

1）生态环境状况计算方法

生态环境状况指数（EI）＝0.25×生物风度指数＋0.2×植被覆盖指数＋0.2×水网密度

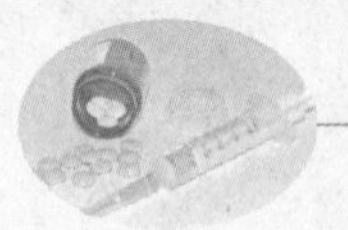

指数＋0.2×(100－土地退化指数)＋0.15×环境质量指数　　公式(10-31)

2) 生态环境状况分级：根据生态环境状况指数，将生态环境分为5级，即优、良、一般、较差和差(表10-7)。

表10-7　生态环境状况分级

级别	优	良	一般	较差	差
指数	EI≥75	55≤EI＜75	35≤EI＜55	20≤EI＜35	EI＜20
状态	植被覆盖度高，生物多样性丰富，生态系统稳定	植被覆盖度较高，生物多样性较丰富，适合人类生活	植被覆盖度中等，生物多样性一般水平，较适合人类生活，但有不适人类生活的制约性因子出现	植被覆盖较差，严重干旱少雨，物种较少，存在着明显限制人类生活的因素	条件较恶劣，人类生活受到限制

(7) 生态环境状况变化分析：估计生态环境状况指数与基准值的变化情况，将生态环境质量变化幅度分为4级，即无明显变化、略有变化(好或差)、明显变化(好或差)、显著变化(好或差)(表10-8)。

表10-8　生态环境状况变化度分级

级别	无明显变化	略有变化	明显变化	显著变化
变化值	$\|\Delta EI\|\leqslant 1$	$1<\|\Delta EI\|\leqslant 3$	$3<\|\Delta EI\|\leqslant 8$	$\|\Delta EI\|>8$
描述	生态环境状况无明显变化	如果 $1<\Delta EI\leqslant 3$，则生态环境状况略微好；如果 $-1>\Delta EI\geqslant -3$，则生态环境状况略微变差	如果 $3<\Delta EI\leqslant 8$，则生态环境状况明显变好；如果 $-3>\Delta EI\geqslant -8$，则生态环境状况明显变差；如果生态环境状况类型发生改变，则生态环境质量明显变化	如果 $\Delta EI>8$，则生态环境状况显著变好；如果 $\Delta EI<-8$，则生态环境状况显著变差

5. *综合叠加型总环境质量指数*　区域环境质量所涉及的环境要素一般包括大气、水体、土壤、生物以及噪声等。由于存在于诸要素中的污染物可以通过转化、迁移而导致多个要素乃至对“全环境”造成影响。因此除了要对各要素分别作评价外，还有必要进行多个要素的综合评价。为了综合评价城市区域的总环境质量，可对几个主要因素环境质量指数再作综合考虑。设计和计算好总环境质量指数的几个关键是要合理地选择环境因素，采用适当的评价标准和对各参数适当加权。要选择对人群健康和生活影响较大的环境要素和污染物作为参数，并根据各要素在区域环境中的重要程度进行加权。此外，为了能合理地综合各环境要素，各要素的质量指数计算方法应统一使用比值法或评分法。总环境质量指数只是从大体上表达区域总环境质量的某种相对而近似的指标。必须采用包含参数、假设条件、评价标准，以及计算方法都完全一致的总环境质量指数，才有可能比较同一地区不同时期、或同一时期不同地区的总环境质量。

北京西郊将评价区域分成0.5 km×0.5 km的网格，求每网格内的$P_{大气}$、$P_{地表水}$、$P_{地下水}$、$P_{土壤}$(按比值简单叠加型计算)，再按下式计算各网格的环境质量综合评价指数。

$$P=\sum_{i=1}^{4}P_i=P_{大气}+P_{地表水}+P_{地下水}+P_{土壤}$$　公式(10-32)

按P值计算结果分为6个环境质量等级(表10-9)。

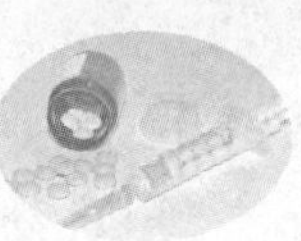

表 10-9　总环境质量指数分级

等级	综合指数	环境质量状况	等级	综合指数	环境质量状况
一	0	清洁	四	5.1～10.0	中污染
二	0.1～1.0	尚清洁	五	10.1～50.0	重污染
三	1.1～5.0	轻污染	六	50.1～100.0	极重污染

注：可用图例和不同深浅颜色绘制环境质量地图，能醒目地显示该区域总环境质量的地理分布。

（四）环境对人群健康影响的评价

环境的人群健康效应评价是环境质量评价的一项重要内容，对阐明环境与人群健康影响有着非常重要的意义，人群健康效应评价是卫生工作者的重要职责，也是环境卫生学的主要研究内容。在环境健康效应评价中，国内外广泛应用环境流行病学调查方法，研究环境质量与人群健康效应的关系。近年来较多采用危险度评定的方法对环境污染的健康影响作定性及定量的评价。

人群效应评价首先应做好人群环境污染暴露评价工作。因此暴露评价的正确与否对阐明人群健康效应的量效关系正确性是至关重要的。关于暴露评价内容与方法参见本书其他章节相关内容，本章不再赘述。

1. *人群健康效应评价的一般内容与方法*　人群健康效应指标应具有代表性、可比性和可靠性。人群健康效应评价首先应选择好暴露人群和对照人群。为了保证对人群健康效应测量的可靠性，应严格选定不同暴露水平的人群和对照人群，由于大多环境因素对人群健康影响是低浓度和弱效应，因此采用敏感和高危险人群，如儿童、老年人等作为调查人群容易观察到不良效应。在调查设计上应保证随机和样本量足够。暴露人群和对照人群，除暴露程度可有所差异外，其经济条件、生活水平和生活习惯等一般性资料应尽量相似，并考虑调查对象在当地的居住年限，排除吸烟和职业性暴露等混杂因素，并尽量防止统计分析中的偏倚，尽可能地控制混杂及干扰因素。

人群健康效应指标可以是敏感的生理、生化及免疫指标，也可以采用疾病或死亡来反映环境污染的效应指标。前者可以采用各种特异性和非特异性生物学效应指标，以及疾病前期亚临床的健康效应指标。应研究和采用生物效应标志来反映环境污染的健康效应，后者可以采用一般疾病以及与环境污染有关疾病的发病率、患病率、死亡率、疾病构成比、死因构成比等资料。人群健康效应评价上应注意观察人群的遗传背景、年龄、性别、营养状况、生理状况（怀孕或哺乳期）、一般健康状况，以及先前的暴露（如职业暴露等）情况。因为这些情况与环境因素的健康影响敏感性有很大关系。此外，还要注意经济条件、生活习惯如吸烟等。应尽量避免这些因素的干扰。同时还要了解从暴露到产生健康效应之间的潜伏期。

在分析和评价环境污染的效应时，可以采用横断面调查、病例-对照研究或队列研究的方法。一般应根据研究目的选择不同的研究类型及分析方法。比如在研究大气污染的短时间暴露的健康效应时，可以采用病例交叉研究、时间序列研究等方法。而对污染物低浓度长期作用以及多种污染物联合作用的健康效应分析研究可以采用大规模人群的队列研究、病例-对照研究等，或采用多元回归分析方法进行分析。也可以根据目前已有的文献资料进行 Meta 分析。总之，应分析环境质量及人群的暴露与健康效应之间是否存在内在的联系，是否有暴露-反应关系。

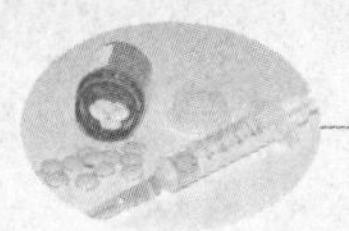

2. *环境污染健康影响评价* 环境污染健康影响评价是对现有的环境污染或突发性事故引起的健康危害进行评价。此名称有别于环境健康影响评价(见本章第三节)。环境污染健康影响评价是一个有着比较系统的评价方法和程序，并正趋于逐步完善，得到国际公认的科学评价体系。我国卫生部于2001年6月颁布了《环境污染健康影响评价》。这对于科学、正确、公正地评价环境污染对人群健康的损害和环境污染的健康影响事件，维护人民大众健康权益，解决排污单位和受污染人群的争议和纠纷有了统一的规范。环境污染健康影响评价方法包括健康危害评价方法和健康危险度评价方法两种评价方法，这里仅对健康危害评价方法作一介绍。

(1) 现场初步调查：目的是确认污染源、污染物、污染途径及暴露水平，并对环境污染健康危害的事实经过、性质、起因和特点进行调查，短时间内做出判断。了解高危人群的范围、暴露特征，患者的临床特征和分布特征，做好人证和物证的收集取证，寻找病因线索。

(2) 暴露评价：收集环境背景资料，详细描述污染发生的时间、地点、影响范围。污染物的排放量、排放方式和途径、其在环境中的稳定性，是否造成二次污染。暴露的测量方法可采取问卷调查、环境监测或个体采样、生物监测等方式，并描述和分析主要污染源、污染物、暴露水平、时间、途径与严重程度等，做好综合暴露的评定。调查现场尽量选择3个以上不同污染水平的现场，观察相应人群健康损害指标的反应，为剂量-反应关系评价作准备。

(3) 健康效应评价：健康效应评价包括健康危害确认。做好人群调查提出可疑环境因素，选择好对照人群，尽可能控制混杂因素，以保证资料分析时的可比性和可靠性。进行必要的生物效应测定。

(4) 病因推断及因果关系判断：提出病因假设，剂量采用生物学效应指标进行评价，比较暴露组和非暴露组生物学效应的差异，严格控制混杂因素，建立剂量反应-关系。一般根据7项标准对病因作出综合评价。①关联的时间顺序；②关联的强度；③关联的剂量-反应关系；④暴露与疾病分布的一致性；⑤关联可重复性；⑥生物学合理性；⑦终止效应等。

病因判定要求研究结果在满足前4条中的任何3条及后3条中的任何1条时，可判定因果关系。因果取证对可疑污染物环境污染健康影响定性评价，环境污染健康影响定量评价。

(5) 环境污染健康影响的定量评价：采用健康危险度评价方法评价暴露与效应的剂量-反应关系，进行危险度特征分析，对有阈值化合物和无阈值化合物分别进行评估。

3. *健康经济损失评价* 在评价环境污染造成的健康经济损失时，通常考虑两方面的损失即医疗费用和由疾病和死亡所造成的工资损失。目前国内外对健康损失的估算通常采用人力资本法(human capital, HC)和支付意愿法(willing to pay, WTP)。前者是国内目前通常采用的方法。人力资本法是计算由于环境污染造成的死亡或疾病而产生的经济损失，包括工资损失与医疗费支出。由环境中单一污染物或整个环境污染造成健康危害的经济损失为 $V_{总}=V_1$(因死亡造成的工资损失)$+V_2$(医疗费用)$+V_3$(因疾病误工造成的损失)

$$V_1 = C \cdot Np \cdot Y \qquad \text{公式(10-33)}$$

式中：C，人年均工资(元)；Np，因环境污染所造成的超死亡人数(人)；Y，平均剩余寿命(年)＝平均预期寿命－平均死亡年龄(通过对该区域人口年龄构成、死亡人数、年龄组成的分析，对因环境污染造成的平均剩余寿命可以依据研究现状和人群现状取不同的数值)。

支付意愿法测量的是人们对提高自己和其他人的安全(如环境质量改善而导致的个体死亡/发病风险降低)而愿意付出的货币数值，比如随着近年来雾霾所致的空气污染，人群更多的愿意购买口罩和空气净化器以减低个体暴露或室内空气污染，购买口罩和空气净化器所愿意

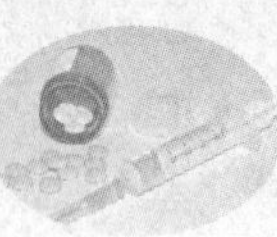

支付的费用可用于评估空气污染所致的经济损失。支付意愿法的主要优点在于反映了被测量人群的个人观点和意愿，比较符合福利经济学的原理，因此在欧美发达国家得到广泛应用。测量人的支付意愿，一般有劳动力市场研究法、调查评估法以及其他基于市场交换的方法。

表 10－10 中各列分别为大气污染相关的健康效应终点、各终点的单位经济价值及相应评估方法、各终点的健康损失例数。将“单位价值”与“健康损失”相乘，得到各终点健康损失的经济价值，将其累加得到大气污染对居民健康危害的经济损失。“单位价值”即每例与大气污染相关健康效应（如死亡、慢性支气管炎等）的经济价值。由表 10－10 可见，该地区大气污染相关健康危害造成的经济损失达 83.46 亿元，约占该市当年 GDP 的 1.8%，这是一个相当可观的数字；其中死亡引起的经济损失最大，占总数的 88.3%；另外，慢性支气管炎对经济损失总额的贡献也较大。

表 10－10　大气污染对居民健康危害的经济评估

健康终点	单位价值（元）	评估方法	健康损失（例）	经济损失（万元）
死亡	896 200	支付意愿法	8 220	736 676
慢性支气管炎	49 980	支付意愿法	16 870	84 316
呼吸系统住院	5 865	疾病成本法	5 240	3 073
心血管系统住院	8 615	疾病成本法	2 690	2 317
内科门诊	116	疾病成本法	386 600	4 485
儿科门诊	116	疾病成本法	40 040	464
急性支气管炎	60	支付意愿法	540 300	3 242
哮喘发作	44	支付意愿法	9 990	44
合计				834 618

第三节　环境影响评价

一、环境影响评价的概念和作用

环境影响评价（environmental impact assessment，EIA）是环境质量评价的一项重要内容，是指对规划和建设项目实施后可能造成的环境影响进行分析、预测和评估，提出预防或者减轻不良环境影响的对策和措施，并进行跟踪监测的方法与制度。联合国里约环境与发展宣言的原则中指出：环境影响评价是一种国家手段，国家主管当局应对拟议中可能对环境产生重大不利影响的活动进行环境影响评价并作出有关决定。我国已于 2002 年 10 月 28 日颁发了《中华人民共和国环境影响评价法》，并于 2014 年进行了重新修订，于 2015 年 1 月 1 日正式施行。根据该法，环境影响评价工作更深层次的目的是为了实施可持续发展战略，预防因规划和建设项目实施后对环境造成不良影响，促进经济、社会和环境的协调发展。环境影响评价必须客观、公开、公正，综合考虑规划或者建设项目实施后对各种环境因素及其所构成的生态系统可能造成的影响，以便达到消除或减轻环境污染的目的，为项目的合理选址以及行政决策等提供科学依据。

我国卫生部门自 1950 年代中期起对新建、扩建和改建的工程项目，从选址到设计各方面进行预防性卫生监督。1989 年颁布的《中华人民共和国环境保护法》规定企业在新建、扩建和

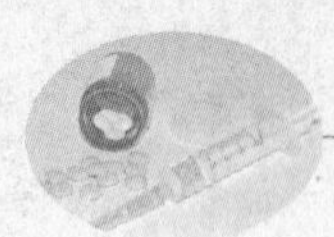

改建工程时必须提出对环境影响报告书，经有关部门审批后方可实施。经过 2014 年修订的《中华人民共和国环境保护法》对环境的保护做了更细致的规定，国家把环境影响评价作为一项专门的法律形式来执行，成为以贯彻预防为主，从根本上协调经济发展和环境保护关系、防患于未然的一项重要而行之有效的环境管理手段。环境影响评价和预防性卫生监督目标一致，内容各有侧重，将共同起到保护环境、保障人民健康的作用。

二、环境影响评价的原则

突出环境影响评价的源头预防作用，坚持保护和改善环境质量。

1. 依法评价　贯彻执行我国环境保护相关法律法规、标准、政策和规划等，优化项目建设，服务环境管理。

2. 科学评价　规范环境影响评价方法，科学分析项目建设对环境质量的影响。

3. 突出重点　根据建设项目的工程内容及其特点，明确与环境要素间的作用效应关系，根据规划环境影响评价结论和审查意见，充分利用符合时效的数据资料及成果，对建设项目主要环境影响予以重点分析和评价。

三、环境影响评价的内容和程序

(一) 环境影响评价的内容

环境影响评价内容包括规划的环境影响评价和建设项目的环境影响评价。

规划的环境影响评价是对土地利用的有关规划和区域、流域、海域的建设、开发利用规划进行环境影响评价以及对工业、农业、畜牧业、林业、能源、水利、交通、城市建设、旅游、自然资源开发的有关专项规划等进行环境影响评价，并向有关机关提出环境影响报告书。专项规划的环境影响报告书应当包括下列内容：①实施该规划对环境可能造成影响的分析、预测和评估；②预防或者减轻不良环境影响的对策和措施；③环境影响评价的结论。

建设项目的环境影响报告书应当包括：①建设项目概况；②建设项目周围环境现状；③建设项目对环境可能造成影响的分析、预测和评估；④建设项目环境保护措施及其技术、经济论证；⑤建设项目对环境影响的经济损益分析；⑥对建设项目实施环境监测的建议；⑦环境影响评价的结论。

环境影响报告书或者环境影响报告表，应由具有相应环境影响评价资质的机构编制。建设项目的环境影响评价，应避免与规划的环境影响评价相重复。

规划项目和拟建项目对环境影响的性质和程度是依拟建项目的工程特点、工艺、规模、排放污染物以及选址地理环境等条件而异。环境影响评价的基本内容包括建设方案的具体内容；建设地点的环境现况；方案在实施后，包括建设施工期及建成后对自然环境和社会环境包括大气、水、土壤和土地利用、生态、噪声、人群健康以及社会、经济、文化等诸方面造成有利和不利的影响；防止环境污染的措施及经济技术可行性论证。

环境影响评价可根据评价对象和要求只作单一污染物的环境影响评价或对大气、水、土壤、生物环境等要素分别或综合进行环境影响评价。有的建设项目还影响当地生态环境或需要移民安置，从而对人群健康带来新的问题。卫生部门关心的重点问题是拟建项目对周围环境质量引起的变化以及由此对人群健康可能产生的不良影响。

(二) 环境影响评价的技术工作程序

整个环境影响评价工作一般分为 3 个阶段，即调查分析和工作方案制定阶段，污染物调查

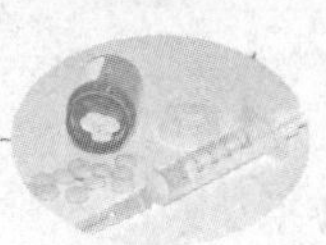

与核实、分析论证和预测评价阶段，制定环境监测计划、环境影响报告书编制阶段，具体内容概括为以下几个方面。

1. 熟悉政策　了解和研究与本开发项目有关的法规、标准、文件和资料。

2. 环境影响因素识别　列出建设项目的直接和间接行为。明确建设项目在建设阶段、生产运行、服务期满后等不同阶段的各种行为与可能受影响的环境要素间的作用效应关系、影响性质、影响范围、影响程度等，定性分析建设项目对各环境要素可能产生的污染影响和生态影响。

3. 评价因子筛选　根据建设项目的特点、环境影响的主要特征，结合区域环境功能要求、环境保护目标、评价标准和环境制约因素，筛选确定评价因子。

4. 拟定环境影响评价的工作大纲，制定环境影响评价详细评价方案　评价单位应根据草案要求进一步调查研究，提出切实可行的、详尽的环境影响评价实施方案，编制评价工作大纲。

5. 初步环境影响评价　建立环境变化预测模型，预测结果应该是定量的，至少要定性地说明影响的重大性。并根据预测结果，对项目的环境影响作出评价，判断其后果的影响及可接受性，提出评价结论。

6. 环境影响的预防措施　如果评价结果表明该项目对环境影响较大，则需要提出减少或消除有害影响措施方案。

7. 编写环境影响综合评价报告　同时将环境影响报告书提交环境保护部门审批。

在我国环境影响评价程序中，凡进行可行性研究的项目，环境影响评价与可行性研究应同时进行。

四、环境影响评价方法

目前我国关于环境影响评价的方法和技术遵循的是 2016 年修订并于 2017 年 1 月正式实施的《建设项目环境影响评价技术导则总纲》(HJ 2.1—2016)。与之前的导则相比，新实施的导则简化了建设项目与资源能源利用政策、国家产业政策相符性和资源利用合理性分析等内容，并适当对一些内容进行增加或删除。

(一) 环境影响评价方法概要

科学的预测是正确评价的基础。环境影响评价应采用定量评价与定性评价相结合的方法，以量化评价为主。对拟建项目环境影响的预测方法应遵循的原理是，在掌握拟建项目的污染物排放状况及环境条件的基础上，运用适当的数学模式或采用类比方法预测其建成后对环境的污染程度，还需综合现有的环境质量状况，推测其建成后的变化。预测方法的精确性取决于对拟建项目各项基础资料、环境参数、现有环境质量的掌握程度和正确地采用预测模式。环境影响评价的方法，要求可靠、经济、实用、简便，并做到依法评价、科学评价、突出重点。环境影响评价需做好以下几方面的工作。

1. 环境影响因素分析　遵循清洁生产的理念，从工艺的环境友好性、工艺过程的主要产污节点以及末端治理措施的协同性等方面，选择可能对环境产生较大影响的主要因素进行深入分析。明确项目消耗的原料、辅料、燃料、水资源等种类、构成和数量，给出主要原辅材料及其他物料的理化性质、毒理特征，产品及中间体的性质、数量等。同时结合建设项目特点和区域环境特征，分析建设项目建设和运行过程(包括施工方式、施工时序、运行方式、调度调节方式等)对生态环境的作用因素与影响源、影响方式、影响范围和影响程度。

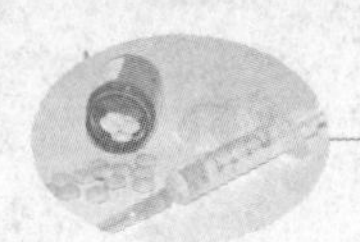

2. 污染源核算及环境现状的调查　掌握环境质量现状和本底值对准确预测、评价项目建成后环境质量的变化情况具有重要意义。环境现状的调查范围要大于评价范围。

调查内容应根据工程特征和当地的环境特征，并结合评价工作的等级来确定。一般应包括：①现有工业和生活污染源情况、当地的环境状况如地形、地质、水文和气象资料；②自然资源和自然保护区如名胜古迹、风景旅游区、疗养区、现有工矿企业、生活居住区分布；③人群资料如人口密度、地方病、自然疫源性疾病及居民健康状况；④大气、水、土壤等环境质量现状。

环境现状的调查方法如下：①收集资料法：省时、省力、省钱且收效快；②现场调查：能获得第一手资料，但工作量大；③遥感法：能整体了解环境质量状况，但精确度较差，一般可作为辅助方法。

3. 环境保护目标调查　调查评价范围内的环境功能区和主要的环境敏感区，详细了解环境保护目标的地理位置、服务功能、边界范围、保护对象和保护要求等。

4. 环境影响预测与评价　环境影响预测是要了解某区域环境在受到污染的过程中，有关环境质量参数在时间和空间上的变化量。预测和评价的因子应包括反映建设项目特点的常规污染因子、特征污染因子和生态因子，以及反映区域环境质量状况的主要污染因子、特殊污染因子和生态因子。

预测结果的正确性除了对上述资料的掌握程度外，还取决于预测方法。目前最常用的预测方法为统计推断法和因果模式预测法。统计推断法是选用最恰当的公式去逼近已掌握的环境质量资料，再用该公式预测项目实施后的环境质量。该方法取决于原始资料的数量与质量和拟合的数学公式以及参数。因果模式预测法是依据污染物在环境中的迁移、扩散、转化、富集规律的数学模式和项目对环境的影响如排放状况等，以及当地环境实际状况等来计算项目实施后的环境质量。除了上述两种预测方法外，还可以采用类比分析和专家系统法等预测建设项目对环境的影响。

得到预测结果后再根据环境卫生标准或环境质量标准评价当地的环境质量发展目标和环境允许污染负荷要求，进行环境影响评价，并提出环境保护措施。对于环境质量不符合环境功能要求或环境质量改善目标的，应结合区域限期达标规划对环境质量变化进行预测。

(二) 工程项目的大气环境影响评价方法

下文以拟建项目建成投产后对大气环境的影响评价为例，简述评价的步骤和方法。国家修订了《环境影响评价技术导则　大气环境》(HJ 2.2—2008)，于2018年正式颁布了新的《环境影响评价技术导则　大气环境》(HJ 2.2—2018)，改进了环境空气质量现状监测内容，增加了二次污染物的大气环境影响预测与评价方法，改进了大气环境防护距离确定方法，增加了污染物排放量核算内容等。

通过调查、预测等手段，对项目在建设阶段、生产运行和服务期满后所排放的大气污染物对环境空气质量运行的程度、范围和频率进行分析、预测和评估，为项目的选址选线、排放方案、大气污染治理设施与预防措施制定、排放量核算，以及其他有关的工程设计、项目实施环境监测等提供科学依据或指导性意见。大气环境影响评价工作程序见图 10-2。

1. 拟建工程污染影响因素分析　排放污染物种类、浓度、排放量、治理设施及其效率、排放高度，存在具有致癌、致畸、致突变的物质、持久性有机污染物或重金属等数据，明确项目消耗的原料、辅料、燃料等种类、构成和数量，明确其来源、毒理特征、转移途径和流向。同时，还

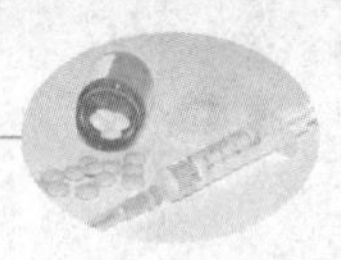

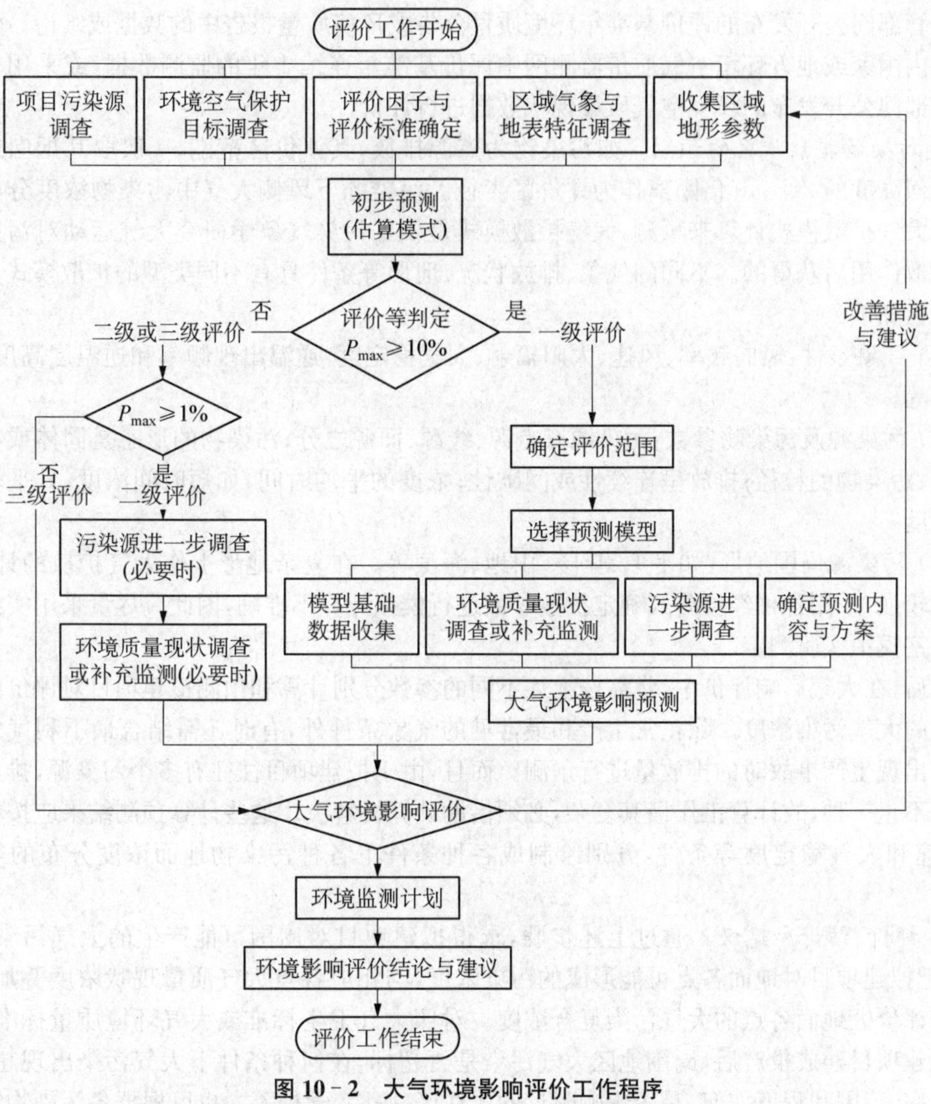

评价工作开始

项目污染源调查 | 环境空气保护目标调查 | 评价因子与评价标准确定 | 区域气象与地表特征调查 | 收集区域地形参数

初步预测(估算模式)

评价等判定 $P_{max}\geqslant 10\%$

否：二级或三级评价

是：一级评价

$P_{max}\geqslant 1\%$

否：三级评价

是：二级评价

污染源进一步调查(必要时)

环境质量现状调查或补充监测(必要时)

确定评价范围

选择预测模型

模型基础数据收集 | 环境质量现状调查或补充监测 | 污染源进一步调查 | 确定预测内容与方案

大气环境影响预测

大气环境影响评价

改善措施与建议

环境监测计划

环境影响评价结论与建议

评价工作结束

图 10－2　大气环境影响评价工作程序

（引自：环境影响评价技术导则　大气环境. HJ 2.2—2018.）

应计算各污染源和各污染物的分担率，掌握拟建项目给评价区带来的污染物增量和作为预测周围地区大气污染浓度的依据。

2. 环境影响识别与评价因子筛选　评价区内现有污染源及其排放污染物种类和数量，各污染源和各污染物的分担率，筛选出大气环境影响评价因子，评价区域内大气质量现状。如无现有资料，可通过实地监测来获取。

3. 评价标准确定　确定各评价因子所适用的环境质量标准及相应的污染物排放标准。其中环境质量标准选用 GB 3095 中的环境空气质量浓度限值，如已有地方环境质量标准，应选用地方标准中的浓度限值。

4. 评价等级判定　按建设项目的特点，所在地区的环境特征、相关法律法规、标准及规划、环境功能区等划分各环境要素，各专题评价工作等级。具体由环境要素或专题环境影响评价技术导则规定。

5. 污染物环境质量现状调查　对项目所在区域进行达标判定，优先采用国家或地方生态

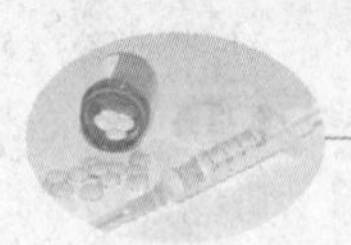

环境主管部门公开发布的评价基准年环境质量公告或环境质量报告中的数据或结论。采用评价范围内国家或地方环境空气质量监测网中评价基准年连续1年的监测数据，或采用生态环境主管部门公开发布的环境空气质量现状数据进行评价。

6. *污染物扩散状况的预测* 如污染物为点源排放，其评价区范围，一般取其烟囱或排毒塔等几何高度的30～40倍距离作为评价区半径。污染源下风侧大气中污染物浓度分布状况可采用大气扩散模式计算来预测，大气扩散模式是根据污染气象学研究大气运动对污染物的输送扩散作用后获得的。不同的气象、排放状况、地形等条件具有不同类型的扩散模式。这些条件包括如下。

(1) 气象条件：风向频率、风速、太阳辐射、大气稳定度、逆温出现频率和逆温层高度、混合层高度等。

(2) 污染源及污染物参数：污染源有点源、线源、面源之分；污染物的形态是固体或气体还是液体；污染物的粒径；排放呈连续性或间歇性；浓度的平均时间，如短时间浓度、日平均和年平均浓度。

(3) 污染源周围地形：如平原、丘陵、山地、海滨等。在复杂地形上作大气扩散的计算，由于湍流较强，采用各种经验公式确定扩散参数进行模拟计算不准确，因此应尽量采用实测或通过实验室模拟实验测定。

最后，在大气影响评价中，常需按上述不同的参数分别计算和预测拟建项目对评价区内若干点上的大气污染浓度。除正常生产和最常见的气象条件外，有时还需结合最不利气象条件和一旦出现生产事故时的排放量进行预测。而且，由于拟建项目往往有多个污染源，排放的污染物又不止一种，故计算工作极其复杂，必须借助计算机解决。这些计算预测结果应按不同风向、风速和大气稳定度等条件，分别绘制成各种条件下各种污染物地面浓度分布的等值线地图。

7. *评价、结论和建议* 通过上述步骤，求得拟建项目对周围可能产生的大气污染影响。这时，把拟建项目对地面各点可能形成的污染浓度，与相应各点大气质量现状浓度叠加起来，便得到评价区地面各点的大气污染复合浓度。对照大气卫生标准或大气环境质量标准，就可分析拟建项目建成投产后，周围地区大气污染是否超标，在何种条件下大气污染出现超标，超标的概率、范围和程度如何，是否影响附近的居住区、医院、学校等。也可根据各污染物复合浓度计算大气综合质量指数，与现状进行对比分析。最后，评价组对拟建项目选址是否合理，排放的污染物数量和废气净化除尘设施能否保证周围地区大气质量符合标准等方面作出评价结论，并提出进一步控制大气污染的对策和建议。

（赵金镯）

第十一章 城市规划卫生与健康城市

城市是历史上形成的具有一定规模的非农业人口聚居的地域单元，是国家或者地区的政治、经济、文化中心，包括国家按行政建制设立的直辖市、市、镇。科学的城市规划和设计是重建人类与自然环境的和谐关系，构造适宜于人类居住的环境，保护居民健康的重要保障。城市规划是一定时期内城市发展的蓝图，包括规范城市发展建设、研究城市的未来发展、城市的合理布局和综合安排城市各项工程建设等综合的部署，是城市管理的重要组成部分，是城市建设和管理的依据，也是城市规划、城市建设、城市运行 3 个阶段管理的前提。我国城市规划是指根据城市的地理环境、人文条件、经济发展状况等客观条件制定适宜城市整体发展的计划，从而协调城市各方面的发展，并进一步对城市的空间布局、土地利用、基础设施建设等进行综合部署和统筹安排的一项具有战略性和综合性的工作。美国将城市规划定义为一门科学、一种艺术、一种政策活动，它设计并指导空间的和谐发展，以满足社会和经济的需要。英国对城市规划的定义是城市规划与改建的目的，不仅仅在于安排好城市形体——城市中的建筑、街道、公园、公用事业及其他各种要求，更重要的在于实现社会与经济目标。日本的城市规划是指城市空间布局、建设城市的技术手段，旨在合理、有效地创造出良好的生活与活动环境。

2008 年 1 月 1 日，《中华人民共和国城乡规划法》颁布施行，对我国城乡科学合理的建设和发展提供了法律保障，是国家通过立法手段，加强城乡规划管理，协调城乡空间布局，改善人居环境，促进城乡经济社会全面协调可持续发展的重要举措。城市规划是集社会科学和自然科学为一体的综合科学，不仅涉及规划学、建筑学、地理学、工程学、还涉及环境科学、卫生学、生态学，并与社会学、经济学、政策学、行为心理学、历史学、美学等多门学科具有联系。是由政府指导和调控城市建设与发展的基本手段之一，是政府履行经济调节、市场监管、社会管理和公共服务职责的重要依据，是切实提升美观舒适的生活场所、安全健康的生态系统、富有寓意的物质与精神空间，创造人与自然和谐共处环境的重要措施。

第一节 概 述

人居环境（human settlement environment）是“蔽风雨，御寒暑”的庇护所，是适应群居生活的聚居地。人居环境是与人类生存活动密切相关的地表空间，是人类在大自然中赖以生存、繁衍、发展的基础。人居环境包括自然环境和人文环境两个方面，可分为以下五大系统。

1. *人类系统* 指人在人居环境中与自然相联系，进行社会活动，人创造人居环境，人居环境又对人产生影响。

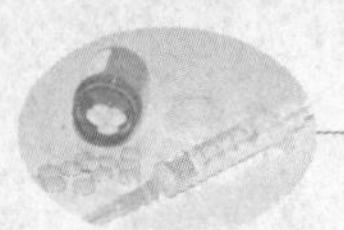

2. 居住系统　指住宅、社区设施、城市中心等。

3. 自然系统　指气候、水、土地、植物、动物、地理、资源等，是聚居产生并发挥功能的基础。

4. 社会系统　指公共管理和法律、社会关系、人口趋势、文化特征、经济发展、卫生服务和福利等。

5. 支撑系统　为人类活动提供支持的、服务于聚落并将聚落联为整体的所有人工和自然的联系系统、技术支持保障系统，如公共服务设施系统、交通通信系统、物质环境规划等。

城市规划卫生是在城市规划中贯彻可持续发展战略和以人为本的指导思想，利用各种自然环境信息、人口信息、社会文化经济信息，以维持和恢复城乡的生态平衡为宗旨，以人类与自然环境的和谐共处为目标，建立优良的人居环境，以求得人类生存所需的最佳环境质量。城乡规划卫生要考虑到与自然的生态平衡、人居环境的改善和提高、社会生态的合理和生存环境的相互适应，促使城乡生态环境向着良性循环发展，创造一个既满足居民生理、心理、社会、人文等多层次的需求，又安全、便捷、舒适、卫生的人居环境，达到预防疾病、增进人民身心健康、延长寿命、提高生活质量的目的。

第二节　城市规划卫生

城市是以人为主体，以空间和环境利用为特点，以集聚经济效益为目的，集约人口、经济、科学技术和文化的空间地域系统。我国《城市规划法》规定："城市是指国家按行政建制设立的直辖市、市、镇。"随着我国城市化进程的加快，城市规划的内容和要求也在快速变化，如目前城市的网络电缆、太阳能设计等都是快速发展的规划内容，但随之而来的资源约束趋紧、环境污染严重、生态系统退化的问题也趋于严重。

进行城市规划遵循的基本原则包括生态原则、经济原则、技术原则、社会原则和安全原则。综合来说就是在保护生态的前提下，建设城市规划要与经济发展相协调，在一定的科学技术的推动下，重视最广大人民群众的整体利益，并具有一定的科学追求和艺术造诣。

一、城市规划的原则和基础资料

（一）城市规划的基本原则

1. 确定城市性质，控制城市规模　城市的性质取决于其在政治、经济、文化中所担负的功能，决定和影响着城市人群活动的方式、特点。确定城市的性质，应根据国民经济和社会发展计划，全面分析当地的自然环境、资源条件、历史情况和现状特点，确定城市的产业结构，拟定城市发展的主导基本因素，作为城市规划布局和发展的依据。

城市规模过于庞大时，往往集中过多的人口和工业，消耗大量原料和能源，增加交通运输、住宅建设、城市基础设施和公共服务设施的压力，加重环境污染。我国实行严格控制大城市规模、合理发展中等城市和小城市的方针。密度分区通过空间划分来拟定开发建设指标，从而实现建设量平衡优化的管控方法，在国际上已有较多的应用。

2. 远期规划与近期规划结合，总体规划与详细规划结合　城市规划要有一定的预见和超前性，以确定城市在一定时期内的发展远景。远期规划一般以 20 年为规划期限。同时，也要根据国民经济发展计划，作出城市近期建设的规划，近期规划一般以 5 年为期限。城

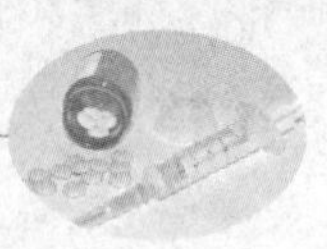

市规划分总体规划和详细规划。总体规划的主要任务是:确定城市性质、规模、容量和发展形态,统筹安排各项建设用地,合理配置城市基础设施和公共服务设施,制定旧城区的改造规划,制定给水排水、供电供气、交通电讯、环境保护等各项专业规划,落实规划实施步骤等。详细规划是总体规划的具体化,对近期建设用地、各项专业规划和工程项目作出详细和具体的安排。

3. 保护城市生态环境,创建生态文明　城市规划应当将可持续发展战略作为首要目标,运用生态学的观点进行综合规划,合理开发和保护自然资源,保护和改善城市生态环境,保持生物多样性,防止污染和其他公害,创建生态文明。"生态文明"的概念是在党的十八大报告中首次单篇论述的,必须树立尊重自然、顺应自然、保护自然的生态文明理念,使城市规划在促进"社会→经济→自然"系统的良性循环、全面发展和持续繁荣中开展。

4. 维护城市文脉,改善景观环境　城市真实、客观地记录了人类文明的进程,是人类文化和科学技术的结晶。城市规划要注意保持人类文明和文化的可持续发展,保护历史文化遗产和风景名胜,维持城市传统风貌、地方特色和自然景观,充分体现城市各自的特色。

5. 加强安全防患,促进人际交往　城市安全是人居环境规划和建设的重要环节,要考虑城市的交通安全、公共安全、防灾减灾能力,以保障公众利益。现代信息技术使人们在交往过程中增强跨越时间和空间的能力,使人们的交往范围更加广阔,但交往状态却趋于冷漠和孤独。城市规划应该通过物质环境的建设促进人们面对面的交往,以降低信息技术带来的负面影响,保持人类社会生活的和谐。

总的来说,城市规划除遵循以上基本原则外,不同的城市规划还有相应的原则,如城市生态水利规划原则、夜景照明规划原则、轨道交通线网规划原则等。

(二) 城市规划的基础资料

编制城市规划应当具备有关区域和城市的社会、经济、文化、生态、环境、资源条件、历史情况和现状等基础资料及其他资料。规划、城建、卫生、环保、水文、气象、地质、工业、交通、通信、公用事业和房地产等部门应分别进行实地调查研究。2012 年 1 月 1 日,新版《城市用地分类与规划建设用地标准》出台,对城市规划的基础资料搜集做了进一步调整,并提高了城市规划基础资料信息化水平,通过标准化的规划信息积累,提高城市规划管理的信息化水平,提高规划管理的工作效率。一般的基础资料包括如下。

1. 自然条件　地理位置、地形、水文、气象、地质等资料。

2. 技术经济资料　自然资源、能源、人口等资料;城市现有功能分区及土地利用资料;各种厂矿、对外交通运输、仓库的用地现状和发展计划;高等院校、非市属机关团体、科研等单位的发展计划。

3. 城市建设现状　城市现有住宅和公共建筑的用地面积及其分布,现有给水排水、污水处理、交通、电讯、煤气等市政公用设施,绿地、名胜古迹、风景区现状及生态敏感区等城市发展史料等。

4. 城市环境保护资料　大气、水、土壤等环境因素的质量,工农业、交通运输、市政服务、居民生活等产生的废气、污水、固体废弃物的种类和数量及其收集、运输和处理情况等。

5. 公共卫生资料　卫生部门应主要收集人口年龄构成和自然增长率,居民健康状况指标,各种地方病、传染病、慢性病、肿瘤等疾病的发病率和死亡率等资料;有关环境质量与居民健康关系的资料;公共场所的卫生条件,医疗卫生服务设施的现状和发展计划等资料。

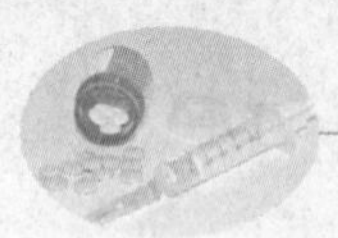

二、自然环境因素对城市规划的卫生学意义

城市规划应分析当地的气候、地形、水文、土壤、绿化等自然因素，以便充分利用对健康有益的良好自然因素，并尽量采取措施，改造自然环境，消除或减弱其不良影响，创造与自然和谐的有利于居民健康的人居环境。

(一) 气候

城市气候是重要的城市环境要素。城市内由于人口密集、大量能量释放等原因，往往形成与周围地区大自然气候不同的城市小气候。例如城市气候的特征之一是城市热岛效应(heat island effect)，即城市气温高于郊区气温的现象。因此了解城市气候特点，明确城市的太阳辐射、温度、湿度、风、降水等气候要素的时空分布规律，对于合理进行城市规划，避免和减轻大气污染，改善城市生态环境有重要意义。对城市规划影响较大的气象因素如下。

1. 太阳辐射　太阳辐射有重要的卫生学意义。在冬季寒冷地区，太阳辐射是天然热源；在夏季炎热地区，则可引起酷暑。城市所在地区的太阳辐射强度和日照率，对确定建筑物的间距、朝向、遮阳等设计，都是重要的依据。

2. 风　多年平均的风向和风速资料，对城市规划中配置工业区与居住区的相互位置非常重要。城市街道的走向、宽窄和绿化情况，建筑物的高度及布局形式会影响城市的风向和风速。规划时应综合考虑各风向的频率和风速，将工业区设在常年主导风向的下风侧。在盆地、峡谷以及静风和微风频率较大的地区，布置工业区位置尤应慎重考虑。有台风和风沙的地区，应在城市周围设防风林。冬季有寒风和暴风雪的地区，城市用地应选择受冬季主导风向影响小的地区，并在城市用地上风侧建造防风林。

3. 温度　北方寒冷地区，规划时在不影响日照条件下，可适当提高建筑密度。南方炎热季节比较长，规划时应注意加强城市和居住区的通风，适当降低建筑密度。

4. 降水量　城市小气候的改善、绿化、建筑物防潮和城市排水系统等问题，都需结合降水量考虑。我国不少地区夏秋季多暴雨，暴雨强度、持续时间和频率等资料，是规划和设计城市排水系统的依据。

(二) 地形

地形对城市规划的影响是多方面的。地形坡度太陡，将对建筑物的布置、市内交通和居民生活带来困难。如地形完全平坦，则不利于排除雨雪水。地形如具有0.3%左右的坡度则比较合适。可根据地形采取适当的规划措施，增添城市景观。地形对风有一定影响，如滨海城市有海陆风，山谷凹地有山谷风，都是地形产生的局部空气环流。高岗能减弱风速，保护位于下风侧的居住区免受强风侵袭。山地背风面会产生机械湍流，如上风侧有污染源，山地背后处于下风侧的居住区大气污染会增强。

(三) 水

水是城市发展的必需条件。优质的深层地下水可作饮用水源，地面水可作给水水源，其下游可接纳经处理后的城市污水。卫生部门应特别重视饮用水源的卫生防护，在城市规划中要建立水源卫生防护带，制定防止水源污染的措施。地面水能改善城市小气候、美化环境，应尽量把地面水组织到城市用地内，结合绿化和风景点建设形成河(湖、海)滨公园。如昆明市利用穿城而过的盘龙江，规划了一条融历史、文化、景观为一体的绿化轴线，为居民开辟了接近自然的游憩空间。

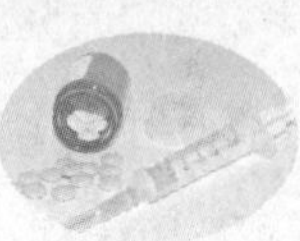

(四) 土壤

地下水位较高以及沼泽地区的湿土壤和不易渗水的土壤，易积水和孳生蚊蝇，并使建筑物受潮。曾被有机物污染而无机化过程尚未终结的土壤，不能用作居住区用地。特别是曾用于堆置或存放有毒有害污染物的土壤，是卫生上最危险的土壤，不能用作种植粮食蔬菜的用地。

三、城市人口规模

城市规模指城市的人口规模和用地规模。由于用地规模随人口规模而变，所以城市规模通常以城市人口规模来表示。2014 年国务院印发的《关于调整城市规模划分标准的通知》修订原有城市规模划分标准进行了调整，将城市按人口规模分为 5 类 7 档。

1. 超大城市　城市人口 1 000 万以上。
2. 特大城市　城市人口 500 万～1 000 万。
3. 大城市　城市人口 100 万～500 万，其中 300 万以上 500 万以下的城市为Ⅰ型大城市，100 万以上 300 万以下的城市为Ⅱ型大城市。
4. 中等城市　城市人口 50 万～100 万。
5. 小城市　城市人口 50 万以下，其中 20 万以上 50 万以下的城市为Ⅰ型小城市，20 万以下的城市为Ⅱ型小城市。

城市人口规模是编制城市规划的一项重要基础指标。城市的用地规模，住宅建筑和公共服务、市政公用设施的组成和规模，交通运输以及绿地、广场等规划，都需要以城市人口规模为依据。城市的人口规模主要取决于城市的性质和构成城市基本部门的发展计划，根据这些发展计划可推算出城市规划期各个基本部门所需的劳动力。考虑到城市的性质和公共服务设施的发展水平以及就业条件，并参考人口现状调查资料，确定基本人口所占的百分比后即可推算出规划期的城市人口规模，还应结合自然增长率和机械增长率来加以预测。随着市场经济的发展，城市流动人口数量迅速增加，流动人口已成为城市人口的组成部分。流动人口对城市公共设施、道路交通等都产生了压力，在城市规划中必须将流动人口列为影响城市规模的重要因素。城市人口分类见表 11－1。

表 11－1　城市人口分类

人口类别	统 计 范 围
基本人口	指在工业、交通运输以及其他不属于地方性行政、财政、文教等单位中工作的人员
服务人口	指在为当地服务的企业、行政机关、文化机构，以及商业服务机构中工作的人员
被抚养人口	指未成年、无劳动能力以及未参加劳动的人员
流动人口	旅游、公务、打工等临时参与城市活动的人员

为了规划医疗保健、托幼机构、中小学和养老机构等的规模，除人口总数外，还应分析预测人口的性别和年龄构成。当前我国已经进入人口老龄化，城市规划应考虑适应老龄化社会的需求并制定相应的规划标准。

四、城市功能分区

城市功能分区(functional districts)是在城市规划中将城市用地按不同功能进行分区，使之配置合理，从而最大限度地消除和防止环境污染对人群健康的影响。城市用地分为如下。

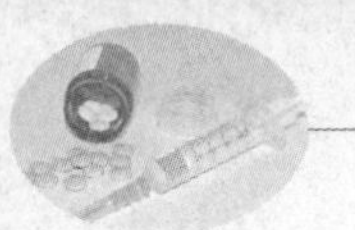

①居住用地:住宅用地、公共建筑用地、绿地用地和道路用地; ②公共设施用地:行政办公、商业、金融业、文化体育、医疗卫生、教育科研、水电气暖供应、交通通信、环境卫生设施、消防站、火葬场、墓地等用地; ③工业用地:工厂企业用地; ④仓储用地; ⑤对外交通用地:铁路及铁路专用线、公路、客货运车站、港口、码头、机场等; ⑥道路广场用地; ⑦绿化用地。

(一) 城市功能分区的原则

城市功能分区从卫生学角度应考虑下列原则。

(1) 城市一般设居住区、工业区、对外交通运输和仓储区、郊区。根据具体情况还可设文教区、高科技区、风景游览区、金融贸易区等。各功能区应结合自然条件和功能特点合理配置,避免相互交叉干扰和混杂分布。

(2) 居住用地应选择城市中卫生条件最好的地段。要求远离沼泽,地势高燥,不受洪水淹没威胁,土壤清洁或受污染后已经完全无害化,靠近清洁的地面水或大片绿地。地形宜稍向南或东南方倾斜,以获得充足的日照。对冬季寒风和夏季台风,最好能通过地形和绿化布置来减轻其影响。

(3) 工业用地应按当地主导风向配置在生活居住用地的下风侧、河流的下游。工业用地与生活居住用地之间应保持适当距离,中间配置绿化防护带。

(4) 保证在到达规划期时,各功能分区仍有进一步扩展的余地,并保证城市各部分用地协调发展。在卫生上不允许工业区发展到包围生活居住区,或铁路包围城市。

(5) 为了保证生活居住用地的卫生条件,各功能分区的用地选择应同时进行。改建、扩建的城市在选择新区用地时,应考虑与旧城的关系及旧城的改造利用问题。

(二) 城市各功能分区的卫生学要求

1. 居住区　居住区是人类生活居住的地方,其环境质量的优劣直接影响居民的健康。应选择城市中日照良好、风景优美、环境宁静和清洁的地段作为居住区用地。居住区必须有足够的面积,使建筑密度和人口密度不致过高,并保证有充足的绿地。城市中一般可设若干个居住区,各个居住区的人口规模在5万左右。可利用地形、河流或干道,将各个居住区隔开。每个居住区内应配置成套的文化、教育、商业等生活服务设施。

2. 工业区　工业区的规划布局直接影响着城市环境质量。根据城市规模、工业企业的数量和性质,城市内可设一个或几个工业区。每个工业区内可相对集中地布置若干个工业企业,使各厂之间便于组织生产协作、原材料和三废的综合利用。布置工业用地时,必须严格遵守各项安全和卫生上的要求,并执行国家对建设项目环境保护规定的各种制度。

按照工厂对环境的影响程度,可分为:①消耗能源多、污染严重、运输量大的工业,如大型冶炼、石油化工、火力发电、水泥、化工,以及有易燃易爆危险的工厂,应设在远郊; ②污染较轻、运输量中等的工业,可布置在城市边缘; ③污染轻微或无污染及运输量不大的工业,可设在居住区内的独立地段,用城市道路或绿化与住宅建筑群隔开。

盆地和谷地不宜布置排放有害气体的工业,以免引起严重大气污染。工业区与居住区之间,应根据国家有关卫生标准设置卫生防护距离。卫生防护距离是指产生有害因素车间的边界至居住区边界的最小距离。卫生防护距离范围内应尽量绿化,也可设置消防站、车库、浴室等非居住性建筑物,但不得修建公园、体育场、学校和住宅建筑。可将危害最大、要求防护距离最远的工厂设在离居住区最远的地段,然后由远及近配置危害由大到小的工厂。

有河流的城市工业区必须位于居住区的下游。尤其在城市水源的上游水源保护区内,严

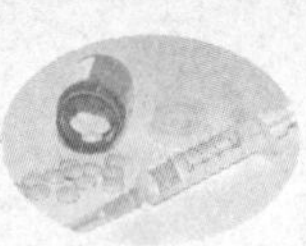

禁设置排放有害废水的工厂。配置工业区时,可考虑集中布置废水性质近似的工厂,以便统一处理。也应考虑工业垃圾综合利用的配套项目。对暂时无法综合利用的垃圾,应考虑合适的堆置场地,并防止废渣飞扬或对水源和土壤造成污染。

旧城市有许多工厂与居民住宅犬牙交错,布局混乱,对卫生、消防、交通和城市发展都带来负面影响。应通过技术改造、工艺改革和设备更新等措施,消除三废和噪声对周围居民的危害。对环境污染严重,或有可能引起火灾、爆炸危险的工厂,应尽早迁至远郊,否则应改为无污染、无危险性的工艺,或转产甚至停产。

3. 对外交通运输和仓储区　城市是交通运输的枢纽。在城市总体规划中,应尽量减轻对外交通运输设施对城市环境的影响。铁路不应将城市包围或分割,并尽量不要穿越市区,否则应采取立体交叉道路或地铁方式。对外过境公路应从城市外围通过,或利用环城路作为过境交通干道。长途汽车站可设在市区边缘,与市内交通干道、铁路客运站、客运码头等有便捷的交通联系。

港口的客运和货运码头应分开设置。石油、危险品以及水泥、煤炭、矿石、石灰等散发粉尘的港口作业区应设在城市主导风向下风侧和河流的下游。

飞机起飞和降落时的噪声很大,民用机场应布置在郊区,与市区保持一定距离,从机场到市区乘机动车辆需时 30 分钟左右为宜。

仓储区可分设在铁路、公路或码头附近。石油、煤炭、危险品、易燃品仓库,应设在城市主导风向下风侧的远郊区,并与居住建筑之间有一定隔离地带。屠宰厂、皮毛加工厂的仓库以及禽畜宰前的圈舍,均需设在下风侧的市郊,并防止对水源的污染。

4. 郊区　城市郊区包括市辖郊县、卫星城镇等。郊区规划对提高城市环境质量有很大意义。郊区的大片绿地和卫生防护带,对改善城市小气候和防风有很好的作用,名胜古迹、水面或风景点,可为城市提供旅游休息的场所。城市的给水水源、污水处理厂、垃圾处理厂和填埋场、火葬场、墓地、机场、铁路编组站、某些仓库等一般均设在郊区。占地面积大、污染严重的工业,需设在远郊,加上配套的居住区和生活服务设施,形成独立的卫星城镇。

五、居住区规划卫生

居住区是组成城市的基础,居住区规划直接关系居民的生活质量,还会影响城市的环境质量。规划时应满足居民对环境的需求,创造交通便捷、居住安全、购物方便、清洁美观、与自然和谐的环境。

一个完整的居住区由住宅、公共服务设施、绿地、建筑小品(既有功能要求,又具有点缀、装饰和美化作用的、从属于某一建筑空间环境的小体量建筑、游憩观赏设施和指示性标志物等的统称)、道路交通设施、市政工程设施等实体和空间经过综合规划后而形成。居住区可分为 3 级:①居住区:指被城市干道或自然分界线所围合的居住生活聚居地,居住人口规模 3 万～5 万人。②居住小区:指被居住区级道路或自然分界线所围合的生活居住单位,人口规模 1 万～1.5 万人。③住宅组团:是居住区的基本居住单位,由若干幢住宅组成,人口规模 1 000～3 000 人。

居住区用地由住宅用地、公建用地、道路用地、绿化用地组成。城市人口规模确定后,可按国家建设部门规定的每名居民平均生活居住用地面积定额,计算城市总体规划所需的生活居住用地面积。

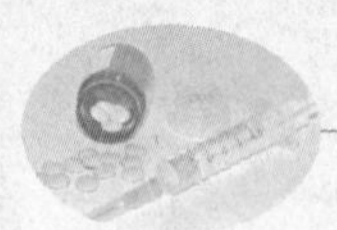

(一) 居住区环境质量评价指标

居住区规划中有几个技术指标,对评价居住区环境质量具有重要意义。

1. 容积率　容积率(plot ratio, floor area ratio)是指居住区总建筑面积与总用地面积的比值,这个比值越小,则居住区容纳的建筑总量越少。

2. 人均居住面积定额　指平均每人所占卧室、起居室等的面积。居住面积定额直接影响人们生活居住的卫生条件。依据现有的《城市用地分类与规划建设用地标准》(GB 50137—2011),人均居住面积依据不同的建筑气候区其面积不同,气候区是参考《城市居住区规划设计标准(GB 50180—2018)》规定的,分为Ⅰ、Ⅶ,Ⅱ、Ⅵ,Ⅲ、Ⅳ 3类。建筑气候区的不同类别,再依据住宅建筑平均层数类别,规定了人均居住区用地面积(m^2/人)及居住区用地容积率。

3. 居住建筑密度(density of residential building)　居住建筑密度是居住用地内,各类建筑的基底总面积与居住区用地面积的比率[公式(11-1)],式中基底面积是指建筑物首层的建筑面积。居住建筑密度过高则院落空地相对减少,影响绿化和居民室外休息场地,房屋的间距、日照、通风也保证不了。

$$居住建筑密度=\frac{居住建筑基底面积(m^2)}{居住建筑用地面积(m^2)}\times 100\% \qquad 公式(11-1)$$

选定居住建筑密度和人均居住面积定额后,可根据公式(11-2)计算所需的人均居住建筑用地面积,式中平面系数为居住面积占建筑面积之比。

$$人均居住建筑用地面积(m^2/人)=\frac{人均居住面积定额(m^2/人)}{居住建筑密度(\%)\times 层数\times 平面系数}\times 100\% \qquad 公式(11-2)$$

4. 居住区人口密度　每公顷($1\ hm^2=10\ 000\ m^2$)居住用地上居住的人口数量,称为人口毛密度(residential density)。每公顷住宅用地上居住的人口数量,称为人口净密度(net residential density)。从卫生学角度出发,城市规划应采用较低的人口净密度。因为人口净密度增高,则人均居住建筑用地面积和居住面积减少,人群密集,接触频繁,传染病易于流行;且建筑密度提高后,室外空地减少,影响住宅的通风和日照。

我国城市规划中采用的上述定额指标主要是从技术角度,结合经济条件和居住水平等因素考虑的。从城市建设投资出发,生活居住用地布置宜紧凑,以节省水、电、煤气、通信等管网和道路的修建费用。从环境卫生学角度,需要卫生部门根据居住用地面积、建筑物的日照和通风、绿化、小气候、公共服务设施等方面情况,结合居民健康状况、患病率、死亡率等统计资料,研究制定能保证居住区良好卫生条件的用地定额、建筑密度和人口密度标准。

(二) 居住区规划布局与空间环境

居住区规划布局应综合考虑周边环境、路网结构、公共建筑与住宅布局、群体组合、绿地系统及空间环境等的内在联系,构成一个完善的、相对独立的有机整体,并应遵循下列原则:①方便居民生活,有利安全防卫和物业管理;②组织与居住人口规模相对应的公共活动中心,方便经营、使用和社会化服务;③合理组织人流、车流和车辆停放;④构思新颖,体现地方特色。

住宅建筑的规划设计,应综合考虑用地条件、户型、朝向、间距、绿地、层数与密度、布置方式、群体组合和空间环境等因素确定。住宅建筑群可充分利用太阳的方位角变化,采用多种布

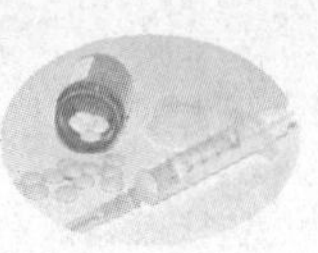

局形式，如行列式、条式、混合式、点式、塔式、错接式等等，卫生上要求保证各居住单元的主要房间获得充足的日照和良好的通风条件。

居住区规划应以人的需要为中心，创造出亲切、宁静、安全的外部空间环境：有完整的空间范围，给人以安全感和归属感；小而宜人的空间尺度，由亲密的地缘关系而产生的认同感；由建筑布局、色彩直至绿化、空间形态所形成的场所感，以激发住户对所在环境的特殊情感，并提高外部空间的可识别性。空间设计应注重景观和空间的完整性，精心设置建筑形态，丰富与美化环境。如青岛新区采用不同高度建筑物搭配的规划手段，使城市空间构成错落有致，美化城市空间轮廓的整体构图。

（三）居住区的公共管理与公共服务设施

公共服务设施承担着具体的社会服务，其设置数量、设施水平、服务内容决定了居住区的生活环境质量。在居住区规划中，要遵循方便生活、有利管理、美化环境的原则，分门别类地安排好各项公共设施，满足居民多种生活需求。

居住区公共服务设施应包括：教育、医疗卫生、文化体育、文物古迹、商业服务、金融邮电、社区服务、娱乐康体设施、公用设施营业网点、市政公用和行政管理。其配建水平必须与居住人口规模相对应，并根据公共建筑的性质和居民使用频率的关系，通过分级布置让居民能直接、便利地使用公共服务设施。居住区规划还应考虑当前城市人口老龄化的问题，配建相应的老年文化娱乐、卫生服务设施。依据《城市用地分类与规划建设用地标准》（GB 50137—2011），人均公共管理与公共服务用地面积不应小于 5.5 m^2，人均道路与交通设施用地面积不应小于 12.0 m^2。

住宅组团级公共建筑只为组团居民服务，可设置日杂店和自行车库等微型服务设施，服务半径不超过 150 m。居住小区级公共建筑是居民日常性使用的，可设置百货店、副食店、小吃店、垃圾站、中小学、托幼机构等，应分散布置，服务半径不超过 300 m。居住区级公共建筑应配置比较完整的、经常性使用的公共服务设施，如综合商场、农贸市场、银行、邮局、书店、饮食店、理发店、浴室、洗染店等，服务半径不宜超过 500 m。在利用住宅建筑的底层布置公共建筑时，不宜把产生噪声、烟尘、气味的商店如菜场、饮食店等设在住宅建筑底层，以免影响楼上居民的卫生条件。中小学宜设在居住小区边缘次要道路，不受城市干道交通噪声干扰的地点，并有足够的运动场地。偶然性使用的公共建筑，如百货商店、专业商店、影剧院、医院、药房等，可相对集中以形成文化娱乐和商业服务中心，服务半径一般为 800～1 000 m。

为全市服务和规模较大的公共建筑，如大型购物中心、大剧院、大型体育馆、博物馆、市级行政经济机构等，应设在专门的地段形成城市中心或几个区中心。应根据各种公共建筑的不同性质和功能，作出合理布置。全市性或分区性的医疗卫生设施如各级医院和诊所，宜设在环境卫生优良、交通方便、安静而接近居民区的地段。传染病医院应设在城市边缘。

六、城市绿化

城市绿化（urban afforestation）是在城市中栽种植物和利用自然条件以改善城市生态、保护环境、为居民提供游憩场地和美化城市景观的场所。城市绿化应以生态学原理为指导，保护和恢复城市生物多样性，建设结构优化、功能高效、布局合理的绿地系统，合理配置乔木、灌木、草本和藤本植物，种群间相互协调，有复合的层次和相宜的季相色彩，使具有不同生态特性的植物各得其所，能充分利用阳光、空气、土地空间等，构成一个稳定的、和谐有序的群落。城市

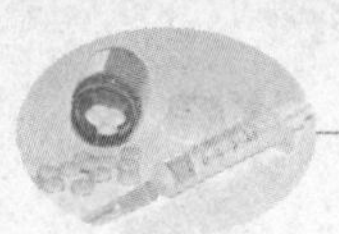

绿化植物选择标准应是能抗污吸污、抗旱耐寒、耐贫瘠、抗病虫害等植物。为了满足居民的生态需求，城市应规划建立多功能、立体化的绿化系统，形成点线面结合、高低错落有致的绿化网络，充分发挥绿化调节城市生态平衡、美化景观和提供娱乐休闲场所的功效。

绿地(green space)是城市中专门用以改善生态、保护环境、为居民提供游憩场地和美化景观的绿化用地。绿地面积的计算包括：公共绿地、宅旁绿地、公共服务设施所属绿地和道路绿地(即道路红线内的绿地)，不包括屋顶、晒台和垂直绿化。我国《城市用地分类与规划建设用地标准》(GB 50137—2011)规定，人均绿地面积与广场用地面积≥10.0 m^2(其中人均公园绿地面积≥8.0 m^2)。《城市居住区规划设计标准》(GB 50180—2018)规定，居住区公共绿地的总指标分别为：组团不少于 0.5 m^2/人，小区(含组团)不少于 1 m^2/人，居住区(含小区与组团)不少于 1.5 m^2/人。

另一个反映城市绿化水平的基本指标是绿地率。绿地率指城市建成区内各类绿化用地总面积占城市建成区总面积的比值(%)。绿地率新区建设应≥30%；旧区改建宜≥25%。

(一) 绿化的卫生学意义

绿色植物是生命之源。绿色，是良好生态环境的象征。绿化有以下多种作用。

1. 调节和改善小气候　植物能不断吸收热量，使其附近气温下降；树冠能减弱到达地面的太阳辐射，视树冠大小和树叶疏密而异，透过树荫的太阳辐射一般仅 5%～40%。植物叶面大量蒸发水分，有调节湿度的作用。成片的树林能减低风速，防止强风侵袭。树林减弱风速的影响范围，为树高的 10～20 倍，甚至 40 倍。

2. 净化空气，降低噪声　绿色植物对空气中的尘埃有阻挡、过滤和吸附作用，如生长茂盛的野牛草的叶面积是其占地面积的 19 倍，可大量吸附空气中的颗粒物。有些植物能吸收空气中的二氧化硫、氟化氢、氯、臭氧等有害气体。许多植物的分泌物有杀菌作用，如树脂、香胶等能杀死葡萄球菌。研究结果表明，树林、灌木、草坪对空气微生物均有明显的净化效果，其中树林的净化效果最好。树木还具有反射和吸收噪声的作用，并可以阻隔放射性物质和辐射的传播，故绿化可阻隔和降低噪声，过滤和吸收辐射及放射性物质。

3. 对人类有良好的生理和心理作用　绿化带的小气候对机体热平衡的调节有良好作用。绿色环境能使人产生满足感、安逸感、活力感、舒适感等心理效应，并能调节视神经的紧张度。绿化能丰富景观，绿地是人们接近自然的良好休憩场所，可丰富生活，陶冶情操，使人精神焕发，消除疲劳，有益于居民身心健康。

(二) 绿地系统

城市绿地系统(urban green space system)是城市中各种类型和规模的绿化用地组成的整体。城市绿地分类按主要功能分为 5 大类。

1. 公园绿地　是向公众开放，以游憩为主要功能，兼具生态、美化、防灾等作用的绿地。包括综合公园、社区公园、专类公园(如动物园、植物园、游乐公园等)、带状公园、街旁绿地等。

2. 生产绿地　为城市绿化提供苗木、花草、种子的苗圃、花圃、草圃等圃地。

3. 防护绿地　城市中具有卫生、隔离和安全防护功能的绿地。包括卫生隔离带、道路防护绿地、防风林、城市组团隔离带等。

4. 附属绿地　城市建设用地中绿地之外各类用地中的附属绿化用地。包括居住绿地、公共设施绿地、道路绿地等。居住绿地是城市居住用地内社区公园以外的绿地，包括组团、宅旁绿地、配套公建绿地、小区道路绿地等。居住区中心绿地的设置应符合表 11-2 的规定。

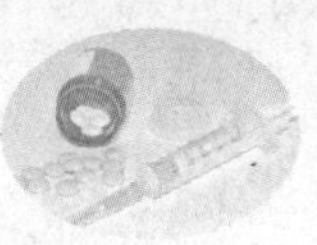

表 11-2　各级中心绿地设置规定

中心绿地名称	设置内容	要求	最小规模(hm^2)
居住区公园	花木草坪、花坛水面、凉亭雕塑、小卖茶座、老幼设施、停车场地和铺装地面等	园内布局应有明确的功能划分	1.00
小游园	花木草坪、花坛水面、雕塑、儿童设施和铺装地面等	园内布局应有一定的功能划分	0.40
组团绿地	花木草坪、桌椅、简易儿童设施等	灵活布局	0.04

[引自：城市居住区规划设计规范(GB 50180—1993).]

5. *其他绿地*　对城市生态环境质量、居民休闲生活、城市景观和生物多样性保护有直接影响的绿地。包括风景名胜区、水源保护区、郊野公园、森林公园、野生动植物园、湿地、垃圾填埋场恢复绿地等。

(三) 绿地布置

城市绿地系统的结构和布局应与自然地形地貌和河湖水系相协调，在全市均衡分布，点、线、面结合，保持绿化空间的连续性。点是指市级、区级各类公园和居住区公园；线是指林荫道、街道绿地、河(湖、海)滨绿地；面是指广泛分布于居住小区内的组团绿地和宅间绿地。同时应发展立体绿化，如在墙面、屋顶、阳台绿化，不仅可以提高绿地覆盖率、绿视率，而且可以增加景观和生态效应。绿地布置和环境设计应满足居民室外活动的需求。

七、城市环境噪声

(一) 城市环境噪声的来源

1. *交通噪声*　机动车辆、火车、飞机、轮船等交通工具在运动中产生的噪声是城市中分布最广泛、危害较大的噪声源，交通噪声随时间而变化，是一种非稳态噪声。交通噪声强度与交通工具种类、数量、速度和行驶情况等有关；也与城市规划布局、路面宽窄和光滑度、坡度以及绿化等条件有关。

2. *工业噪声*　工矿企业在生产过程中机器运转产生的噪声。

3. *建筑施工噪声*　建筑施工现场各种不同性能的动力机械产生的噪声。其声源多种多样且经常变换，具有突发性、冲击性、不连续性等特点，特别容易引起人们的烦恼。

4. *社会噪声*　人为活动产生的噪声。农贸市场、娱乐场所、修配工场、中小学校和商店以及家用电器等，都会产生一定的环境噪声。

(二) 城市环境噪声的评价指标

1. *A 声级*　A 声级比较接近人听觉器官的感觉，故被用作噪声评价的主要指标，以 dB(A)表示。测量时用声级计每隔一定时间(3 秒)读取一瞬时声级值，连续测定 250 个数据，然后进行统计求出 L_{10}、L_{50}、和 L_{90} 作为噪声评价值。L_{10} 是在测量时段内有 10%时间超过的声级，相当于测量时段的最高噪声级。L_{90} 是在测量时段内 90%时间超过的声级，相当于本底噪声级。L_{50} 是在测量时段内 50%时间超过的噪声级。

2. *等效声级*　在一段时间内测得的不稳定噪声级，可计算成一种稳态等能量声级，称为等效声级。它是衡量人对噪声暴露的一个重要评价值，国际标准化组织已采用等效声级作为环境噪声的评价指标。计算式为：

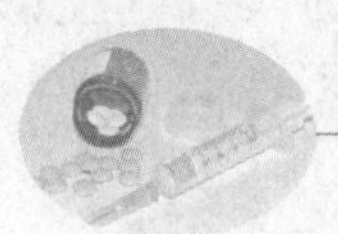

$$L_{eq}=10\lg\left[\sum_{j=1}^{n}(P_j)(10^{0.1L_j})\right] \quad 公式(11-3)$$

式中：L_{eq}，等效声级(dB A)；P_j，第 j 个声级区内持续的时间占总测定时间的比例；L_j，第 j 个声级区的中值(dB A)。

许多国家的环境噪声标准以等效声级作指标。中华人民共和国《城市区域环境噪声标准》(GB 3096—2008)规定了城市各类区域户外允许的昼间和夜间等效声级标准。《工业企业厂界噪声排放标准(GB 12348—2008)》对有可能造成噪声污染的工矿企业的边界处，规定了允许的等效声级。

美国环境保护局推荐采用昼夜等效声级(L_{dn})评价环境噪声。由于夜间的噪声特别使人烦恼，故计算 L_{dn} 时考虑将晚上(22：00～07：00)测得的等效声级增加 10 dB 的校正值。L_{dn} 的计算式为：

$$\begin{aligned}L_{dn}&=10\lg\left[\frac{1}{24}(15\times10^{0.1L_d}+9\times10^{0.1(L_n+10)})\right] \quad 公式(11-4)\\&=10\lg[0.625\times10^{0.1L_d}+0.375\times10^{0.1(L_n+10)}]\end{aligned}$$

式中：L_d，白天(07:00～22:00)的等效声级(dB A)；

L_n，夜间(22:00～07:00)的等效声级(dB A)。

3. *交通噪声指数* 英国采用交通噪声指数评价交通噪声，计算式为：

$$交通噪声指数(TNI)=4(L_{10}-L_{90})+L_{90}-30 \quad 公式(11-5)$$

4. *噪声污染级(L_{NP})* 是又一种评价交通噪声的指标，以 dB(A)为单位。交通噪声为正态分布，噪声污染级的计算式为：

$$L_{NP}=L_{50}+d+\frac{d^2}{60} \quad 公式(11-6)$$

式中：$d=L_{10}-L_{90}$。

(三) 城市环境噪声的控制措施

控制城市环境噪声的基本措施是合理的功能分区，将工业区、交通运输区、居住区的相互位置安排好。居住区应按主导风向设在噪声源的上风侧或最小风向频率的下风侧，并设置绿化防护带。铁路编组站、机场应设在远离市区边缘的地点。

对交通噪声采取的综合控制措施如下。①完善城市道路系统：合理组织城市道路网，不使过境交通车辆穿越市区，在城市周围建立环形干道，适当拓宽狭窄道路或兴建立体交叉。②规划措施：居住区要将对防噪声要求不高的公共建筑如商店、餐厅、服务网点等布置在邻近街道的地点；要求安静环境的住宅、学校、医院等建筑物，可从规划的“红线”(街道与建筑用地的界线)后退，使建筑物离街道噪声源稍远些，并建立绿化隔离林带降低噪声。③建筑措施：在交通干道两侧平行布置高层建筑时，交通噪声可在对峙建筑物之间来回反射，形成“声廊”，导致噪声级增高，可采用混合布置的方法来避免声廊的形成。交通干道和高速公路附近若有居住区时，可修建隔声屏障。④管理措施：市区内禁止车辆鸣笛，不准重型卡车、拖拉机驶入市区，以及指定某些街道作为车辆单行道等。

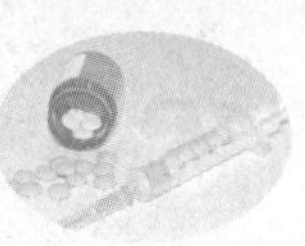

八、城市道路与交通

人是城市的主体,为市民提供安全、舒适的步行环境是城市交通规划的一项重要任务。规划中要考虑人行交通与车行交通分离,步行道与绿化服务设施相结合。在商业繁华地区开辟步行街区,在居住区规划独立的步行道系统,使居民能安全地步行到学校、商店或居住区中心。

城市道路交通是城市的动脉,是城市发展的重要基础设施。城市道路交通规划布局是否合理,不仅直接关系城市的经济、社会发展,也对人们的生产生活环境、生活方式、公共安全及健康产生长远的影响。

城市道路系统(urban road system)是城市中各种道路所组成的交通网络和有关的设施,是城市基础建设的重要组成部分。城市道路系统由车行道、人行道、广场、停车场、隔离带、各种桥梁、地下通道等构筑物及地上、地下的管线、设施等组成。城市道路系统是城市的骨架,把城市各个组成部分联结成一个有机的整体,承载着城市的交通运输、公共空间、防灾救灾和引导城市布局的功能。

城市道路分为快速路、主干路、次干路和支路4类。①快速路:是指在城市内修建的、具有单向双车道或以上的多车道的城市道路,中央采用分隔带完全隔离,控制出入口的间距及形式,并实现道路连续流通的交通设施,是城市中大运量、快速的交通干道,并设有配套的交通安全与管理设施。快速路两侧不应设置吸引车流、人流的公共建筑物的进出口,两侧一般建筑物的进出口应加以控制。②主干路:是连接城市各主要分区的干路,以交通功能为主,主干路上的机动车与非机动车应分道行驶。主干路沿线不宜设置吸引大量人流的公共建筑(特别是在交叉口附近),必须设置时,建筑物应后退,让出停车和人流疏散场地。③次干路:相当于城市地区级或居住区级的道路,配合主干路组成道路网,起联系城市各部分和集散交通的作用,兼有服务功能。次干路两侧可设置公共建筑物,并可设置机动车和非机动车停车场、公共交通站点。④支路:为联系次干路或供区域内部使用的道路,以服务功能为主。支路上不宜通行过境交通,只允许通行为地区服务的交通,支路应满足公共交通线路的正常通行的要求。此外,根据城市的不同情况,还可以规划自行车专用道、商业步行街、货运道路等。

城市道路系统规划一方面要考虑交通方便、安全、快速的要求,也应考虑城市安全、城市环境及美化城市景观等方面的要求。规划城市道路网时,地面交通线路宜合理避让城市的噪声敏感建筑物区域,以保证居住区的安全和安静。为满足人行交通与车行交通分离、机动车与非机动交通分道的要求,应该为居民提供安全、舒适的步行环境,在商业繁华地区开辟步行街区,在居住区规划独立的步行道系统和自行车专用道。

城市道路的走向应有利于城市通风和临街建筑物获得良好的日照。应按照当地气象部门提供的气象资料,科学合理地确定城市骨干道路的走向。南方城市的道路和夏季主导风向平行有利于城市通风,北方城市道路和冬季主导风向成一定的角度可以有效抵御冬季寒风的侵袭。为了地面排水和地下管道埋设的需要,城市道路要有适宜的纵坡,道路的最小纵坡一般不小于0.3%～0.5%,考虑到自行车的爬行能力,最大纵坡一般不宜超过3%。道路下面通常铺设给水、排水、供电、供热、通信、煤气等管线,其埋设应符合有关工程技术要求。为保证夜间交通和行人行走安全,车行道和人行道在夜间应有足够照度,照明器沿街道均衡分布,在道路交叉口、广场和交通频繁路段,应增加灯具和提高照度,路面照度应均匀、避免眩光。城市道路是防灾、救灾的重要通道,也可以作为避难场所。规划避震疏散通道的城市道路,需要考虑道路宽度与道路两侧建筑高度的关系,重要通道应该满足在两侧建筑坍塌后仍有一定宽度的路面

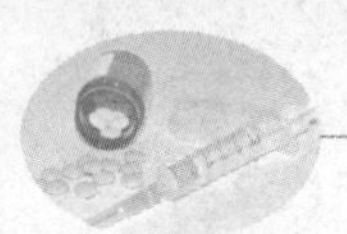

可供行使的要求。铺设主干管线的道路不能作为防灾救灾的主要通道,以防在开掘路面进行管线施工或维修时严重影响救灾交通运输。

城市交通规划是城市规划与建设的重要组成部分,它与城市人口、规模、城市布局、土地使用规划、各种市政公用设施、城市环境等都有着直接的关系。同时,城市交通也影响着城市规划各个方面的功能和发展。随着我国城市化、机动化进程的加快,城市交通拥堵、环境污染、能源紧缺、交通事故频发等问题日益严峻,交通需求快速增长与资源环境约束矛盾更加突出。作为解决城市交通问题的对策,城市交通规划应遵循可持续发展的原则,在满足社会经济发展对城市交通需求的同时,将资源优化利用、环境保护引入城市交通规划过程,构建"畅通、高效、安全、绿色"的城市交通体系。

城市交通规划要体现绿色交通的理念。绿色交通主要表现为减轻交通拥挤、降低环境污染、以人为本、以较低的成本最大限度地实现人和物的流动,如大力发展公共交通,减少个人机动车辆的使用,提倡步行与自行车交通,提倡使用清洁燃料等。在交通规划中应提高公共交通线网覆盖率,在大城市优先发展城市轨道交通,在部分路段规划公交专用车道,保证公交优先通行,以逐步缩小个人机动车辆在城市交通中所占的比重;倡导以自行车和步行为主体的慢行交通方式,在交通规划中应留出方便居民生活、工作、出行和休闲的步行道、人行过街设施和非机动车绿色通道,创建安全、舒适、宜人的慢行交通环境;在规划各种城市交通设施时,要防止汽车废气和交通噪声对居民的影响。

九、城市规划的新型设备

1. 轨道交通　城市轨道交通规划能促进城市向多中心发展。城市轨道交通规划应结合城市的地理结构、人文景观、城市人口规模、用地规模、经济规模和基础设施规模等来规划。城市轨道交通路网布局的合理性,对城市轨道交通的效率、建设费用等都将产生巨大影响,对城市的发展起着重要的推动作用。一个成功的城市轨道交通路网规划,应既符合国情,又具城市特色。

2. 太阳能　为了推动城市能源可持续发展,解决城市能源短缺及环境污染等问题。近几年国务院及国家能源局陆续发布了《太阳能发电发展"十二五"规划》(2012)、《中共中央国务院关于进一步加强城市规划建设管理工作的若干意见》(2016)等文件,将太阳能资源在城市中的应用作为未来国家能源发展战略的重点之一。

欧洲国家为了在历史传承与快速城市化中寻找城市可持续发展的途径以缓解能源危机,采取了优先利用太阳能的节能手段,希望通过积极推进太阳能在城市规划中的应用来实现零能耗的目标。目前太阳能利用已经发展到太阳能城市规划(solar urban planning)层面。将太阳能利用与城市规划、建筑设计、景观风貌等相结合,减少能耗及改善未来建筑性能,达到太阳能利用与城市发展的一体化,开拓可持续城市规划的"新阶段"。

十、城市规划的其他卫生问题

(一) 城市废水和垃圾处理

要结合当地的自然条件和社会条件,制定城市排水系统规划,考虑正确的污水处理方式,并根据城市工业企业的分布、人口规模等规划污水处理厂。在规划中可考虑发展中水回用系统,输送经处理后符合相应水质标准的处理水作为低质给水水源,用作不与人体直接接触的市

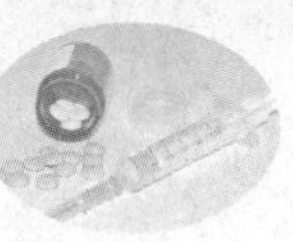

政用水，如浇灌花草、喷泉、消防、洗车等，以充分利用废水资源，缓解城市供水紧张。

城市垃圾是城市居民的生活垃圾、商业垃圾、医疗垃圾、市政维护和管理中产生的垃圾，其处理目标是“无害化、减量化和资源化”。在编制城市规划时，要根据城市人口数建立垃圾处理场，首先要考虑减少垃圾产生量，然后是尽可能回收、综合利用、资源化，暂无利用可能的再进行处理，但处理过程要遵循垃圾处理的规定降低对环境的污染。

城市废水和垃圾处理的发展远景是在城市总体规划中运用环境物流管理的措施，将垃圾处理场和污水处理厂的处理物作为再生资源，用于城市电力或采暖资源。

（二）城市光污染

人的眼睛由于瞳孔的调节作用，能够适应一定范围内的光辐射。但光辐射超过一定量时会对生活、生产环境以及人体健康产生不良影响，称为光污染。

1. 光污染来源及其危害

（1）白亮污染：城市高层建筑物的玻璃幕墙、釉面砖墙、磨光大理石、各种涂料装饰等像巨大的镜子，可反射太阳光，从而改变周围环境的光照时间和光照强度而造成的光污染属于白亮污染。据测定，反射光区域内温度可增加 2～3℃，光照度可增加 1～2 倍。它改变了自然光的物理性状，降低了人们觉察物体的可靠性，有时可瞬间遮住驾驶员的视野，从而诱发交通事故。玻璃幕墙强烈的反射光进入附近居民楼房内，可增加室内温度，半圆形玻璃幕墙的反射光汇聚还容易引起火灾。

（2）人工白昼：大城市中的夜景照明、霓虹灯、灯箱广告等，强光直刺天空，使夜间如同白日，称为人工白昼。这种光污染可影响地面天文台的空间观测；可打乱人体正常的生物节律，使人晚上难以入睡或失眠。夜间强光可能破坏昆虫在夜间的正常繁殖过程，许多依靠昆虫授粉的植物也将受到不同程度的影响。

（3）彩光污染：歌舞厅、夜总会安装的黑光灯、旋转灯、荧光灯以及闪烁的彩色光源构成了彩光污染。据测定，黑光灯所产生的紫外线强度大大亮于太阳光中的紫外线，人如果长期接受这种照射，可诱发流鼻血、脱牙、白内障，甚至导致白血病和其他癌变。彩色光源让人眼花缭乱，不仅对眼睛不利，而且干扰大脑中枢神经，使人出现头晕目眩、恶心呕吐、失眠、注意力不集中等症状。

（4）其他：室内装修采用镜面、瓷砖和白粉墙，电脑、雪白的书本纸张等，这些物体表面对光的反射系数特别高，比草地、森林或毛面装饰物高 10 倍左右，超过了人体所能承受的生理适应范围，对人的角膜和虹膜造成伤害，抑制视网膜感光功能的发挥，引起视力疲劳和视力下降，还可使人头昏心烦，出现失眠、食欲下降、情绪低落、乏力等症状。

2. 光污染的防制措施　在城市规划中要尽量避免光污染的发生：①建筑物外墙尽量不用玻璃、大理石、铝合金等材料，涂料也要选择反射系数低的。②在规划设计城市夜景照明时就应注意防止光污染，如合理选择光源、灯具和布置方案，少用大功率强光源，尽量使用光束发散角小的灯具，并在灯具上采取加遮光罩或隔片的措施等；对灯箱广告和霓虹灯应加以控制和管理。③在建筑物和娱乐场所周围多植树、栽花、种草、增加水面，以便改善光环境。④室内装修要合理布置灯光，一是要注意色彩的协调；二是要避免眩光，以利于消除眼睛疲劳，保护视力；三是要合理分布光源；四是光线照射方向和强弱要合适，避免直射人的眼睛。

（三）城市防灾

城市防灾（urban disaster prevention）是为抵御和减轻各种自然灾害和人为灾害及由此引

起的次生灾害，对城市居民生命财产和各项工程设施造成危害和损失所采取的各种预防措施。城市灾害主要有地震、洪水、台风、沙尘暴、火灾、交通灾害，以及城市发展所致的地面沉降、海水入侵、环境污染、热岛效应等环境灾害。随着城市复杂化、巨大化和人们生活的电气化、管道化和网络化，各种灾害随时随地可能发生，城市灾害的危险会越来越大，损失也会越来越严重，因此加强城市防灾能力已成为城市规划和建设的一个必不可少的环节。编制城市规划应当符合防火、防爆、防震、防洪、防泥石流等防灾要求，并根据实际情况的需要采取抗震、防洪措施。在编制城市规划时就应纳入防灾思想与措施，规划防灾救灾环境，加强城市防灾能力，尤其是各类重要生命线工程(如道路、通信、电力、供水、煤气等)自身的防灾救灾能力，使城市有一个良好的防灾支持环境，以实现防灾行为的可控性、物流运转的顺达简捷与防灾减灾的技术保障。

为了防范重大危险事故的发生，可采用地理信息系统(geographic information system, GIS)对城市重大危险源进行管理。地理信息系统是计算机科学、地理学、测量学、地图学等多门学科综合的技术，它能表示事故的空间信息，如城市各种大危险源的地理位置、危险物信息、相对风险大小等。在城市规划中 GIS 可辅助进行工厂选址和设计、区域和土地使用决策、危险物质运输路线确定等；在紧急事故发生时，GIS 结合事故分析模型和专家系统能够加快事故处理方案的制定和执行。

第三节　健康城市

一、城市问题

城市生态系统具有自然生态系统的某些共性，同时又具有人为性、不完整性、复杂性和脆弱性等独特的个性。城市的特征是聚集性与稀缺性共存：人口、文化、信息、建筑、交通高度密集，因此人工控制和人为作用对城市生态系统的存在与发展起着决定性的作用。

世界城市化正以前所未有的速度向前发展。根据联合国人类聚落研究中心的报道，1990 年全球城市化水平为 45%，有约 24 亿人口居住在世界的城市地区；2000 年全球城市化水平达到 51%，2010 年增加为 55%左右，2025 年将增加至 65%，即将有 55 亿人口居住在城市。我国城市数量从中华人民共和国成立前的 132 个增加至 2008 年的 655 个，城市化水平由 7.3%提高到 45.7%。2012 年 1 月 17 日国家统计局最新数据显示，2011 年中国大陆城镇人口为 69 079 万人，比上年末增加 2 100 万人；乡村人口为 65 656 万人，减少 1 456 万人；城镇人口占总人口比重达到 51.27%，比上年末提高 1.32 个百分点，城镇人口数量首次超过农村。

城市又是人口最集中的地方，随着全球城市化进程的加快，城市人口剧增。根据联合国人类聚落研究中心的报道，1990 年全球城市化水平为 45%，有约 24 亿人口居住在世界的城市地区；2000 年全球城市化水平达到 51%，2010 年将增加为 55%左右，2025 年将增加至 65%，即将有 55 亿人口居住在城市。目前我国 660 座城市中已生活着 3.5 亿人口，到 2020 年我国将有一半人口生活在城市。人口密集使城市资源和环境面临着巨大的压力，住房拥挤、交通堵塞、水源短缺、空气污浊、土地紧张等成为全球所面临的城市问题。

城市化是人类社会发展不可避免的趋势。人口密集使城市资源和环境面临着巨大的压力，住房拥挤、交通堵塞、水源短缺、空气污浊、土地紧张等成为全球面临的城市问题。城市人口暴增使地球不堪重负，环境污染严重破坏人居环境，生态失衡使地球伤痕累累，物种灭绝危

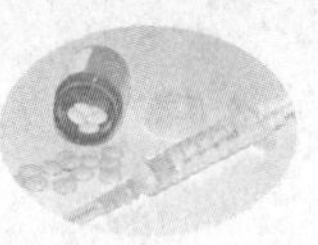

及整个生物圈。因此，在城市规划中改善和保护城市生态环境，贯彻人居环境科学理念，建设健康城市，是人类在城市规划和发展中应当高度重视的问题。

二、健康城市

为了解决城市问题，1984 年，“2000 年健康多伦多”会议上首次提出了“健康城市”一词。1988 年 WHO 将“健康城市(health city)”定义为“不断创造和改善自然和社会的环境，并且扩大社区的资源，使人们在实施生活功能和发挥他们最大潜力中互相支持——让健康的人生活在健康的世界。”健康城市是指从城市规划、建设到管理各个方面都以人的健康为中心，营造高质量的自然环境和更加舒适的生活环境，保障广大市民健康地生活和工作，成为人类社会发展所需求的健康人群、健康环境和健康社会有机结合的发展整体。

WHO 认定健康城市需具备以下 10 项标准：①为市民提供清洁安全的环境；②为市民提供可靠和持久的食品、饮水、能源供应，具有有效的清除垃圾系统；③通过富有活力和创造性的各种经济手段，保证市民在营养、饮水、住房、收入、安全和工作方面的基本要求；④拥有一个强有力的相互帮助的市民群体，其中各种不同的组织能够为了改善城市而协调工作；⑤能使市民一道参与制定涉及他们日常生活、特别是健康和福利的各种政策；⑥提供各种娱乐和休闲场所，以方便市民之间的沟通和联系；⑦保护文化遗产并尊重所有居民；⑧把保护健康视为公众决策的组成部分，赋予市民选择有利于健康行为的权力；⑨做出不懈努力争取改善健康服务质量，并能使更多市民享受健康服务；⑩能使人们更健康长久地生活。

人居环境对居民健康影响的因素复杂而多样，而控制这些因素也超越了规划部门和卫生部门的责任和能力。因此，要采取有效措施解决城市的健康问题，必须充分理解健康城市的基本特征。①和谐性：人与自然、人与人的和谐；②整体性：兼顾社会、经济和环境三者的整体利益，不仅重视经济发展与生态环境，更注重人类生活质量的提高；③持续性：以可持续发展思想为指导，合理配置资源，公平地满足现代与后代在发展和环境方面的需要；④高效性：提高一切资源的利用效率，物质和能量得到多层次分级利用，废弃物循环再生；⑤区域性：健康城市作为城乡统一体，必须考虑城乡之间的相互联系和相互制约，但表现出明显的区域特征；⑥参与性：强调政府承诺、部门合作和社区居民的共同参与；⑦独特性：WHO 虽然制定了 10 条标准，但每个城市要针对自身情况制定目标，因此，每个健康城市都有其特征。

影响健康的因素对居民健康的作用方式是复杂和多样的，而控制这些因素也超越了卫生部门的责任和能力。因此，为了采取有效的措施解决城市的健康问题，有必要整合各部门的力量。这些部门不仅是政府管辖的卫生和其他行政部门，还包括非政府组织、私营企业和社区本身。发展一个多部门整合和社区参与的方法是健康城市的重要特征。健康城市项目的目的是通过与各种城市发展有关的活动，改善生活条件和提供更好的卫生服务，改善城市居民的健康。

三、我国健康城市发展面临的机遇

1. *政策环境支持推动健康城市*　2003 年，中国健康城市建设进入全面实质性发展阶段，上海、杭州、苏州等 10 个城市(区)先后被纳入 WHO 的健康城市试点。2013 年 12 月，国务院在全国爱卫会全体会议上要求“全面启动健康城市建设，努力打造卫生城镇的升级版”，鼓励和支持开展健康城市建设，促进城市建设与人的健康协调发展。2016 年 11 月，全国爱卫办启动了全国健康城市试点市建设，全国共计 38 个城市围绕强化顶层设计、突出重点任务、改革创

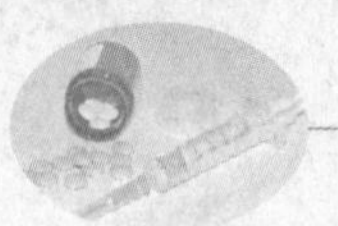

新,探索健康城市实现路径。

2. 创建卫生城市为健康城市奠定了坚实基础　我国卫生城市创建自1990年启动。卫生城市更多局限于公共卫生体系,主要围绕卫生、市政建设和环境保护等方面进行评估,一般很少涉及市民健康理念等,而健康城市涵盖了所有和健康相关的领域,包括经济领域、社会领域、生态环境、社区生活和个人行为等,内涵更丰富,更关注城市的健康文化氛围、健康软实力,以及民众的健康素养和健康水平等。

3. 健康城市与健康中国重点关注任务高度契合　我国从营造健康环境、构建健康社会、优化健康服务、发展健康文化、培育健康人群5个维度开展健康城市建设工作。这5个维度与《"健康中国2030"规划纲要》中重点关注内容是一致的。

四、健康城市计划的实施步骤

健康城市计划的实施分为3个阶段:启动阶段、组织计划阶段和行动阶段。WHO欧洲区将3个阶段细化为20个步骤,为许多城市和地区健康城市计划的开展提供了借鉴。健康城市建设是一个"评价→计划→行动→评价"的循环过程。

五、建设健康城市的对策和建议

1. 政府主导,全社会参与　地方党委政府要牵头组织制定健康城市建设规划,将健康城市纳入政府目标考核。探索以完善激励机制来推动社会各界参与健康城市建设的经验和做法,把建设健康城市由"政府工程"转变为"全民工程"。推进健康城市建设与其他社会事业相互结合,更好地推进健康城市建设。

2. 完善评价体系　健康城市建设评价指标体系建立应遵从科学性原则、整体性原则、简明性原则、可得性原则、区域性原则。建立符合当地特色的评价指标,不断完善评价方法,形成良好的评价体系。1992～1994年,WHO组织专家对欧洲区指标体系进行了评价与修订,最终提出了4个方面共32项指标体系。①健康指标:全死因死亡率、死因统计、低出生体重率。②健康服务指标:健康教育计划的开展情况、儿童完成预防接种计划的比例、每位初级卫生保健人员服务的居民数、每位护士服务的居民数、参与医疗保险的人口比例、用外语提供初级卫生保健服务的可获得性、市议会每年检查的健康相关问题的数量。③环境指标:大气污染、水质、污水处理率、生活垃圾收集情况、生活垃圾处理情况、绿地覆盖率、绿地可及性、闲置的工业用地、运动休闲设施、人行道、自行车道、公共交通、公共交通网络覆盖的范围、生存空间。④社会经济指标:住在不符合居住标准住房中的居民比例、无家可归者的人数、失业率、收入低于人均收入者所占的比例、托儿所的比例、不同年龄组(＜20岁、20～34岁、＞35岁)产妇生产的活产儿所占的比例、流产率(相对于每一活产数)、残疾者受雇的比例。

3. 科学、有效的健康传播　通过良好、高效的传播手段,微信、微博等媒体提高群众对健康城市建设的认知度和参与度,提高人群健康素养,建立良好的群众基础,促进健康城市的建设。

4. 推广典型示范城市　将典型示范城市纳入研究重点,探索其成功经验,其他地区相关层级人员通过理论指导实践,实地考察和交流,促进自身发展,以推进健康城市发展。

(赵金镯)

第十二章
生物地球化学性疾病

由于地理地质等原因造成某些地区地壳表面各种元素分布不均衡，水和(或)土壤等环境介质中某些元素的含量过多或过少，当地居民经由饮水、饮食等途径过多地暴露于这些元素或者摄入量不足，从而引发某些特异性疾病，称为生物地球化学性疾病(biogeochemical disease)，因早期发现该类疾病具有明显的地域性，故亦称为地方病(endemic disease)。

生物地球化学性疾病具有基本的流行病学特征：①疾病分布具有明显区域性。②疾病发生与病区地理环境中有关化学元素的含量相关，存在明显的剂量-反应关系。我国除少数地区外，都有该病的发生和流行。碘缺乏病、地方性氟中毒、地方性砷中毒均为我国主要的生物地球化学性疾病。此外，克山病和大骨节病等疾病也具有明显的地域性，尽管其病因尚未完全确定，也被列入生物地球化学性疾病。

生物地球化学性疾病流行的主要影响因素包括如下。①营养条件：随着病区居民生活状况和营养条件的改善，疾病流行强度降低。膳食中的维生素、微量元素等营养成分有助于增强抗病能力；②生活习惯：例如燃煤污染型氟中毒和砷中毒与当地居民敞灶燃烧高氟高砷煤、烘烤食物的习惯有关，饮砖茶型氟中毒与当地居民好饮砖茶习惯有关；③多种元素的联合作用：一些病区同时存在两种或两种以上生物地球化学性疾病致病因子，如高氟与低碘等共存的地质环境，多种致病因子的联合作用将对疾病的流行强度、规律和效应产生影响。

生物地球化学性疾病的控制措施包括组织措施和技术措施两个层面。组织措施包括如下：①建立健全专业防治队伍和信息网络；②开展经常性疾病调查监测。技术措施包括如下。①限制摄入：对于环境中元素含量过高引起的中毒性疾病，应限制总摄入量；②适量补充：对于环境中元素含量过低引起的缺乏性疾病，应予以补充，增加摄入量。

第一节 碘缺乏病

碘广泛分布于自然界，但是在环境中的分布极不均衡。自然界中海水、海洋生物和远古海床地区的环境介质及生物体内富含碘，通常远离海洋的内陆碘含量较低。水碘含量的分布规律为山区低于平原，以沿海为最高。碘是人体必需微量元素，人体主要通过食物摄入碘。此外，水和空气也是人体摄入碘的途径。作为人体合成甲状腺激素的原料，碘对于维持生长发育和新陈代谢等生理活动的正常进行具有重要作用。碘摄入量不足将引起碘缺乏病。

碘缺乏病(iodine deficiency disorders，IDD)是居民因自然环境碘缺乏造成机体碘摄入量

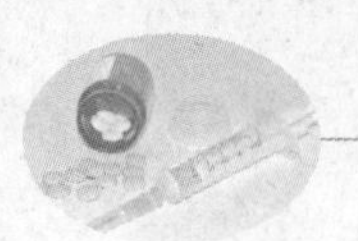

不足而出现地方性甲状腺肿、地方性克汀病、地方性亚临床克汀病等一系列碘营养不良疾病的总称。碘缺乏即可造成儿童生长发育不良和智力低下等严重结局。孕妇缺碘可引起流产、早产、死产发生率增高，也可导致发育中的胎儿出现畸形和先天性发育不良。地方性甲状腺肿是碘缺乏病最明显的表现形式，而地方性克汀病则是最严重的表现形式。

一、碘缺乏病的流行病学

(一) 流行特征

碘缺乏病在世界各国分布广泛、受影响人口数众多。WHO 曾估计全球约 110 个国家、22 亿人口处于碘缺乏病的风险之中。我国曾是世界上碘缺乏病分布最广泛、病情最严重的国家之一。20 世纪 70 年代，全国病区人口高达 3.74 亿，地方性甲状腺肿病例累计 3 500 多万，地方性克汀病达 20 余万人。1979 年我国开始在碘缺乏病重病区实行食盐加碘综合防治措施，1995 年实施全民食盐加碘(universal salt iodization, USI)，40 年来，消除碘缺乏病工作取得了令人瞩目的成绩，截至 2010 年底，我国除西藏、新疆、青海 3 省实现基本消除碘缺乏病阶段目标外，其他省份均达到消除碘缺乏病阶段目标。

1. 地区分布　碘缺乏病具有明显的地区性，其分布与地理位置和地形地貌关系密切，主要分布在山区、丘陵地带和远离海洋的内陆地区，平原和沿海地区也可存在散在病区。通常碘缺乏病发病率存在以下地域特点：山区高于平原，内陆高于沿海，农村高于城市。喜马拉雅山区、阿尔卑斯山区、安第斯山区和刚果河流域等都是全球范围内著名的碘缺乏病流行区。我国除上海市外，各省、市、自治区均曾有不同程度的流行。病区主要分布于东北、华北、西南和华南地区的主要山脉，包括：东北地区的大小兴安岭、长白山脉；华北地区的燕山山脉、太行山、吕梁山、五台山、大青山；西北地区的秦岭、六盘山、祁连山和天山南北；西南地区的云贵高原、大小凉山、喜马拉雅山山脉；中南地区的伏牛山、大别山、武当山、大巴山、桐柏山等和华南地区的十万大山等地带。

2. 人群分布　在流行区碘缺乏病可见于任何年龄段的人群。其中，0～2 岁婴幼儿、儿童、孕妇和哺乳期妇女是高危人群。地方性甲状腺肿一般于青春期发病，女性早于男性。碘缺乏病流行程度越严重的地区发病年龄越早。患病率随年龄增长而增加，中年后下降。通常成年女性的患病率高于男性。但在严重流行地区，患病率的性别差异并不明显。地方性克汀病患者多具有村寨聚集性和家族多发性的特点。

3. 时间分布　随着补碘干预措施的实施，碘缺乏病的发病率呈下降趋势。20 世纪 80 年代我国开始采取大规模的食盐加碘为主的综合性防治措施，病区人口患病率由 11%降至 2%左右。1995 年实施全民食盐加碘后，碘缺乏病的控制取得了进一步进展。全国碘缺乏病监测结果表明，儿童地方性甲状腺肿大率由 1995 年的 20.4%下降至 2005 年的 5.0%，并呈逐年降低趋势。

(二) 碘缺乏病流行的影响因素

1. 自然环境因素　人体碘含量与环境土壤和水中碘含量密切相关。土壤中可溶性碘能够被植物吸收。环境介质中的碘可以通过食物、饮水进入机体。碘缺乏病的流行与当地的自然地理特点密切关联。偏远的内陆地区、山区以及土壤贫瘠、植被稀少和水土流失严重的地区容易出现碘缺乏病的流行。

2. 经济、文化、社会、政治条件　地方性甲状腺肿主要分布于发展中国家，流行于贫穷落

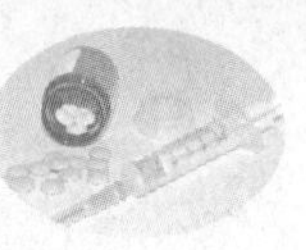

后的国家和地区。经济和交通条件的改善，生活水平的提高以及食盐补碘，有助于缓解和控制流行情况。

3. 其他　环境中广泛存在的致甲状腺肿物质可以与缺碘产生协同作用，加剧碘缺乏病的病情和流行。营养不良，如蛋白质和维生素缺乏、热量不足，可以加重碘缺乏病病情。

(三) 病区划分标准

我国于 2009 年颁布《碘缺乏病病区划分标准》(GB 16005—2009)。包括：①水碘中位数<10 μg/L；②8～10 岁儿童尿碘中位数<100 μg/L，且<50 μg/L 的样品数占 20%；③8～10 岁儿童甲状腺肿大率>5%。病区划分标准见表 12-1。

表 12-1　碘缺乏病病区划分标准

病区类型	8～10 岁儿童尿碘(μg/L) 中位数(MUI) μg/L	8～10 岁儿童尿碘(μg/L) <50 μg/L 的百分比%	8～10 岁儿童甲状腺肿大率(TGR) %	地方性克汀病
轻病区	50≤MUI<100	≥20	5<TGR<20	无
中等病区	20≤MUI<50	—	20≤TGR<30	有或无
重病区	MUI<20	—	≥30	有

注：当 3 项指标不一致时，以 8～10 岁儿童甲状腺肿大率为主。

二、地方性甲状腺肿

地方性甲状腺肿(endemic goiter)是碘缺乏病的主要表现形式之一，是指居住于特定地理环境下的居民，长期通过饮水、食物摄入低于生理需要量的碘，从而引起的以甲状腺肿大为主要临床特征的地方性疾病。

(一) 病因与发病机制

目前已明确碘缺乏是造成地方性甲状腺肿流行的主要病因，而环境中广泛存在的可以导致甲状腺肿的物质正引起越来越多的关注。

1. 碘缺乏　碘缺乏是世界公认的引起地方性甲状腺肿流行的主要原因。流行病学研究证实地方性甲状腺肿病区的饮水、食物和土壤大多数出现碘缺乏或不足，环境碘含量与地方性甲状腺肿患病率呈负相关。补碘能够有效预防地方性甲状腺肿。

2. 致甲状腺肿物质及其他原因　致甲状腺肿物质广泛存在于环境中，既可来自污染的食物和饮水，也可来自某些药物。如存在于蔬菜水果中的硫氰化物、硫葡萄糖甙和硫脲类等有机硫化物；饮水中过高的硫、钙、氟等无机物；硫脲化合物、甲巯咪唑、过硫酸盐、氨基苯乙哌啶酮等药物。环境中致甲状腺肿物质多与缺碘共同作用从而引起地方性甲状腺肿和克汀病的流行。环境污染物铅、锰、DDT 等具有甲状腺干扰效应，影响地方性甲状腺肿的发生。病区居民膳食中蛋白质、维生素和微量元素缺乏可促发甲状腺肿。

地方性甲状腺肿的发病机制：由于环境中缺碘导致机体碘摄入不足时，机体甲状腺激素合成下降，通过下丘脑-垂体-甲状腺反馈性调节机制使垂体前叶分泌促甲状腺激素增加，甲状腺滤泡上皮细胞代偿性增生，甲状腺体积增大。早期弥漫性甲状腺肿阶段，病变可逆，无甲状腺功能异常。异常甲状腺球蛋白在腺体滤泡中不断堆积，滤泡肿大，胶质充盈，发展为胶质性甲状腺肿。蓄积的胶质使滤泡上皮细胞受到压迫，逐步发展为局部纤维化、供血不足和细胞坏

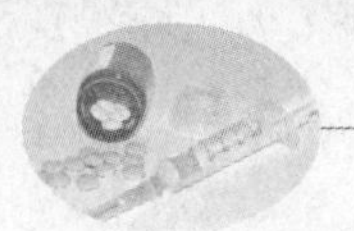

死，并出现退行性变。上述过程循环变化，最终形成不可逆的结节性甲状腺肿。

(二) 临床表现

多数患者发病缓慢，早期无明显不适，常在体检时被发现；当腺体增大到一定程度时，可出现明显的症状和体征。①甲状腺肿大：颈部变粗是最常见的初期症状和体征。起初甲状腺触之光滑，有韧性；随着病情的发展，质地变硬。患者仰头伸颈，可见甲状腺肿大呈蝴蝶状或马鞍状。②呼吸困难：甲状腺肿大至一定程度可直接压迫气管，导致呼吸困难。巨大甲状腺肿可造成气管狭窄、弯曲、变形、软化，诱发肺气肿和支气管扩张，严重者可致右心肥大。③吞咽困难：食管受压造成吞咽困难。该症状较少见。④声音嘶哑：因喉返神经受到压迫，早期为声音嘶哑、痉挛性咳嗽，晚期可发展为失声。⑤其他：肿大的甲状腺压迫颈交感神经，使同侧瞳孔扩大，严重者出现眼球下陷、瞳孔变小、眼睑下垂等 Horner 综合征的典型表现；压迫上腔静脉引起上腔静脉综合征；由甲状腺内出血造成的急性甲状腺肿大可加重阻塞和压迫症状；异位甲状腺肿大使颈内静脉或上腔静脉受到压迫，引起胸壁静脉怒张或皮肤瘀点及肺不张。

(三) 诊断与鉴别诊断

1. 我国现行的地方性甲状腺肿诊断标准　包括 3 项：①生活于缺碘或高碘地区；②甲状腺肿大超过本人拇指末节，并可观察到；③排除甲亢、甲状腺炎、甲状腺癌等其他甲状腺疾病。

2. 地方性甲状腺肿的分型和分度　根据病理学变化可分为：①弥漫型，甲状腺呈均匀性增大，B 超检查无结节。②结节型，在甲状腺上经触诊可检查到一个或数个结节。该型多见于成人，尤其是妇女和老年人，说明碘缺乏程度较严重、时间较长。③混合型，在弥漫性肿大的甲状腺上经触诊可查到一个或数个结节。甲状腺肿分为 5 度标准：①正常，甲状腺看不见，不易摸得着。②Ⅰ度，头部保持正常位置时，甲状腺容易看得见。甲状腺超过本人拇指末节，到 1/3 拳头大小，特点是“看得见”。③Ⅱ度，甲状腺不超过本人拇指末节，但发现结节时也为Ⅰ度。大小超过受检者 1/3 拳头到相当于 2/3 拳头，特点是“脖根粗”。④Ⅲ度：甲状腺大于受检者 2/3 拳头，特点是“颈变形”。⑤Ⅳ度：甲状腺大于受检者 1 个拳头，多有结节。

3. 鉴别诊断　地方性甲状腺肿需要与单纯性甲状腺肿、甲亢、亚急性甲状腺炎、桥本甲状腺炎、侵袭性纤维性甲状腺炎、甲状腺腺瘤和甲状腺癌等疾病相鉴别。

三、地方性克汀病

地方性克汀病(endemic cretinism)是指由于区域性环境缺碘引起的以脑发育障碍和体格发育落后为主要特征的地方病，属于病情比较严重的一类碘缺乏病。患者出生后表现为轻重不一的智力低下，体格矮小，听力障碍，神经运动障碍和甲状腺功能低下，伴有甲状腺肿，常概括为呆、小、聋、哑、瘫。该病主要由出生前和出生后发育期碘缺乏造成甲状腺激素不足而引起。

(一) 病因与发病机制

地方性克汀病是由于胚胎期和出生后早期缺碘导致甲状腺素合成分泌不足而引起的脑和体格发育障碍。甲状腺激素对于脑的发育极为重要。胚胎发育中期和后期是脑发育的两个损伤易感期，出生后半年内脑仍然处于快速发育阶段。缺碘和甲状腺激素合成不足会严重影响脑的正常生长发育，引起智力、语言障碍和上运动神经元障碍等。地方性克汀病的体格发育障碍(包括颜面、骨骼、性腺发育等)主要是由于出生后婴幼儿期、儿童以及青春发育期甲状腺激

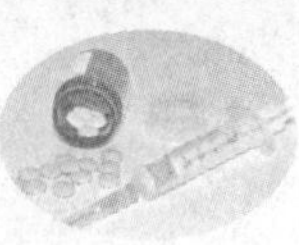

素缺乏所致。

（二）临床表现

地方性克汀病根据临床表现可分为神经型、黏液水肿型和混合型3种。①神经型是最常见的类型。其特点为明显的智力低下、聋哑、神经运动障碍，体格发育落后较轻，甲状腺功能减退症状不明显。②黏液水肿型仅见于部分国家和地区。其特点为严重的甲状腺功能低下、生长迟滞和侏儒、克汀病面容等。智力受损程度较神经型轻。③混合型兼具上述两型的特点，以神经型为主或以黏液水肿型为主。

1. 智力障碍　智力障碍为地方性克汀病的主要临床表现，程度不一。严重者，生活无法自理，甚至表现为白痴。轻者可从事简单劳动，进行简单运算，但无法进行复杂技术性工作。

2. 聋哑　听力和语言障碍是地方性克汀病常见症状，其严重程度大致与病情一致。神经型地方性克汀病听力障碍较黏液水肿型严重。

3. 生长发育落后　生长发育落后由出生后发育期甲状腺功能减退所致，主要表现为：①身材矮小，黏液水肿型患者更为明显，而神经型患者多为发育迟缓。特点是长骨发育障碍导致下肢相对较短，患者身材保持婴幼儿期的不均匀性矮小。②婴幼儿生长发育落后，表现为囟门闭合、出牙、坐、站、走等时间延迟，骨龄明显落后于同龄儿。③特征性克汀病面容，表现为头大、脸方、额短，眼距宽、眼裂水平状，鼻梁塌、鼻孔朝前、鼻翼肥厚，唇厚舌方、舌常伸出口外、流涎，耳大、耳壳和鼻软骨软，头发稀疏、皮肤干燥无光泽，表情呆滞或傻笑等。④性发育迟滞，黏液水肿型患者性发育落后更为明显。神经型主要表现为外生殖器发育较晚，性成熟晚，但多数仍具有生育能力。黏液水肿型外生殖器官往往成年后仍保持儿童型，第二性征发育差，多有不育。

4. 神经运动功能障碍　神经系统症状由神经受损造成，神经型地方性克汀病的该症状更加明显，主要表现为不同程度的痉挛性瘫痪，肌张力增强，腱反射亢进，肌肉强直和屈曲姿态，可出现病理性反射及踝阵挛等。

5. 甲状腺功能低下症状　多见于黏液水肿型患者。主要表现为黏液性水肿，肌肉发育差，皮肤干燥、粗糙，代谢低下，精神萎靡等。

6. 甲状腺肿　神经型克汀病患者多有甲状腺肿，一般为轻度肿大，黏液水肿型患者甲状腺肿大者较少，相反地，甲状腺多萎缩或很小，患者往往需要甲状腺素替代治疗。

（三）地方性克汀病的诊断与鉴别诊断

地方性克汀病诊断标准如下。

1. 必备条件　①患者必须出生和居住在碘缺乏病病区。②有不同程度的精神发育迟滞，主要表现为不同程度的智力低下。智商测试的IQ水平≤54。

2. 辅助条件　①神经系统障碍，轻重不一的语言、听力和运动神经功能障碍。②甲状腺功能障碍：主要包括身体发育障碍，克汀病征象，甲状腺功能低下，X线骨龄落后和骨骺愈合延迟，血清甲状腺素水平降低，促甲状腺激素水平升高。

若具备以上必备条件，再具备1项或1项以上辅助条件，并排除由碘缺乏以外原因引起的疾病后，即可诊断为地方性克汀病。

在临床上地方性克汀病主要应与散发性克汀病、先天愚型、脑瘫、苯丙酮尿症、垂体性侏儒、维生素D缺乏性佝偻病、家族性甲状腺肿、单纯性聋哑等疾病相鉴别。

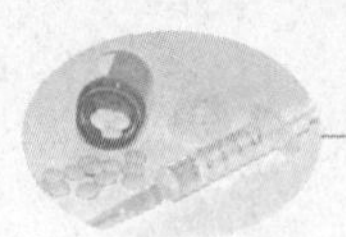

四、预防措施与治疗原则

（一）预防措施

及时预防人群尤其是敏感人群的碘缺乏，完全可以消灭地方性甲状腺肿和地方性克汀病。补碘是防治碘缺乏病的根本措施，应遵循长期化、日常化和生活化的原则。

1. 碘盐　食盐加碘是预防碘缺乏病的最有效和首选方法。碘盐是把碘化钾或碘酸钾等微量碘化物与食盐按比例混匀后的食用盐。正常成人平均每日碘生理需要量为 150 μg，安全范围为 50～500 μg。遵循"因地制宜、分类指导和科学补碘"的原则，卫生部于 2011 年 9 月发布国家标准《食用盐碘含量》(GB 26878—2011)，并于次年 3 月开始实施。该标准规定我国碘盐中碘元素的平均水平由原来的加工水平 35±15 mg/kg 下调至 20～30 mg/kg；新标准中食用盐碘含量可采用 20、25、30 mg/kg 3 种加碘水平，各省、自治区、直辖市可根据病区类型、居民饮用水碘含量、饮食习惯以及孕妇、哺乳期妇女等特需人群的碘营养状态，供应 1 种、2 种或 3 种碘含量的食盐，使人群碘营养处于适宜水平。

2. 碘油　无碘盐供应的偏远地区，可利用碘油进行预防，该法安全、有效、不良反应小。碘油主要成分是碘化甘油酯，分肌注和口服胶囊两种剂型。1 周岁以内 1 次注射 0.5 mL，1～45 岁注射 1.0 mL，每 3 年注射 1 次，注射后半年至 1 年随访 1 次，注意观察有无甲状腺功能亢进或低下的表现。口服碘油量一般为注射量的 1.5 倍，每两年重复给药 1 次。食用碘油应密切观察有无消化道、呼吸道、皮肤、神经和休克型不良反应和碘中毒的发生，一旦发生，需及时采取应对治疗措施。碘油并不能代替碘盐，在未推广碘盐的病区，应尽早实行碘盐预防。

3. 其他　患者还可口服碘化钾，缺点是用药时间长。此外，还可考虑食用碘化面包，海带、海鱼等海产品，饮用碘化饮水、碘茶，以增加碘的摄入。

（二）治疗原则

1. 地方性甲状腺肿

(1) 补碘：食用碘盐是最为经济和安全有效的补碘措施。弥漫性甲状腺肿经过为期 6～12 个月的持续性食盐补碘，甲状腺肿可逐渐消失并恢复正常；结节性甲状腺肿经补碘总体积将缩小，但结节难以消失，巨大结节性甲状腺肿补碘疗效不佳。对于不能保证服用碘盐的患者，可考虑口服碘油。

(2) 甲状腺激素疗法：对于补碘效果不佳，怀疑有致甲状腺肿物质或高碘性甲状腺肿者可采用甲状腺激素疗法，如甲状腺片和甲状腺素片等。

(3) 手术疗法：对于巨大甲状腺肿和并发症患者，如有压迫症状或怀疑存在癌变可能时，可考虑外科手术。

2. 地方性克汀病　控制地方性克汀病的发生重在预防。采取食用碘盐或口服碘油等补碘措施可使患者(主要是神经型克汀病患者)的症状得以纠正或缓解。但对于黏液水肿型克汀病，补碘效果并不理想，可考虑补充甲状腺激素，及时采用"替代疗法"以改善症状，但无法彻底治愈。同时应加强营养，及时补充各种维生素、微量元素和蛋白质，并进行智力、生活训练和教育，以改善患者的生存和生活能力。

第二节　地方性氟中毒

氟是人体必需微量元素，自然界中广泛分布。人体氟主要来自水及食物，也可来自含氟燃

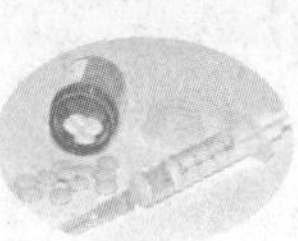

料燃烧形成的颗粒物。氟的主要吸收途径为经消化道，其次为经呼吸道，经皮肤吸收量甚微。经吸收进入血液的氟，主要分布于骨骼和牙齿等硬组织。一方面，氟具有一定生理作用，有助于防止龋齿，能够促进生长发育和生殖功能，对神经肌肉有一定作用。另一方面，氟的过量摄入可引起氟中毒。地方性氟中毒(endemic fluorosis)是指因特定地理环境中天然氟浓度过高而导致该地区居民长期经饮水、饮食和空气等途径摄入过量氟而引起的一种慢性全身性疾病，以氟骨症(skeletal fluorosis)和氟斑牙(dental fluorosis)为主要特征，亦称地方性氟病，简称“地氟病”。

一、地方性氟中毒的流行病学

(一) 地区分布

地方性氟中毒分布范围广、波及人口多。全球50多个国家和地区均有发生。亚洲地区氟中毒病情最为严重，尤其是印度和中国。我国除上海市以外的各省、直辖市、自治区均有不同程度的地方性氟中毒发生和流行。

根据氟的来源和摄入途径，我国地方性氟中毒可以分为饮水型、燃煤型和饮茶型3类。“十二五”期间，我国燃煤型病区存在于13个省(市)，约3 582万人口受到威胁；饮水型病区存在于28个省(区、市)，约8 728万人口受到威胁；饮茶型病区存在于7个省(区)，约3 100万人口受到威胁。饮水型主要分布于北方，燃煤型以南方为主，而饮茶型主要在中西部和内蒙古等习惯饮砖茶的民族聚居区。

1. 饮水型病区　指由于饮用高氟水而引起氟中毒的病区，饮水型氟中毒病区分布最广、涉及人群最多。我国大部分病区尤其是北方的氟中毒病区和国外氟中毒病区都属于该类型。地下水高氟是饮水型氟中毒的主要特征，病区氟中毒患病率与饮水氟含量呈显著正相关。饮水型病区主要分布于淮河-秦岭-昆仑山以北、东起山东半岛西至新疆南部天山山脉的广大平原和盆地。此外，萤石矿、磷灰石矿等富氟矿藏可以形成局部高氟区，造成地下水氟含量升高，如我国浙江、河南、云南等地。

2. 燃煤污染型病区　指由于居民以高氟煤作为燃料用于生活、取暖或直接以炉火烘烤食物，污染了室内空气和食品，居民长期暴露于污染的空气和食物而形成的地方性氟中毒病区。燃煤污染引起的氟中毒于20世纪70年代后期在我国得到确认，为我国所独有的氟中毒类型。燃煤污染型氟中毒病区多见于我国长江两岸附近及其以南的偏远山区，以云、贵、川等西南省份病情最为严重，北方也可见少量散在病区。

3. 饮茶型病区　因长期饮用高氟茶叶而导致氟中毒的病区为饮茶型病区。该类病区主要分布于西藏、内蒙古、四川等具有饮砖茶或用砖茶泡制奶茶、酥油茶习惯的少数民族聚居区。根据WHO的报道，世界茶氟含量平均为97 mg/kg，而砖茶中氟含量一般在400～1 100 mg/kg。调查研究表明饮茶型氟中毒病区的饮水及食物中氟含量并不高。因此，异地销售高氟茶常可使氟水平不高的地区的消费者暴露于高水平氟。饮茶型氟中毒的病情通常比饮水型和燃煤污染型轻。

(二) 人群分布

地方性氟中毒的发生和人群分布特点与个体的暴露量、时间、蓄积程度、生长发育所处阶段、营养状况、生活习惯、个体易感性等多种因素有关，其中对发病率和病情影响最大的是暴露量，氟中毒的发病率与其暴露量呈正相关。

1. 氟斑牙　发病具有明显时间性，主要损害正在生长发育的恒牙，乳牙一般不发生氟斑

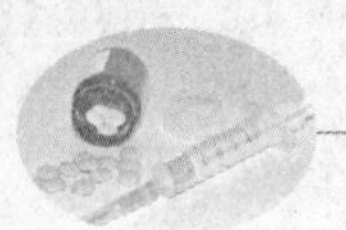

牙,即使发生也远轻于恒牙,恒牙形成后迁入病区者一般不发生氟斑牙。氟斑牙无性别差异。相同暴露条件下,发病情况与民族差异无关。

2. 氟骨症　主要为成年患者。随着年龄增长,氟骨症发病率升高且病情加剧。一般无明显性别差异,但是生育期和哺乳期女性病情往往更加严重。女性氟骨症患者极易发生骨质疏松软化,而男性氟骨症患者则以骨质硬化为主。氟骨症患病率随病区居住时间的增加而日益增高,病情也逐渐加重。潜伏期长则可达 10～30 年,在重病区为 2～3 年,而非病区迁入者在迁入后 1～2 年内即可发病,潜伏期缩短且病情严重,民间素有"氟中毒欺侮外来人"这一说法。相同暴露条件下,发病与民族差异无关。

(三) 其他

1. 营养因素　环境氟暴露水平接近时,经济和营养条件差的地区氟中毒患病率高,病情更加严重。而经济条件和营养状况好的地区氟中毒患病率较低且病情较轻。研究表明,蛋白质、维生素、钙、硒和抗氧化物等对氟的毒性有拮抗作用,其中钙的拮抗作用最强。

2. 饮水化学成分　研究表明,饮水中钙、镁离子浓度高、硬度大、pH 值低等可降低氟的吸收,促进氟从体内的排出。反之,可以加重氟中毒的病情。

3. 生活和饮食习惯　燃煤型和饮茶型氟中毒的发病和病情严重程度与生活习惯密切相关。杜绝高氟煤地区敞灶燃煤、炉灶无烟囱、用煤火直接烘烤食物等现象,纠正饮茶型氟中毒地区居民大量饮用砖茶的习惯,将有效预防和控制地方性氟中毒的发生。此外,地方性氟中毒的发病还存在个体差异,这可能与个体易感性、健康状况等有关。

(四) 病区确定与划分

根据我国《地方性氟中毒病区划分》(GB/T 17018—2011)中的病区判定与划分指标,生活饮用水中氟的含量>1.2 mg/L,且在当地出生居住的儿童(8～12 周岁)氟斑牙患病率>30%,则为饮水型地方性氟中毒病区;居民有敞炉敞灶燃煤习惯,且在当地出生居住的儿童(8～12 周岁)的氟斑牙患病率>30%,则为燃煤污染型地方性氟中毒病区;16 周岁以上人口每日平均茶氟摄入量>3.5 mg,且经 X 线检查诊断为氟骨症患者,则为饮茶型地方性氟中毒病区。此外,根据严重程度可划分为轻度、中度和重度病区。

1. 轻度病区　对于饮水型和燃煤污染型病区,要求当地出生居住的儿童(8～12 周岁)中度及以上氟斑牙患病率≤20%,或经 X 线检查,有轻度但无中度以上氟骨症患者;对于饮茶型病区,则要求经 X 线检查,36～45 周岁人群中无中度及以上氟骨症发生。

2. 中度病区　对于饮水型和燃煤污染型病区,要求在当地出生居住的儿童(8～12 岁)中度及以上氟斑牙患病率>20%且≤40%,或经 X 线检查,有中度以上氟骨症患者,但重度氟骨症患病率≤2%;对于饮茶型地方性氟中毒病区,要求经 X 线检查,在 36～45 周岁人群中中度及以上氟骨症患病率≤10%。

3. 重度病区　对于饮水型和燃煤污染型病区,要求当地出生居住的儿童(8～12 周岁)中度及以上氟斑牙患病率>40%,或经 X 线检查,重度氟骨症患病率>2%;对于饮茶型病区,要求经 X 线检查,在 36～45 周岁人群中中度及以上氟骨症患病率>10%。

二、发病机制

(一) 氟斑牙发病机制

过量氟进入体内,可对牙齿的牙釉质、牙本质和牙骨质造成损伤,但主要损伤处于发育期

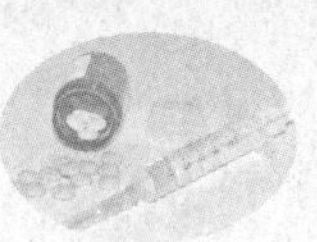

的恒牙牙釉质。恒牙牙胚的形成约起始于妊娠 3.5 个月并延续至出生后 4 岁，于 7～10 岁钙盐沉积完成，其中大部分牙齿于 7～8 岁前已经完成钙化。在牙齿矿化期阶段摄入过量氟将损害牙釉质的发育，导致氟斑牙形成。

氟直接作用于发育中的成釉细胞，干扰酶活性，导致钙磷代谢异常，影响微环境中钙离子浓度，破坏正常矿化及釉质生长过程。氟能够引起成釉细胞中毒变性，阻碍釉柱的形成以及釉基质的合成、分泌和沉积，致使釉质矿化不良、发育不全。发育异常的釉柱排列散乱，中间有空隙，釉柱及其基质中无机物晶体的大小、形态和排列等均出现异常，甚至失去晶体结构，釉面光学特征遭到破坏，导致折光异常，出现白垩样改变。釉柱间隙内的外源性色素沉着使牙面呈不同程度着色，严重时成釉细胞坏死，停止造釉，出现釉面缺损。

(二) 氟骨症发病机制

氟骨症的骨骼病变复杂多样，成骨活跃和骨转换加速是氟骨症的特征性病变，也是氟骨症骨骼病变多样性的病理基础。研究发现，过量氟可引起成骨细胞、破骨细胞以及骨和软骨细胞外基质变化，打破成骨和破骨过程的平衡状态导致氟骨症的发生，从发病机制上，地方性氟中毒属于“钙矛盾”疾病。

1. 氟对成骨细胞的作用　在氟骨症的发生发展过程中，成骨细胞功能活跃是出现较早并起主导作用的重要环节。过量氟可以激活成骨细胞并刺激成骨细胞增生，促进成骨活动。氟还可诱导间充质干细胞分化为成骨细胞，促进骨的形成。氟对甲状旁腺激素、转录因子等组成的骨代谢调控网络产生干扰，可能对成骨细胞的激活起重要作用。

2. 氟对破骨细胞的作用　氟可引起破骨细胞增加以及破骨性骨吸收增强。研究显示氟暴露在引起成骨活动增强的同时，干骺端及各个包被破骨细胞数量增加；骨外膜下活跃成骨与骨吸收增强相伴而存。骨皮质密质骨松质化。破骨性吸收增强和骨转换加速，促进氟骨症向骨质疏松和骨软化的方向发展。氟能够促进甲状旁腺激素的分泌，而甲状旁腺激素是对破骨细胞刺激作用最强的激素。

3. 氟对骨和软骨细胞外基质的影响　氟骨症的发生发展还涉及骨和软骨细胞外基质。成骨细胞能够分泌骨基质，其有机成分主要为胶原。胶原是氟产生毒性的主要靶分子。氟中毒患者所形成的未成熟编织骨的胶原结构和排列明显不同于成熟的板层骨。过量氟可引起骨和软骨胶原蛋白代谢异常。氟还可促进破骨细胞分泌溶酶体酶促进基质降解，导致骨转换加速。高分子的蛋白多糖是骨和软骨基质的填充材料，由氨基多糖连接而成。氟中毒能够影响氨基多糖合成后的排出，导致蛋白多糖合成分解失调。

4. “钙矛盾”疾病学说　越来越多的证据表明地氟病是一种“钙矛盾”疾病。“钙矛盾”疾病应具备以下 3 点：①全身缺钙；②继发性甲状旁腺功能亢进，甲状旁腺激素分泌增加；③细胞钙离子内流增加。氟进入体内引起血钙和体液钙离子浓度下降；同时氟激活成骨细胞，促进成骨，增加对钙离子的需求，造成机体相对缺钙。膳食低钙能够进一步加剧机体缺钙。血钙浓度下降引起继发性甲状旁腺功能亢进，甲状旁腺激素分泌增加，骨转换加快，造成骨质脱钙或溶骨。慢性氟中毒者大多存在细胞钙离子内流增加。因缺钙和甲状旁腺功能亢进，骨钙释放后可进入关节软骨引起一系列病变。氟骨症患者骨周软骨组织的钙化和骨化与细胞钙离子内流有关。

(三) 氟的非骨相损伤机制

氟能够影响中枢神经系统功能。氟能够通过血-脑屏障，在脑内蓄积，主要损伤神经细胞

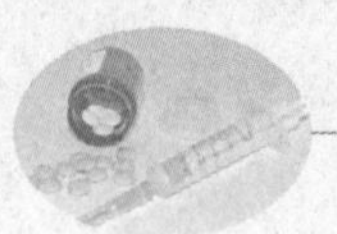

线粒体和内质网等细胞器，引起脊髓前角神经元变性、坏死，神经细胞某些受体和递质合成下降，抑制脑组织胆碱酯酶活性。

骨骼肌也是氟中毒的主要靶器官。氟骨症患者骨骼肌肌源纤维出现程度不一的变性，灶性坏死、溶解断裂弯曲，线粒体肿胀、嵴部分或完全消失。氟骨症患者骨骼肌琥珀酸脱氢酶和乳酸脱氢酶活性下降，出现能量代谢障碍，骨骼肌中神经末梢受到损伤。

在氟中毒患者中还可出现慢性间质性肾炎的改变，部分肾小管扩张，肾小球基底膜增厚并出现功能障碍。肾脏受损后机体排氟能力下降，导致氟潴留，影响维生素 D 在近曲小管的羟化作用，干扰钙、磷再吸收，引起机体缺钙，进一步加重氟中毒，由此形成恶性循环。

此外，氟使肝脏组织形态及超微结构发生明显改变。过量氟能够影响肝脏自由基代谢，促进脂质过氧化，诱导肝细胞凋亡。氟作用于甲状旁腺和甲状腺，使其可分泌降钙素的 C 细胞功能紊乱，还可抑制腺垂体生长激素和催乳素的分泌。氟直接作用于雄性生殖系统，损伤睾丸细胞，影响其内分泌功能，导致生殖功能下降。

三、临床表现

（一）氟斑牙

1. *白垩样变*　牙齿釉面失去光泽，不透明，可见不透明白垩样线条、斑点、或斑块。白垩样变化可占牙面的 1/2 或 2/3 甚至遍布满整个牙面，一旦出现则不可逆。

2. *釉面着色*　牙釉面出现浅黄、黄褐、深褐或黑色等不同程度的色素沉着，着色可表现为细小斑点、条纹、斑块，并逐步发展为布满大部分釉面。

3. *釉面缺损*　釉面呈不同程度缺损，出现针尖状细小凹痕乃至深层釉质较大面积的剥脱，凹痕深度和缺损仅限于釉质。

发育中的牙釉质对氟的毒性很敏感。牙齿发育完成后因接触过量氟而发生地方性氟中毒的患者不会出现氟斑牙，而表现为牙磨损。磨损面出现色素沉着，具有牙剥脱、牙龈萎缩、牙齿松动、易脱落或过早脱落等表现，多见于较重病区。

氟斑牙具有多种分度方法，WHO 推荐使用 Dean 法，我国将经修订的 Dean 法作为全国统一的分类方法（表 12－2）。

表 12－2　氟斑牙的 Dean 分度标准

分度（记分）	标　准
正常（0）	釉质半透明，表面光滑有光泽，通常呈浅乳白色
可疑（0.5）	釉质半透明度有轻度改变，可见少数白斑纹或偶见白色斑点。临床不能诊断为很轻型，而又不完全正常的情况
很轻（1）	小的似纸一样白色的不透明区（白垩改变）不规则地分布在牙齿上，但不超过牙面的 25%
轻度（2）	釉质表面失去光泽，明显的白垩改变，但不超过牙面的 50%
中度（3）	除白垩改变外，多个牙齿釉面有明显磨损，并呈棕黄色
重度（4）	釉面严重损害，同一牙齿有几个缺损或磨损区，可影响牙齿整体外型。着色广泛，呈棕黑或黑色

注：氟斑牙指数（FCI），本指标可用于判断一个地区氟斑牙流行的强度。

氟斑牙指数＝（0.5×可疑人数＋1×很轻人数＋2×轻度人数＋3×中度人数＋4×重度人数）/ 受检人数

氟斑牙指数 0.4 以下为氟斑牙阴性区，0.4～0.6 为边缘线，0.6 以上为氟斑牙流行区。

（引自：杨克敌主编. 环境卫生学. 第 7 版. 北京：人民卫生出版社，2012.）

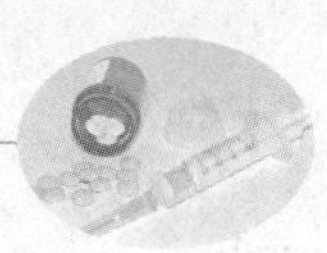

(二) 氟骨症

1. 症状　氟骨症发病非常缓慢,患者常不能明确说出具体发病时间,缺乏特异性症状,好发年龄多为20岁以后。

(1) 疼痛:是氟骨症患者出现较早和最常见的临床症状。主要表现为骨关节疼痛,通常由腰背部开始,逐渐累及四肢大关节甚至全身所有关节。疼痛一般呈持续性休息痛,静止后加重,晨起后常不能立即活动,经适量活动后疼痛可缓解。无游走性和局部红肿发热现象。季节和天气变化对疼痛的影响不明显。疼痛症状严重者可出现刺痛或刀割样痛,患者常需保持一定的保护性体位,不敢触碰或用力。疼痛程度与病情发展和严重程度无关,发病早期和病情轻的患者疼痛症状往往很明显,重度患者晚期阶段疼痛反而会减轻。

(2) 神经症状:不少患者出现头痛、头晕、疲乏无力、心悸等神经衰弱症候群表现。随着病情发展,出现神经根压迫或刺激症状,包括肢体麻木、蚁走感、知觉减退等感觉异常以及肌肉松弛无力,下肢对躯干的支持力量减弱。甚至可因椎管狭窄、压迫脊髓和神经,引起瘫痪。

(3) 其他:氟化物进入消化道后,对其产生刺激作用,导致恶心、食欲不振、腹胀、腹泻或便秘等胃肠功能紊乱的症状。

2. 体征　通常患者病情较轻时无明显体征,但随病情发展,可出现关节活动受限、肢体运动功能障碍以及肢体变形。

(1) 硬化型:患者出现广泛性骨质增生、硬化及肌腱、韧带等骨周软组织骨化所致的关节活动受限和肢体运动功能障碍。

(2) 混合型:在骨质硬化的同时,患者因骨质疏松软化出现脊柱及四肢变形。

3. X线表现　X线是诊断氟骨症的可靠方法,氟骨症X线改变主要包括骨结构、骨周和关节3方面。

(1) 骨结构改变:①骨质硬化:以腰椎、骨盆最为明显,主要表现为骨密度增高,骨小梁均匀变粗、致密,骨皮质增厚和骨髓腔变窄或消失。②骨质疏松:多见于脊椎、骨盆和肋骨,主要表现为骨密度减低,骨小梁变细、变少,骨皮质变薄和骨髓腔扩大。③骨质软化:其骨小梁和骨密度改变与骨质疏松类似。骨变形是骨质软化的常见征象,严重者可见假骨折线。出现多发性骨变形和假骨折线是骨质软化与骨质疏松明显不同之处。④混合改变(骨转换):同一患者不同骨骼或同一骨骼的不同区域同时可见骨质硬化和疏松软化两种改变,是骨代谢紊乱更加严重的表现,多为脊柱硬化和四肢骨疏松。

(2) 骨周改变:主要表现为关节周围软组织包括骨膜、骨间膜、韧带和肌腱附着处的钙化、骨化,有骨棘形成,为本病的特征性表现之一。骨周改变多见于躯干骨和四肢长骨,其中前臂或小腿骨间膜骨化对氟骨症诊断有重要意义。

(3) 关节退行性改变:关节软骨出现变性、坏死,关节面模糊硬化,关节间隙狭窄,关节边缘骨增生,关节囊骨化或有关节游离体,多见于脊椎和髋关节、膝关节、肘关节等大关节。

4. 氟骨症临床分度

(1) 轻度:颈部、腰、四肢等关节持续性疼痛,除了当地出生者可有氟斑牙外并无其他阳性体征,正常生活和劳动能力未受影响。

(2) 中度:除上述关节疼痛症状加重外,同时伴有躯干和四肢大关节运动功能障碍,生活和劳动能力受到不同程度的影响。

(3) 重度:关节持续性疼痛症状伴有严重的关节运动障碍,患者肢体严重变形、弯腰驼背,

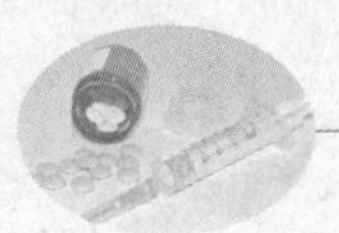

生活和劳动能力明显降低，甚至丧失或残疾。

（三）非骨相氟中毒

地方性氟中毒非骨相改变以神经系统病变居多，另外还包括对骨骼肌、肾脏、肝脏、内分泌系统等的损害。

1. 神经系统损害　最先出现神经根损害症状，表现为沿受损神经根走行方向的放射性疼痛，神经根痛区皮肤常表现出痛觉过敏或减退。患者脊髓受损多出现截瘫。患者有麻木、烧灼、刺痛、蚁走感等感觉障碍，多从双下肢远端开始，由下向上发展至病变平面。随着病情发展，出现尿急、尿频、尿失禁、便秘或大便失禁等括约肌功能障碍。长期摄入过量氟还可导致儿童脑损伤、智商降低、学习记忆功能受损和行为障碍。

2. 骨骼肌损害　肌肉萎缩为地方性氟中毒骨骼肌损害的常见表现。究其原因，可能为神经系统损害引起的继发性改变或氟对骨骼肌的直接毒作用，也有部分患者为肢体瘫痪后的废用性萎缩。

3. 肾脏损害　氟主要经过肾脏排泄，肾脏是氟毒性的主要靶器官之一。氟骨症患者肾脏损害主要表现为肾功能不全，尿氟降低，血氟升高，造成机体氟贮留而加重氟中毒。

4. 肝脏损害　肝脏是人体主要代谢与解毒器官。过量氟可导致肝损害。流行病学调查提示，饮用水氟浓度＞2.0 mg/L 可能会导致儿童肝损伤，损害程度随水氟浓度增加而增强。

5. 对内分泌系统的损害　氟对甲状腺的损伤目前尚无定论，有报道人类每日摄入 5 mg 以上氟，可影响甲状腺功能。此外，由于氟的骨毒性，干扰体内钙磷代谢的内稳态，可能导致继发性甲状旁腺功能亢进。

四、诊断和鉴别诊断

（一）氟斑牙

1. 诊断　出生于或幼年生活于高氟区，或幼年长期摄氟过量者，牙釉质白垩样变，伴有不同程度缺损和棕黄色、棕黑色色素沉着，排除其他非氟原因所致改变者，可诊断为氟斑牙。

2. 鉴别诊断　①釉质发育不全：为牙釉质发育期间成釉细胞功能障碍致使釉质形成量减少，而非其矿化质量的降低。釉质表面形成带状或窝状凹陷，凹陷处常为棕黄色不透明斑、边界清楚。该损伤累及同一时期形成的牙齿。②色素沉着：外源色素污物沉积可刮去。③龋齿：病变部位可呈白垩状或进一步着色，多发生在咬合面或牙两侧，初期对冷热酸甜刺激敏感。

（二）氟骨症

1. 诊断　根据我国《地方性氟骨症诊断标准》（WS 192—2008），地方性氟骨症应结合流行病学史、临床表现、X 线改变作出诊断。当临床诊断与 X 线结果不一致时，以 X 线诊断为准。

（1）流行病学史：要求在地方性氟中毒病区出生、居住或出生后迁入病区达 1 年以上。

（2）临床表现：主要为骨、关节持续性疼痛症状以及肢体变形、运动功能受限体征。

（3）骨和关节 X 线表现：骨及骨周软组织具有骨质硬化、骨质疏松或软化、骨转换、骨周软组织骨化、关节退行性变等氟骨症 X 线表现。

2. 鉴别诊断　主要应与以下疾病相鉴别。①骨关节炎；②风湿性关节炎；③强直性脊柱炎；④类风湿关节炎。

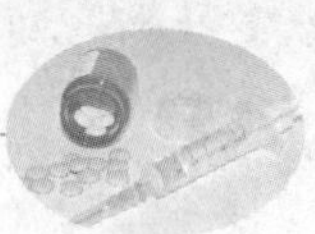

五、预防措施与治疗原则

(一) 预防措施

预防地方性氟中毒的根本措施是控制或切断氟暴露途径，减少氟的摄入量。

1. 饮水型氟中毒

(1) 变更水源：首先改换低氟水源。常用的低氟水源主要有以下3类。①低氟地表水：可将邻近地区低氟地表水通过开渠引水或利用管道输入病区作为水源。②低氟深井水：与浅层地下水相比，深层地下水含氟量较低，更适合饮用。③降水：天然降水含氟量低，干旱地区可蓄积天然降水，以供饮用。

(2) 饮水除氟：当病区无低氟水源可利用时可采用饮水除氟的方法。利用物理或化学法降低水中氟含量，如混凝沉淀法、滤层吸附法、反渗透法、电渗析法等除氟技术。

2. 燃煤污染型氟中毒

(1) 改良炉灶：改良炉灶并安装排烟设施，降低室内空气氟污染。减少或避免使用高氟煤，最大限度地降低空气中氟含量；对含氟煤采用固氟、固硫技术进行净化，降低氟和硫释放量。

(2) 减少食物氟污染：改良食物的干燥与保存方法，防止烟气与食物的直接接触，以免食物被氟污染或降低其可能性。

3. 饮茶型氟中毒　生产和饮用低氟砖茶是预防饮茶型氟中毒的根本措施。通过健康宣教改变居民饮茶习惯，利用其他低氟茶种代替砖茶。

(二) 治疗原则

目前，地方性氟中毒并无理想的特效治疗手段，因此，其治疗原则主要是减少机体对氟的摄入和吸收、增加机体对氟的排泄，拮抗氟的毒性，增强抵抗力以及进行必要的对症治疗。

1. 氟斑牙　氟对牙齿的损害是不可逆的。根据临床表现可选择涂膜覆盖法、漂白法、修复法等治疗，但氟斑牙的处理只是外观上的改善。

2. 氟骨症　目前氟骨症治疗的常用药物主要有钙剂、维生素D、维生素C、氢氧化铝、苁蓉丸、骨苓通痹丸、抗骨质增生丸等。对于骨关节严重畸形已影响到工作、生活或因椎间孔、椎管狭窄出现脊髓或神经受压症状者应考虑手术。

第三节　地方性砷中毒

砷是地壳的组成元素之一，广泛存在于自然界。自然界的砷主要以硫化物的形式存在于岩石圈中，通过岩石的风蚀、雨淋、水浸和火山爆发等进入土壤和水体。环境中砷含量与地理、地质条件不同有密切关系。地方性砷中毒(endemic arseniasis)亦称地砷病，是由于长期通过饮水、空气、食物等环境介质摄入过量砷而导致的一种生物地球化学性疾病。以末梢神经炎、皮肤色素脱失、着色、掌跖角化及皮肤癌变为主要临床表现，是一种伴有多系统、多脏器受损的全身性慢性中毒性疾病。

一、地方性砷中毒的流行病学

(一) 病区类型和地区分布

地方性砷中毒根据砷摄入来源不同，可分为两类病区，即饮水型砷中毒病区和燃煤污染型

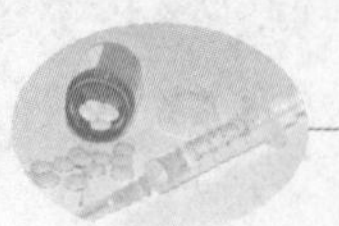

砷中毒病区。

1. 饮水型砷中毒病区　因饮用水中含砷较高，导致机体砷摄入量过高，砷蓄积于体内，致使暴露人群出现砷中毒症状群。

从世界范围来看，饮水型砷中毒病区主要分布于美洲和亚洲。其中，智利是全世界发现最早的病区，而孟加拉国、印度和中国则是病情最严重、病区面积最大、涉及人口最多的国家。全球约有20多个国家存在高砷区或地方性砷中毒病区，有5 000万人饮用水砷浓度在0.05 mg/L以上。我国最早于20世纪50年代在台湾西南沿海发现地方性砷中毒病区，并于20世纪80年代初在新疆奎屯和乌苏地区发现地方性砷中毒，此后陆续在山西、内蒙古、宁夏、青海等多个省(区)发现地方性砷中毒病区或高砷区。“十二五”期间，我国9个省(区)的45个县存在饮水型地方性砷中毒病区，19个省(区)存在生活饮用水砷超标问题，共危及约185万人口。通过“十二五”期间在已查明病区大力建设饮水安全工程项目和改水工程项目，该类病区规模和累计人口数大幅下降。

2. 燃煤污染型地方性砷中毒病区　该病区居民长期敞灶燃用高砷煤取暖、做饭、烘烤食物，室内空气及食物受到砷污染，居民高砷暴露，发生慢性砷中毒。燃煤污染型地方性砷中毒病区为我国所特有，主要分布于贵州、陕西两省。经监测该类病区所用煤炭含砷量在417.7～2 166.7 mg/kg，敞灶燃烧后室内空气砷含量可达0.093～0.261 mg/m^3，置于室内干燥储存的食物因受到煤烟污染，含砷量可达数十至数百mg/kg，远远超出我国食品卫生标准。燃煤污染型地方性砷中毒人群摄砷量是饮水型砷中毒人群的几倍至几十倍。

(二) 人群分布

流行病学调查资料表明，只有饮用高砷水或燃用高砷煤才有可能罹患地方性砷中毒。地方性砷中毒发病的个体差异较大，并非所有暴露个体均发病。本病多发于农业人口，其分布呈家族聚集性或片状，受累家庭多出现2名及以上患者，甚至全家发病。地方性砷中毒从幼儿到老年人均可发病，但患病率有随年龄和居住年限增长而升高的趋势，20岁以上年龄组患病率明显高于20岁以下，40～50岁为患病高峰年龄段。在砷浓度较高的地区，儿童砷中毒患者数增加，且主要为中小学生。成年男性发病略高于女性，而在男性患者中又以重体力劳动者发病最多，病情也更为严重。

(三) 时间分布

地方性砷中毒的潜伏时间一般较长，我国饮水型砷中毒病区患者出现明显皮肤改变症状一般距开始暴露约10年，而高浓度暴露者5～6年也可发病。燃煤污染型病区患者往往发病急，病情重，发病的潜伏期似乎较饮水型时间短。地方性砷中毒诱发皮肤恶性肿瘤的潜伏期约为30年。

饮水型砷中毒患者病情具有季节性变化的特点。寒冷天气导致微循环障碍，可加剧砷中毒的损害，如冬春季节患者四肢末端发绀现象增多，冬季台湾地区饮水型砷中毒病区乌脚病病情加剧。冬春季节燃煤污染型砷中毒的发病也相对增多。这主要是由于冬春季居民室内逗留时间增加，居室通风时间减少，而且该季节用含砷煤烘烤食物，导致暴露于砷污染空气和食物的机会和暴露量大大增加。地砷病的发病在时间上无周期性变化规律，而是随暴露时间的延长呈持续上涨的态势。

(四) 地方性砷中毒病区划分

地方性砷中毒病区以自然村为单位进行划分，当饮用水或燃煤中含砷量与患病率不符时，

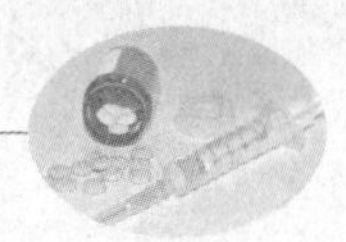

按照患病率进行病区划分。

饮水型砷中毒病区划分：饮水含砷量为 0.05～0.2 mg/L，患病率＜10%，为轻病区；饮水含砷量为 0.21～0.5 mg/L，10%≤患病率＜30%，为中病区；饮水含砷量＞0.50 mg/L，患病率≥30%，临床上有重度患者，为重病区。

燃煤污染型砷中毒病区划分：煤砷含量＞100 mg/kg，患病率＜10%，为轻病区；煤砷含量＞200 mg/kg，10%≤患病率＜30%，为中病区；煤砷含量＞400 mg/kg，患病率≥30%，临床上有重度患者，为重病区。

二、发病机制

由于砷与机体的作用较为复杂，迄今为止，砷毒作用所涉及机制尚未完全阐明。本小节从砷的体内代谢、对机体酶活性和氧化应激的影响以及致癌机制等方面进行阐述。

（一）砷的体内代谢

体内三价和五价无机砷的代谢主要通过三价无机砷（As^{3+}）的氧化还原和甲基化反应进行，五价无机砷需首先还原成三价再进行甲基化反应。三价无机砷在酶的作用下经代谢反应先后生成五价的一甲基砷酸、三价的一甲基亚砷酸、五价的二甲基砷酸等一系列代谢产物。这些砷化物具有不同的毒性和靶器官，三价的一甲基亚砷酸毒性最强。研究表明，砷代谢酶多态性可能与人群砷中毒易感性差异有关。对无机砷甲基化代谢能力的个体间差异，导致代谢产物在个体间的分布存在很大差异。这种差异可能与不同个体砷中毒后发病危险程度和疾病症状具有多样性有关。高砷暴露人群中对砷二次甲基化能力较弱者发病风险增加；而在相同砷暴露条件下，患者尿中甲基砷酸水平和相对量显著高于健康的对照人群。

（二）抑制酶的活性

砷能够抑制多种酶的活性，其作用可能是通过与酶分子的巯基或羧基活性中心作用，形成络合物或环状化学物，从而影响酶的空间结构，抑制酶的活性。丙酮酸氧化酶、磷酸酯酶、细胞色素氧化酶、α-甘油磷酸脱氢酶、脱氧核糖核酸聚合酶和多种转氨酶等易受到三价砷或五价砷的影响。但五价砷与酶的结合并不稳定，容易发生水解，酶的活性得以恢复。砷对皮肤酪氨酸酶的作用与皮肤组织中砷蓄积量有关。小剂量砷能够刺激皮肤组织酪氨酸酶，使黑色素细胞合成大量黑色素；随着砷的蓄积，黑色素细胞丧失功能，甚至凋亡，皮肤出现色素脱失。

（三）氧化应激

氧化应激在地方性砷中毒病变的发生发展中起重要作用。无机砷及其甲基化代谢产物均能诱发产生 H_2O_2、$\cdot O_2^-$、单线态氧、·OH 等活性氧，直接或间接引起 DNA、蛋白质和脂质的氧化损伤，导致细胞毒性和遗传毒性。此外，砷还能够引起氧化应激相关代谢酶 GST、CAT、GSH-Px、SOD 等活力下降，抗氧化物 GSH、TRX 等水平降低。传统毒理学认为无机砷化合物的甲基化代谢是解毒过程，但近年研究表明甲基化砷与无机砷相比，能够诱发产生更多的活性氧。今后研究中仍需进一步确定在砷诱发的氧化应激损伤中究竟是无机砷化合物本身还是其甲基化代谢物起主要作用。

（四）砷的致癌机制

20 世纪 80 年代 WHO 将砷及其化合物确定为致癌物，但由于未能复制出砷致癌动物模型，其准确的致癌机制尚不清楚。近年研究者提出了分别基于遗传毒性和表观遗传毒性的砷

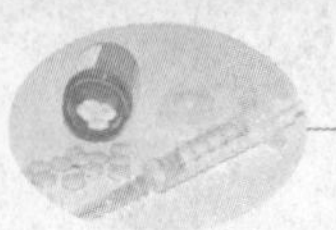

致癌机制假说。

砷可导致DNA损伤和染色体畸变，并能影响DNA损伤后再修复。微量全血彗星试验表明，砷中毒患者DNA损伤程度明显高于非患者。另有研究表明，DNA损伤程度随着砷暴露剂量和暴露时间的增加而增加。砷能够增加DNA聚合酶、DNA连接酶和O^6-甲基鸟嘌呤-DNA甲基转移酶的活性，并能抑制多聚二磷酸腺苷-核糖聚合酶的活性，对DNA的损伤后修复产生影响。

无机砷在体内甲基化代谢的过程中能够产生活性氧，引起氧化应激损伤。氧化应激能够较好地解释砷引起肺癌、肾癌和膀胱癌的具体机制。在皮肤、膀胱等砷致实验动物肿瘤靶器官和砷致人皮肤癌病变组织中均可检测到氧化性DNA加合物——8-羟基脱氧鸟苷(8-oxodG)，表明氧化应激与砷的致癌作用有关。

近年研究表明，砷还可通过表观遗传学修饰作用影响基因表达，从而在致癌过程中发挥作用。体外研究表明无机砷可抑制或上调基因组DNA甲基化水平，具体是哪种效应与砷的暴露时间和剂量水平等因素有关。无机砷慢性暴露可引起c-myc、c-H-ras和c-fos等原癌基因的低甲基化和过度表达，p53和p16等抑癌基因的高甲基化和低表达，导致肿瘤发生。

三、地方性砷中毒的临床表现

砷中毒患者发病早期多为末梢神经炎症状。随着病情发展，逐渐出现地砷病皮肤三联征表现——掌跖角化、躯干部位皮肤色素沉着和色素脱失。部分长期高砷暴露地区亦可见砷性皮肤癌的发生。长期砷暴露还可导致神经、心血管、内分泌、消化、呼吸、生殖等多系统障碍。

(一) 砷对皮肤的损害

皮肤损伤是慢性砷中毒患者特异的临床体征，发生后往往不可逆而难以恢复。砷所致皮肤损害起初多为皮肤角化过度，随着体内砷的蓄积，逐渐出现色素沉着与色素脱失斑。皮肤角化以掌跖部为主，四肢及臀部皮肤亦可角化。角化物由早期的米粒大小结节状，可逐渐发展为丘疹状，最终形成斑块状、条索状角化物甚至疣状物。皮肤角化处易形成溃疡，甚至恶变。患者出现弥漫性褐色、灰黑色点状或斑块状色素沉着，与此同时部分皮肤出现针尖状、点状色素脱失斑，呈现白色斑点或片状融合。皮肤色素沉着与色素缺失多同时出现在腹部、背部等躯干非暴露部位。

(二) 砷对神经系统的损害

砷可对中枢神经系统、颅神经和周围神经系统造成损害。中枢神经系统主要表现为以失眠为主的神经衰弱症候群。砷损害颅神经，导致视力、听力、嗅觉受损，视乳头周边及视网膜黄斑区周边色素带增宽。砷损害周围神经系统所引起的末梢神经炎和自主神经紊乱是砷中毒特异性损害和最为常见的症状和体征之一。砷所致末梢神经炎主要为对称性肢体远端各种感觉和运动障碍。砷所致自主神经紊乱早期可见手足发冷、多汗，皮肤呈暗红或花纹状改变的雷诺现象，之后手足出汗逐渐减少，皮肤干裂、角化。

(三) 砷对循环系统的损害

慢性砷中毒对心血管系统的损害主要有心脏扩大、心脏杂音、心电图异常等，引起高血压、缺血性心脑血管病、门静脉高压、动脉硬化等。外周血管受损可出现末梢血管痉挛所致的“雷诺征”，以及以闭塞性动脉硬化和闭塞性血栓血管炎为基础的“黑脚病”。此外，患者还可表现出不同程度的贫血，多为红细胞破坏过多、血红蛋白合成减少所致。病情的轻重与砷暴露时间

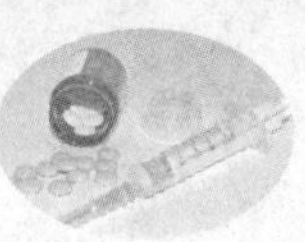

和剂量有关。

(四) 砷对消化系统的损害

砷对消化系统的损害常表现为纳差、恶心、呕吐、腹痛、腹泻或便秘、肝大、肝区疼痛,甚至出现肝硬化和腹水,并伴有门静脉高压。肝脏病变多见于在燃煤污染型砷中毒病区,且在该类型病区也更加严重。病理活检发现,病变早期肝脏细胞肿胀、变性,至中、晚期,肝脏细胞坏死、纤维增生。

(五) 其他

慢性砷中毒的远期效应包括致癌、致畸等。砷对于人类是一种明确致癌物。砷暴露人群中可见有多种癌症的发生,以皮肤癌、肾癌、肝癌居多,新生儿畸形率显著升高。砷对生殖系统有损害作用,可引起男性性欲减退、少精、不育,女性初潮推迟、月经紊乱等。近年研究发现砷是 2 型糖尿病重要的危险因子。此外,慢性砷暴露还可引起尿频、尿急等尿路刺激症状。

四、砷中毒的预防措施与治疗原则

(一) 预防措施

1. 饮水型砷中毒

(1) 改换水源:在饮水型砷中毒病区,应根据实际情况选择改换合格的低砷水源。根据水文地质资料,修建低砷水井;利用清洁地面水作为水源;无低砷水源的地方,蓄积雨雪水等。

(2) 饮水除砷:目前常用的饮水除砷技术如下。①混凝沉淀法;②吸附法;③离子交换法;④膜分离法。

2. 燃煤污染型砷中毒

(1) 阻断高砷源:封闭、禁采高砷煤矿,采用低砷煤、天然气、电力等作为燃料从而改变燃料结构,阻断高砷源。

(2) 减少砷暴露:在燃煤污染型砷中毒病区,开展健康教育,改炉改灶,修建烟囱加强室内通风,改变食物烘干、保存和食用方式,应将存放粮食、蔬菜的贮藏室与厨房分开,以防止含砷煤烟污染食物,从而减少砷从呼吸道和消化道的摄入。

(二) 治疗原则

目前,尚无能够特异性治疗慢性砷中毒的有效药物,因此地方性砷中毒治疗原则为:在切断砷源、减少砷暴露的同时,进行驱砷治疗,促进体内排砷,以及对症综合治疗。

1. 驱砷治疗　理想的驱砷药物既能干扰、阻断又能解除体内砷与组织和酶的结合,恢复其生理功能。目前常用二巯基丙醇和二巯基丙磺酸钠等巯基类化合物作为驱砷药物。

2. 对症治疗

(1) 掌跖角化:局部交替涂敷 5%二巯基丙醇油膏和肤轻松软膏,减少患处与砷的接触,以缓解症状。当发生重度掌跖角化影响劳动和生活时,可采用 5%～10%水杨酸软膏、20%尿素软膏等溶解角化物。此外,可用维生素 E 软膏保护溶解后的皮肤。对于皮肤癌变组织,必要时可进行手术治疗。

(2) 外周血管病变:对于出现末梢循环障碍和雷诺现象的患者,应促进患肢血供。首先应加强保暖,开展戒烟和适当活动;其次可根据病情轻重程度采用钙通道阻滞剂、α-受体阻滞剂和扩张血管药物等,同时以维生素 E、维生素 B_{12} 进行辅助治疗。

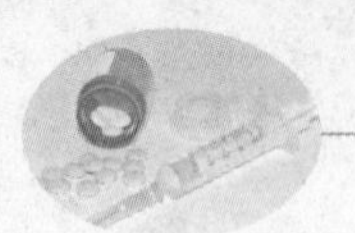

(3) 末梢神经炎：应用维生素 B_1、肌苷、腺苷三磷酸、辅酶 A 等制剂，可减轻砷所致末梢神经炎的症状。

(4) 其他：按照一般内科疗法进行对症支持治疗。为维持机体正常代谢、解毒功能，应注意保护肝功能。

3. 辅助治疗

(1) 抗氧化剂：维生素 C、维生素 E 和某些中药抗氧化制剂能够减少砷引起的氧化损伤。

(2) 拮抗剂：硒、锌等人体必需微量元素能够加速砷从机体的排泄，减少蓄积，并能够拮抗砷对机体的氧化损伤。硒还能够竞争性地释放砷结合的巯基，恢复相关酶和组织的功能。

第四节　克　山　病

克山病(Keshan disease)是一种以心肌变性坏死为主要病理改变，以心功能不全和心律失常为主要临床特征的地方病，又称地方性心肌病(endemic cardiomyopathy)。该病于 1935 年在我国黑龙江省克山县被发现，因当时病因未明，故命名为“克山病”，经研究表明克山病与环境低硒关系密切。

硒是人体必需微量元素，摄入不足或摄入过多均将导致不良健康效应。环境中的硒主要来自地壳岩石。土壤中硒的分布具有明显地区性差异。在南北半球各有一条不连续的东西走向的低硒带，范围基本上位于 30°以上的中高纬度。我国的低硒带由东北向西南延伸，覆盖东北平原、黄土高原以及塔里木盆地和准噶尔盆地。由于土壤硒水平的差异，导致各地农作物和天然水体中硒含量差别很大。环境中的硒也可来自重金属硫化物矿石生产、煤炭和石油燃烧过程、农药化肥杂质、化工生产等的污染。硒具有拮抗过氧化损伤、免疫调节、保护心血管系统、维护生殖功能、抗癌等生理学作用。

一、克山病的病因

克山病病因研究主要集中于环境低硒、膳食营养素缺乏和生物感染等假说。由于单一学说不能很好地解释克山病的全部特征，目前倾向于认为，克山病的发病基于缺硒和多种因素复合而成。

1. 环境低硒与膳食营养素缺乏　硒与克山病的发病密切相关。我国克山病病区灶状分布于低硒地带内，病区土壤、粮食等环境样品和血清、毛发、尿等生物样品硒含量明显低于非病区。补硒对克山病的预防有效。但克山病也存在一些低硒所无法解释的现象。如低硒地区并不是皆为克山病病区；克山病具有明显的季节性，在高发季节和年份，病区人群硒暴露水平无相应下降；不同硒暴露水平的患者，心肌超微结构异常无明显差异；补硒对潜在型克山病的预防和慢型克山病的治疗无效。因此，应进一步加强研究，探讨低硒是克山病“初始病因”还是“致病条件”。

克山病病区居民往往膳食单一，膳食中微量元素、蛋白质和氨基酸、维生素 E 等营养素缺乏或失衡。例如某些地区，低硒、低蛋白、高锰三者协同作用加重了本病的流行。克山病患者缺硒的同时可出现缺铬(Cr^{3+})，Cr^{3+} 可用于预防心肌损伤，为克山病的预防提供了新方法。一些研究表明，地区性缺硒和膳食缺乏维生素 E 可能是克山病慢性心肌代谢障碍的原因。生活水平的提高和膳食均衡使克山病的流行已表现出“自限性”。

2. 生物感染因素　克山病与肠道病毒特别是柯萨奇病毒的感染呈高度相关。从克山病

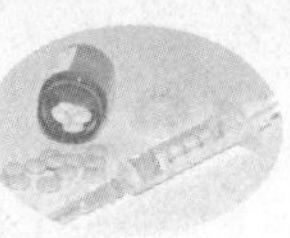

患者血液、粪便、心肌及其他生物样本中先后分离出多株病毒，经鉴定主要为柯萨奇 A9、B2、B3、B4、B5、埃可 12 型、腺病毒 7 型等。利用核酸原位杂交技术，克山病尸检心肌组织柯萨奇 B 组病毒 RNA 阳性率高达 60%～90%，提示克山病的发生、发展与肠道病毒，尤其是柯萨奇 B 组病毒感染具有高度相关性。值得注意的是，研究发现在低水平硒或维生素 E 条件下，柯萨奇 B3 病毒的核苷酸序列可发生点突变，以致病毒的毒力增强，引起的心肌病变加重。此外，谷物真菌污染所产生的黄绿青霉素等真菌毒素引起的中毒也是克山病的主要病因之一。

二、克山病的流行病学

(一) 地区分布

克山病呈明显的地区性发病，且病区相对稳定，在我国主要分布于北纬 21°～53°、东经 89°～135°从东北到西南的狭长低硒地带，包括黑龙江、吉林、辽宁、内蒙古、河北、河南、山东、山西、陕西、甘肃、四川、云南、西藏、贵州、湖北、重庆共 16 个省(市、自治区)，327 个县(市、区、旗)，人口 1.3 亿人。病区主要分布于农村，发病村庄呈灶状分布，病情相对稳定，轻、中、重及非病区间逐渐移行、过渡，病区内也存在少数非病区村庄。克山病区的分布与地理条件有关，多沿山脉两侧、水系上游，分布于海拔 100～2 500 m 之间的中低山区、丘陵地带及邻近的平原地区。

(二) 时间分布

克山病具有年度多发和季节多发的特点。克山病年度发病率变化较大，高发年间隔年限受自然因素和社会经济因素的影响，无明显周期性。例如，我国北方病区分别于 1959 年、1964 年和 1970 年出现 3 次急型、亚急型克山病发病高峰，之后病情呈逐年下降趋势。20 世纪 90 年代以后，北方则很少有急型和亚急型发生。

克山病全年均可发病，同时有高发年、平年、低发年之分，但急型、亚急型呈明显季节多发。我国北方地区急型克山病发病多集中于每年 11 月至次年 2 月之间，占全年发病 90%以上。其中，12 月至次年 1 月间发病人数最多，呈“冬季型”。西南病区小儿亚急型克山病发病多集中于夏季 6～9 月，占全年发病的 75%以上，尤以 7～8 月最为严重，呈“夏季型”。地处东北和西南病区之间的陕西、山西、山东、河南等病区发病集中于 12 月至次年 4、5 月，其中 2～4 月为发病高峰，呈“春季型”。潜在型克山病的时间分布基本上与急型、亚急型相平行。

(三) 人群分布

克山病多发于病区自产自给的农业人口，特别是来自贫困家庭的育龄妇女和断乳后学龄前儿童。生育期妇女发病人数是同年龄段男性的 2 倍多，其他年龄组发病未见性别差异。以商品粮为主食的病区居民不发病或甚少发病。本病具有家庭聚集性，患者家庭成员集中或陆续发病，好发于生活条件比较差的贫困家庭。

三、克山病的病理学改变

克山病主要表现为心肌受损，同时也可累及骨骼肌、肺、肝等组织器官，但病变程度相对较轻，故该处仅介绍心脏的病理改变。

(一) 心脏检查

心脏发生不同程度的扩大、增重，严重者可达正常心脏 2～3 倍以上，心前区隆起和胸廓变

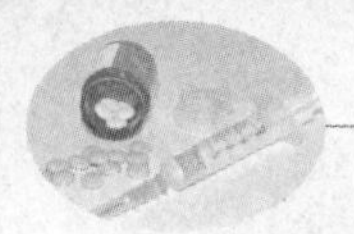

形。慢型克山病患者尤为严重，而急型和潜在型克山病则不明显。

心室壁切面可见多发性病灶，表现为界限清楚、灰黄色、无光泽、质地软、不凹陷的坏死病灶，或逐渐演变为灰白色、凹陷、质硬的片块状或树状陈旧瘢痕病灶。这些改变可在同一病例中观察到。患者心内膜呈斑块状增厚，可见附壁血栓。部分病例心外膜心包粘连，可见少量纤维素渗出和肉芽组织的增生。

（二）镜下观察

光学显微镜下可见心肌纤维肿胀，横纹模糊，心肌发生颗粒变性、水泡变性和脂肪变性。发生颗粒变性的细胞镜下可观察到心肌肌原纤维断裂后出现颗粒状结构，后续可发生心肌凝固性坏死。发生水泡变性的细胞胞质内可见许多细小空泡，空泡逐渐融合，原纤维稀疏，细胞核肿大，核仁明显，染色质周边化，呈空泡状，可发展为肌溶解性坏死。发生脂肪变性的心肌细胞，轻者胞内细小脂滴整齐排列，重者脂滴粗大，肌原纤维和横纹不清。

四、克山病的临床表现

（一）急型克山病

急型克山病具有发病急、病情严重、变化迅速等特点。患者发病突然，或在潜在型或慢型克山病基础上诱发。冬季好发，常因寒冷、劳累、感染、暴饮暴食、分娩等因素而诱发。严重者可发展为心源性休克、急性左心衰竭和严重心律失常，并常因此而死亡。3个月内不能治愈则由急型转为慢型克山病。

体检见患者面色暗，肢冷脉细，体温和血压下降，浅快呼吸。心音弱，其中第一心音减弱最显著，可闻及收缩期吹风样杂音。常见室性早搏、房室传导阻滞、阵发性心动过速等心律失常。肺部大多可闻及干、湿性啰音。X线检查可见心脏一般轻度增大。血白细胞计数增加，红细胞沉降率升高。血清磷酸肌酸激酶、乳酸脱氢酶等反映心肌损伤的指标升高。

（二）亚急型克山病

发病不如急型急骤，是小儿克山病的常见临床类型，多见于2～6岁儿童。好发于春、夏季节。临床主要表现为心脏扩大、全身水肿，通常在几天内发生充血性心力衰竭或心源性休克。亦可有肝大及脑、肺、肾等处栓塞。3个月不缓解则转为慢型。亚急型克山病的心电图改变、血常规、血生化检查与急型类似，但心脏扩大较急型严重。

（三）慢型克山病

慢型克山病起病隐匿、病程缓慢，称为“自然慢型克山病”。慢型克山病常由急型或亚急型转变而来，也可在潜在型基础上发展而来。患者可出现急性发作，表现为与急型、亚急型克山病相同的症状和体征，称为慢型急性发作期。大多数患者临床上主要表现为慢性心功能不全，出现头晕、乏力、心悸、气促、活动量减少、腹胀和食欲减退，少数可出现水肿。在慢型急性发作期，其血常规、血清生化酶等实验室检查结果与急型和亚急型相同，当无急性发作或心肌坏死发生时，这些指标可正常或轻度异常。

（四）潜在型克山病

潜在型克山病心肌病变轻，累及范围小，心脏代偿能力尚好，大多能照常参加体力劳动，多在体检或心电图检查时被发现。部分患者可由其他类型克山病治疗后转化而成。少数患者活动后出现头晕、心悸、气短等症状。心脏正常或轻度扩大，第一心音减弱，偶有心律失常。心电

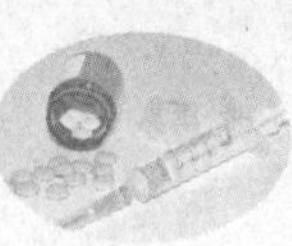

图可见室性早搏、房颤、ST－T改变和Q－T间期延长等。

潜在型克山病可分为稳定潜在型和不稳定潜在型两类。①稳定潜在型：无急型、亚急型和慢型既往史，可有室性早搏或完全性右束支传导阻滞，预后较好；②不稳定潜在型：有急型、亚急型或慢型既往史，心电图有ST－T改变或Q－T间期延长等改变。该型病情不稳定，可出现急型、亚急型克山病发作，或发展为慢型克山病。

五、克山病的预防措施与治疗原则

（一）预防措施

通过科学补硒、改善膳食结构，增加营养，采取综合性预防手段，减少发病诱因，可以有效预防克山病。

1. 科学补硒　补硒是预防克山病的有效措施，大面积预防可通过投放硒盐，小面积预防可通过发放硒片，此外，还可通过种植和食用硒粮、补充高硒食物等方式补硒。

(1) 硒盐：居民使用硒盐作为日常烹调用盐，并常年使用，其中每吨食盐含亚硒酸钠15 g。该措施能够有效补硒，大幅降低人群发病率。

(2) 亚硒酸钠片：口服剂量为：＜5岁0.5 mg，5～10岁1.0 mg，＞10岁2.0 mg，每周1次。于克山病高发季节开始前1～2个月开始服用硒片，并于高发季结束后停药。

(3) 硒粮：于抽穗期按每亩0.6～1.0 g亚硒酸钠向粮食作物直接喷洒其水溶液，通过叶面吸收可增加粮食含硒量。也可直接施用硒肥，增加作物含硒量。

(4) 高硒食物：摄入适量海产品、动物肾脏、蛋等富硒食物，在硒安全摄入量范围内推广食用硒强化食物。

2. 合理膳食　引进外来粮菜，减少或替代自产粮的供应；改变高谷物膳食结构，适当增加肉、蛋、奶、禽等动物性食品、大豆制品和新鲜蔬菜、水果的摄入量。营养状况的改善和人群营养均衡可降低克山病的流行强度。

3. 综合预防　因克山病病因尚未阐明，根据其各种病因学说，可采用综合预防措施。该类措施主要包括：建立健全三级预防网络；保护生态环境，使环境中硒水平升高；保护水源，改良水质；改善居民居住条件，做好防寒、防烟、防潮工作；加强垃圾粪便无害化处理；妥善存放粮食，防止霉变；严格控制疾病诱发因素，防止过度劳累、暴食暴饮、精神刺激，同时积极防治和控制感染性疾病。

（二）治疗原则

1. 急型克山病　急型克山病的治疗关键是做到“就地抢救”。针对患者出现的心源性休克、心律失常、急性肺水肿等症状合理用药，对症治疗。经及时救治多数患者病情可缓解，待病情稳定缓解后方可转院。

2. 亚急型、慢型克山病　慢型克山病主要针对充血性心力衰竭进行治疗，采取强心、利尿、血管扩张、纠正心律失常、营养心肌、对症治疗等措施。亚急型患儿可根据病情进展具体情况，分别按照急型或慢型治疗方法进行治疗。

3. 潜在型克山病　本型一般无临床症状，不需治疗。应加强生活指导，注意日常保健，观察随访，发现异常及时处理。

此外，对于克山病常见并发症，如心律失常，血栓，栓塞，感冒，水、电解质紊乱等，应做到及早发现、及时处理。

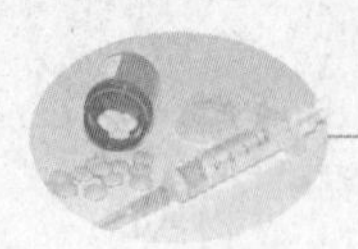

第五节 大骨节病

大骨节病(Kaschin-Beck disease, KBD)是一种地方性骨关节病,该病以四肢关节软骨和骺板软骨营养不良性变性、坏死,继之增生、修复为主要病理改变,其主要临床表现为骨关节增粗、畸形、强直、肌肉萎缩、运动障碍等。环境低硒是大骨节病主要病因,但并非唯一病因。除缺硒外,环境中尚存在其他致病因子,且致病机制尚处于研究探索之中。

一、大骨节病的病因

(一) 生物地球化学学说

生物地球化学学说认为大骨节病的发病与地理生态环境因素有关。流行病学调查显示我国大骨节病病区与缺硒地带在地理分布上基本一致,病区土壤、粮食和居民生物样品如:血、尿、毛发等硒含量明显低于非病区。通过补充硒能够使大骨节病发病率明显下降。这一系列证据强有力地支持了大骨节病的缺硒学说。但并不是所有低硒地区均出现大骨节病的流行,邻近的低硒村庄并非都出现大骨节病患者,诸多证据表明硒并不是大骨节病的特异性病因。

(二) 真菌毒素中毒学说

真菌毒素中毒学说认为病区粮食受到镰刀菌及其合成释放的有毒真菌毒素的污染,居民因食用被这些真菌毒素污染的食物而发病。以下系列证据支持该学说:在病区粮食中可检出梨孢镰刀菌、尖孢镰刀菌、禾谷镰刀菌、串珠镰刀菌等多种优势真菌;在毒素的作用下,骨骺板软骨和干骺区血管变窄,软骨基质发生营养不良,致使软骨细胞变性、坏死;利用从病区粮食中分离出的真菌提取物喂饲大鼠可出现类似人大骨节病样改变;T-2 毒素是导致大骨节病的致病真菌毒素。该病因学说所受质疑较少,但仍存在一些难以解释的问题:如某些 T-2 等真菌毒素污染广泛的国家和地区并未出现大骨节病,分离出的真菌在病区与非病区间的分布差异规律性不强,毒理学实验表明 T-2 毒素对软骨细胞的作用缺乏特异性,缺乏灵敏特异的 T-2 毒素相关生物标志物等。

(三) 饮水有机物中毒学说

饮水有机物中毒学说认为大骨节病是由病区饮水被植物残骸分解产物或腐殖质污染所导致的慢性中毒性疾病。大骨节病病情与病区居民饮水的具体状况密切相关,病区饮开水的居民该病检出率明显下降,大骨节病发病率与水的耗氧量之间呈平行关系,且与饮用水中的腐殖酸含量有关。动物实验研究表明腐殖酸可引起动物出现类似骨关节病的早期病变。由此认为病区饮水有机物中毒是大骨节病的主要病因。在饮用相同水源的人群中,大骨节病的发病具有家庭聚集性趋势。但近年来也有一些学者提出相关流行病学研究存在不足,对该学说提出了质疑,而且植物腐败产物黄腐酸等未能成功诱导出大骨节病动物模型,该病因学说仍有待深入研究。

(四) 病因及发病机制研究现状

目前上述 3 种环境致病因素已逐渐弱化,近年来多采用动物实验、细胞和分子生物学技术,探讨大骨节病病因和发病机制。

利用硒半胱氨酸 Trsp 基因敲除小鼠观察"低硒与基因缺失联合作用",发现骨骺生长板异

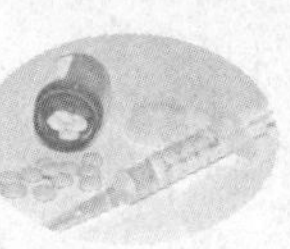

常和骨化延迟等与人大骨节病类似的改变。大骨节病患者与细胞凋亡、离子通道蛋白、软骨细胞代谢的许多相关基因表达异常。利用蛋白质组学技术筛选出多个大骨节病软骨差异蛋白，这些蛋白涉及软骨细胞运动、坏死与应激、胶原合成和线粒体损伤等机制。利用候选基因策略筛查大骨节病易感基因，发现一些基因和位点的“基因型频率”与大骨节病相关。然而，目前基因多态性与人群大骨节病易感性关系研究的结论尚不尽一致。

二、大骨节病的流行病学

（一）地区分布

大骨节病主要分布于俄罗斯乌洛夫河流域、朝鲜北部和我国从东北至西南延伸的狭长区域内。我国的大骨节病区覆盖 14 个省（区）共计 290 多个县，呈灶状分布。病区属于大陆性气候，昼夜温差大，主要分布于山区、半山区、丘陵地带，个别平原地区也可有病区分布。病区与非病区具有可变性，病区的病例可以逐渐减少直至不再出现，而某些非病区也可以转变为病区。

（二）人群分布

大骨节病可以发生于从幼儿到老年的各个阶段，但主要发生于 8～15 岁的儿童和青少年。这与该发育阶段具有骨骼发育和内分泌器官功能极为活跃的生理特点有关。成年个体因骨骺发育已完成，不再出现短指（趾）畸形或侏儒体态等临床改变。发病与主食类型有关，病区人群多以小麦和玉米为主食，而以大米为主食的人群不发生大骨节病。该病性别差异不明显，但在 16 岁以上患者中，男性发病率略高；无种族易感性；不同职业之间发病率无差异，但农业人口高发，且有家庭聚集倾向。

（三）时间分布

大骨节病呈明显的年度波动性。霜期早、秋雨大的翌年大骨节病往往高发。然而当致病因子不活跃时，这种波动性并不出现，只表现出轻微的“年度波动”。我国在农业合作化后的 1955～1956 年和普遍秋涝的 1969～1970 年曾出现过大骨节病的发病高峰。改革开放后，随着生活水平的提高，大骨节病发病率呈下降趋势。

大骨节病在一年四季中发病率有很大差异，温带地区大多发生于春季；暖带大多发生于冬春季节之间；寒冷地带大多发生于春夏交替之时。但当致病因子非常活跃，全年都有新发病例时，季节性多发现象不明显，当致病因子不活跃，全年发病率很低时，季节性多发现象也不明显。

三、大骨节病的病理改变

人出生后的成骨形式一般有骨膜内成骨和软骨内成骨两种。软骨内成骨能够使长管骨纵向生长、身高得以增加。大骨节病主要发病机制是软骨内的成骨作用出现障碍以及骨骺板软骨和关节面软骨结构遭到破坏；病理改变主要是透明软骨首先出现营养不良性变性、坏死，接着出现增生、修复，最终引起软骨内成骨障碍和骨生长发育的停滞。这些病理变化逐渐加重，患者最终出现关节畸形、身材矮小等体征。

1. 关节软骨　首先，软骨基质变性、溶解，并进一步空泡化或产生裂隙。然后，软骨细胞空泡变性，胞质呈蜂窝状，将胞核挤到细胞一侧，基质液化淡染，游离软骨细胞变为星芒状，似黏液细胞，即软骨黏液变性。软骨细胞可继而发生坏死，早期呈灶性或片状分布于关节软骨深

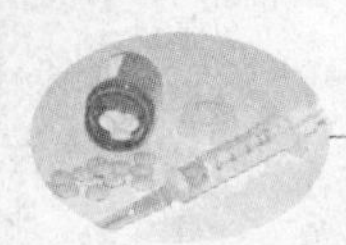

层与骨质交界处，随后可见明显坏死带，有学者认为带状坏死对本病有一定诊断意义。坏死灶周围伴随软骨细胞增生，出现软骨细胞团。

2. 骺板软骨及干骺端病变　未成年大骨节病患者的骺板软骨病变较明显。病情轻者软骨细胞柱短小、排列紊乱，严重者软骨组织变性、坏死、甚至钙化。血管侵入变性坏死组织，破骨细胞溶解吸收坏死组织并形成新生骨组织，发生早期骨化。新生骨小梁稀疏粗短，失去正常情况下的纵向排列，变为横向排列，阻碍骨的纵向生长，这是最主要的病理改变。干骺端松质骨出现骨质疏松。

四、大骨节病的临床表现

（一）症状与体征

大骨节病病程缓慢，察觉时指（趾）、肘、踝等关节往往已增粗、变形。部分患者四肢关节晨起性僵硬并伴有疼痛，往往为对称性固定性关节疼痛，以膝、踝和髋等负重关节最为严重。关节僵硬和疼痛导致关节运动受限，轻者丧失劳动能力，严重者生活无法自理。重症晚期患者出现短肢和短指（趾）畸形、四肢肌肉萎缩、身材矮小，但无智力低下。

大骨节病患者体征较为独特，早期可见手指末节粗大，向掌侧弯曲形成弓状。随着病情的发展，多处关节增粗、变形。指（趾）关节、踝关节、腕关节、掌指关节等首先出现肌肉萎缩，继而累及肘关节和膝关节；病情进展至晚期肩部、髋部和脊柱等处关节受到累及。关节增粗部位触诊呈骨样感觉，无压痛。

（二）影像学表现

受年龄、病变部位和性质、病情严重程度不同的影响，大骨节病 X 线改变多样，主要有指、腕关节骨关节面、干骺端先期钙化带出现多发对称性凹陷不整、硬化、破坏和变形。指骨远端发生的多发性对称性 X 线改变是大骨节病特征性指征。

（三）大骨节病的实验室检查指标

该病常用的实验室检验指标：①血清、毛发、尿等生物标本中硒含量和血中含硒酶——谷胱甘肽过氧化物酶活性。病区居民血清等生物样品中硒含量和血中谷胱甘肽过氧化物酶的活性均比非病区居民低。②软骨组织硫酸软骨素硫酸化程度、尿羟脯氨酸和羟赖氨酸水平等与胶原代谢有关的指标。患者胶原代谢紊乱，软骨组织硫酸软骨素硫酸化程度下降、尿羟脯氨酸和羟赖氨酸水平增高。③患者血清碱性磷酸酶、谷草转氨酶、乳酸脱氢酶、羟丁酸脱氢酶等血清酶活性升高。

五、大骨节病的预防措施与治疗原则

大骨节病早期阶段通过消除病因和合理治疗，病症可以完全消失；中晚期随着病情发展，相继出现骨组织破坏、增生、变形等一系列不可逆改变。大骨节病的控制重在一级预防。

（一）预防措施

1. 补硒措施　低硒病区儿童（发硒<0.2 mg/kg）适量补充硒制剂将起到预防大骨节病的作用，以亚硒酸钠计算，1～5 岁每周每次 0.5 mg，6～10 岁每周每次 1 mg；≥11 岁每周每次 2 mg。也可使用硒盐作为居民食用盐。但补硒前需要掌握当地补硒水平，以防硒摄入过量引起硒中毒。在经济条件允许的情况下，可适当补充富硒食物。

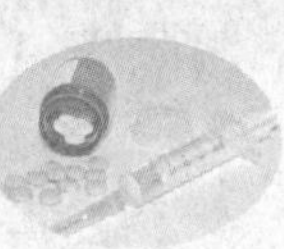

2. 改水措施　选用水质较好的生活饮用水水源。饮用水有机物污染较为严重的地区可采用吸附、过滤等方法进行水质净化，降低饮用水中有毒有害物质含量。

3. 改粮措施　将旱田改为水田，提高水稻种植比例；在水源不便的地区，可改种小米、高粱等颗粒粮食；由自产粮改为供应粮或非病区粮；防止粮食霉变和产毒真菌的污染；膳食结构多样化。

4. 人群筛查措施　为实现早期诊断，病区儿童断奶后每年对包括腕关节在内的右手进行一次X线检查。若发现指间关节干骺端或骨端异常，便可按照大骨节病治疗。少数人X线检查并无异常表现，但有关节疼痛、关节运动不灵活、手指向掌侧弯曲或手指末节向掌侧下垂，这种情况也应按照大骨节病治疗。

(二) 治疗原则

大骨节病治疗方法及其疗效与所处病程阶段有关。早期阶段可适当补充含硒制剂，服用解毒、抗氧化和营养软骨的药物。同时也可结合中医疗法，应用三七、丹参、桑寄生等具有活血化瘀、止痛通络功效的中草药。当病程进展到中晚期阶段，治疗效果往往不佳，但仍可采取药物治疗、物理疗法和手术治疗等中西医结合方案，以便减轻疼痛，保护和促进关节功能。

（王　霞）

第十三章 突发环境污染事件及其应急处理

第一节 概 述

一、突发环境污染事件的定义

突发环境污染事件(abrupt environmental pollution accidents)是指由于污染物排放或自然灾害、工矿企业生产安全事故等因素,导致污染物或放射性元素等有毒有害物质进入大气、水体、土壤等环境介质,突然造成或可能造成环境质量下降,危及公众身体健康和财产安全,或造成生态环境破坏,或造成重大社会影响,需要采取紧急措施予以应对的环境事件。国务院办公厅以国办函〔2014〕119 号印发的《国家突发环境事件应急预案》中将突发环境污染事件按环境介质分为大气环境污染事故、水环境污染事故、土壤环境污染事故、危险化学品和危险废弃物环境污染事故及放射性物质污染事故等。

突发环境污染事件中的定义和术语包括如下。

1. 突发环境事件风险(environmental accident risk)　指发生突发环境事件的可能性及可能造成的危害程度。

2. 突发环境事件风险物质(environmental accident risk substance)　指具有有毒、有害、易燃易爆及扩散等特性的,可对人群和环境造成伤害、污染的化学物质。

3. 风险物质的临界量(threshold quality of risk substance)　指根据物质毒性、环境危害性以及易扩散特性,对某种或某类突发环境风险物质规定的数量。

二、突发环境污染事件的基本特征及分级

(一) 突发环境污染事件的基本特征

1. 发生时间的突然性　环境污染事件突然发生是突发环境污染事故的首要特征,一般都是突然而至,人们始料未及,也缺乏相应的防御,易于导致现场及周围人员的伤亡。如:2011 年 3 月 11 日日本东北太平洋地区发生里氏 9.0 级地震,继发海啸。该地震导致福岛第一核电站、福岛第二核电站受到严重的影响,大量放射性物质突然泄漏,使当地居民暴露于高浓度的核物质,造成无法挽回的健康损害。

2. 污染范围的不确定性　突发环境污染事件由于事发突然,污染物数量及种类无法及时确定,对大气、水域、土壤、森林、绿地、农田等环境介质的污染范围带有很大的不确定性。例

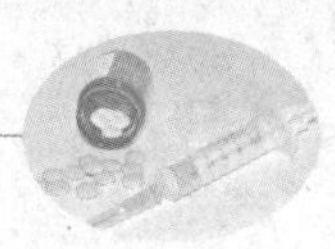

如,空气污染物会向下风测扩散、水污染物会沿着水流向下游扩散,扩散速度、扩散浓度、扩散范围等均会受到多方面因素的影响,存在诸多不确定性。

3. 负面影响的多重性　突发环境污染事件一旦发生,对社会安定、经济发展、生态环境、人群健康等均会产生不可估量的影响。首要的是损害人群健康,导致疾病发生、死亡等不良健康事件。如果资源匮乏、疏散不畅还会导致社会安定方面的问题,长远来看还可能对经济发展和生态环境造成不良影响。

4. 健康危害的复杂性　突发环境污染事件对健康影响的复杂性可表现为急性刺激作用、急性中毒,长期还可能出现慢性毒作用及远期危害。例如,日本福岛核泄漏导致当地暴露人群患癌率明显升高,其中被诊断为甲状腺癌并接受手术的患者中,约1成又出现癌症复发。

5. 处理处置的艰巨性　由于突发环境污染事件的发生具有突发性、危害严重性、污染范围不确定性等特点,所以处理这类事件非常艰巨,很难在短期内控制,需要投入大量的人力、物力。

(二) 突发环境污染事件的分级

根据《国家突发环境事件应急预案》,突发环境污染事件按照事件严重程度,分为特别重大、重大、较大和一般4级。

1. 特别重大突发环境事件　凡符合下列情况之一者,可定为特别重大突发环境污染事件。

(1) 因环境污染直接导致30人以上死亡或100人以上中毒或重伤的。

(2) 因环境污染疏散、转移人员5万人以上的。

(3) 因环境污染造成直接经济损失1亿元以上的。

(4) 因环境污染造成区域生态功能丧失或该区域国家重点保护物种灭绝的。

(5) 因环境污染造成设区的市级以上城市集中式饮用水水源地取水中断的。

(6) Ⅰ、Ⅱ类放射源丢失、被盗、失控并造成大范围严重辐射污染后果的。放射性核素和射线装置失控导致3人以上急性死亡的;放射性物质泄漏,造成大范围辐射污染后果的。

(7) 造成重大跨国境影响的境内突发环境事件。

2. 重大突发环境污染事件　凡符合下列情形之一者,可定为重大突发环境污染事件。

(1) 因环境污染直接导致10人以上30人以下死亡或50人以上100人以下中毒或重伤的。

(2) 因环境污染疏散、转移人员1万人以上5万人以下的。

(3) 因环境污染造成直接经济损失2000万元以上1亿元以下的。

(4) 因环境污染造成区域生态功能部分丧失或该区域国家重点保护野生动植物种群大批死亡的。

(5) 因环境污染造成县级城市集中式饮用水水源地取水中断的。

(6) Ⅰ、Ⅱ类放射源丢失、被盗的;放射性核素和射线装置失控导致3人以下急性死亡或者10人以上急性重度放射病、局部器官残疾的;放射性物质泄漏,造成较大范围辐射污染后果的。

(7) 造成跨省级行政区域影响的突发环境事件。

3. 较大突发环境污染事件　凡符合下列情形之一者,可定为较大突发环境污染事件。

(1) 因环境污染直接导致3人以上10人以下死亡或10人以上50人以下中毒或重伤的。

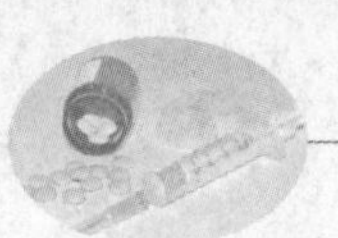

(2) 因环境污染疏散、转移人员5 000人以上1万人以下的。

(3) 因环境污染造成直接经济损失500万元以上2 000万元以下的。

(4) 因环境污染造成国家重点保护的动植物物种受到破坏的。

(5) 因环境污染造成乡镇集中式饮用水水源地取水中断的。

(6) Ⅲ类放射源丢失、被盗的;放射性核素和射线装置失控导致10人以下急性重度放射病、局部器官残疾的;放射性物质泄漏,造成小范围辐射污染后果的。

(7) 造成跨社区的市级行政区域影响的突发环境事件。

4. 一般突发环境污染事件　凡符合下列情形之一者,可定为一般突发环境污染事件。

(1) 因环境污染直接导致3人以下死亡或10人以下中毒或重伤的。

(2) 因环境污染疏散、转移人员5 000人以下的。

(3) 因环境污染造成直接经济损失500万元以下的。

(4) 因环境污染造成跨县级行政区域纠纷,引起一般性群体影响的。

(5) Ⅳ、Ⅴ类放射源丢失、被盗的;放射性核素和射线装置失控导致人员受到超过年剂量限值的照射的;放射性物质泄漏,造成厂区内或设施内局部辐射污染后果的;铀矿冶、伴生矿超标排放,造成环境辐射污染后果的。

(6) 对环境造成一定影响,尚未达到较大突发环境事件级别的。

2018年3月,国家又修订并颁布了《企业突发环境事件风险分级方法》(HJ 941—2018),对企业所致的突发大气环境事件风险和突发水环境事件风险进行了分级。探寻企业内涉气风险物质和涉水风险物质,按照企业生产、使用、存储和释放的突发环境事件风险物质数量与其临界量的比值(Q),评估生产工艺过程与环境风险控制水平(M)以及环境风险受体敏感程度(E),将企业突发大气或水环境事件风险等级划分为一般环境风险、较大环境风险和重大环境风险3级,分别用蓝色、黄色和红色标识。

第二节　突发环境污染事件的危害

一、突发水环境污染事件对人群健康的危害

(一) 介水传染病及藻类毒素引起的中毒

工业企业或医院废水如果未经处理直接排入水体,极易引起介水传染病的传播和流行。致病源包括细菌、病毒、寄生虫和其他感染源,所致的疾病如伤寒、痢疾、霍乱、甲型和戊型肝炎、血吸虫病、钩端螺旋体病等。此外,由于人为排放含营养物质的工业废水和生活污水到湖泊、河口、海湾等缓流水体,使生物所需的氮、磷等营养物质大量增加,引起藻类迅速繁殖,产生麻痹性贝毒、腹泻性贝毒、神经性贝毒等毒素,人食用了这类有毒的贝类后可发生中毒甚至死亡。

(二) 化学性污染引起的急性和慢性中毒

大量工业废水的违规排放或轮渡漏油等均可导致大量的有毒化学物质如汞、砷、铬、苯酚、氰化物、多氯联苯、农药及有机物等进入水体,通过饮水或者食物链传递可使人群发生急性和慢性中毒。如广东北江镉污染事件、松花江水污染事件、辽宁浑河抚顺段水质苯酚浓度超标事件等。

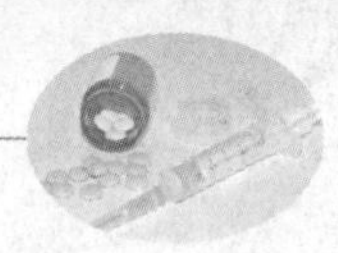

二、突发大气环境污染事件对人群健康的危害

（一）急性刺激作用

突发大气环境污染事件如系刺激性气体所致，大气中刺激性气体浓度瞬间剧增，可对事故现场人员和周围人群产生较强的急性刺激作用。轻者可引起接触部位、眼睛、咽喉局灶性急性炎症，表现为急性眼结膜、角膜充血红肿、流泪、胸闷、咳嗽和咽喉疼痛，以致出现呼吸困难和发热。严重者甚至出现死亡，特别是在污染后期，死亡率急剧上升。其中以支气管炎的死亡率最高，其次是肺炎。一些水溶性相对较小的刺激性气体（如 NO_2）对毛细支气管、肺泡有较强刺激、腐蚀作用，可引起急性中毒性肺水肿。

（二）急性中毒和死亡

吸入事故中排放的气体可造成现场工作人员或近距离暴露居民群体性中毒、死亡。例如，高浓度一氧化碳、氰化氢、硫化氢、氨气、氟化氢、酚类、醛类等。在窒息性有毒气体中，以氰化氢毒性最强、作用最快，常可致患者“电击样”死亡。高浓度硫化氢气体吸入，可迅速侵蚀暴露人群的神经系统，使暴露人群出现意识不清、昏迷、抽搐、死亡。

（三）慢性中毒和远期影响

经高浓度的气体污染物刺激的呼吸道会出现阻力增加、呼吸功能减弱，并使呼吸道的纤毛运动受阻，从而导致呼吸道抵抗力减弱，诱发各种呼吸道疾病。此外，泄露的污染物如果是致癌物，可能导致暴露人群后期发生肺癌等癌症。

三、突发放射性污染事件对人群健康的危害

由于放射源丢失、失控、意外事故或人为破坏所造成的突发环境污染事件称为突发放射性污染事件，可使人群暴露于高强度外照射，从而引起外照射急性放射病（acute external radiation sickness）。此时人体所接受的电离辐射强度达到 1.0 J/kg 以上，吸收剂量（absorbed dose）＞1.0 Gy（戈）。

外照射急性放射病依据身体吸收剂量，分为骨髓型、肠型、脑型 3 种。当吸收剂量在 1.0～10.0 Gy 时，暴露者会出现轻、中、重、极重骨髓型表现，主要有乏力、头晕、失眠、食欲下降、恶心呕吐、毛发脱落等症状。外周血白细胞、血小板减少，可伴有贫血、出血症状。重度或极重度骨髓型患者，由于高热、感染、水电解质紊乱，很快使体能衰竭而死亡。

2011 年 3 月的日本福岛核电站爆炸，造成放射性物质外泄。从福岛核电站释放出来的放射性蒸汽和放射性物质很快蔓延至整个区域。事件发生后，日本政府调查了核电站附近福岛县及邻近县城海水、食物及饮用水的放射性物质污染情况。调查结果表明，在牛奶、绿色蔬菜以及自来水中均检测到了放射性碘- 131 和铯- 137，某些甚至已经超过了日常食品的安全限制水平。此次事件中，患者多表现为疲劳、头昏、失眠、皮肤发红、溃疡、出血、脱发、白血病、呕吐和腹泻等，甚至导致癌症、畸变、遗传性病变发生率的增加。一般来讲，身体接受的辐射能量越多，其放射病症状越严重，致癌、致畸风险也越大。如一次性遭受 4 000 mSv 还会导致死亡。此次核电站泄漏，据称最高时辐射达到 2 000～3 000 mSv/h，对该地人群的后续跟踪研究发现，截至 2018 年 2 月，已诊断 159 人患癌，34 人疑似患癌。

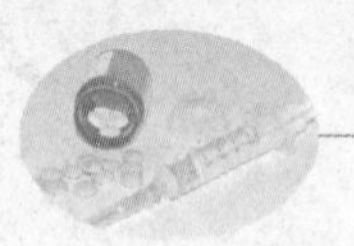

四、突发环境污染事件对社会安定和经济发展的影响

（一）突发环境污染事件对社会安定的影响

突发环境污染事件发生后，均可不同程度地影响社会和谐稳定。导致人群的伤亡、房屋的毁坏、生活用品的损毁，这些又会导致人群的心理伤害，同时也会导致医疗救助、人身保险、社会保障等行业部门的工作量增加。此外，由于大量人群的紧急疏散，使交通拥堵，易造成交通事故频发。另外，人们在对突发环境污染事件的起因、严重性、波及范围等不了解的情况下，可能会听信某些不实传言，从而加重恐慌，甚至酿成过激行为。商店、医院、学校、银行、旅店、餐饮等公共服务设施功能的丧失，可加重居民生活困难，时有哄抢生活物资的事件发生。混乱之际，少数不法之徒乘机作案，如偷盗、抢劫、纵火、故意伤害等，致使刑事案件增多。

总之，突发环境污染事件发生后的相当长一段时间内，会导致整个社会环境处于混乱、无序和动荡状态。也会导致受灾人群出现创伤后应激障碍等生理心理疾病，影响社会安定。

（二）突发环境污染事件对经济发展的影响

突发环境污染事件不论规模大小，均会对家庭、单位和地区经济发展造成不同程度的影响。大量建筑物及公共设施的损毁，其灾后重建需投入巨额资金；伤员的救治会消耗大量的医疗卫生经费；伤亡人数的增加、劳动力的减少，将直接影响生产力的发展和经济增长；森林、绿地、农田、水域的严重污染和破坏，可使农业、林业、渔业、畜牧业停产、减产。除上述直接经济损失外，事故发生后还会导致当地贸易、旅游、餐饮、旅店、娱乐、运输等行业受到不同程度的影响。此外，当地生态环境的恶化，要经过相当长的时间才能恢复，间接加大了经济损失。

根据国家环境保护部发布的《全国环境统计公报》数据，2001～2006 年，我国共发生各类环境污染与破坏事故 9 295 起，直接经济损失达 8.26 亿元。2007～2008 年我国发生突发环境污染与破坏事故 936 起，直接经济损失达到 2.12 亿元。

第三节　突发环境污染事件应急法律制度建设

我国突发环境事件应急法律制度的建设起步较晚，2006 年以前，并没有单独针对突发环境事件设立应急法律、法规，相关处置突发环境事件的依据只能从个别单行法或法规中寻找，突发环境事件应急法律制度相对落后。

我国预防和处置环境突发事件的法律制度，主要是环境污染事故和环境紧急情况的报告及处理制度。这项制度是指发生事故或者其他突发事件，使环境受到或者可能受到严重污染或破坏，事故或事件的当事人必须立即采取措施处理，及时向可能受到环境污染危害的公众通报，并向当地环境保护行政主管部门和有关部门报告，接受调整处理的法律制度。这项制度最早是在 1982 年《中华人民共和国海洋环境保护法》中颁布的。随之，1984 年颁布、1996 年 5 月 15 日修订的《中华人民共和国水污染防治法》规定了对水污染事故采取的强制应急措施。

由于 20 世纪 80 年代环境突发事件呈现出不断加剧的趋势，1987 年，国家环境保护局出台了《报告环境污染与破坏事故的暂行办法》，这是有关环境应急处理方面最早的专门规章。1989 年公布的《环境保护法》针对突发环境事件的应急处理做出专门规定。该法除了规定具有普遍适用意义的一般原则、基本制度和法律责任等内容之外，还在第 31 条中规定："因发生事故或者其他突然性事件，造成或者可能造成污染事故的单位，必须立即采取措施处理，及时

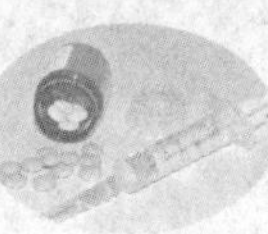

通报可能受到污染危害的单位和居民，并向当地环境保护行政主管部门和有关部门报告，接受调查处理。可能发生重大污染事故的企事业单位，应当采取措施，加强防范。”为了保证这项制度的实施，在第 32 条创设了新的程序，规定：“县级以上地方人民政府环境保护行政主管部门，在环境受到严重污染威胁居民生命财产安全时，必须立即向当地人民政府报告，由人民政府采取有效措施，解除或者减轻危害。”

此外，在单行法方面，1995 年的《固体废物污染环境防治法》、1996 年修订的《水污染防治法》、1999 年修订的《海洋环境保护法》、2000 年修订的《大气污染防治法》、2003 年制定的《放射性污染防治法》等单行法均在条款中规定了应对突发环境事件所采取的应急措施和防范措施。在宪法、环境保护法律规定的框架内，一些单行环境行政法规，如《森林病虫害防治条例》《核电厂核事故应急管理条例》《淮河流域水污染防治暂行条例》《中华人民共和国森林法实施条例》《中华人民共和国水污染防治法实施细则》等也有力地推行，这些法规中还规定了突发环境事件的应急处理问题。

2001 年上海市启动《上海市灾害事故紧急处置总体预案》的编制工作，这是省级政府中最早编制应对灾害事故的预案。2002 年 3 月，国家环保总局下发《国家环境保护总局关于组建国家环境保护总局环境应急与事故调查中心的通知》，以增强国家应对突发环境事件的监管处置能力。2002 年 5 月广西壮族自治区南宁市应急联动系统正式运行，成为我国最早的城市应急管理体系。这些都标志着我国突发环境事件应急管理机制得到了进一步的完善。为了给防范和处理突发环境事件提供制度性保障，立法工作也在不断地进行。

2005 年 1 月召开的国务院常务会议，原则通过《国家突发公共事件总体应急预案》和 25 件专项预案、80 件部门预案，共计 106 件。2005 年 7 月 22～23 日国务院召开全国应急管理工作会议，标志着中国应急管理纳入了经常化、制度化、法制化的工作轨道。虽然这些法规并不是针对突发环境事件处理而制定的，但是在法规内容中基本包含了关于应对突发环境事件的内容。

第四节 突发环境污染事件的应急准备及应急管理

一、应急准备

应急准备(emergency preparation)是指一个国家和地区针对突发性事件的预防、预警、紧急处置和恢复重建所制定的一系列工作计划。突发环境污染事件的应急准备涉及多系统、多部门和多学科的协调推进，是环境应急体系中的重要组成部分和必要前期工作。

1988 年联合国环境规划署制定并发布了“地区级紧急事故意识与准备(awareness and preparedness for emergencies at local level, APELL)”计划，旨在提高人们对突发环境污染事件的认识，同时告诫人们应作好充分的应急准备。2003 年以来，我国政府逐步构建并完善了突发性环境污染事件的应急准备体系，先后发布了《国家突发性公共卫生事件总体应急预案》《国家突发环境事件应急预案》《突发性环境污染事故应急监测技术规范》等文件，并利用互联网技术开通了突发环境污染事件的信息直报系统。这对于切实加强我国对突发环境污染事件的应急准备具有重要意义，同时也大大提高了对突发环境污染事件的快速反应能力。

(一) 坚持预防为主原则

加强预防工作、消除事故隐患是应对突发环境污染事件的根本举措，可以从源头减少突发

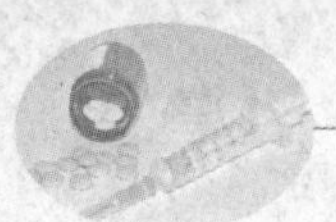

环境污染事件的发生，充分体现“预防为主”的原则。根据我国《国家突发性环境事件应急预案》的要求，预防突发性环境污染事件具体要做到如下几点。

1. 广泛宣教，提高认识　地方各级人民政府和各有关职能部门、省(市、区)环境保护局应加大宣传力度，向全社会普及突发环境污染事件预防应急知识。联合国环境规划署在APELL计划中明确指出：“提高公众对恶性事故的认识，并做好必要应急准备。”各企事业单位要熟悉突发环境污染事件的应急处置和紧急救援的基本知识、技能，从源头做起，坚持安全生产、规范作业，避免突发环境污染事件的发生，真正做到“防患于未然”。

2. 收集基础资料，建立管理网络　对辖区内所有企事业单位进行有毒有害危险品、辐射性物品普查、登记，建立突发环境事件风险物质数据库，将其名称、理化形状、化学反应形式、毒性、临界量、中毒表现、风险分级及处理、处置手段等资料输入计算机进行登记，以备紧急情况下查阅与使用。同时，利用现代信息技术，将辖区内厂矿企事业单位的具体位置、交通路径、联系方式等信息绘制成地理信息图，以备紧急情况下上机查阅，以便在最短时间判断事故地点、最佳路线，甚至初步判断造成突发环境污染事件的物质和原因等。

(二) 组建指挥体系

在突发环境污染事件的应急准备中，组建机构健全、层次分明、反应敏捷的高效能指挥协调系统至关重要。对于展开紧急救援、应急监测、快速处置均能全局把握，而且能在最短时间内调来大批应急处理所需的人力、物资、信息等。

1. 国家层面组织指挥机构　《国家突发环境事件应急预案》确立了对于突发环境事件权威、高效的中枢指挥系统。生态环境部负责重特大突发环境事件应对的指导协调和环境应急的日常监督管理工作。根据突发环境事件的发展态势及影响，生态环境部或省级人民政府可报请国务院批准，或根据国务院领导指示，成立国务院工作组，负责指导、协调、督促有关地区和部门开展突发环境事件应对工作。必要时，成立国家环境应急指挥部，由国务院领导同志担任总指挥，统一领导、组织和指挥应急处置工作；国务院办公厅履行信息汇总和综合协调职责，发挥运转枢纽作用。国家层面环境应急指挥部下设污染处置组、应急监测组、医学救援组、应急保障组、新闻宣传组、社会稳定组和涉外事务组，不同组负责不同的工作职责。如，应急保障组主要负责人员的紧急转移和临时安置工作，组织做好环境应急救援物资及临时安置重要物资的紧急生产、储备调拨和紧急配送工作，并组织调运重要生活必需品，保障群众基本生活和市场供应，同时开展应急测绘等。

2. 地方层面组织指挥机构　县级以上地方人民政府负责本行政区域内的突发环境事件应对工作，明确相应组织指挥机构，坚持“属地为主”的原则。跨行政区域的突发环境事件应对工作由各有关行政区域人民政府共同负责，或由有关行政区域共同的上一级地方人民政府负责。对需要国家层面协调处置的跨省级行政区域突发环境事件，由有关省级人民政府向国务院提出请求，或由有关省级环境保护主管部门向生态环境部提出请求。地方层面组织指挥机构应组织设立突发环境污染事件应急处理专家组，聘请高等院校、科研院所、军队及有关单位专家参与突发环境污染事件的应急监测、处理、处置、救援等工作。

3. 现场指挥机构　负责突发环境事件应急处置的人民政府根据需要成立现场指挥部，负责现场组织指挥工作。参与现场处置的有关单位和人员要服从现场指挥部的统一指挥。建立“应急工作联系机制”，以确保信息畅通、资源共享。同时，应按照各行业特点和职责制定本系统、本部门突发环境污染事件应急预案，并负责管理、督导、落实。

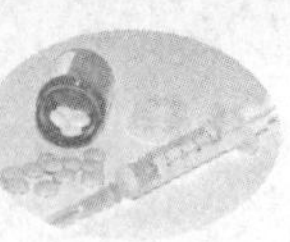

4. 地理信息系统(geographic information system，GIS)的应用　地理信息系统(GIS)是以地理空间数据库为基础，在计算机软硬件的支持下，运用系统工程和信息科学的理论，科学管理和综合分析具有空间内涵的地理数据，以提供管理、决策等所需信息的技术系统。GIS电子地图作为业务信息的载体，可提供对业务信息在地图上的直观定位、可视化展示、查询和专题分析。GIS借助有线、无线、语音系统、视频会议、卫星等各种通讯设施，把应急措施与救治命令下达有关单位和人员，使指挥人员在最短的时间内对危机事件做出最快的反应，采取合适的措施预案，有效地动员和调度各种资源。应急指挥中心对有关突发事件的数据采集、危机判定、决策分析、命令部署、实时沟通、联动指挥、现场支持等功能都离不开GIS的支持。

二、应急管理

突发环境污染事故应急管理是指为了有效控制突发环境污染事故的发生、发展及事故发生后的应对而采取的一系列有计划、有组织的管理过程，主要任务是有效预防和处置突发环境污染事件，最大限度地减少事故的负面影响，是环境管理的主要职能之一，对于推动整个环境保护事业的发展具有越来越重要的作用。

我国环境污染突发事件应急管理虽然取得了长足发展，但由于起步晚，与西方发达国家相比还有一定差距。在健全和完善我国突发环境污染事件应急管理机制时可以从以下几个方面着手。

(一) 加强监督执法

环境监督执法部门应对辖区内涉及有毒有害危险品、辐射性物品的有关生产、运输、贮存、使用、处置等企事业单位加强监督执法力度，以便从源头预防突发环境污染事件。依据2018年3月正式实施的《企业突发环境事件风险分级方法》对企业在生产过程中存在的涉气及涉水风险物质进行风险分级，对企业大气、水体环境风险防控措施与突发事件发生情况进行评估，对于违规操作、存在事故隐患的单位应责令其限期整改；对污染严重且治理难度较大的企业，坚持“关停并转”，决不能“以罚代管”；对位于环境敏感区域和居民区内的污染企业，严格执行安全生产、消防、防爆条例规章，对于存在事故隐患单位应责令其搬迁。

1. 健全相关法律制度建设，提高危机管理规范化水平　包括各种危机管理的法律体系是各种突发事件得到及时有效处理的保障，危机管理法规可以明确政府在处理包括突发环境污染事件中的职权和职责，保证行政权力的依法行使和人们基本权利不被任意侵犯。

2. 完善政府信息公开制度，强化媒体舆论监督，确保公众知情权　一直以来，公众舆论都保持着对于突发环境事件知情权问题的关注。在《国家突发公共事件总体应急预案》中，确立了突发公共事件发生后的信息披露机制，其中“第一时间向社会发布信息”的根本原则最引人注目。“总体应急预案”对信息披露的相关规定，不仅对于政府职能及公众知情权提供了法律的界定，也为《国家突发环境事件应急预案》中的信息披露提供了严格的标准。对于公众了解事件真相、避免误信谣传及调动公众积极投身应对突发环境事件具有重要意义。

3. 建立突发环境污染事故应对网络，提高社会应对能力　要提高政府危机管理水平，增强社会抵御风险的能力，必须建立健全社会危机应对网络，充分借助各类社会组织，形成抗击危机的合力。积极开展全民环境教育，应对危机教育，定期开展突发环境污染事故应急演练，增强全社会的危机意识和应对能力。

4. 提高公众的灾难自救能力　《国家突发环境事件应急预案》规定有关部门要通过各种

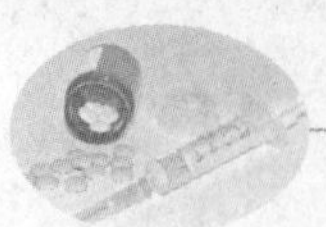

渠道广泛宣传应急法律法规和预防、避险、自救、互救、减灾等常识，增强公众的忧患意识、社会责任意识和自救、互救能力，要有计划地对应急救援和管理人员进行培训，提高其专业技能，并要求各级环保部门以及有关类别环境事件专业主管部门，按照环境应急预案及相关单项预案，定期组织不同类型的环境应急实战演练，提高防范和处置突发环境事件的技能，增强实战能力。

(二) 建立应急预案和预警系统

1. 制定应急预案，举行实战演练　为了有效遏制和应对突发环境污染事件，2014年，国务院印发了新修订的《国家突发环境事件应急预案》。各省(市、区)及各地(市)级行政区域也先后制定了本地区应急预案。"全国环境保护部际联席会议"各成员单位也根据各行业特点、职能制定了本系统、本部门相应的应急预案。应急预案的制定、落实，标志着我国对突发环境污染事件的紧急应对走向了一个崭新的科学化、规范化管理阶段。应急预案制定后，应加强督导、落实，同时还应积极组织演练。

2. 预警　根据国内外应对突发环境污染事件的经验，参照我国《国家突发公共事件应急预案》《国家突发环境事件应急预案》，一个完整的预警系统应由以下几个部分内容组成。

(1) 预警分级：按照事件发生的可能性大小、紧急程度和可能造成的危害程度，将预警分为4个级别，由低到高分别为Ⅰ、Ⅱ、Ⅲ、Ⅳ级，其颜色依次为蓝色、黄色、橙色、红色。当收集到的有关信息证明突发环境污染事件已经发生，或者即将发生的可能性增大，应迅速启动预警系统。预警系统启动后，根据事态的发展情况和采取措施的效果，预警颜色可以升级、降级或解除。

(2) 预警信息发布：地方环境保护主管部门研判可能发生的突发环境事件时，应当及时向本级人民政府提出预警信息发布建议，同时通报同级相关部门和单位。上级环境保护主管部门要将监测到的可能导致突发环境事件的有关信息，及时通报可能受影响地区的下一级环境保护主管部门。地方人民政府或其授权的相关部门，及时通过电视、广播、报纸、互联网、手机短信、当面告知等渠道或方式向本行政区域公众发布预警信息，并通报可能影响到的相关地区。

(3) 预警行动：预警信息发布后，当地人民政府及其有关部门视情况采取以下措施。

1) 分析研判：政府组织有关部门和机构、专业技术人员及专家，及时对预警信息进行分析研判，预估可能的影响范围和危害程度。

2) 防范处置：迅速采取有效处置措施，控制事件发展。设置危害警告标志，增加各渠道宣传频次，告知公众避险和减轻危害的常识、需采取的必要的健康防护措施。

3) 应急准备：提前疏散、转移可能受到危害的人员，并进行妥善安置。责令应急救援队伍、负有特定职责的人员进入待命状态，动员后备人员做好参加应急救援和处置工作的准备，并调集应急所需物资和设备，做好应急保障工作。对可能导致突发环境事件发生的相关企业事业单位和其他生产经营者加强环境监管。

4) 舆论引导：及时准确发布事态最新情况，公布咨询电话，组织专家解读。加强相关舆情监测，做好舆论引导工作。

(4) 预警级别调整和解除：根据事态发展情况和采取措施的效果适时调整预警级别；当判断不可能发生突发环境事件或者危险已经消除时，宣布解除预警，适时终止相关措施。

3. 信息报告与通报　突发环境事件发生后，涉事企事业单位或其他生产经营者必须采取

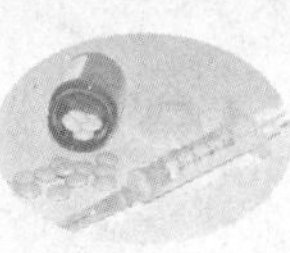

应对措施，并立即向当地环境保护主管部门和相关部门报告，同时通报可能受到污染危害的单位和居民。因生产安全事故导致突发环境事件的，安全监管等有关部门应当及时通报同级环境保护主管部门。

事发地环境保护主管部门接到突发环境事件信息报告或监测到相关信息后，应当立即进行核实，对突发环境事件的性质和类别作出初步认定，按照国家规定的时限、程序和要求向上级环境保护主管部门和同级人民政府报告，并通报同级其他相关部门。突发环境事件已经或者可能涉及相邻行政区域的，事发地人民政府或环境保护主管部门应当及时通报相邻行政区域同级人民政府或环境保护主管部门。地方各级人民政府及其环境保护主管部门应当按照有关规定逐级上报，必要时可越级上报。

(1) 报告时限和程序

1) 突发环境污染事件的责任单位、责任人以及负有监管责任的上级主管单位，在突发环境事件发生后 1 小时内，应向所在地县级以上人民政府报告，同时向上一级相关专业主管部门报告，并立即组织进行现场调查。紧急情况下，可以越级上报。

2) 负责确认环境事件的单位，在确认重大（Ⅱ级）环境事件后，应在 1 小时内向省级相关专业主管部门报告，特别重大（Ⅰ级）环境事件立即向国务院相关专业主管部门报告，并通报其他相关部门。

3) 地方各级人民政府应当在接到报告后 1 小时内，向上一级人民政府报告；省级人民政府在接到报告后 1 小时内，向国务院及国务院有关部门报告。

4) 国务院有关部门在接到重大（Ⅱ级）、特别重大（Ⅰ级）突发环境污染事件报告后，应立即向国务院办公厅或主要领导报告。

(2) 报告方式和内容：突发环境事件的报告分为初报、续报和处理结果报告 3 类。初报从发现事件后起 1 小时内上报；续报在查清有关基本情况后随时上报；处理结果报告在事件处理完毕后立即上报。

目前，我国应急预案的主要缺陷是缺乏一定范围内的综合预案，致使各专项预案间衔接不畅。政府的预案体系由总体预案、专项预案和部门预案构成，其中总体预案是适用于全部突发事件的一般性规定，可操作性不足，专项预案和部门预案适用于单一突发事件，其中专项预案一定程度上考虑了各部门在应对一类突发事件中的协作关系，并未顾及它们在应对多类并发的突发事件中的协作。

三、应急保障

（一）队伍保障

根据突发环境污染事件应急预案要求，各级地方人民政府和各有关单位应组建一支常备不懈、业务熟练、装备精良的应急救援队伍，包括应急监测队伍、公安消防部队及其他相关方面应急救援队伍。在突发环境污染事件发生后的最短时间内，按照应急救援指挥中心的命令，准确、及时的到达事故现场，积极参加突发环境事件应急监测、应急处置与救援、调查处理等工作任务，并能迅速按各自职责展开紧急救援工作。其中，专家组、援救队、医疗队、监测人员应在第一时间到达现场；突发环境污染事件的发生单位主要领导、法人代表应在第一时间内先期到达。

（二）物资与资金保障

国务院有关部门按照职责分工，组织做好环境应急救援物资紧急生产、储备调拨和紧急配

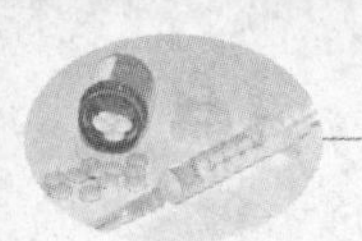

送工作，保障支援突发环境事件应急处置和环境恢复治理工作的需要。根据应急预案要求加强有毒有害化学品的检验、鉴定、监测设备建设；增加应急处置和自身防护装备等物资储备，不断提高应急监测、动态监控和应急处理的能力。县级以上地方人民政府及其有关部门要加强应急物资储备，鼓励支持社会化应急物资储备，保障应急物资、生活必需品的生产和供给，在应急预案中应明确做出预算、明细项目支出，并报国家财政部和同级财政审批。环境保护主管部门要加强对当地环境应急物资储备信息的动态管理，同时财政系统各级部门、单位应制定《突发环境污染事件财政应急保障预案》。

(三) 通信、交通与运输保障

地方各级人民政府及其通信主管部门要建立健全突发环境事件应急通信保障体系，确保应急期间通信联络和信息传递需要。交通运输部门要健全公路、铁路、航空、水运紧急运输保障体系，保障应急响应所需人员、物资、装备、器材等的运输。公安部门要加强应急交通管理，保障运送伤病员、应急救援人员、物资、装备、器材车辆的优先通行。

(四) 技术保障

支持突发环境事件应急处置和监测先进技术、装备的研发。依托环境应急指挥技术平台，实现信息综合集成、分析处理、污染损害评估的智能化和数字化。

第五节　突发环境污染事件的应急处理

突发环境污染事件发生后，应该立即启动应急处理工作程序，以减轻事件后果。此种工作程序被称之为应急处理，也叫紧急状态。在环境应急状态下，应迅速部署以下几方面的工作。

一、紧急启动预警系统

按照事件可能性大小、紧急程度和可能造成的危害程度，迅速启动不同级别的预警系统。立即启动应急预案，发布预警公告，指令救援队伍进入应急状态，做好应急监测准备，做好防止危害扩大的预防措施，应急保障工作及时到位。

二、快速执行应急响应

当预警系统紧急启动后，地方各级人民政府及有关单位，针对突发环境污染事件采取的所有应对措施称为应急响应(emergency respond)。其具体内容包括信息上报、应急监测、医疗救助、紧急疏散、应急处置和应急保障等。

(一) 应急响应分级

按照突发事件严重性和紧急程度，《国家突发环境事件应急预案》将突发环境事件的应急响应分为4个级别，特别重大(Ⅰ级响应)、重大(Ⅱ级响应)、较大(Ⅲ级响应)、一般(Ⅳ级响应)，分别用红色、橙色、黄色和蓝色表示。同时，不同级别的突发环境事件采用不同的响应程序。如初判发生特别重大、重大突发环境事件，分别启动Ⅰ级、Ⅱ级应急响应，由事发地省级人民政府负责应对工作。

(二) 应急响应的措施

1. 现场污染处置　涉事企业事业单位或其他生产经营者要立即采取关闭、停产、封堵、围挡、喷淋、转移等措施，切断和控制污染源，防止污染蔓延扩散。采取拦截、导流、疏浚等形式防

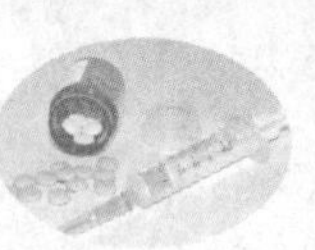

止水体污染扩大；采取隔离、吸附、打捞、氧化还原、中和、沉淀、消毒、去污洗消、临时收贮、微生物消解、调水稀释、转移异地处置、临时改造污染处置工艺或临时建设污染处置工程等方法处置污染物。做好有毒有害物质和消防废水、废液等的收集、清理和安全处置工作。当涉事企业事业单位或其他生产经营者不明时，由当地环境保护主管部门组织对污染来源开展调查，查明涉事单位，确定污染物种类和污染范围，切断污染源。

(1) 及时进行泄漏处置：在突发环境污染事件的应急处理过程中，有毒有害、易燃易爆危险品的泄漏处置是一项技术性强、难度较大、极具危险的工作。泄漏物品因种类不同，其理化性质、毒性、易燃易爆程度差异很大，故处理、处置手段也各不相同。如稍有不慎，将会引发二次危害，甚至导致人员伤亡。易泄漏化学物质一般包括：①无机化学物质，此类物质刺激性、腐蚀性、毒性较强，许多物质具易燃易爆特点。此类物质有氨、氢氧化钠、硫酸、硝酸、盐酸等强酸、强碱类物质，以及硫化氢、氰化氢、氟化氢、砷化氢、氟、氯、汞砷、重铬酸钾等；②有机化学物质，此类物质多在石油化工工业中生产、使用，常见的有苯、甲苯、二甲苯、苯胺、苯酚、硝基苯、甲醇、甲醛、丁醛、光气、氯乙烯、三氯甲烷、四氯化碳等；③农药类有毒物质，如倍硫磷、对硫磷、甲基对硫磷、乐果、敌敌畏、六六六、五氯酚等；④消毒剂，消毒剂因自身氧化性、腐蚀性较强，故在贮存、运输过程中易发生容器破损，从而引发泄漏。如过氧化氢、过氧乙酸、二氧化氯、次氯酸钠、臭氧、乙醇、环氧乙烷等。现场处置的工作人员必须具备坚实的专业知识和精湛的处置技术，一经证实泄漏物品的种类，应即刻采取针对性强、有效、安全的处置手段。

(2) 泄漏化学物质的处置原则：做好隔离与警示，然后监测处置人员安全进入现场，对于不同规模的气态或液态化学物泄漏采用关闭阀门、降温、覆盖、回收、截留、化学物降解等方式处理。

2. *转移安置人员*　根据突发环境事件影响及事发当地的气象、地理环境、人员密集度等，建立现场警戒区、交通管制区域和重点防护区域，确定受威胁人员疏散的方式和途径，有组织、有秩序地及时疏散转移受威胁人员和可能受影响的居民，确保生命安全。妥善做好转移人员安置工作，确保基本生活物资和必要医疗条件。

3. *医学救援*　迅速组织当地医疗资源和力量，对伤病员进行诊断治疗，根据需要及时、安全地将重症伤病员转运到有条件的医疗机构进行救治。指导和协助开展受污染人员的去污洗消工作，提出保护公众健康的措施建议。视情况增派医疗卫生专家和卫生应急队伍、调配急需医药物资，支持事发地医学救援工作。做好受影响人员的心理援助。

4. *应急监测与采样*　应急监测(emergency monitoring)是指对突发环境污染事件发生地区的大气、水、土壤等环境介质进行紧急采样送检或现场快速测定。应急监测是一项重要的核心内容。根据突发环境事件的污染物种类、性质以及当地自然、社会环境状况等，明确相应的应急监测方案及监测方法，确定监测的布点和频次，调配应急监测设备、车辆，及时进行监测，为突发环境事件应急决策提供依据。

(1) 应急监测采样点的布设原则和方法：应急监测采样点设置应根据事故发生现场的具体情况进行布点。一般以突发环境污染事件的发生地为中心，同时向四周扩展，以了解污染物扩散范围；应考虑人群生活环境如村庄、居民小区、饮用水源地、耕地农田等；要设置控制点、消减点和对照点。对大气的监测应以事故地点为中心，在下风向按照一定间隔的扇形或圆形布点，并根据污染物的特性在不同高度采样，同时在事故点的上风向适合位置布设对照点，采样过程中应注意风向变化，及时调整采样点位置；对江河水系进行应急监测时，应在突发环境污染事件发生断面处设置控制段面(controlling section)，同时应在事故发生断面的上游、下游分

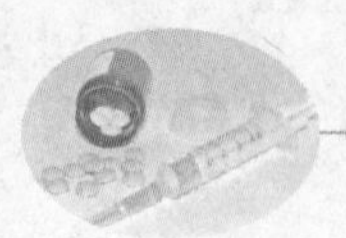

别布设对照断面(comparison section)和消减断面(decreasing section)。对水库、湖泊应急监测,应以突发环境污染事件发生地为中心,按水流方向在一定间隔水域以扇形或同心圆形布点,并采集不同深度、底质样品,同时在上游适当位置布设对照断面;土壤环境应急监测时,以突发环境污染事件发生地或污染物堆放地为中心,按一定间隔空间圆形布点采样,并根据污染物的特性在不同深度采集样品,同时应在另一无污染农田设置对照点。

(2) 未知污染物种类的初步判断和应急检测程序:突发环境污染事件由于瞬间发生,大多情况下对污染物种类是未知的,这给应急检测和进一步处置带来极大困难。因此,可按照以下步骤进行判断和检测。

1) 从污染征候判断:由于各种化学毒物理化性质存在着较大的差异,故发生泄漏后产生的征候各异。例如,氨气、氯气等毒物,由于沸点低、易挥发、泄漏后常以气态形式扩散,故地面上多无明显残留物,但周围农作物可呈现灼烧状,大量泄漏时可造成农作物茎叶枯萎、发黄;苯、有机磷农药等一些油状液体毒物泄漏后常漂浮在水面或流淌到低洼处。因此,可根据这些典型污染特征判断泄漏的是气态还是液态毒物。

2) 从气味判断:各种化学毒物都具有特殊的气味,发生泄漏事故后,在泄漏地域或下风向,可嗅到毒物散发出的特殊气味。例如,氢氰酸散发出的是苦杏仁味,可嗅浓度为1.0 μg/L;光气散发出烂干草味,可嗅浓度为4.4 μg/L;氯化氢有强烈刺激性,可嗅浓度为2.5 μg/L;硫化氢气体则散发出独特的"臭鸡蛋味"。

3) 从人员或动物中毒症状判断:由于各种毒物所产生的毒害作用不同,所以可根据人员或动物中毒之后所表现的特殊症状,大致判断出毒物的种类。例如,人群出现流泪、打喷嚏、流鼻涕等眼睛和呼吸道刺激症状,可初步判断为刺激性毒物;出现瞳孔缩小、出汗、流口水和抽筋等症状,可初步判断为含有机磷毒物。

4) 用pH值试纸初步判断:借助pH值试纸,检测污染空气中的毒物,可大致判断待测物属于酸性还是碱性。

5) 从危险品数据库查明毒物种类:在事故发生地,可紧急查阅辖区内企事业单位有毒有害危险品、辐射性物品普查登记数据库,以便准确判定毒物名称、理化性状、毒性、中毒表现及处理、处置手段。

6) 正确选择检测点:在检测有毒气体时,一是要迎风检测;二是选择毒物飘移云团经过的路径;三是对掩体、低洼地等位置实施检测。在检测地面毒物时,要找到存在明显毒物的地域。

7) 灵活选用检测器材和检测方法:如事故危险区无明显的有毒液体,则要重点检测气态毒物;如发现有明显的有毒液体,则可实施多手段同时检测。尽可能使用便携式检测器材,现场判断污染物种类。例如,使用便携式气相色谱仪,查看"内存谱库"作出定性、定量检测。

8) 综合分析得出结论:将判断过程中得到的各种迹象和现场检测结果,结合平时积累的经验加以系统分析,尽快得出正确的结论。

(3) 采样:应急监测通常采集瞬时样品(所谓瞬时样品就是从地表水、地下水、大气和土壤中不连续地随机采集的单一样品,一般在一定的时间和地点随机采样),应根据突发环境事件应急监测预案初步制定有关采样计划,包括布点原则、监测频次、采样方法、监测项目、采样人员及分工、采样器材、安全防护设备及必要的简易快速检测器等。

采样频次主要根据现场污染状况确定。事故刚发生时,采样频次可适当增加,待摸清污染物变化规律后,可减少采样频次。依据不同的环境区域功能和事故发生地的污染实际情况,力求以最低的采样频次,取得最有代表性的样品,既满足反映环境污染程度,范围的要求,又切实

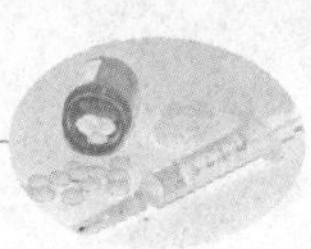

可行。

采样时要根据污染物特性(密度、挥发性、溶解度等)决定是否进行分层采样;根据污染物特性(有机物、无机物等)选用不同材质的容器存放样品;采水样时不可搅动水底沉积物,如有需要,同时采集事故发生地的底质样品;采气样时不可超过所用吸附管或吸收液的吸收限度;采集样品后,应将样品容器盖紧,密封,贴好样品标签,做好现场采样记录。采样结束后,对样品进行检查,如有错误或漏采,应立即重采或补采。如果污染仍在继续,应进行跟踪采样。

(4) 现场采样、监测人员的安全防护:进入突发环境污染事件现场的应急采样、监测人员,必须注意自身安全防护。对事故现场不熟悉、不能确认现场安全或不按规定佩戴必要的防护设备(如防护服、防毒呼吸器等)时,一律不得进入现场;未经现场指挥、警戒人员许可,亦不得进入现场进行采样、监测。

根据《国家突发性环境事故应急监测技术规范》要求,现场采样、监测人员应配备以下必要的安全防护设备,如测爆仪、防爆应急灯、醒目安全帽、带明显标志的小背心(色彩鲜艳且有荧光反射物)、救生衣、防护安全带(绳)、呼吸器等;一氧化碳、硫化氢、氯化氢、氯气、氨气等气态物质现场测定仪;防护服、防护手套、防护靴等防酸碱、防有机物渗透的各类防护用品;各类防毒面具、防毒呼吸器(带氧气呼吸器)等。

5. 市场监管和调控　密切关注受事件影响地区市场供应情况及公众反应,加强对重要生活必需品等商品的市场监管和调控。禁止或限制受污染食品和饮用水的生产、加工、流通和食用,防范因突发环境事件造成的集体中毒等。

6. 信息发布和舆论引导　政府采取授权发布、发新闻稿、接受记者采访、举行新闻发布会、组织专家解读等方式对外公布事件信息,借助电视、广播、报纸、互联网等多种途径对事件原因、污染程度、影响范围、应对措施、需要公众配合采取的措施、公众防范常识和事件调查处理进展情况进行公布,回应社会关切的问题,澄清不实信息,正确引导社会舆论。

7. 维护社会稳定　加强受影响地区社会治安管理,严厉打击借机传播谣言、制造社会恐慌、哄抢救灾物资等违法犯罪行为;加强转移人员安置点、救灾物资存放点等重点地区治安管控;做好受影响人员与涉事单位、地方人民政府及有关部门矛盾纠纷化解和法律服务工作,防止出现群体性事件,维护社会稳定。

8. 国际通报和援助　如需向国际社会通报或请求国际援助时,生态环境部向外交部、商务部提出需要通报或请求援助的国家(地区)和国际组织、事项内容、时机等,按照有关规定由指定机构向国际社会发出通报或呼吁信息。

三、应急响应的后期工作

应急终止是突发环境污染事件应急处理的最后一个环节。应急终止后还要进行妥善的后期处置,这样才能够使整个应急处理过程圆满结束。

1. 应急终止的条件　凡符合下列条件之一的,即可满足应急终止条件。

(1) 事件现场得到控制,事故条件已经消除。

(2) 污染源的泄漏或释放已降至规定限量值以内。

(3) 事件所造成的危害已经被彻底清除,无继发可能。

(4) 事件现场的各种专业应急处置行动已无继续的必要。

(5) 采取必要的防护措施以保护公众免受再次危害。

(6) 事件可能引起的中长期影响趋于合理,且处于最低水平。

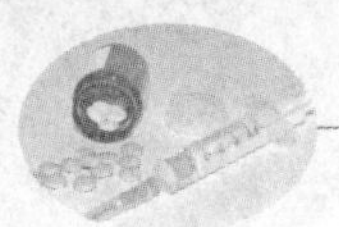

2. 应急终止的程序

(1) 现场救援指挥部确认终止时机,或事件责任单位提出,经现场救援指挥部批准。

(2) 现场救援指挥部向所属各专业应急救援队伍下达应急终止命令。

(3) 应急状态终止后,相关类别专业应急指挥部,应根据国务院有关指示和实际情况,继续进行环境监测和评价工作,直至其他补救措施无须继续进行为止。

3. 应急终止后的处置

(1) 损害评估:突发环境事件应急响应终止后,要及时组织开展污染损害评估,并将评估结果向社会公布。评估结论作为事件调查处理、损害赔偿、环境修复和生态恢复重建的依据;国家环保总局组织有关专家,会同事件发生地省级人民政府实施应急过程评价;根据本次突发环境污染事件的应急实践经验,有关专业主管部门牵头对先前制定的应急预案进行评估、修订。

(2) 事件调查:省级人民政府和应急指挥中心责令有关部门及突发环境污染事件的肇事单位,认真查找事件原因,提出整改防范措施和处理建议,防止类似问题再次发生。有关类别的专业主管部门负责编制特别重大、重大环境污染事件的总结报告,并于应急终止后上报。

(3) 善后处置:事发地人民政府要及时组织制定补助、补偿、抚慰、抚恤、安置和环境恢复等善后工作方案并组织实施;对应急处理中使用的仪器、设备进行维护、检修,使之保持完好的技术状态,以备不时之需;保险机构要及时开展相关理赔工作;对应急处理过程中有功人员进行表彰和奖励;对突发环境污染事件的肇事单位和个人,以及应急处理过程中行动不力、蓄意破坏或散布谣言者实施责任追究和处罚。

(4)恢复重建:对受灾范围进行科学评估,提出对基础设施和生态环境重建、恢复的建议。

第六节 "可防可控"和"不可防不可控"突发环境污染事件

一、"可防可控"的突发环境污染事件的处理

1. 加强预防,对可能造成的危害进行前期评估　加强预防,杜绝由于碰撞、搁浅和船身破损所致的漏油事故。由于泄油事件是环境污染的突发事件,没有固定的排放方式和途径,具有随机性。一旦发生,危害严重,污染面积较大,海洋生物大量死亡,海洋环境资源遭受严重破坏,人类生命受到威胁,若发生火灾或者爆炸,危害将更为严重。所以可以设立多方位的预防措施,从源头做起进行防控,各部门协调合作,环境污染事件和生物物种安全预警信息监控由环保总局负责;海上石油勘探开发溢油事件预警信息监控由海洋局负责;海上船舶、港口污染事件信息监控由交通部负责;辐射环境污染事件预警信息监控由环保总局(核安全局)负责。特别重大环境事件预警信息经核实后,及时上报国务院。

2. 使用高科技技术净化污染物或加固油船油箱　应急监测仪器的筛选、污染物扩散模式的明确、特征污染物的监测方法开发、环境污染事故应急监测决策等技术体系决定了对泄漏化学物污染的处理效率。采用自充式油围栏、收油机对泄漏的油污进行处理,防止扩散。采用多孔炭材料的技术和工艺条件对泄漏油品、有毒化学品和水中污染物进行吸附。对邮轮邮箱进行加固也是防止泄漏的有效方法。

3. 建立有效的责任与利益分享的市场机制　建立有效的责任与利益分享的市场机制是

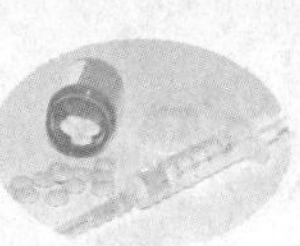

有效减少环境突发事件风险与影响的必要。在环境污染突发事件预警应急管理的参与主体方面,发达国家提倡参与主体多元化,危机应对机制市场化。即在环境应急管理中,明确环境突发事故的责任主体以及各方应该承担的责任与利益分享义务,这样可以有效预防环境突发事件的发生及有效处理环境突发事件。美国《综合环境应急、补偿和责任法》中指定了环境污染突发事故的责任主体,除此之外还明确规定了事故的扩展责任,这无疑是为很多公司增加了巨大的环境风险,由此企业自身积极要求和推进保险公司提供相应的保险产品,以帮助企业规避风险;这便导致了环境责任保险产品的诞生。

4. *应急处理及时,方案准确*　可以将危害分为污染危害和安全危害,对于污染危害,确保周围水体,大气和土壤环境免受污染,如受污染,应立即采取净化措施。对于安全危害,尽早排除。

二、"不可防不可控"突发环境卫生事件的处理

对于"不可防不可控"的突发环境卫生事件,如道路交通事故造成的化学物泄漏或车辆燃烧事故,提高防控的科技水平,按照"早报告、快反应、严处理"的要求,各级部门加强应急管理,疾病控制中心尽早介入,确保可能造成环境污染的主要污染物,进行周围环境监测,必要时疏散周围民众。

1. *严格监控*　开展各类环境污染隐患的全面排查工作。对可能发生事件的地点和装载危险物品的车辆进行经常性的卫生监督和管理。对城市有毒有害化学品及其他可能污染环境的污染物种类、存放地点及运送方式进行登记报告。

2. *建立环境应急资料库*　主要包括突发环境污染事件应急处理处置数据库系统、生态安全数据库系统、突发环境污染事件专家决策系统、环境恢复周期监测反馈评估系统、辐射污染突发事件数据库系统。

3. *增强企业的社会责任*　建立严格的制度保障和社会监督,同时加大执法力度,按照规定严厉追究有关责任人的责任。

4. *快速发布预警公告,并进行污染物应急监测*　相关部门迅速进入事件地点,联级反应,专家组迅速确定污染物成分和可能危害,确定防止污染物进一步扩散的措施,并确立救治方案。

5. *信息公开*　及时发布准确、权威的信息,正确引导社会舆论,防止公众恐慌,全民进入环境应急状态。

6. *其他*　受灾群众的安全防护和救治;处理环境污染,生态修复;突发环境事件的后期危害评估。

三、我国处理突发环境污染事件面临的问题

近年来,我国政府在处理突发环境污染事件过程中,取得了很大的成绩,也积累了不少应对和管理突发事件的经验和教训。但现阶段我国的突发事件应急机制仍存在一些问题和不足。

1. *有效预警机制的缺乏*　长期以来对于突发事件,我国多数企事业单位的应急管理理念仍然是"重救轻防";虽然目前已经从中央到地方,初步形成了突发事件的应急预案体系,但该体系的效力还远远不能达到未雨绸缪,科学预警的程度。诸多的预警方案中缺乏对突发事件潜伏阶段的足够重视,很少有持续性的前期观察和研究,并且预案的内容多是概括性的指导方

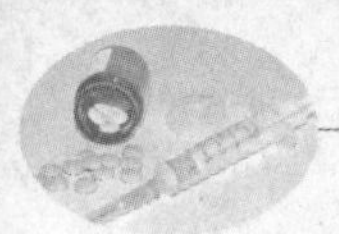

针、工作原则，缺乏操作、实施的具体程序和细节。

2. *应急法制不健全* 随着近年来突发事件的频繁爆发，国家给予了足够的重视，陆续修订了一系列应对突发事件的法律和法规。如《消防法》《防震减灾法》《传染病防治法》《防洪法》《森林法》《突发公共事件应急条例》等。然而，它们多是针对某一灾种、事件或疾病，部门色彩浓厚，不利于部门之间的沟通和协作。而任何一个突发事件的暴发，它所涉及的领域和范围都是多方面的，需要多部门的通力合作、共同应对。所以在突发事件应急的法制建设方面还缺乏能够统一协调的法律或法规。另外，现有的法律、法规中很少有对突发环境污染事件给出应对的具体措施和细节，这也造成了很多环节的无法可依。

3. *应急机构不完善* 目前我国已经分行业、分部门、分灾种建立了一系列专业性职能部门或救援机构，如公安、消防、急救、防汛、防震与抗震、疾病防控等。但这些机构或部门专业性强，职责单一，对于突发事件的综合处理能力有限，而且彼此之间很难进行有机的结合，缺乏有效的相互协调机制，容易在处理突发事件过程中各自为政，出现部门主义倾向。因此，设立统一的常设机构进行重大突发事件的应对和管理将非常有效。

4. *信息渠道不通畅* 虽然，近些年我国政府在应对突发事件时已经看到了保障信息通畅的重要性，并作出一定的努力，但依然有一些政府部门因为惧怕承担责任、惧怕质疑而隐瞒事件的发展。所以快捷、有效的信息传播渠道，地方与中央，政府与民众之间良性的信息互动非常必要。

5. *民众的风险意识薄弱* 我国公众的风险意识还非常薄弱，仍有很多人存在侥幸心理，认为危机并没有发生在自己身上，对事件没有表现出充分的重视和关心。当然这与我国目前的风险宣传教育不够有一定的关系。正因为缺乏相应的心理准备和救护常识，当危机暴发时民众的自救能力是十分有限的。

（宋伟民　赵金镯）

第十四章
环境与儿童健康

儿童期是人类整个生命周期的一个阶段，是每一个人的生命中都必将经历的一个时期。儿童期是从胎儿期到青春期的重要发育阶段，机体处在不断的发育过程中，其组织器官的形态与功能也在不断地变化中，儿童与成年人相比更易受到环境有害因素的影响。因此，研究环境与儿童健康的关系具有非常重要的意义。

第一节　儿童对环境有害因素的特殊易感性

一、儿童特殊易感性的概况

儿童期是人类生长发育必经的一个阶段，同时儿童又是人群中的一个特殊群体。从许多方面来说，儿童并不只是体形小的"大人"或"小大人"，而是有许多与成年人不同的特点，这些不同使儿童对环境因素的反应，环境对儿童生长发育的影响，都和成年人有很大不同。儿童对环境有害因素的作用更为敏感，更容易受到环境有害因素暴露的影响。

对于同一种环境有害因素，儿童与成年人的敏感性是不同的。儿童对环境有害因素具有特殊易感性（special vulnerability）。

二、儿童环境有害因素特殊易感性机制

儿童容易遭受环境有害因素的损害。一方面是由儿童的生物学特征所决定的。儿童处于生长发育期，身体的结构与功能不完善，对环境有害因素的暴露具有较高的敏感性。另一方面儿童特有的行为生活方式与环境有害因素的超量暴露有关。

（一）儿童对环境有害因素的暴露特点

1. 儿童呼吸道暴露的特点　空气中的化学物主要从呼吸道侵入机体。从鼻腔到肺泡整个呼吸道各部分由于结构不同，对化学物的吸收情况也不同，越进入深部，面积越大，停留时间越长，吸收量越大。肺泡周围布满毛细血管网络，血液供应很丰富，毛细血管与肺泡上皮细胞膜很薄，有利于外来毒物的吸收。人类呼吸系统生长发育直到18～20岁时才完成。随着呼吸系统的发育，呼吸道的结构及呼吸状况均可能影响化学毒物的吸收量。儿童呼吸系统的解剖和生理特点决定了化学毒物经呼吸道进入人体的机会较成年人大。

呼吸道的防御机制从鼻部开始。两侧鼻道内有鼻毛，粗大颗粒物被鼻毛阻拦在鼻前庭。直径>5 μm的颗粒多沉积在上呼吸道，尤其是鼻咽部。因为吸气时上呼吸道流速大，颗粒向

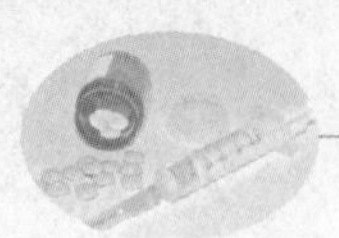

前运动的惯性也大，鼻咽部气道做急转弯，颗粒就碰撞和粘着于咽后壁，以后被吞咽或咳出。通过这些机制，可使90%以上直径>1 μm和75%直径>5 μm的气雾状颗粒被阻挡住。鼻黏膜具有丰富的血管，产生的湿化作用也可使吸水性颗粒增大，有利于吞噬细胞。可是婴儿不仅缺乏鼻毛，鼻道黏膜下层血管又较丰富，易充血肿胀而阻塞鼻道，使经鼻呼吸改为张口呼吸，失去鼻部防御作用。

气管、支气管上皮具有黏液纤毛。每个气管黏膜上皮细胞有200～250根纤毛，不断地一齐向后摆动，摆动频率约为每分钟1 000次，摆动运动每分钟10～20 mm，摆动结果将沾有污染物颗粒等异物的黏液痰排出呼吸道。然而在幼小婴儿这种防御机制发育不够成熟，空气干燥、寒冷、污浊空气和被动吸烟等均可使之减弱。

儿童的呼吸频率高于成年人，成年人呼吸每分钟16～20次，新生儿每分钟44次，以后随年龄增长而递减。肺泡总面积则从出生时的约3 m^2 增至成年人时的75 m^2，也就是说增加了25倍。儿童机体代谢旺盛，对氧的需求量大，单位体重的通气量远较成年人大。就单位体重而言，儿童较成年人需吸入更多的空气。2岁儿童体重为成年人的17%，通气量却是成年人的40%。因此，在同样的暴露环境下，儿童经呼吸道所摄入的有害物质按每千克体重计，要比成年人为多。

与成年人相比，儿童呼吸系统对大气污染的有害作用十分敏感。肺的发育是一个按化学信号进行精确时序性调控的复杂过程；许多大气污染物具有干扰肺发育信号通路的作用。儿童呼吸道上皮细胞对大气污染物通透性高，肺的防御机制尚未发育成熟。此外，儿童的呼吸道较为狭窄，对成年人仅引起轻微反应的刺激，可对儿童就会引起明显的呼吸道阻塞。儿童呼吸系统的发育、结构和生理特点决定了儿童对大气污染危害效应的敏感性。

2. *儿童消化道暴露的特点* 消化道是吸收环境化学物的主要途径。儿童肠管相对比成年人长，一般为身长的5～7倍，为坐高的10倍，有利于消化道吸收。肠黏膜细嫩，富有血管和淋巴结，肠管壁薄，通透性高，屏障功能差，肠内有毒物质经肠黏膜进入人体的机会，儿童较成年人为多。例如，消化道是儿童吸收铅的主要途径。从消化道吸收多的原因包括：成年人吸收率为5%～10%，儿童吸收率高达42%～53%；此外，儿童有较多的手-口动作和物-口行为；单位体重摄入食物较成年人明显多，通过食物途径摄入量也相对较多；儿童胃排空速度快，而在胃排空状态下，污染物的吸收率会大幅度增加；年幼儿童由于咳嗽除痰功能不健全，呼吸道吸入的较大颗粒多吞入消化道，从而增加污染物的吸收量；儿童特有的摸爬滚打及喜欢吸吮手指等习惯，使得儿童对环境污染物的接触途径多于成年人。

儿童与成年人的营养模式不同，这也可以影响到暴露量。例如，儿童每日摄入的奶及奶制品比成年人多。最多时，即在小婴儿时，他们只吃母乳或用水冲调的奶粉。有机氯农药、多氯联苯、多氯二苯并二噁英、多溴化二苯酯、多环芳烃、重金属，以及尼古丁和一些溶剂都被证实在人乳中的含量相当高，因为这些污染物在环境中持续存在，母体对其有生物富集作用。母体接触暴露的环境污染物可以通过哺乳的方式进入幼儿的体内。如果母亲工作或生活在被某些有害物质污染的环境中，有害物质便可以通过乳汁转移到婴儿体内。现已查明，有许多毒物可通过乳汁排出，如铅、汞、镉、氟、溴、苯、多氯联苯、烟碱、有机氟、三硝基甲苯等。这些物质可通过乳汁进入婴儿休内，使婴儿的健康受到一定的影响。最常见的影响是使乳儿的抵抗力下降和易患一般的疾病。例如，接触汞、苯、有机磷、有机氟的女工或生活在被上述有害物质污染的环境中的乳母，乳汁中往往可以检测到上述物质的存在。

3. *儿童皮肤暴露的特点* 环境毒物经皮肤吸收主要通过表皮、毛囊、汗腺和皮脂腺进入

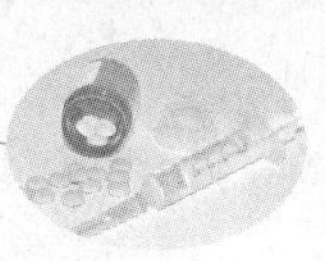

人体，其中以经表皮途径为主。化学物经表皮吸收需要通过3层屏障：①表皮角质层，此为经皮吸收的最主要屏障，一般分子量＞300的物质不易通过无损的皮肤。②连接角质层，它能阻止水、电解质和某些水溶性非解离的物质，但大多数物质通过表皮后，可自由地经乳突毛细血管进入血液。③皮肤，脂水均溶的物质，如苯胺可经皮肤迅速吸收，脂溶性而非水溶性的苯，经皮吸收量较少。小儿尤其是新生儿和婴幼儿，角质层薄，皮肤比较柔嫩，保护作用相对较差，有时轻微的皮肤损伤，就会使经常寄居在皮肤的金黄色葡萄球菌和表皮葡萄球菌等侵入体内产生经皮感染。此外，儿童的一些日常活动（如在地上玩耍），使皮肤经常接触污染物。并且婴儿体表面积与体积之比比成年人大，从而导致更大比例的经皮吸收。

4. *儿童特殊的暴露途径*　不少污染物质是所谓"胎里来"的。如甲基汞等能从母体通过胎盘屏障传递给胎儿，使胎儿在出生之前，就摄入了污染物质，严重者可影响胎儿发育。研究表明，铅对成年人的损害没有儿童那样显著，但孕妇血液中的铅，却可以通过胎盘屏障，很容易向胎儿的体内转移。研究显示，母亲分娩时脐带血铅水平和母体血铅浓度之间呈正相关，脐带血铅水平相当于分娩时母体血铅浓度的82％。从事铅作业和其他暴露于铅污染的孕妇，其骨骼组织中，可以积聚较多的铅，当过多的铅传递给胎儿时，就可导致先天性母源性体内铅负荷增高，或发生产前铅暴露，对胎儿的生长发育造成严重的影响。

（二）环境有害物质的体内分布与蓄积特点

进入血液的化学毒物大部分与血浆蛋白或体内各组织结合，在特定的部位累积而浓度较高。在有的部位化学物可直接发挥毒作用，称为靶部位，即靶组织或靶器官（target organ）。如甲基汞积聚于脑，百草枯积聚于肺均可引起这些组织的病变。有的部位化学物含量虽高，但未显示明显的毒作用，称为贮存库。有毒物质在体内的贮存具有两重意义：一方面对急性中毒具有保护作用，因其减少了到达毒作用部位的毒物量；另一方面可能成为一种在体内提供毒物的来源，具有潜在危害。如铅的毒作用在软组织，故贮存于骨内具有保护作用，但在缺钙或甲状旁腺激素的溶骨作用下，可从骨内重新释放至血液而引起中毒。儿童储存池的铅流动性大，成年人90％～95％的铅位于储存池的骨骼中，儿童75％的铅位于储存池的骨骼中，可能影响铅的毒性。

化学物质在体内的分布是不均匀的，分布量主要受化学物质与器官亲和力的大小、组织血流量的影响。在分布的初始阶段，主要取决于器官和组织的血流量。但随着时间的延长，化学物质在器官中的分布量则主要受化学物质与器官亲和力大小的影响。

按照占体重的比例，儿童脑和其他器官的血流量较成年人大。这意味着血液中的化学物质对儿童器官造成的影响较成年人严重。同理，相对于体重，儿童有些器官要大于成年人。例如，婴幼儿大脑质量占体重的13％，而成年人仅占2％。另外，儿童单位质量脑组织的血流量也高于成年人。10岁儿童每千克大脑的每小时血流量为50 L，而65岁成人仅为40 L。较大的血流量能使化学物更多地分布并储存于儿童大脑中。

血液中的某些成分能阻止化学物质到达靶器官。蛋白质的吸附作用能有效地使化学物质失活从而阻止其到达靶器官。而游离的和未被结合的化学物质，则容易在体内引起有害作用。血浆白蛋白是血液中结合化学物质的主要物质。婴幼儿血浆白蛋白结合化学物的能力较儿童和成年人低。化学物质在婴幼儿血液中停留时间更长，引起有害作用的机会也就越大。

血-脑屏障是一种限制体循环中的大部分化学物进入大脑的屏障，它能阻止一部分外来化学物进入中枢神经系统，但不可能阻止所有物质进入。血-脑屏障的屏障功能和年龄有关。中

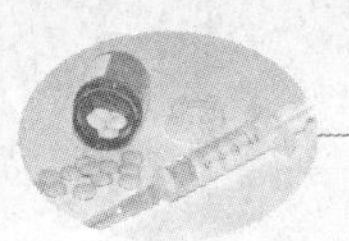

枢神经系统毒物的暴露量取决于该物质透过血-脑屏障的能力。婴幼儿的血-脑屏障相对薄弱，对化学物的高通透性导致中枢神经系统毒物暴露量的增加，对某些化学物的神经毒性反应较成年人大。例如，铅可引起新生大鼠的脑脊髓病变，但成年大鼠则未见此变化；在血-脑屏障发育还不完善时暴露铅更容易引起儿童智力发育障碍。

(三) 儿童对环境有害物质生物转化的特点

一般情况下，化学毒物经生物转化后其极性及水溶性增加而易于排除，或改变其结构使其毒性降低甚至消失。因此常将生物转化过程称为生物解毒（bio-detoxification）或生物失活（bio-inactivation）过程。但有些原来无毒或低毒的化学物经生物转化后可以变成有毒或毒性更大的产物，称为生物活化（bio-activation）。新生动物缺乏毒物代谢酶，因此，凡需在体内转化后才显示毒性的化学物，对年幼动物的毒性比成年的低；反之，在年幼动物显示毒性较大。例如，八甲磷，其甲基需经羟化后才能具有毒性，新生鼠缺乏此酶，毒性低；成年鼠则毒性反应更大，死亡率高。

许多Ⅰ相和Ⅱ相代谢酶的表达随年龄而变化，是儿童对环境有害因素易感性变化的另一条途径。例如，环氧化物酶和谷胱甘肽S-转移酶P在胎儿肝脏中活性高，而谷胱甘肽S-转移酶L和A在出生后3个月左右活性增加。一般来说，胎儿肝脏中总细胞色素P450（CYP）水平约为成年人的1/3。药物代谢的比较研究表明，对新生儿来说，药物半减期延长，但是这种差异在出生后头6个月内即明显减弱。例如，肝CYP3A酶表达模式随年龄而改变。CYP3A7在宫内占优势，出生后CYP3A5增加，但成年人主要的肝脏CYP是CYP3A4。CYP1A2的水平在婴儿期低，从3岁开始即与成年人水平相似。这些变化可能使机体对黄曲霉毒素的易感性改变。

(四) 儿童对环境有害物质排泄的特点

化学毒物及其代谢产物从机体排出的主要途径是经肾脏随尿排出和经肝、胆通过肠道随粪便排出；其次也可随各种分泌液如汗液、乳汁和唾液排出。新生儿对化学物质经肾脏清除的能力较低，肾小球过滤和肾小管分泌排出要在数周至数月后才发育成熟，肾小管分泌更比肾小球过滤的成熟慢。新生儿的肾功能以及肝脏排泄系统发育不全，对外来化学毒物不能迅速排除，故其毒性反应比成年人大。如儿童对铅较成年人排泄少。成年人99%最终随大小便排出体外，儿童仅有66%左右排出，1/3的铅仍留在体内，加重了儿童对铅的敏感性。

(五) 儿童生长发育的特点

儿童处于持续的发育和成熟过程中，从受孕到长成，细胞在不断分裂，器官在逐渐成长，身体的某些功能尚未发育成熟，因此接触环境化学物后可能表现出与成年人截然不同的反应，或对某些化学物质更为敏感。某些组织和器官在成长过程中的某些阶段十分稚嫩，极易受到损害。

处在迅速生长发育期的儿童，其生长发育过程易受损害。胎儿、婴幼儿的器官系统，尤其是神经系统，还有呼吸、免疫和生殖腺系统，在妊娠时期及出生后0～6岁生长发育很快。在此期间，这些系统还不适应修复环境毒物造成的损伤，暴露于某些环境毒物或有害因素可能造成终身不可逆的损伤。

1. *儿童生长发育的一般规律* 儿童生长发育具有阶段性和连续性的特点。生长发育是一个从量变到质变的长期连续过程。根据生长发育特点和生活学习环境的不同，可将儿童少年的生长发育过程分为下面几个年龄期。婴儿期：0～1岁；幼儿前期：1～3岁；幼儿期，亦称学

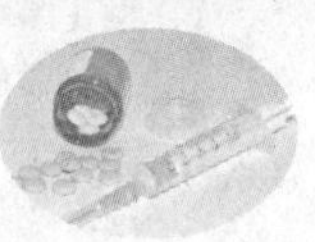

龄前期:3～6岁;童年期:6～12岁;青春发育期:约10～20岁;青年期:约18～25岁。任何阶段的发育受到外界环境因素的有害作用,都将对后一阶段产生不良影响。

2. *儿童中枢神经系统发育特点*　在小儿生长发育过程中,神经系统发育最早、速度最快。胎儿10～18周是神经元进行增殖的旺盛时期,增殖的神经细胞分别移行到大脑皮质、基底神经节和小脑。如果外界因素影响了神经细胞的增殖、移行、凋亡等过程,就会导致脑发育畸形。小儿出生后,大脑皮质神经细胞数目已同成年人,以后的主要变化是神经细胞体积增大、树突的增多、髓鞘的形成和功能日趋成熟。出生时脑平均重约370 g,相当于体重的1/8～1/9,6个月时即达到700 g左右,1岁时约900 g,成人脑重约1 500 g,相当于体重的1/35～1/40。新生儿大脑已有沟回,但沟裂较浅,皮层较薄;出生时皮质已具有6层结构,但是细胞分化不成熟,树突较少,3岁时细胞分化基本成熟,8岁时接近成年人。由于儿童中枢神经系统的发育特点,使其更易受到外界神经毒物的影响。

3. *儿童免疫系统发育特点*　在整个生命长河里,人体不断地遭受外界环境中各种有害物质的侵袭。环境中的有害物质可通过呼吸道、消化道或通过体表皮肤黏膜等途径进入体内,造成疾病发生。一般情况下造成疾病的机会不多,这是由于正常人体生来有齐全而又完整的防御功能,来抵御和消除有害物质的侵入。人体的免疫系统具有免疫防御、免疫自稳和免疫监视等3大功能。机体的免疫防御即特异性防御,是由免疫系统完成的。免疫系统(immune system)是由机体免疫器官、组织、细胞和分子所组成的一个庞大且复杂的系统,其防御机能的主要包括:T细胞介导的细胞免疫和B细胞介导的体液免疫。人类完整而成熟的免疫功能体系是逐步发育成熟的,从胚胎期到出生后的数年内,随年龄增长免疫系统逐渐发育至成年人水平,婴幼儿免疫系统的不成熟在很大程度上是"无经验",即因为未能建立免疫记忆反应。小儿免疫状况与成年人明显不同,导致儿童疾病的特殊性。

4. *生长关键期*　许多重要的器官和组织都有"关键生长期"。如果在这个时期正常发育受干扰,可能为机体带来永久性的缺陷或功能障碍。在关键生长期出现问题,如果不能抓紧时机治疗,这些器官、组织将来即便出现赶上生长,也往往是不完全的。例如,从胎儿中后期至出生后6个月脑细胞数量大量增加,是脑组织生长关键期。在这个时期如果发生严重的营养不良、缺氧、产伤等情况,细胞的分裂、增殖速度会急剧减慢;即使以后进行各种积极干预,赶上生长也不能得以完全实现,脑细胞数量不能恢复到应有水平,患儿智力将受到较严重影响。青春早期是长骨组织的关键生长期。各种阻碍生长的因素若作用于该时期,会使机体骨细胞数量减少,骨骼生长受到阻碍。

第二节　环境污染对儿童健康的影响

工业生产及日常生活中排出的废气、废水、废渣等,均可造成严重的环境污染,不仅给人类健康带来威胁,而且严重影响儿童少年的身心发育。

一、对儿童呼吸系统的影响

(一) 空气污染对儿童呼吸系统的影响

WHO宣布每年全世界约有10万人因室内空气污染而死于哮喘病,其中35%是儿童;中国儿童的哮喘患病率为2%～5%,其中1～5岁儿童占85%。中国儿童卫生保健疾病防治指

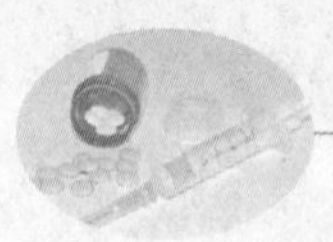

导中心主任在首届中国室内环境污染与儿童身体健康研讨会上披露，目前中国每年因装修污染引起上呼吸道感染而致死亡的儿童约有 210 万人，其中 100 多万 5 岁以下儿童的死因与室内空气污染有关。

大气污染物对儿童的损害可分为短期效应和长期效应。对于短期效应，一些研究显示儿童肺功能下降及肺部炎症与大气中 PM_{10} 浓度有关，另一些研究则显示与大气臭氧浓度有关；这种效应在哮喘患儿中尤为明显。空气质量的改善短期内可以明显降低儿童哮喘及肺炎的发病率。长期暴露于大气颗粒物可以导致慢性支气管炎及某些胸部疾病，而长期的臭氧暴露可致第 1 秒用力呼气量明显减少。还有一些研究显示儿童哮喘发病与空气污染，尤其是汽车尾气排放有关。

大气污染对人群肺功能影响以低龄儿童更为敏感。大气污染会损害儿童的小气道功能，降低儿童的肺功能。据美国洛杉矶南加利福尼亚大学的儿童健康 10 年纵向研究报道，长期暴露于 NO_2 和颗粒物等空气污染物可导致儿童肺生长受阻，在空气污染最严重的地区这种影响尤为明显。接触 NO_2、颗粒物和酸性蒸气对儿童肺生长损害最大。与生活在污染最轻社区的学生相比，生活在污染最重社区的儿童两项肺功能指标下降：用力呼气量（FEV_1）累积下降 3.4%和最大呼气中期流量(MMEF)下降 5.0%。FEV_1 能测量肺大气道和中气道的功能，而 MMEF 能测量小气道的功能。在室外活动最多的儿童受到空气污染的危害最大，对其肺功能影响最大。对迁出研究地区的 120 名儿童的追踪研究发现，迁移到比较清洁环境的儿童肺功能比迁移到污染更严重地区的儿童肺功能要好。

此外，大气污染严重地区的儿童胸部 X 线形态发生改变。流行病学调查表明大气污染严重城区儿童的耳鼻喉科疾病和过敏性疾病的检出率明显高于清洁的郊区；生活在室内空气污染较严重的燃煤家庭的儿童比生活在室内污染较轻的燃气家庭儿童出现较多的呼吸系统症状、体征和疾病。国外有报道儿童长期暴露于高水平空气污染的环境中会增加上呼吸道感染的危险，苏联曾挑选年龄、性别、民族、医疗保健条件、父母社会地位和生活条件差不多的、居住年限在 3 年以上的数百名儿童进行体检，发现大气污染地区儿童急性呼吸道疾病、上呼吸道黏膜炎、流感、咽喉炎、支气管炎和肺炎发病率明显增高。

(二) 环境烟草烟雾对儿童呼吸系统的影响

环境烟草烟雾(environment tobacco smoke, ETS)是指吸烟者呼出的烟及少量烟草燃烧所产生的烟尘。吸入 ETS 被称为“被动吸烟”。ETS 中含有氰、甲醛、乙醛和丙烯醛等多种纤毛毒物质，纤毛毒物质损害儿童呼吸系统的纤毛系统，削弱气管纤毛对外界异物的清除作用和保护功能，增加空气中的化学毒物及病原体进入儿童的呼吸系统的机会，致使儿童易于罹患呼吸系统疾病。ETS 中的固体悬浮颗粒物、金属及其氧化物，如氧化镉、三氧化二砷、氧化硒等进入呼吸系统，刺激黏膜，引起炎症、黏膜水肿，诱发儿童哮喘。ETS 中卤代氰等氰代物对儿童呼吸道黏膜具有强烈的刺激作用，引起中毒性肺水肿。ETS 中的氮氧化物，对儿童的上呼吸道有轻度的刺激作用。当氮氧化物进入呼吸道的深部之后，与水反应生成硝酸和亚硝酸，对肺组织产生强烈的刺激和腐蚀作用，损害肺泡和毛细血管，使其通透性升高，导致肺水肿。ETS 中氨气进入呼吸道后溶于水，形成碱性的氢氧化铵，刺激黏膜，黏膜组织受到腐蚀分解，组织蛋白变性、脂肪组织皂化，引起支气管炎、支气管周围炎、支气管痉挛、哮喘。此外，ETS 中有机胺类化合物、醛类化合物、卤代烯烃类化合物、苯和甲苯，都对儿童呼吸道黏膜产生刺激作用，引起支气管和肺部血管的收缩，增加通气阻力。

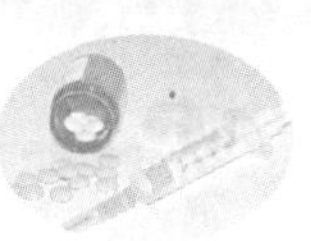

在美国进行的一项持续了6年以全人口为基础的队列研究发现：烟草烟雾的暴露增加了婴儿期或学龄前期儿童哮喘的患病率。有明确的证据表明孕期母亲吸烟与婴儿期肺功能下降、反复发作喘息及儿童哮喘的发生有关。在美国北卡罗来纳州公立中学进行的学生自填问卷现况调查研究中发现：当前对ETS的暴露与儿童哮喘的发生和流行有关。对ETS的暴露除了增加儿童哮喘的患病率，暴露于高水平的ETS还会加重哮喘患儿疾病的严重程度。关于哮喘患儿和正常儿童对烟草烟雾的敏感性，KNIGHT进行的一项病例-对照研究发现，将病例、对照暴露于尼古丁浓度相同的环境中，哮喘患儿头发中尼古丁的含量远远高于对照组，其头发和尿中尼古丁的浓度比也远高于对照组，由此可以说明哮喘儿童对尼古丁具有更高的系统性暴露。

二、对儿童心血管系统的影响

环境污染与新生儿心脏疾病的发生密切相关。妇女在怀孕期间吸入被污染的空气，日后所生的孩子有可能患上心脏方面的疾病，在严重污染的空气中生活的孕妇，她们的孩子患上心脏病的可能性是呼吸最清新空气的孕妇所生孩子的3倍。

（一）环境烟草烟雾对儿童心血管系统的影响

ETS气相成分占总量的92%，主要是一氧化碳、二氧化碳、氮氧化物、挥发性低分子烷烃和烯烃等；固相成分占总量的8%，为粒径0.1～2 μm的烟尘，冷凝即为焦油，每支纸烟产生20～35 mg焦油。

被动吸烟导致冠心病的可能机制是：烟草不完全燃烧可产生一氧化碳，而一氧化碳可使血液中碳氧血红蛋白增加，氧合血红蛋白减少，从而导致红细胞携氧能力显著下降，以至于动脉血管内皮缺氧、代谢障碍、脂质渗入和沉着，最终促使动脉粥样硬化的形成；烟草燃烧释放的有害物质可使血清中的一氧化氮产生明显减少，内皮细胞的一氧化氮合酶活性明显降低，从而影响血管内皮的舒张功能，同时，一氧化氮的减少还可以影响炎症反应、白细胞黏附、血小板聚集，从而推动冠状动脉粥样硬化的进程；尼古丁能使游离脂肪酸增加，从而刺激肝脏大量合成三酰甘油（甘油三酯）及低密度脂蛋白胆固醇，同时使脂蛋白脂肪酶活性降低，进一步升高三酰甘油，最终导致高血脂，而高血脂也为冠状动脉粥样硬化的重要危险因素之一；香烟烟雾中有害物质可使被动吸烟者血小板的数目及血小板聚集性、黏附性均增加，组织因子与组织因子途径抑制物的失衡也是血栓形成增加的可能因素，这些都可以促进血栓形成。

国内有学者通过研究孕龄为20～40周的正常产妇的超声心动图，显示孕期被动吸烟的产妇胎儿心律失常的发病率显著增加。吸烟与被动吸烟导致心律失常的可能机制是：烟草中的尼古丁对心肌组织促纤维化作用从而增加其对儿茶酚胺的敏感性，同时尼古丁还可直接使心肌应激性增高，室颤阈值下降，减慢传导速度，易形成微折返而诱发心律失常；尼古丁在人体内达到一定浓度时，可直接作用于心脏离子通道，主要抑制心肌中的钾通道功能，使心肌细胞除极和动作电位时程缩短，从而产生心律失常；吸烟者血一氧化碳增加，形成碳氧血红蛋白，造成心肌及全身组织缺氧，复极异常，心电不稳定，副交感神经张力下降，易产生各种心律失常。而且，吸烟导致的冠心病及慢性阻塞性肺疾病也能单独导致心律失常。当心肌有缺血、损伤等基础病变时，吸烟导致的心电不稳定状态，易致患者发生致死性室性心律失常，增加急性心血管事件的发生率。

（二）电磁辐射对血液系统的影响

在电磁辐射作用下，外周血可出现白细胞不稳定，呈下降倾向，白细胞减少。红细胞的生

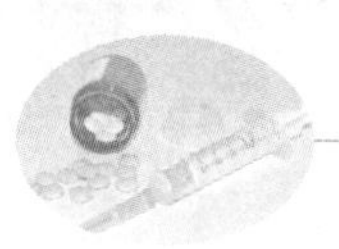

成受到抑制，出现网状细胞减少。受电磁辐射作用的人，常发生血流动力学失调，血管通透性降低。通常以心动过缓症状出现，少数呈现心动过速。有人还会出现血压波动，开始升高，后又回复至正常，最后出现血压偏低。此外，长期受电磁辐射作用的人，会更早更易促进心血管系统疾病的发生和发展。

三、对儿童神经系统的影响

许多环境有害物质可造成儿童神经系统的损害。常见的“亲神经性毒物”有四乙基铅、汞、锡、锰、铊、砷、一氧化碳、汽油、二硫化碳、溴甲烷、三氯乙烯以及有机磷、有机氯农药等。

（一）铅对儿童神经系统的损害

铅具有亲神经毒性，对儿童尤其是婴幼儿中枢神经系统和周围神经系统有明显的损害作用，且可导致儿童神经行为的改变，对儿童的智力产生影响。铅的神经毒性作用特点为低浓度铅暴露，即可对儿童的智力和行为发育产生危害作用。中国国情调查研究中心铅防治工作委员会的调查显示，铅中毒正成为严重威胁中国广大儿童健康的重要因素，铅中毒可造成儿童永久性的神经损害，表现为学习困难、智商低下、行为障碍和神经系统发育障碍。

1. *对儿童智力的影响* 儿童智商发育受到多种因素的影响，而且在儿童发育的不同阶段其影响因素也有所不同。许多报道显示，铅中毒是儿童智商发育的重要影响因素之一。国内外报道多数认为血铅水平与智商(intelligence quotient，IQ)存在负相关关系。采用韦氏儿童智量表对儿童的言语智商、操作智商和全量表智商进行测定，将测得的 8～13 岁智商＜90 的儿童按血铅不同水平分组，结果 3 种 IQ 值有随血铅升高而下降的趋势，而低浓度铅接触对儿童语言智商影响较对操作智商的影响更为明显。陶勇等研究表明，儿童血铅每升高 10 μg/L，儿童智商就降低 1 分。吴善绮的调查显示，铅污染区儿童平均血铅 198.7 μg/L，与对照区平均血铅 37.3 μg/L 的儿童智商有极显著差异，污染区 54.8%的儿童智商＜70，属于低智能，而对照区仅占 13.8%。污染区儿童血铅含量是对照区儿童的 5.3 倍，而污染区儿童的智商比对照区儿童低 13.3 分，具有极显著差异性。雄海金等对 160 名 3～6 岁儿童进行血铅含量测定，并采用比奈智力量表进行智商测定，对二者的测定结果进行了相关性分析。发现儿童血铅与智商呈显著负相关，血铅升高 100 μg/L，智商下降 6.67 分。

2. *对儿童神经行为的影响* 铅是一种强烈的亲神经毒物，儿童的脑组织发育不完善，铅容易在儿童脑部蓄积，发育中的中枢神经对铅的损害尤为敏感。轻微的铅负荷增高即能引起神经生理过程的损害。儿童时代居住于污染环境中者，血中铅水平较高，脑发育较小，而且容易产生激烈的犯罪行为。儿童时代暴露于铅的程度越高，其成年后脑越小，尤其影响的是脑的前扣带皮质，该脑区有相关调节情绪、做出判断与控制冲动。男性的脑比女性的脑更易受铅影响。许多研究报道了有关铅对儿童神经行为影响的临床表现，如注意力不集中、注意力短暂、多动、冲动、学习障碍和进攻性行为等。有关研究结果表明：婴儿脐带血铅值 100 μg/L 者精神发育指数比＜100 μg/L 者低 4 分，心理发育指数低 9 分。由此可见，铅对儿童神经行为发育的影响。

早在 1977 年就有人发现行为异常门诊的多动症患儿的血铅水平显著高于普通门诊的患病儿童，铅暴露与缺乏注意力多动性障碍有关。我国调查发现 120 例注意力缺失过动症患儿的血铅值高达 6.76 μmol/L(140 μg/dl)，明显高于对照组 0.43 μmol/L(9 μg/dl)儿童。多动症儿童血铅水平明显高于对照组儿童，表明微量铅中毒与部分多动症儿童之间有一定关系。

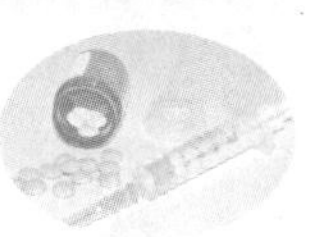

既往有血铅中度增高病史，血铅已恢复正常的儿童，其运动、记忆、语言、空间辨别、精细动作和注意力集中等能力均较对照组差。研究发现凡是血铅浓度＞1.93 μmol/L 的儿童，精神功能发生紊乱，逐渐导致散漫、组织能力差、上课注意力不集中、多动行为、学习成绩不良等。引起儿童多动症的机制，可能是由于体内 δ-氨基-γ-酮戊酸脱水酶(ALAD)受到铅的抑制，造成 δ-氨基-γ-酮戊酸(ALA)在体内积聚，进入脑组织中的 ALA 可阻断 γ-氨基丁酸介导的突触前抑制过程，使乙酰胆碱和儿茶酚胺分泌平衡状态破坏，大脑呈现兴奋状态。由于大脑中兴奋与抑制过程发生紊乱，就易产生行为异常，这可能是铅引起儿童多动症的物质基础。

3. *对听觉神经系统的影响*　20 世纪 60 年代豚鼠醋酸铅染毒实验结果发现，豚鼠第 8 对脑神经轴突变性和髓鞘脱失。美国《第二次全国健康和营养调查》对 4～19 岁儿童及青少年血铅和听阈测量，发现儿童对 500、2 000、4 000 Hz 的听阈与血铅浓度呈正相关；血铅水平即使＜100 μg/L，仍然与听阈存在正相关关系，血铅浓度由 70 μg/L 升高到 180 μg/L 时，听阈升高 2 dB。梁沂等的研究表明：铅污染对婴儿的听觉可产生影响。该研究采用行脑干听觉诱发电位(BAEP)检测方法进行婴儿听功能研究。70 例脐血铅水平为 0.197±0.051 1 μmol/L，结果显示脐血铅水平与婴儿 6 个月时右耳 BAEP、Ⅰ、Ⅲ、Ⅴ波潜伏期呈正相关。表明母孕期低水平铅暴露状况可以对婴儿听觉发育产生不利影响，且右耳对铅毒性较易感，但具体的铅的毒性阈值至今仍无定论。熊海金等研究了铅污染地区儿童铅暴露与听力的关系，研究结果表明儿童听阈与血铅浓度呈正相关。预测儿童血铅升高 100 μg/L，听阈升高 1.463～8.170 dB，说明血铅水平对儿童低频和高频听阈影响较大，对儿童期间的听力损失影响深远，由此可能对智力发育带来影响，应引起足够重视。

(二) 汞对儿童神经系统的损害

长期低剂量甲基汞暴露可以引起儿童的神经行为发育障碍，包括注意力、记忆力、语言、精细运动、听力和视觉等方面的异常。Steuerwald 等对法罗群岛的 182 名出生后 2 周的新生儿进行神经系统检测，包括神经系统功能的评价，主要有神经反射和应答，以及检查过程中行为状态的稳定性，来计算神经最佳得分(NOS)，即所有被评为最佳状态的项目数之和。检查结果为 15 名母亲(10.4%)的发汞＞10 mg/kg，并与她们食鲸频率呈正比。脐带血汞平均值为 20.4 μg/L，与 NOS 值呈负相关，汞水平每增加 10 倍，NOS 下降 2 分。据此认为，食用富含甲基汞的海洋产品而引起的宫内暴露会增加新生儿的神经发育缺陷的危险性。法罗群岛的研究表明，母亲发汞＞10 mg/kg 时，7 岁儿童的听觉脑干诱发电位Ⅲ波和Ⅰ～Ⅲ波间期延迟，40 Hz 听觉脑干诱发电位Ⅲ波的平均潜伏期延迟 0.128 毫秒，延迟时间与其母分娩时发汞和脐带血汞含量呈正相关。SA Counter 等在厄瓜多尔的 Nambija 处的金矿开采区，检查了 36 名儿童，平均血汞为 17.5 μg/L，听力变化范围为正常到 2、3、4、6、8 kHz 的轻度异常，右耳 3 kHz 听力异常与血汞水平呈正相关，右侧听性脑干诱发电位Ⅰ～Ⅲ波间期延迟与血汞水平呈显著正相关。

(三) 环境烟草烟雾对儿童中枢神经系统的影响

尼古丁的毒性作用表现为心悸、心律不齐、兴奋失眠、视力障碍、记忆力衰退、食欲不振、体重减轻，损害儿童的学习活动。ETS 暴露对儿童的行为和认知能力产生不良影响。一些前瞻性研究显示：母亲在孕期吸烟的儿童更容易出现行为问题，且孕期烟量与行为问题的发生之间有明显的剂量-反应关系。Olds 等发现母亲在孕期每日吸烟≥10 支，将导致儿童 4.35 分的 IQ 损失。被动吸烟对生长发育的影响近年来受到高度重视。在吸烟家庭里成长到 7 岁的儿

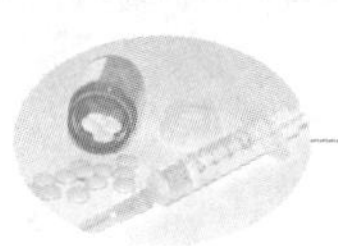

童，其阅读能力明显低于不吸烟家庭者。ETS 中的低分子烷烃类化合物，虽然是低毒性物质，但是当儿童接触之后，不仅对儿童呼吸道黏膜有刺激作用，而且对中枢神经产生抑制作用，出现呼吸麻痹、心血管功能减弱。ETS 中的苯、二甲苯、硝基苯以及醚类、酮类和脂类化合物都对中枢神经产生不同程度的麻醉作用。ETS 中的氮氧化物随呼吸进入儿童呼吸道深部，与水反应生成亚硝酸。香烟中的 CO 和 CO_2 对中枢神经也有麻痹作用，特别是 CO，可出现神经性精神障碍。ETS 中的锰和砷等金属损害神经系统，表现为神经衰弱、记忆力减退、多发性周围神经炎、四肢麻木、运动障碍。此外，ETS 中的毒物还损害视觉神经，出现视力障碍、色觉异常，甚至引起视觉神经萎缩。

(四) 电磁辐射对儿童神经系统的危害

神经系统对电磁辐射的作用很敏感，受其低强度反复作用后，中枢神经系统功能发生改变，出现神经衰弱症候群，主要表现有头痛、头晕、无力、记忆力减退、多汗、心悸、胸闷、脱发等，尤其是入睡困难、无力、多汗和记忆力减退更为突出。

当微波辐射对脑组织结构产生损害时，儿童阶段的神经行为、认知功能将会受到影响，不仅造成记忆力下降、学习困难，还将导致心理障碍和生长发育水平的落后。流行病学调查资料显示，每日使用移动电话的时间和次数与头痛、头晕、乏力、记忆力减弱等呈正相关。动物实验表明，经微波照射后，动物出现躁动、不安、呼吸异常、反应迟钝、少动、大小便失禁等异常行为表现，在学习记忆中表现出的训练次数和错误次数也随辐射时间的延长而增多，而形成条件反射次数却逐渐减少。但也有学者在研究中得出相反的结果并提出不同的意见，如有实验发现接受移动通信微波辐射的动物，其学习能力和记忆能力并未发生改变。这些结果的差异可能与实验所用的电磁辐射的参数不同有关。

四、对儿童免疫系统的影响

(一) 空气污染对儿童免疫功能的影响

大气污染还可使儿童机体免疫监视功能低下，导致机体对感染其他疾病的抵抗力降低。长期生活在颗粒物污染环境中的儿童在未出现临床症状前，机体免疫功能已有不同程度的降低。动物实验证明，二氧化硫等环境污染物都可以降低机体的免疫功能。反映儿童免疫功能改变的指标有 SIgA、唾液溶菌酶、IgE、IgB、IgG、血清补体等。席淑华等对某市随机抽取的300 名小学生进行了免疫功能的测定，发现重污染区儿童唾液中 SIgA 含量显著低于轻污染区儿童，大气颗粒物污染对儿童非特异性免疫功能的影响与年龄、接触污染物的时间和浓度呈明显的正相关。

大气污染区学校的儿童血清免疫球蛋白水平低于对照区学校儿童。污染区儿童的唾液中 IgA 和 IgG 含量也比对照区低。室内空气污染也会使儿童血清 IgG、IgA 和 IgM 的含量降低，且 IgG、IgA 和 IgM 的含量与颗粒物接触量呈负相关。有人曾在大气污染地区测定 7～8 岁儿童的免疫能力，如血清中杀菌能力，唾液中溶菌酶和白细胞的吞噬指数等，发现污染区明显较清洁区为低，说明机体免疫水平的降低。

(二) 空气污染与儿童过敏性疾病

IgE 是机体免疫球蛋白之一，其主要作用是参与 I 型变态反应。正常情况下在机体内水平极低，但在外界抗原异物刺激下，呈较高水平。重污染区儿童 IgE 水平显著高于轻污染区儿童，说明重污染区大气中含有较多的致敏因子，更易引起哮喘等过敏性疾病的发生。国外的一

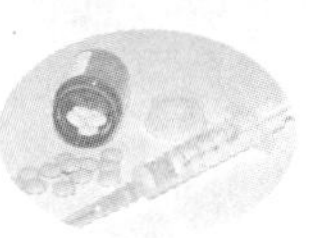

些流行病学调查发现，工业化国家空气污染严重的地区过敏性疾病的患病率升高，同时发现悬浮颗粒物可以使大鼠 IgE 抗体的产生增加，人体鼻腔灌洗液中总 IgE 和特异性 IgE 的水平升高。

研究表明，大气污染物可促进变态反应的发生。接触汽车尾气颗粒可升高总 IgE 及致敏原特异性 IgE 水平，升高白细胞介素-4，诱导 Th 2 样细胞因子分泌。汽车尾气颗粒表面还可吸附多种致敏原（如卵白蛋白、花粉等），作为载体而将这些致敏原带入体内。荷兰进行的一项研究显示 NO_2 和臭氧可使花粉释放抗原颗粒，从而提高花粉抗原的生物利用度。瑞典研究报道，生活于污染城区的儿童其皮肤斑贴试验阳性率比乡村儿童高 70%。一项在瑞士进行的研究同样发现，生活于繁忙交通路边者其对花粉过敏的危险性高 2 倍。法国研究人员发现，生活居住于颗粒物（$PM_{2.5}$）浓度>10 $\mu g/m^3$ 地区的儿童其罹患运动诱发性支气管痉挛、超敏反应、哮喘、过敏性皮炎和皮肤斑贴试验阳性的危险性明显较高，且居住时间越长其危险性越高。

国外有人作过这样的调查：A 区受到化学和石油化工生产排放物（硫化氢、碳氢化物、丙酮、乙烯、酚等）污染；B 区为新建小区，空气中上述化合物低于各自的最大容许浓度。两个区的儿童生活条件、物质文化及省会条件大致相同，年龄在 4～14 岁，基本健康，各自在自己小区居住 3 年以上。调查人分析两地区 3 916 名（A 区 2 070 名，B 区 1 846 名）初诊儿童过敏性疾病率资料，包括支气管哮喘、气喘性肺炎和气喘性支气管炎、过敏性皮炎、湿疹、荨麻疹、水肿、过性反应状态、食药、药物接种后过敏，儿童的各种过敏性疾病发病率均高于 B 区。

（三）铅对免疫功能的危害

铅能降低机体的免疫功能，减弱机体对感染性疾病的抵抗力，增加机体对病毒和细菌的易感性。感冒是儿童的一种常见病、多发病，把它作为疾病感染指标，污染区和对照区的两所幼儿园的幼儿学期内感冒发病率分别为 49.69%和 14.80%。感冒发病相对危险度为对照组的 3.35 倍。表明污染区的幼儿体质水平有所下降，对病原的易感性增加，证实了铅对免疫的毒性作用。

铅可造成免疫调节功能的紊乱。其作用是双重的，一方面通过抑制巨噬细胞功能，另一方面干扰免疫分子的调节作用。临床表现为反复呼吸道或肠道感染。有资料显示，学龄前儿童免疫系统对铅十分敏感，铅暴露可能具有刺激 IgE 的产生。铅中毒的学龄前儿童潜在易患某些自身免疫性疾病或过敏性疾病的危险。

五、对儿童生长发育的影响

（一）大气污染对儿童生长发育的影响

大气污染是影响儿童骨质钙化一个重要因素。已知大气中烟尘能吸收太阳辐射，影响通过大气层射到地面的阳光强度，特别能影响具有生物学作用的波长较短的紫外线辐射强度。调查表明：城市太阳辐射比农村低 10%～30%，紫外线减弱 10%～25%。太阳辐射的降低影响儿童维生素 D 的合成，降低小肠上段钙、磷的吸收。致使机体钙，磷代谢处于负平衡状态，造成骨的钙化不全。当骨端出现 X 线变化时，就形成了早期软骨病。造成污染区的儿童佝偻病发病率比对照区高。

苏联学者对受大气污染的城市学生进行长达 10 年的追踪观察，发现其身高、体重、胸围发育与对照组无显著差异，但呼吸差、肺活量均较低，肌力差；血红蛋白的下降最明显，4～6 岁污染组儿童有 17.2%低于 110 g/L，而高于 130 g/L 者仅 6.1%；相反，对照组低于正常值者少，

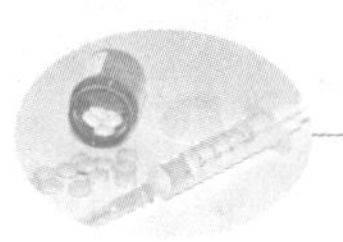

而高于 130 g/L 者占 32.7%。对那些居住在空气严重受二氧化硫、硫酸、铝、铜、砷等飘尘污染的炼钢厂儿童的调查结果表明，污染区儿童体格水平较对照区落后，尤以女孩明显；其青春期生长突增现象多不明显，身体发育匀称度也受影响，表现为体型瘦小者明显多于对照区儿童。还有研究显示，由于大气污染使紫外线含量降低，污染区儿童的佝偻病发病率(32.2%)显著高于对照区(9.3%)；在钒、钛、铁矿冶金工业区受大气污染影响的儿童，体重处均值以下者占 63.5%，明显高于对照区(50%)；二者身高差异无显著性，但对体格发育匀称度的分析表明，污染区儿童处中等以下发育水平者显著高于对照区。

暴露于大气污染的孕妇其血液中含有的污染物可经胎盘进入胎儿体内。美国的一项研究发现，在随机抽取的脐带血中平均检测出 200 种来自煤、汽油及垃圾燃烧所产生的污染物；该项研究表明胎盘并不能保护胎儿免受经孕妇肺吸入进入血液的有害污染物的危害。另外一项研究报道羊水中检测出尘螨致敏原，且与母体血中尘螨致敏原浓度相关。进入胎儿血液循环的污染物可对胎儿的生长发育产生明显影响，其危害效应包括宫内生长迟缓、低体重儿、早产、围产期婴儿死亡率增加，以及婴儿窘迫综合征发病率的增加。美国、加拿大、捷克和韩国的众多研究揭示了大气污染对胎儿的健康效应。

(二) 铅对儿童生长发育的影响

出生前母体宫内铅暴露和出生后环境铅暴露使儿童铅负荷增加，对生长发育产生明显的抑制作用，以至持续到成年人。有横断面研究表明，低水平铅暴露与 6 个月到 7 岁儿童的身高呈负相关。对美国第 2 次全国健康和营养普查的资料分析表明，血铅范围在 50～350 μg/L 内，儿童的血铅值与身高、体重及胸围间存在着有统计学意义的负相关。美国的一项前瞻性研究发现，3～15 个月的婴儿身长的增长速度与周期的血铅水平呈负相关。研究发现生长迟缓儿童的血铅水平明显高于生长正常的对照儿童。据国内有关资料统计，儿童血铅每上升 10 μg/L，身高平均要下降 1.3 cm 左右。研究发现铅中毒对女童体格发育的影响大于男童。资料表明，较低水平的铅暴露同样造成体格生长发育落后。不仅如此，即使胎儿期的铅暴露也能导致体格生长障碍。有研究发现，如果孕妇血铅高于平均水平，且其子女生后 3～15 个月间血铅上升幅度达 100 μg/L，致使他们在 15 个月龄时的身高要比同龄幼儿差 2 cm。

关于铅对儿童体格发育影响的机制目前认为：铅作为一种环境内分泌干扰物，干扰了钙的第二信使作用，影响有关血红素合成酶的功能；血铅过高可使维生素 D 和钙代谢紊乱，影响小儿体格发育；体内铅增加会导致体内锌明显减少，而体内锌缺乏会导致各种酶活性降低，引起儿童食欲下降、体重减轻等全身症状。血铅过高可使甲状腺素和性激素水平降低，垂体、肾上腺素轴的生理功能下调，导致内分泌激素功能紊乱；体内过量铅积蓄于长骨组织，直接影响骨骼生长发育和骨架形成；儿童低水平铅暴露可造成 *L*-多巴-胰岛素生长激素激发试验中生长激素和胰岛素样生长因子 Ⅰ 反应峰值降低。可能是铅通过抑制生长激素的分泌，进而减少胰岛素样生长因子 Ⅰ 的分泌，或者直接抑制胰岛素样生长因子 Ⅰ 的形成。动物实验还发现，铅可降低幼鼠垂体对下丘脑刺激的反应性干扰垂体生长激素(GH)的分泌，抑制甲状腺激素对促甲状腺素释放激素的反应，导致大鼠青春期的生长抑制。总之，铅的神经内分泌毒性可能在铅对儿童体格发育影响中扮演了重要的角色。

(三) 环境内分泌干扰物对儿童生长发育的影响

环境内分泌干扰物(environmental endocrine disruptors, EEDs)是指环境中存在的能干扰人类或动物体内信息传递系统诸环节，并导致异常生物学效应的化学物质。生命早期接触

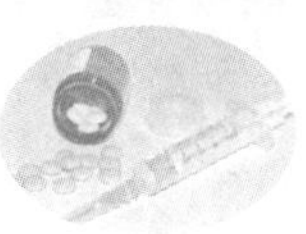

破坏内分泌的物质会对胚胎、胎儿和婴儿产生极大的危害。研究表明某些多氯联苯似乎能占据甲状腺激素受体位置，干扰甲状腺激素对儿童的正常功能。近年来，许多国家关于多氯联苯对儿童生长发育的影响进行了研究显示，多氯联苯暴露儿童表现出体格发育迟滞，不论是发育标准评价、临床评价或正规发育测试都显示了这一点。台湾的一个队列研究发现，EEDs 暴露组的所有年龄段均可观察到发育较迟，且随访过程中一直持续存在。这意味着时间的流逝不能改变对儿童已造成的健康损害。已有研究表明，由于母亲食用了被污染的鱼或其他食物产品，致使婴儿在未出世前就暴露于多氯联苯（PCBs）、二氯二苯二氯乙烯（DDE）和其他的污染物中，由此导致新生儿体重的降低和孕妇妊娠期的缩短，并且会并发新生儿智商和记忆缺陷问题以及肌神经发育的延迟。美国的两个队列研究都发现出生前暴露于多氯联苯有可观察到的微小发育缺陷，只是缺陷的精细特征有所不同。丹麦一项研究发现男孩隐睾发病率增高、生殖系统畸形如尿道下裂可能与环境内分泌干扰物暴露有关。在日本和中国台湾出现了婴儿出生前后意外接触到被 PCBs 和二噁英（PCDFs）污染的米糠油，导致婴儿出现不同的发育缺陷。对美国明尼苏达地区的研究发现，使用农药较多的作物种植区的儿童泌尿生殖器官畸形率高于其他地区儿童发病率。在使用农药多的时节怀孕的新生儿发生泌尿生殖缺陷的危险性更高。

当前的正常儿童已较普遍地暴露于 EEDs，而性早熟患儿暴露于 EEDs 的程度则更严重得多；上海的一项调查表明，全市儿童性早熟发病率已达 1%，女孩是男孩的 5 倍。进一步对上海市 110 例性早熟女童血清中 EEDs 的检测发现，其污染水平均比对照组严重很多，并伴子宫、卵巢的体积增大等，因而得出女孩性早熟和环境内分泌干扰物邻苯二甲酸二（2-乙基己基）酯（DEHP）有关。该结果与 Colon 在波多黎各岛进行的女孩性早熟和邻苯二甲酸酯（PAEs）关系的流行病学研究的结果相类似。

六、远期效应

据估计，美国每年约有 8 000 名儿童被诊断患有癌症。白血病和脑肿瘤是最常见的儿童恶性肿瘤。癌症是美国 1 岁以上儿童的第 2 位死因。急性淋巴细胞性白血病发病率从 1973 年到 1990 年增加 27.4%。自 1990 年，男孩的癌症发病率呈下降趋势，而女孩的癌症发病率仍呈缓慢上升趋势。从 1973～1994 年，儿童脑肿瘤发病率增加 39.6%；维尔姆斯瘤发病率的增加尚未得到解释。一方面反映了诊断检测技术的改进，另一方面与环境因素的改变有关，宫内以及产后接触环境毒物具有病因学上的重要意义。儿童癌症医学研究表明，环境污染已经成为诱发白血病的主要原因。哈尔滨血液肿瘤研究所仅 2002 年就收治了 1 500 多例儿童血液病患者，其中白血病患者高达 80%，以 4 岁儿童居多。

有些童年期暴露可能使数十年后癌症危险性增加。例如，感染乙肝病毒的时间越早，成为慢性病毒携带者和发展为肝细胞癌的危险性越大。在发展中国家观察到，生命早期如果同时还暴露于膳食致肝癌致癌物黄曲霉毒素，则两者对危险性增加有协同作用。也就是说，同时暴露于两种危险因素使肝癌危险性明显升高，青春期之前发病率则显著增加。另一个例子是紫外线与皮肤癌的危险性。在澳大利亚移民中，10 岁以后移居澳大利亚的移民患皮肤癌的危险性低于在澳大利亚出生或 10 岁以前移居澳大利亚的人。以黑素瘤为例，童年时发生的黑素细胞痣在 10 岁时达到最大密度。

（一）环境烟草烟雾对儿童身体的远期效应

烟草烟雾中含有 4 000 多种化学物质，250 多种有毒有害物质。其中，有 40 多种物质具有

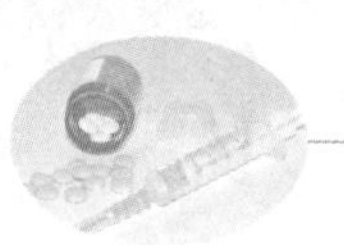

致癌性，二手烟雾与吸烟者本人吸入的烟雾相比，很多致癌和有毒化学物质的浓度更高。在环境烟草烟雾中最重要的是香烟特有的亚硝胺。其中，去甲基烟碱亚硝胺、新烟碱亚硝胺，具有强烈的致癌活性，能诱发实验动物多种器官组织的肿瘤。去甲基烟碱亚硝胺和新烟碱亚硝胺在体内经活化代谢和细胞色素 P450 同工酶的作用，形成不稳定的中间体，并分解为烷化亲电试剂，与脱氧核糖核酸 DNA 碱基上亲核氮和氧的中心部位反应，形成 DNA 加合物，在 DNA 烷基转移酶和糖酶的作用下，发生脱嘌呤化作用，裂解并释放出自由的烷化核酸碱基，从尿中排出。去甲基烟碱亚硝胺和新烟碱亚硝胺与 DNA 碱基的加合反应形成烷化核酸碱基，从而使 DNA 遗传密码排列顺序错位，产生突变，诱发肿瘤。儿童接触 ETS、被动吸烟，去甲基烟碱亚硝胺和新烟碱亚硝胺对儿童 DNA 的损害为永久性的损害。研究结果显示，75%吸烟者的 DNA 受到损害，而非吸烟者仅为 3%，吸烟与肺癌、食管癌、胃癌和肝癌等多种癌症有关。

（二）电离辐射与儿童恶性肿瘤

面对辐射污染，儿童面临更大的风险。这是因为儿童的生长更为迅速，细胞分裂也更加频繁，细胞在对损伤进行自动修复时也就有更大的概率出现错误，从而导致严重后果。

辐射致癌的机制：从细胞角度看。正常细胞转化为癌细胞的过程涉及多种机制，经历多个阶段。最初阶段称为始动过程，辐射首先作用于细胞的 DNA，并冲垮 DNA 的损伤修复功能，引起体细胞突变，当细胞群体积累一定数量的突变就会产生不可控制的恶性细胞繁殖，促使癌症的发生；第二阶段称为促进期，这个阶段对癌症是否出现和何时出现至关重要，此时若辐射破坏了机体的局部免疫系统而引起免抑制，则会使癌症形成的概率增加；第三阶段是发展期，正常细胞经过始动和促进阶段逐步发展为癌细胞。经过一个相当长的癌前期，当组织中异常细胞增发，发展到重度不典型增生时，即形成肿块并不断扩大导致癌症形成。

在 1986 年乌克兰切尔诺贝利核电站事件发生之后，WHO 注意到当地的儿童患甲状腺癌的比例出现显著上升。一般认为高剂量辐射会引起白血病，而低剂量是否会引起白血病则不能肯定。天然本底辐射是儿童受到的辐射照射的主要来源（占儿童总接受剂量的 65.7%）。许多研究显示，高本底地区居民（包括儿童）的外周血淋巴细胞染色体畸变率增加。此外，儿童期暴露射线与后期乳腺癌、脑肿瘤和二次原发癌也有关。

高剂量辐射暴露如原子弹爆炸中受电离辐射影响和早期应用放射治疗的小儿，其急性白血病、慢性髓细胞性白血病、骨肉瘤、甲状腺癌、软组织肉瘤的发病率明显增高。妇女怀孕期间，若暴露于环境污染物中，可能增加儿童罹患癌症的风险。如果儿童出生时接近放射线，那么在其 16 岁前发生癌症的风险将比其他幼儿大。研究人员观察 2001 年英国化学放射线地图，并且比较 1966～1980 年间，<16 岁儿童死于白血病和其他癌症的儿童分布。在特殊化学物质放射线区域 1 km 半径内怀胎后生下的儿童，在 16 岁前发生癌症的风险比正常儿童高出 2～4 倍。孕期进行 X 线诊断性检查及父亲接受过照射的小儿发生肿瘤的危险性增加。上海市曾进行的流行病学研究发现，孕期接受 X 线检查的母亲所生的子女患白血病的危险度增高，而怀孕期超声检查与儿童恶性肿瘤发生无关。

（三）电磁辐射与儿童脑肿瘤

磁辐射就是能量以电磁波形式从辐射源发射到空间的现象。我们周边接触的电磁辐射可分为射频辐射和极低频辐射两种。射频辐射的频率范围在 100 KHz～300 GHz 之间，如手机、电视塔等都产生磁场。极低频辐射的频率范围在 3～300 Hz 之间，如工业上用的交流电源等。

研究表明，儿童和青少年使用手机会使神经胶质瘤对神经胶质细胞的侵害概率增加 4 倍。

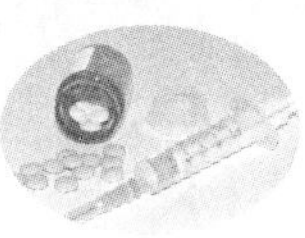

此外，年轻时使用手机者患听觉神经瘤的风险同样增加 4 倍。甚至有人认为儿童和青少年使用手机的实际风险可能比现有研究结果所揭露的问题更为严重。美国最近的一项调查研究发现，20～29 岁的青年人的肿瘤发病率明显增高，认为与手机的使用有密切关系。通过病例-对照研究发现，低年龄组脑肿瘤患者的手机使用频率和时间是最高的。

自 1979 年 Wertheimer 等首次报道居住在高压电线周围的儿童白血病的发生率明显增加以来，人们对与儿童肿瘤的关系进行了大量的研究。多个研究提示电磁场与儿童恶性肿瘤特别是白血病有关。日本最近一项有关电磁场和儿童白血病配对病例-对照研究发现高极低频电磁场增加儿童白血病患病危险，特别是急性淋巴细胞性白血病。也有报道认为父亲电磁场职业暴露增加子女患肿瘤危险。但一项多个病例-对照研究资料综合分析结果显示，频率为 50～60 Hz 的电磁场暴露并没有增加儿童白血病的发生危险。由于在研究设计、病例选择、对照确认、极低频电磁场暴露估算方法以及混杂因素等方面的原因，加之缺少大样本较高暴露儿童的研究，因此有关极低频电磁场和儿童肿瘤之间的关系还需更多研究证实。

（四）室内氡暴露与儿童肿瘤

氡是室内环境中的放射性惰性气体，比空气重，常悬浮于室内 1 m 以下空气中。WHO 认定的 19 种致癌因素中，氡为其中之一，仅次于吸烟。过量氡污染可引发肺癌。儿童因身高等因素，比成年人吸入氡的机会更多。氡通过呼吸进入人体，衰变时产生的短寿命放射性核素会沉积在支气管、肺和肾组织中。当这些短寿命放射性核衰变时，释放出的 α 粒子对内照射损伤最大，可使呼吸系统上皮细胞受到辐射。长期的体内照射可能引起局部组织损伤，甚至诱发肺癌和支气管癌等。氡及其子体在衰变时还会同时放出穿透力极强的 γ 射线，对人体造成外照射。若长期生活在含氡量高的环境里，就可能对人的血液循环系统造成危害，如白细胞和血小板减少，严重的还会导致白血病。

（五）杀虫剂与儿童肿瘤

许多研究发现杀虫剂与儿童恶性肿瘤有关，涉及的儿童恶性肿瘤包括白血病、脑肿瘤、神经母细胞瘤、肾母细胞瘤和软组织肉瘤等。儿童直接暴露于杀虫剂时的患病风险大于成年人，提示儿童对杀虫剂的致癌作用较为敏感。家庭住宅和花园使用杀虫剂是儿童接触杀虫剂的主要途径，怀孕期间甚至怀孕前父母亲暴露于杀虫剂对儿童肿瘤发生也很重要。一项新研究发现，那些生活在其父母使用杀虫剂环境里的孩子患上脑肿瘤的可能性比生活在无杀虫剂环境里的孩子要高出 1 倍，杀虫剂很可能明显会引发这种致死疾病。Menegaux 等报道儿童期花园杀虫剂和杀菌剂暴露以及怀孕期家庭杀虫剂使用会增加儿童急性白血病发生危险。

（六）生物感染与儿童肿瘤

感染，特别是病毒感染与某些儿童肿瘤发生有关。其中最典型的是与 EB 病毒（Epstein-Barr virus, EBV）有关的伯基特淋巴瘤、霍奇金病和鼻咽癌，与人 T 细胞白血病病毒 1 型有关的成年人 T 细胞淋巴瘤，与乙肝病毒有关的肝癌，以及与 HIV 有关的卡波济肉瘤，尽管这些肿瘤只占儿童肿瘤的一小部分。Burkitt 淋巴瘤患儿的血清中可测到 EB 病毒抗体，其肿瘤细胞核中存在 EB 病毒，该病毒在体外可使 T 细胞转化，在肿瘤发生过程中起一定作用。目前研究认为 Burkitt 淋巴瘤与 EB 病毒诱导的宿主 B 细胞永生及染色体相互易位导致 c-myc 不规则表达有关。除上述肿瘤外，有关病毒感染在儿童白血病病原学方面可能起的作用也引起人们的关注，但至今仍无明确的病原体。儿童在确诊为白血病前 2 年内的感冒史和白血病发生的危险性呈正相关。有研究发现感染 EB 病毒的母亲其子女发生白血病的危险增加。怀孕期

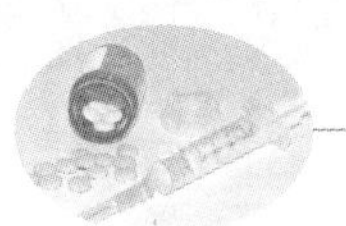

间母亲有患流感、肺炎史，可明显增加其所生子女患急性淋巴细胞白血病的发生危险。

第三节　儿童环境有害因素的控制与管理

随着现代生活的发展，社会经济生活的多样化，环境污染的加重和生活习惯和方式的改变，与环境有关的各种疾病也逐渐增多。儿童对于环境有害因素的健康损害更为敏感，需要更加关注环境有害因素对儿童健康的影响。为保护儿童的健康，需要从社会的层面对影响儿童健康的环境有害因素进行有效的控制与管理。

一、环境有害因素控制与管理的基本组成

环境与健康之间的关系是“多因多果”的关系。一种环境有害因素可导致多种健康效应，而一种健康效应也可由多种环境有害因素的接触暴露引起。在生活环境中，儿童并不是只暴露于某一种环境有害因素，而是同时暴露来源于多种不同环境介质的多种环境有害因素。所以，环境有害因素管理与控制措施不能只是针对一种环境有害因素，而应该采取综合性管控措施。环境有害因素控制与管理应包括以下 6 个基本步骤。

1. *步骤 1*　确定问题，并将问题放在现实环境中进行分析。
2. *步骤 2*　环境有害因素危险度评价。
3. *步骤 3*　找出和分析危险度管理措施。
4. *步骤 4*　确定所采用的管理与控制措施。
5. *步骤 5*　方案实施。
6. *步骤 6*　效果评价。

分析环境与健康的关系时，不能只单一地考虑单一环境介质中的一种环境有害因素的健康风险，而应把儿童放在现实环境中进行分析。一种环境有害因素可能来自多种不同的环境介质，某种健康损害可以由多种环境有害因素共同作用而引起。在整个过程中，应积极鼓励利益相关者的积极参与。

（一）确定问题

确定问题在整个过程中是最为重要的一步。这里说的问题是影响儿童健康的主要环境问题，或者是与环境相关的主要儿童健康问题。包括以下内容。

1. *发现问题*　通过毒理学测试、环境和疾病监测、流行病学研究、执法检查、社区反映和媒体报道等方法，找出危害儿童健康的主要疾病和环境危险因素。

2. *结合现实生态环境分析*　在找出问题后，将这些问题放在现实生活环境，也就是生态环境中进行分析。分析时应充分考虑现实环境中儿童暴露的如下特点：①儿童暴露的环境有害因素可有多种暴露来源；②一种环境污染物可存在于多种环境介质中；③同一暴露来源的多种化学物质可能产生类似的毒作用，存在相互作用；④生态环境中的污染物可产生多种健康效应。

3. *确定目标*　根据国家或社区的实际情况制定本地区的环境有害因素控制与管理目标。包括：①减少或消除儿童环境有害因素的暴露；②降低环境相关疾病的发病率和死亡率；③减少环境污染和环境相关疾病造成的经济负担；④改善公众的反应。

4. *确定负责部门*　根据具体情况确定环境有害因素控制与管理的负责部门。负责部门

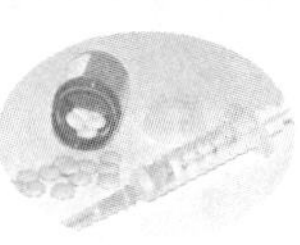

可能是环保、卫生、教育、工业部门或社区。负责部门不仅仅局限于一个部门，可以多部门合作，在一个管理体系中分工负责，也可以采取分级负责的方式。

5. *建立利益相关者参与机制*　不同环境状况下的利益相关者组成不同。应该在早期制定有关利益相关者参与的计划，包括利益相关者的选择、动员、沟通与反馈、参与方式等。利益相关者参与应贯穿整个管理过程。

（二）危险度评价

危险度评价包括危害鉴定、剂量-反应关系、暴露评价、危险度特征分析 4 个部分。

负责部门根据危险度评价结果制定危险度管理方案和措施。评价结果也可以帮助利益相关者认识这些管理措施的重要性。进行危险度评价时应考虑多种环境介质、多种暴露来源和多种化学物质暴露。儿童环境暴露危险度评价应充分考虑儿童在暴露模式、代谢特点和机体反应性方面均与成年人所存在的差异。

（三）找出和分析危险度管理措施

首先，找出可降低危险度的措施；然后，评价这些措施的可行性、成本、效益、社会和文化影响。这部分工作可以在明确问题后就开始，而并非一定要等危险度评价结束后。危险度管理措施包括管制性措施和非管制性措施。管制性措施包括许可证制度、惩罚、法规。非管制性措施包括教育、激励、监测、监督和研究。在这个过程中，利益相关者可提供有价值的信息。

（四）确定控制和管理措施

在对上述可供选择的控制与管理措施进行分析后，对于具体使用控制与管理措施做出最后决定。一个好的决定应体现下列特点。

（1）充分利用现有的科学技术和经济学信息。

（2）考虑了多种环境介质、多种来源、多种化学物质和多种危害的现实情况。

（3）可行的、良好的成本-效益。

（4）预防为主，而不仅仅是控制。

（5）利用非管制措施。

（6）充分考虑政治、社会、经济和文化影响。

（7）鼓励创新、评价和研究。

（五）方案实施

措施的实施需要由多部门分工协作进行。参与实施的部门和团体包括卫生部门、教育部门、环境部门、社区、家长、研究机构等。在方案实施过程中，应努力使利益相关者充分理解和支持这些措施。

（六）效果评价

完整的健康项目评估包括形成评价、过程评价、结果评价和总结评价。形成评价是实施前或早期对管理措施的合理性、可行性进行评价，在第 3 步已完成。过程评价实施过程中监测各项措施的落实情况和进展，了解并保证各项措施能按规划进行，即对各项措施的跟踪过程。效果评价的重点是环境危险因素暴露机会和水平的改变情况、暴露行为改变情况、成本-效益和成本效果。总结评价则是综合形成评价、过程评价和效果评价作出的总结性概括，以决定该管理计划是否需要重复、继续或终止。

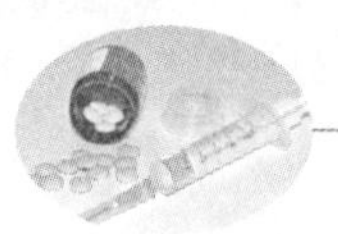

二、以社区为基础的环境有害因素控制与管理

家庭、学校和社区是儿童生活和活动的主要场所，是儿童环境暴露的主要场所。以社区为基础的社区参与和社区行动是环境有害因素控制和管理的重点。儿童是否拥有健康的环境，很大程度上取决于家庭、学校和社区对环境问题的控制和管理效果。以社区为基础的环境有害因素控制与管理措施必须具有针对性、目标具体明确。应包括以下方面。

(1) 增强社区能力，有效管理当地资源。

(2) 与当地群众组织和团体合作，支持社区环境管理。一些活动如植树、保护水源、建立公共厕所、废物重复利用等不但可以保护环境，还可保护儿童。通过开展健康教育活动，帮助家庭包括儿童建立良好的卫生习惯，减少有害物质和病原体进入体内。针对当地具体情况开展的环境教育活动，有助于增加母亲和儿童的知识和能力从而保护自己。

(3) 在儿童环境健康项目中应注重家庭为基础的干预措施。这些干预措施往往简单有效。

(4) 增强父母的能力，充分保护他们的小孩。应该为父母提供及时而正确的信息，使他们懂得如何照顾小孩，保护他们不受环境污染危害。

(5) 鼓励儿童参与社区环境控制与管理。儿童发现和监测社区环境问题并与这些问题作斗争。通过环境教育提高儿童的知识和技巧并树立责任感。

(李志春)

主要参考文献

1. Brent RL, Tanski S, Weitzman M. A pediatric perspective on the unique vulnerability and resilience of embryo and the child to environmental toxicants: The importance of rigorous research concerning age and agent. Pediatrics, 2004,113:935～944.
2. 叶细标，阚海东，桂永浩主编. 环境与儿童健康. 北京：人民卫生出版社，2006. 11～25，282～290.
3. 郭新彪主编. 环境健康学. 北京：北京大学医学出版社，2006. 440～446.
4. Schwartz J. Air pollution and children's health. Pediatrics, 2004,113:1037～1043.
5. Cook D, Strachan D. Health effects of passive smoking: Parental smoking and prevalence of respiratory symptoms and asthma in school age children. Thorax, 1997, 52:1081～1094.
6. Grosse S, Thomas D, Schwartz J, et al. Economic gains resulting from the reduction in children's exposure to lead in the united states. Environ Health Perspect, 2002,110: 563～569.
7. Rabito FA, Shorter C, White LE. Lead levels among children who live in public housing. Epidemiology, 2003,14:263～268.
8. Lanphear B, Hornung R, Khoury J, et al. Low-level environmental lead exposure and children's intellectual function: An International Pooled Analysis. Environ Health Perspect, 2005,11(37):894～899.
9. 徐勇，杨鲁静. 环境内分泌干扰物对儿童生长发育与健康的影响. 中华儿科杂志，2003,41: 508～510.
10. Grandjean P, Landrigan PJ. Developmental neurotoxicity of industrial chemicals. Lancet, 2006,368:2167～2178.
11. Steuerwald U, Weihe P, Jørgensen PJ, et al. Maternal seafood diet, methylmercury exposure, and neonatal neurologic function. J Pediatr, 2000,136(5):599～605.
12. Counter SA, Buchanan LH, Laurell G, et al. Blood mercury and auditory neuro-sensory responses in children and adults in the Nambija gold mining area of Ecuador. Occup Environ Med. 2006,63(2):131～134.
13. Tong S, Baghurst PA, Sawyer MG, et al. Declining blood lead levels and changes in cognitive function during childhood: The Port Pirie Cohort Study. JAMA, 1998,280

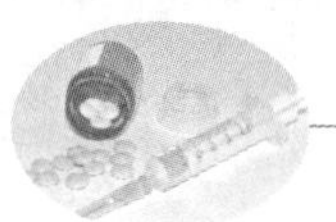

(22):1915～1919.

14. Menegaux F, Baruchel A, Bertrand Y, et al. Household exposure to pesticides and risk of childhood acute leukemia. Neurotoxicology, 1998,19(2):185～196.
15. 鲍萍萍. 儿童恶性肿瘤的环境危险因素研究进展. 环境与职业医学,2008,25(2):190～192.